Pocket Medicine

麻省总医院内科手册

The Massachusetts General Hospital
Handbook of Internal Medicine

原著第 6 版

原　著　[美]Marc S. Sabatine

主　译　张　玲

副主译　刘江华　马　薇　兰咏梅　黄献皡
　　　　杨红年　李瑞杰　蒋守银　陈梦飞

U0377171

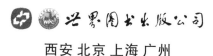

世界图书出版公司

西安 北京 上海 广州

图书在版编目（CIP）数据

麻省总医院内科手册：原著第6版／（美）马克·S.萨巴蒂尼（Marc S. Sabatine）著；张玲主译. —西安：世界图书出版西安有限公司，2020.12

书名原文：Pocket Medicine：The Massachusetts General Hospital Handbook of Internal Medicine

ISBN 978 – 7 – 5192 – 5884 – 9

Ⅰ.①麻… Ⅱ.①马… ②张… Ⅲ.①内科学—手册 Ⅳ.①R5 – 62

中国版本图书馆 CIP 数据核字（2020）第 209374 号

This is a translation of *Pocket Medicine：The Massachusetts General Hospital Handbook of Internal Medicine* 6/E

Wolters Kluwer Health did not participate in the translation of this title and therefore it does not take any responsibility for the inaccuracy or errors of this translation.

Copyright © 2017, 2014, 2011, 2008, 2004, 2000 by Wolters Kluwer
Published by arrangement with Wolters Kluwer Health Int., USA

书　　名	麻省总医院内科手册（原著第6版） MASHEGN ZONGYIYUAN NEIKE SHOUCE
原　　著	［美］Marc S. Sabatine
主　　译	张　玲
责任编辑	张　丹　岳姝婷
出版发行	世界图书出版西安有限公司
地　　址	西安市锦业路1号都市之门C座
邮　　编	710065
电　　话	029 – 87214941　029 – 87233647（市场营销部） 029 – 87234767（总编室）
网　　址	http://www.wpcxa.com
邮　　箱	xast@wpcxa.com
经　　销	全国各地新华书店
印　　刷	西安牵井印务有限公司
开　　本	787mm×1092mm　1/32
印　　张	21.5
字　　数	750 千字
版次印次	2020 年 12 月第 1 版　2020 年 12 月第 1 次印刷
版权登记	25 – 2017 – 0093
国际书号	ISBN 978 – 7 – 5192 – 5884 – 9
定　　价	88.00 元

医学投稿　xastyx@163.com ‖ 029 – 87279745　029 – 87284035
☆如有印装错误，请寄回本公司更换☆

主　译

张　玲　宁夏回族自治区人民医院

副主译

刘江华　广西医科大学全科医学院

马　薇　西北民族大学医学部

兰咏梅　西北民族大学医学部

黄献皞　台北荣民总医院

杨红年　宁夏回族自治区人民医院

李瑞杰　河北省新乐市中医医院

蒋守银　浙江大学医学院附属第二医院

陈梦飞　宁夏回族自治区人民医院

译　者　（排名不分先后）

寇　炜　西北民族大学医学部

刘孜卓　天津医科大学总医院

陈新莲　浙江省宁波市镇海区人民医院

江利冰　浙江大学医学院附属第二医院

曾兰兰　江西省景德镇市第三人民医院

洪作佩　广州中医药大学顺德和平外科医院

姜生茂　空军军医大学附属西京医院

程　涛　四川大学华西医院

刘丽丽　宁波大学医学院附属医院

李　昊　西安交通大学第一附属医院

赵　星　河北省邢台市人民医院

孙章萍　辽宁省营口市中心医院

王惠洁　贵州省贵阳市第四人民医院

刘少云　浙江大学医学院附属第二医院

张　斌　浙江大学医学院附属第二医院

刁孟元　杭州市第一人民医院

高培阳　成都中医药大学附属医院

张　松　成都中医药大学附属医院

何建刚　宁夏回族自治区人民医院

张　亮　宁夏回族自治区人民医院

赵英竹　广西壮族自治区人民医院

龚晏萱　西安外事学院

蒋　凯　安徽省亳州市人民医院

Michael S. Abers, MD

Internal Medicine Resident, Massachusetts General Hospital

Andrew S. Allegretti, MD, MSc

Nephrology Fellow, BWH/MGH Joint Nephrology Fellowship Program

Elias N. Baedorf Kassis, MD

Pulmonary Fellow, Massachusetts General Hospital

Jessica M. Baker, MD

Neurology Resident, Partners Neurology Residency

Nesli Basgoz, MD

Associate Chief and Clinical Director, Infectious Disease Division, Massachusetts General Hospital

Associate Professor of Medicine, Harvard Medical School

Hasan Bazari, MD

Program Director Emeritus, Internal Medicine Residency, Massachusetts General Hospital

Attending Physician, Nephrology Unit, Massachusetts General Hospital

Associate Professor of Medicine, Harvard Medical School

Andrew M. Brunner, MD

Hematology-Oncology Fellow, Dana-Farber/Partners CancerCare Hematology/Oncology Program

Sarah J. Carlson, MD

Surgical Resident, Beth Israel Deaconess Medical Center

Edmond M. Chan, MD

Internal Medicine Resident, Massachusetts General Hospital

Katherine T. Chen, MD, MPH

Professor of Obstetrics, Gynecology, and Reproductive Science

Professor of Medical Education

Vice-Chair of Ob/Gyn Education, Career Development, and Mentorship
Icahn School of Medicine at Mount Sinai, New York

Tracey A. Cho, MD
Associate Program Director, Partners-Harvard Neurology Residency
Assistant Neurologist, Massachusetts General Hospital
Assistant Professor of Neurology, Harvard Medical School

Jean M. Connors, MD
Medical Director, Anticoagulation Management Services
Hematology Division, Brigham and Women's Hospital & Dana-Farber Cancer Institute
Assistant Professor of Medicine, Harvard Medical School

Daniel J. DeAngelo, MD, PhD
Director of Clinical and Translational Research, Adult Leukemia Program
Dana-Farber Cancer Institute and Brigham and Women's Hospital
Associate Professor of Medicine, Harvard Medical School

Michael G. Erkkinen, MD
Neurology Resident, Partners Neurology Residency

Mark R. Etherton, MD, PhD
Neurology Resident, Partners Neurology Residency

Robert P. Friday, MD, PhD
Chief of Rheumatology, Newton-Wellesley Hospital Affiliate Physician, Rheumatology
   Unit, Massachusetts General Hospital
Instructor in Medicine, Harvard Medical School

Lawrence S. Friedman, MD
Anton R. Fried, MD, Chair, Department of Medicine, Newton-Wellesley Hospital
Assistant Chief of Medicine, Massachusetts General Hospital
Professor of Medicine, Harvard Medical School
Professor of Medicine, Tufts University School of Medicine

J. Sawalla Guseh, II, MD
Cardiology Fellow, Massachusetts General Hospital

William J. Hucker, MD, PhD
Cardiology Fellow, Massachusetts General Hospital

Sheheryar K. Kabraji, BM, BCh
Hematology-Oncology Fellow, Dana-Farber/Partners Cancer Care

Hematology/Oncology Program

Sarah Keller, MD

Internal Medicine Resident, Massachusetts General Hospital

Tanya E. Keenan, MD, MPH

Internal Medicine Resident, Massachusetts General Hospital

Stella K. Kim, MD

Joe M. Green Jr. Professor of Clinical Ophthalmology

Ruiz Department of Ophthalmology and Visual Sciences

Robert Cizik Eye Clinic

University of Texas McGovern School of Medicine

Michael Mannstadt, MD

Chief, Endocrine Unit, Massachusetts General Hospital

Assistant Professor of Medicine, Harvard Medical School

Nino Mihatov, MD

Internal Medicine Resident, Massachusetts General Hospital

Vanessa Mitsialis, MD

Internal Medicine Resident, Massachusetts General Hospital

Taher Modarressi, MD

Internal Medicine Resident, Massachusetts General Hospital

Khaled Moussawi, MD, PhD

Neurology Resident, Partners Neurology Residency

Walter J. O'Donnell, MD

Clinical Director, Pulmonary/Critical Care Unit, Massachusetts General Hospital

Assistant Professor of Medicine, Harvard Medical School

Michelle L. O'Donoghue, MD, MPH

Investigator, TIMI Study Group

Associate Physician, Cardiovascular Division, Brigham and Women's Hospital

Affiliate Physician, Cardiology Division, Massachusetts General Hospital

Assistant Professor of Medicine, Harvard Medical School

Kelly Lauter Roszko, MD, PhD

Endocrinology Fellow, Massachusetts General Hospital

David P. Ryan, MD

Clinical Director, Massachusetts General Hospital Cancer Center

Chief of Hematology/Oncology, Massachusetts General Hospital

Professor of Medicine, Harvard Medical School

Marc S. Sabatine, MD, MPH

Chairman, TIMI Study Group

Lewis Dexter, MD, Distinguished Chair in Cardiovascular Medicine, Brigham and Women's Hospital

Affiliate Physician, Cardiology Division, Massachusetts General Hospital

Professor of Medicine, Harvard Medical School

Alyssa Sclafani, MD

Internal Medicine Resident, Massachusetts General Hospital

John D. Serfas, MD

Internal Medicine Resident, Massachusetts General Hospital

Jacob Stevens, MD

Internal Medicine Resident, Massachusetts General Hospital

Jennifer F. Tseng, MD, MPH

Chief, Division of Surgical Oncology, Beth Israel Deaconess Medical Center

Associate Professor of Surgery, Harvard Medical School

Nneka N. Ufere, MD

Gastroenterology Fellow, Massachusetts General Hospital

Zachary S. Wallace, MD

Rheumatology Fellow, Massachusetts General Hospital

Ana A. Weil, MD, MPH

Infectious Disease Fellow, Massachusetts General Hospital

译者序

一群已过而立之年的小伙伴，在敬佑生命、救死扶伤使命召唤下，组成了火凤凰翻译小组，励志为推动内科学发展尽绵薄之力。

在共同拜读 *Pocket Medicine the Massachusetts General Hospital Handbook of Internal Medicine（Sixth Edition）*后，发现其内容丰富、观念新颖，对内科疾病治疗操作、管理等方面的阐述别具一格，且融入了作者的实践经验，非常适合各级内科医师夯基础、提水平。虽自忖才蔽识浅，英语欠精，中文表达能力有限，但仍以使命为伴，勠力同心，于 2017 年 3 月开始了对此书的翻译工作。

2020 年新冠肺炎疫情肆虐全球，中国医疗工作者们临危受命，共筑城防，这也激励了我们，加速了翻译工作，最终在历经 3 年 6 个月后，完成了译校工作。在翻译中我们力求忠实原著，在能说明原文意思情况下减少修饰内容，尽可能传达作者原意，但仍难免存有疏漏和不尽如人意之处，恳请各位同仁不吝赐教，当不胜感激。

李瑞杰　张　玲

2020 年 8 月 8 日

致第 1 版

我以最大的热情介绍这本手册。在这个信息泛滥的时代,大家肯定会问到"为什么要为医务人员提供一本手册呢?"是因为尽管在许多的教科书中或者上网搜索都可获得大量的信息,但在通常情况下,医生在进行鉴别诊断和初步治疗的过程中仍会感到困扰且备受折磨。

本手册是由住院医师、专家、教授等各方面人员合作完成的,涉及医学各个专业。这种合作旨在为医生频繁出现的医疗问题提供一种快速而全面的初步诊疗方案。在医生接触患者开始对其进行治疗的数小时内,通常会有来自上级医师的提问,其中就包括对患者的初步诊断及下一步治疗方案。这种方法将有助于跟踪患者的检查结果并进行循证医学讨论。这本精心构思的手册将会提高每位医生及时评估者的能力,并激励他们思考支持诊断的证据以及治疗、干预的可能结果。本书将被证明是医学教育和临床上诊疗患者方面的一项有价值的补充。

Dennis A. Ausiello, MD

Physician-in-Chief, Massachusetts General Hospital

Jackson Professor of Clinical Medicine, Harvard Medical School

致我的父母 Matthew 和 Lee Sabatine
孙子 Matteo 和 Natalie 以及我的妻子 Jennifer

这本手册是由住院医师、专科医师和主治医师共同撰写的,旨在尽可能简明地为临床医生提供初步解决和解决最常见的住院医疗问题所需的重要信息。

本书的前几版本带来的巨大反应表明,这本手册能够满足临床医生的重要需求。此次第 6 版有了重大改进,对每个主题进行了全面更新,特别是提供了针对急性冠状动脉综合征、心力衰竭、肺动脉高压、丙型肝炎、艾滋病病毒和糖尿病的最新药物疗法,以及针对瓣膜性心脏病、心房颤动和卒中的最新设备疗法。本手册涵盖了高血压和高胆固醇血症的最新治疗指南的精华部分,扩大了对恶性肿瘤的分子分类和相应的生物疗法的覆盖范围,添加了有关机械循环支持、血管性水肿、无创通气、毒理学、肺移植、胃肠动力障碍和心肾综合征等这些新内容。本手册还更新了咨询版块,在这部分中非内科医学专家为确立常见症状的鉴别诊断和预期进行咨询的评估启动方面提供了专家指导。与之前一样,本书出版时,我们会把关键参考文献放在最新置顶结论和重要学术论点中。我们欢迎读者提出所有对后续版本的改进建议。

当然,因为医学领域的广博,所以无法将所有内容概括在任何一本教科书中的。很多长篇专著致力于谈论这类话题,而本书只是为医生在最初诊断和治疗时提供方便,直到有时间可以查找更多决定性的权威资料。尽管此处的建议尽可能以循证医学为依据，但医学既是一门科学，也是一门艺术，合理的临床判断必须结合患者的实际情况。

我由衷地感谢麻省总医院的住院医师、专科医师和主治医师的支持。与这样一群知识渊博、敬业且富有同情心的医生团队合作是我莫大的荣幸。我总是回想起我作为住院总的那段时间，这是我人生中的最美好的经历之一。我真心感谢几位杰出的临床导师：Hasan Bazari，Larry Friedman，Nesli Basgoz，Eric Isselbacher，Bill Dec，Mike Fifer 和 Roman DeSanctis，以及已故的 Charlie McCabe，Mort Swartz 和 Peter Yurchak。

如果没有我的学术协调员 Melinda Cuerda 的帮助，也就不会有这本书。她以无与伦比的眼光关注此书的各个方面，以确保本书的每一页都是最好的呈现。

最后，特别感谢我的父母一直以来的鼓励和爱心，当然也感谢我的妻子 Jennifer Tseng，她是一名外科医生，同时她还是我最亲密的顾问、我最好的朋友和我一生的挚爱。

我希望您能发现，医学实践道路上虽荆棘密布但值得探索，希望本手册会对您有所帮助。

Marc S. Sabatine，**MD**，**MPH**

郑重声明

本书提供了药物的准确适应证、副作用和疗程剂量，但需要根据临床具体情况调整。读者须阅读药商提供的外包装上的用药信息。作者、编辑、出版者或发行者对因使用本书信息所造成的错误、疏忽或任何后果不承担责任，对出版物的内容不做明示的或隐含的保证。作者、编辑、出版社或发行者对由本书引起的任何人身伤害或财产损害不承担任何责任。

为了方便医生在临床上的应用，本书保留了原版书的 mEq、mEq/L 等单位以及书中的符号，如"↑""↓""?"等表示"增加""减少""有疑问"等，并且保留了文中参考文献格式。此外，书中涉及的部分人名、疾病名和器械厂商名称等，因目前尚无统一译文，故未翻译。

目 录

1 心脏内科

心电图

读图方法（系统的阅读方法是解读心电图的关键）

- 心率（是否存在心动过速或过缓），节律（是否存在 P 波，P 波是否规律，P 波与 QRS 波的关系）
- 间期（PR 间期，QRS 波群时间与 QT 间期），心电轴（是否存在心电轴左偏或右偏）
- 心腔异常（左室/右室肥大，左房/右房异常）
- QRST 改变（是否有病理性 Q 波，$V_1 \sim V_6$ 胸前导联 R 波递增不良，ST 段抬高或压低，或 T 波异常）

心电轴左偏（LAD）

- 定义：心电轴左偏超过 −30°（在 Ⅱ 导联 S＞R）
- 病因：左室肥大，左束支传导阻滞，下壁心肌梗死（简称心梗），预激综合征
- 左前分支阻滞（LAFB）：电轴左偏（−45° ～ −90°），aVL 和 Ⅰ 导联呈 qR型，QRS 波时限小于 120ms，且无其他导致心电轴左偏的原因（如下壁心肌梗死）

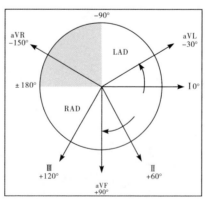

图 1−1　QRS 轴

心电轴右偏（RAD）

- 定义：心电轴右偏超过 +90°（在 I 导联 S > R）
- 病因：右室肥大，肺栓塞，慢性阻塞性肺病（通常不超过 +110°），房（室）间隔缺损，预激综合征，侧壁心梗
- 左后分支阻滞（LPFB）：电轴右偏（ +90° ~ +180°），aVL 和 I 导联呈 rS型，Ⅲ 导联和 aVF 呈 qR 型，QRS 波时限小于 120ms，且无其他导致心电轴右偏的原因

束支传导阻滞（*Circ*，2009，119：e235）

正常	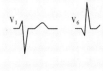	去极化的过程从左到右并起始于室间隔（V_1导联可见 r 波，V_6导联可见 q 波，注意：左束支传导阻滞中不出现），此后到达左、右室游离壁，其中左室游离壁占主导（右束支传导阻滞可见右室去极化延迟）
右束支传导阻滞（RBBB）		1. QRS≥120ms（110 ~ 119 ms 为不完全 RBBB） 2. 右胸前导联（V_1、V_2）R 波呈 rSR' 型 3. I 和 V_6 导联可见宽大 S 波 4. 右胸前导联可能出现 ST 段压低或 T 波倒置
左束支传导阻滞（LBBB）		1. QRS≥120ms（110 ~ 119 ms 为不完全 LBBB） 2. I、aVL 和 V_5 ~ V_6 导联中可见宽大、钝挫的单相 R 波，心脏增大的患者 V_5 ~ V_6 导联可有 RS 波 3. I、V_5 ~ V_6 导联无 Q 波，有时 aVL 导联可见细小 q 波 4. ST-T 方向和 QRS 主波方向相反 5. 可能出现 R 波递增不良，心电轴左偏以及下壁导联 Q 波

双支阻滞：RBBB + LAFB/LPFB；三分支传导阻滞：双支阻滞 + 1°AVB

QT 间期延长 (*NEJM*, 2008, 358, 169; www. torsades. org)

- QT 间期的测量是从 QRS 波群的起始点到 T 波结束，即取最长的 QT 时间
- QT 间期可随心率变异，故以 Bazett 公式校正：$QT_c = QT$ (RR 的单位为 s)，在心动过速或过缓的情况下此公式不适 (正常情况下，男性 $QT_c < 440ms$，女性 $QT_c < 460ms$)
- 当心动过速或过缓的时候可以使用 Fridericia's 公式计算 QT 间期：$QT_c = QT$
- QT 间期延长可能增加尖端扭转性室速发生的风险，尤其是当 QT 间期时间大于 500ms 时；如果使用可能导致 QT 延长的药物时，应该监测 QT 间期
- 病因

  抗心律失常药物：Ia 类 (普鲁卡因胺，丙吡胺)，Ⅲ 类 (胺碘酮，索他洛尔，多非利特)

  精神类药物：抗精神类药物 (吩噻嗪，氟哌啶醇，典型抗精神药物) 锂制剂，五羟色胺再摄取抑制剂，三环类抗抑郁药

  抗生素类药物：大环内酯类药物，喹诺酮类药物，唑类，喷他脒，阿托伐醌，阿扎那韦

  其他：止吐药 (氟哌利多、5 - HT₃ 拮抗剂)，阿夫唑嗪，美沙酮，雷诺嗪

  电解质紊乱：低钙血症 (正常、高钙血症可能导致 QT 缩短)，低钾血症，低镁血症

  自主神经紊乱：颅内出血 (倒置的深大 T 波)，应激性心肌病，卒中，颈动脉内膜剥脱术后，颈部淋巴结清扫术后

  先天性因素 (长 QT 综合征)：钾、钠或钙离子通道疾病 (*Circ*, 2013, 127：126)

  其他：冠心病，心肌病，心动过缓，高度房室传导阻滞，甲状腺功能减退，低体温，束支传导阻滞

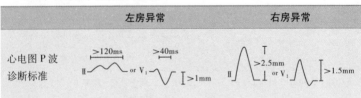

	左房异常	右房异常
心电图 P 波诊断标准	>120ms >40ms Ⅱ or V₁ >1mm	>2.5mm Ⅱ or V₁ >1.5mm

左室肥大 (LVH) (*Circ*, 2009, 119：e251)

- 病因：高血压，主动脉瓣狭窄/关闭不全，肥厚性心肌病，主动脉缩窄

- 诊断标准：敏感性＜50％；特异性＞85％，受年龄、性别、种族以及体重指数的影响

  Romhit-Estes 评分系统（4 分 = 可能；5 分 = 诊断）：

  波幅增大：肢导 R 或 S 波≥20mm；或者 V_1 或 V_2 导联 S 波≥30mm；或 V_5 或 V_6 导联 R 波≥30mm（3 分）

  ST 方向与 QRS 主波方向相反：未服用洋地黄类药物（3 分），服用洋地黄药物（1 分）

  左房异常（3 分）；心电轴左偏（2 分）；QRS 间期≥90ms（1 分）；V_5 或 V_6 导联类本位屈折（QRS 波群起始至 R 峰时间）≥50ms（1 分）

- Sokolow-Lyon 标准：V_1 导联 S 波 + V_5 或 V_6 导联 R 波波幅≥35ms 或 aVL 导联 R 波波幅≥11ms

- Cornel 标准：aVL 导联 R 波幅 + V_3 导联 S 波幅＞28mm（男性）或＞20mm（女性）

- 如果既往有左前分支传导阻滞：Ⅲ导联 S 波幅 + 任何导联的（R + S）波最大波幅≥30mm（男性）或＞28mm（女性）

右室肥大（RVH）（*Circ*，2009，119：e251；*JACC*，2014，63：672）

- 病因：肺心病、先天性心脏病（法洛四联症、大动脉转位、肺动脉瓣狭窄、房间隔缺损、室间隔缺损）、二尖瓣狭窄、三尖瓣反流

- 诊断标准：均不敏感，阳性预测值低，但特异性较强（慢性阻塞性肺病除外）；V_1 导联 R＞S，V_1 导联 R 波波幅≥6mm，V_5 导联 S 波波幅≥10mm，V_6 导联 S 波波幅≥3mm，aVR 导联 R 波波幅≥4mm。心电轴右偏≥110°（左室肥大 + 心电轴右偏或 V_5/V_6 导联深大 S 波考虑双心室肥大）

V_1/V_2 导联高大 R 波

- 心室扩大：右室肥大（心电轴右偏、右房异常、Ⅰ 导与 V_5/V_6 深大 S 波）、肥厚性心肌病

- 心肌损伤：后壁心肌梗死（R 波前支 = Q 波后支；常见于下壁心梗）

- 去极化异常：右束支传导阻滞（QRS＞120ms，可见 rSR'）；WPW 综合征（PR 间期缩短，出现 δ 波，QRS 波时间延长）

- 其他：右位心；逆时针方向旋转，Duchenne 综合征，导联错置，正常变异

R 波递增不良（PRWP）(*Am Heart J*, 2004, 148: 80)

- 定义：$V_1 \sim V_3$ 导联无明显 Q 波并伴 R 波波幅失去递增的特点；V3 导联 R 波 ≤3mm

- 可能的病因（非特异性）

    陈旧前间壁心梗（常伴随 V_3 导联 R 波 ≤1.5mm，伴或不伴持续 ST 段抬高或 V_2 和 V_3 导联 T 波倒置）

    左心室肥厚（R 波递增延迟伴左胸前导联高电压），右室肥大，COPD（可能也有右房异常），电轴右偏，肢导联 QRS 波群波幅 ≤5，$S_1 S_{II} S_{III}$ 伴所有导联 R/S 之比小于 1

    左束支传导阻滞；WPW 综合征；心脏顺钟向转位；导联错置；心肌病；气胸

病理性 Q 波

- 定义：Q 波 ≥30ms（$V_2 \sim V_3$ 导联 ≥20ms）或超过 QRS 波群 R 波波幅的 25%

- I，aVL，V_5 及 V_6 导联可见小 q 波（室间隔除极），以及 III，aVR，V_1 导联可见单独的 Q 波均为正常

- "假梗死灶" 可见左束支传导阻滞、浸润性疾病、肥厚性心肌病、慢性阻塞性肺病、气胸、WPW 综合征

ST 段抬高（STE）

- 急性心肌梗死：ST 段弓背向上样抬高伴或不伴 T 波倒置，或陈旧性心梗可见持续的 ST 段抬高

- 冠脉痉挛：Prinzmetal 心绞痛，冠脉某一支对应相应供血区域出现一过性 ST 段抬高

- 心包炎：弥漫性 ST 段弓背向下抬高（弥漫样 ST 段抬高）；PR 段压低；T 波通常直立

- 肥厚性心肌病，应激心肌病，室壁瘤，心肌钝挫伤

- 肺动脉栓塞：偶见 $V_1 \sim V_3$ 导联 ST 段抬高，典型表现为 $V_1 \sim V_4$ 导联 T 波倒置，心电轴右偏，右束支传导阻滞，$S_1 Q_3 T_3$

- 复极异常：

    左束支传导阻滞（QRS 波群时间延长，ST 段抬高与 QRS 主波方向相反参见 "急性冠状动脉综合征" 章中 LBBB 中的诊断）

> 左室肥厚（QRS 波幅增大）；Brμgada 综合征（rSR'，$V_1 \sim V_2$ 导联 ST 段下斜型抬高）；起搏电极，高钾血症（QRS 时间延长，T 波高尖，P 波消失）

- aVR：在 STEMI 中，STE >1 mm，常意味着死亡率增加，STE aVR > V_1 常意味着做左主干病变
- 早期复极：多见于青年成人 $V_2 \sim V_5$ 导联（*JACC*，2015，66：470）

  > J 点抬高 1 ~ 4mm，R 波降支切迹，ST 段弓背样抬高，深大 T 波，ST 段抬高与 T 波波幅比例 <25%，运动后上述表现可能消失

  > 下壁导联早期复极可能和室颤发生率增高密切相关（*NEJM*，2009，361：2529；*Circ*，2011，124：2008）

ST 段压低（STD）

- 心肌缺血（伴或不伴 T 波异常）
- 急性后壁心肌梗死：在后壁 ST 段抬高反映在前壁 $V_1 \sim V_3$ 导联为 ST 段压低，伴或不伴 R 波异常
- 洋地黄效应（下斜型 ST 段压低伴或不伴 T 波异常，心电图的异常与洋地黄剂量无关）
- 低钾血症（伴或不伴 U 波）
- 复极异常伴或不伴左束支阻滞或左室肥厚，常见于 V_5、V_6、I 及 aVL 导联

T 波倒置（TWI；通常 ≥1mm；≥5mm 为深大 T 波）（*Circ*，2009，119：e241）

- 缺血或梗死；Wellen's 征（胸前导联深大 T 波倒置）提示左前降支近端严重病变
- 心肌病（Takotsubo，致心律失常性右室心肌病，心尖肥厚型心肌病）二尖瓣脱垂；肺栓塞（尤其 $V_1 \sim V_4$ 导连 T 波倒置时）
- 在左心室肥厚 和（或）右心室肥厚（"应变模式"），束支传导阻滞中相关的复极化异常
- 心动过速后综合征或起搏后发生的 T 波倒置（"记忆性" T 波）
- 电解质、地高辛、PaO_2、$PaCO_2$，pH 或中心温度紊乱
- 颅内出血（脑型"T"波，常伴有 QT 间期延长）
- 儿童正常变异多出现在 $V_1 \sim V_4$ 导联或出现于 QRS 主波为负向的导联中的正常变异

低电压

- 全部肢体导联中 QRS 波幅（R+S）<5mm，胸前导联 <10mm
- 病因：慢性阻塞性肺病，心包积液和（或）胸腔积液，黏液性水肿，体重指数增加，淀粉样改变，缺血性冠状动脉疾病

电解质紊乱

- **高钾**：T 波高尖，QT 间期缩短，PR 间期延长，房室传导阻滞，ST 段抬高，QRS 增宽。**低钾**：T 波低平，出现 U 波，QT 间期延长
- **高钙**：QT 间期缩短，T 波或 P 波低平，J 点抬高。**低钙**：QT 间期延长，T 波异常

胸　痛

疾病	典型症状和诊断方法
	心血管系统疾病
急 性 冠 脉 综 合 征（ACS）（15% ~ 25%的胸痛患者进入急诊科的主要原因）	胸骨后压榨性疼痛（阳性似然比 1.3），可放射至颈部、下颌、前臂（阳性似然比 1.3 ~ 2.6），伴有大汗（阳性似然比 1.4），呼吸困难（阳性似然比 1.2），劳力后加重（阳性似然比 1.5 ~ 1.8），服用硝酸甘油或休息后可以缓解（但并不能作为诊断心绞痛的可靠指标；*Annals EM*，2005，45：581）；伴或不伴心电图改变，ST 段抬高，T 波倒置，病理性 Q 波，肌钙蛋白升高
心包炎与心肌心包炎	锐痛可放射至斜方肌，伴随呼吸时加重，坐位前倾时缓解，伴或不伴有心包摩擦感 ECG 变化（广泛 ST 段抬高与 PR 段压低，aVR 相反），伴或不伴心包积液。如果是心肌炎，在上述症状的基础上还可出现肌钙蛋白 T 升高，伴或不伴充血性心衰症状及体征，以及左室射血分数降低

续表

主动脉夹层	突然出现的撕裂样难以缓解的疼痛（该症状不出现的阴性似然比为 0.3），伴或不伴双上肢血压或脉搏不对称（血压相差 > 20mmHg）（阳性似然比为 5.7），局部神经功能障碍（阳性似然比为 6.0），胸片提示纵隔增宽（不出现的阴性似然比为 0.3），影像学可见假腔出现（*JAMA*, 2002, 287: 2262）

呼吸系统疾病

肺炎	胸膜炎样疼痛，呼吸困难，发烧，咳嗽，咳痰，呼吸频率快，湿啰音，胸片可见肺部浸润影
胸膜炎	疼痛剧烈，胸膜炎性疼痛，伴或不伴胸膜摩擦感
气胸（PTX）	突发胸膜炎样锐痛，叩诊为过清音，呼吸音减弱，胸片可见气胸
肺栓塞（PE）	突发胸膜炎样疼痛，伴有呼吸频率与心率增快，氧饱和度低，ECG 异常（窦性心动过速），心电轴右偏，右束支传导阻滞，$S_1Q_{III}T_{III}$，$V_1 \sim V_4$ 导联 T 波倒置，偶见 $V_1 \sim V_3$ 导联 ST 段抬高，CTA 可有阳性表现，伴或不伴肌钙蛋白阳性
肺动脉高压	活动后压迫感，呼吸困难，氧饱和度偏低，P_2 亢进，右侧可闻及 S_3 和（或）S_4

消化道疾病

食管反流	胸骨后烧灼样疼痛，口中有酸味，反酸，进食后及卧位加重，抗酸药可缓解疼痛。胃镜、食管测压，监测 pH 可明确诊断
食管痉挛	持续胸骨后疼痛，吞咽加重，服用硝酸酯类药物或钙拮抗剂类药物可以缓解，食管测压可明确诊断
食管黏膜撕裂症（Mallory-Weiss 综合征）	呕吐后食管撕裂样疼痛，伴或不伴呕血，胃镜可明确诊断
自发性食管破裂（Boerhaave 综合征）	食管破裂，疼痛剧烈，吞咽后加重，胸部 CT 可见纵隔积气征

消化性溃疡（PUD）	上腹部疼痛，抗酸药物可以缓解，伴或不伴消化道出血，胃镜或食管镜可明确诊断，伴或不伴幽门螺旋杆菌阳性
胆道疾病	右上腹疼痛，伴恶心、呕吐，进油腻食物后加重，可行右上腹部超声或肝功协助诊断
胰腺炎	上腹部或腰背部疼痛不适，淀粉酶及脂肪酶升高，腹部 CT 可协助诊断
肌肉骨骼系统及其他疾病	
肋软骨炎	局限性锐痛，活动后加重，压痛阳性
带状疱疹	一侧躯干剧烈疼痛，疼痛可先于皮疹出现
焦虑	胸部紧缩感，伴有呼吸困难、心悸及其他躯体症状

（Braunwald's Heart Disease. 10th，2014；*JAMA*，2015，314：1955）

胸痛的初步处理策略

- 重点询问病史：疼痛的性质、诱因、严重程度、位置、放射、缓解和加重的原因、持续时间、起病方式、频率、发作方式、伴随症状，是否有心血管危险因素
- 重点查体：生命体征（包括双上肢血压的测量）；奔马律，心脏杂音，摩擦音，血管征（颈动脉和股动脉杂音，是否存在搏动减弱），是否有心衰体征，肺及腹部查体，胸部是否有压痛
- 12 导联心电图：需要在 10min 内完成，与之前的心电图对比，必要时复查心电图动态比较，若病史提示可能系急性冠脉综合征但标准心电图无变化或 $V_1 \sim V_3$ 导联 ST 段下移，缺血事件相比心肌梗死后和难以缓解的心绞痛或 $V_1 \sim V_2$ 导联 R/S >1，需要加做后壁导联 $V_7 \sim V_9$ 除外单纯后壁心梗
- 胸片或其他影像学方法（超声、肺动脉 CTA 等）：可根据病史、查体以及初步检查结果选择
- 肌钙蛋白：在入院时和发病后 3～6h 内完成，如果临床症状或心电图改变，可 6h 后复查。在合理临床情况下其水平大于第 99 百分位数即可诊断心肌梗死；急性心肌梗死在损伤后第 1～6h 即可检测出肌钙蛋白升高，24h 达到峰值，此后可持续 7～14d；特异性为 90%，敏感性 >95%。超敏肌钙蛋白（美国尚未批准）1h 内阳性率常大于 99%（*Lancet*，2015，386：2481）

非斑块破裂引起的肌钙蛋白升高（ = "1 型 MI"）：①冠状动脉性疾病时氧供和氧耗的不匹配（ = "2 型 MI"；如心率显著增快、休克、高血压危象、冠脉痉挛、严重主动脉瓣狭窄），②非心肌缺血性损伤（心肌炎/中毒性心肌病，心脏挫伤）或③多因素（肺栓塞、脓毒症、严重心衰、肾衰竭、Takotsubo 综合征、浸润性疾病）（*Circ*，2012，126：2020）

- CK-MB：由于 CK-MB 存在其他来源，如骨骼、肌肉、肠道等，导致其敏感性和特异性低于肌钙蛋白。CK-MB/CK > 2.5 提示心源性疾病。对于 PCI、冠状动脉旁路移植术后心肌梗死或再梗死肌钙蛋白已经升高的患者，可用于诊断

早期非侵入性影像学检查

- 如果急性冠脉综合征的可能性较低（如心电图及肌钙蛋白均为阴性），血流动力学稳定，排除或纳入患者行非侵入性影像学检查，冠脉 CTA 具有很高的阴性预测值，但阳性预测值较低（*NEJM*，2012，366：1393）

- 如果诊断不明确，三维 CT 血管重建可用于诊断冠心病，肺栓塞，主动脉夹层等疾病

冠心病的无创评估

负荷试验（*Circ*，2007，115：1464；*JACC*，2012，60：1828）

- 适应证：诊断冠心病，临床症状变化评估，进行危险分层，评估运动耐量，定位缺血灶（需要结合影像学）
- 禁忌证：（*Circ*，2002，106：1883& 2012，126：2465）

  绝对禁忌证：48h 内的急性心肌梗死、高危不稳定型心绞痛、急性肺栓塞、严重主动脉狭窄、未控制的心衰、未控制的心律失常、心包炎、急性主动脉夹层

  相对禁忌证（需要和负荷试验室工作人员讨论）：左主干病变、严重高血压、肥厚性心肌病、中度瓣膜狭窄、高度房室传导阻滞、严重电解质紊乱

运动耐量试验（仅需要心电图）

- 如果患者可以自主活动即可选择该方法，ECG 异常的诊断特异性为 80%，敏感性为 65%
- 通过跑步机按照标准 Bruce 方案进行（如果近期发生心梗或运动耐量下降可以实施改良或次极量 Bruce 方案）
- 如果为诊断冠心病，可考虑停用抗心绞痛药物（如硝酸酯类和 β 受体阻滞剂），如为评价，则评估用药后是否仍存在缺血，可继续服用抗心绞痛药物

药物负荷试验（如 ECG 不特异则需要影像学资料）

- 如果患者无法运动或处于低运动耐量状态或最近发生心肌梗死，其特异性及敏感性与运负荷动试验类似
- 如果患者存在左束支传导阻滞或心脏起搏器植入，药物负荷试验时心电图不特异，需要结合影像学资料
- 冠脉扩张药物：弥漫性血管扩张相对来自血管固定性心外膜疾病，"冠状动脉窃血"

  可用来诊断冠心病，但无法判断是否存在心肌缺血，类伽腺苷，双嘧达莫，腺苷。副作用：面色潮红，心率减慢或房室阻滞，呼吸困难或支气管痉挛

- 正性变时/变力药物（多巴酚丁胺）：更接近生理状态，但是实验时间过长，可能诱发心律失常

影像学负荷试验

- 如果存在心脏起搏器植入，左束支传导阻滞，静息 ST 段压低超过 1mm，服用洋地黄类药物，左室肥厚，WPW 综合征等疾病，导致心电图变化不特异，可以考虑使用影像学负荷试验
- 需要定位缺血灶时，经常在冠脉血管重建之前
- 放射性核素心肌灌注显像可以获得静息或负荷时不同状态的图像

  SPECT（如，^{99m}Tc-sestamibi）：敏感性 85%，特异性 80%

  PET（rubidium－82）：敏感性 90%，特异性 85%；通常在药物负荷试验时使用心电门控显像可以评估左室壁局部运动功能（如缺血/梗死）

- 心脏超声（运动或使用多巴酚丁胺）：敏感性 85%，特异性 85%；非放射性；但准确度取决于操作者
- 心脏 MRI（可在药物负荷试验时使用），具有很好的敏感性和特异性

试验结果

- 心率［诊断时心率需要≥最大预测心率（220 − 年龄）×85%］，血压变化（心率×血压的最大值，正常情况下 >20k），心率恢复（最快心率 − 1min 后心率，正常情况下 >12）

- 达到最大运动量（以 METS 或分钟衡量）；出现症状（记录症状出现时的运动强度及与平时症状相似性）

- 心电图改变：QRS 波后 60~80ms ST 段水平型或下斜型压低≥1mm 可预测冠心病（但无法明确局部缺血区域）；但是 ST 段抬高可以预测并定位缺血区域

- Duke 踏板实验评分 = 运动时间（min）−（5×最大 ST 段偏离）−（4×心绞痛指数）（0 分：无心绞痛，1 分：不限制运动，2 分：运动受限）

  Duke 踏板实验评分≥5 分→1 年死亡率 <1%，−10 至 +4 分→1 年死亡率在 2%~3%；≤ −11→1 年死亡率≥5%

- 影像学：放射核素缺损或心脏超声提示室壁节段性运动障碍

  可逆缺损 = 缺血；不可逆缺损 = 梗死；一过性缺血扩张→严重三支血管病变

  假阳性：乳腺→前壁缺损；横隔→下壁缺损

  假阴性：弥漫性三支病变

高危负荷试验结果（对于三支病变或左主干病变阳性预测值约 50%，考虑冠脉造影）

- 心电图：ST 段压低≥2mm 或在第一阶段≥1mm 或≥5 个导联 ST 段压低或恢复≥5min 仍有压低；ST 段抬高；室速

- 生理性：血压下降，运动耐量 <4METs，运动中出现心绞痛，Duke 踏车实验评分≤ −11；射血分数下降

- 放射性核素：≥1 个大面积或≥2 个中等面积，可逆缺损，一过性左室舒张功能障碍，肺摄取增高

心肌存活（*Circ*，2008，117：103；*Eur Heart J*，2011，31：2984；*Eur Heart J*，2011，32：810）

- 目的：确定能通过血管重建来恢复仍有功能的冬眠心肌

- 方法：MRI（敏感性 85%，特异性 75%），PET（敏感性 90%，特异性 65%）；多巴酚丁胺负荷超声心动图（敏感性 80%，特异性 80%）；

SPECT/静息重分布心肌灌注显像（敏感性 85%，特异性 60%）

在存在左室功能障碍的患者中，存活心肌试验不能评估冠状动脉旁路移植术是否优于内科治疗（*NEJM*，2011，364：1617）

冠脉 CT 与 MRI（*NEJM*，2008，359：2334；*Circ*，2010，121：2509；*Lancet*，2012，379：453）

- 对于胸痛患者，冠脉 CTA 诊断急性冠脉综合征的敏感性为 100%，特异性为 54%，阴性预测值为 100%，阳性预测值为 17%（*JACC*，2009，53：1642）。阳性预测值偏低，但导管/PCI 率增加（*NEJM*，2012，367：299；*JACC*，2013，61：880）
- 在排除患者时，冠脉 CTA 和放射学检查一样，辐射增加，结果和导管与 PCI 相似
- 和冠脉 CTA 不同，MRI 不受碘造影剂和心律影响，且无放射性，且能评估左室功能。增强 MRI 扫描（早期提示小血管闭塞，后期提示 MI），结果与冠脉 CTA 类似

冠状动脉钙化积分（CACS；*NEJM*，2012，366：294；*JAMA*，2012，308：788）

- 定量评估钙化程度；进而评估斑块负荷（但无法评估冠脉狭窄程度）
- 对于冠状动脉钙化诊断的敏感性为 91%，但是对于冠心病特异性为 49%，对于冠心病的阳性预测值比较高
- 可以为风险分层的临床评分提供增值（*JAMA*，2004，291：210）

ACC/AHA 指南说明冠状动脉钙化评估在无症状与中危风险患者之间应用是合理的（Framingham 心血管危险因素积分中危，10 年心血管事件发生率为 10% ~ 20%）（*Circ*，2010，12：e584）

冠状动脉造影术和血管重建

稳定性冠心病或无症状患者行冠状动脉造影指证

- 尽管应用药物治疗后，CCS 分级 Ⅲ ~ Ⅳ级心绞痛，心绞痛伴收缩功能障碍，或难以解释的低 EF 值患者

- 高危负荷试验结果（见前文）或无创检查后仍不确定性诊断（且需要尽快明确诊断）
- 职业需要明确诊断（如飞行员）或无法行无创检查
- 心源性猝死后存活的患者，多源性室速和持续单形性室速
- 疑似冠脉痉挛或非动脉粥样硬化导致的心肌缺血（如异常冠脉）

造影前注意事项以及围术期的药物治疗

- 记录周围动脉检查结果（桡动脉、股动脉、足背动脉与胫后动脉搏动、动脉血管杂音）。如果计划经桡动脉进路，需要确认掌深弓血液供应完好（如脉搏血氧饱和度和体积描记法）。确定能够平躺若干个小时。禁食 > 6h，配血
- 留取血常规，凝血酶原时间，肌酐，静脉补液（可考虑碳酸氢钠与乙酰半胱氨酸，具体参见"对比剂诱导急性肾损伤"）继续服用 ACEI/ARB 类药物
- 阿司匹林 325mg 术前服用 1 次。P2Y12 抑制剂（氯吡格雷）的服药时间仍有争议。对于 STEMI 服用越快越好。对于 NSTEACS，术前应该服用氯吡格雷（*JAMA*，2012，308：2507）或替格瑞洛（PLATO），而不是普拉格雷。与氯吡格雷相比，术前应用坎格瑞洛（静脉应用 P2Y12 抑制剂）与氯吡格雷相比能降低 PCI 相关的心血管事件，术前继续应用他汀类药物（*Circ*，2011，123：1622）

稳定性冠心病的冠脉血管血运重建（*Circ*，2011，124：e574；*NJEM*，2016，374：1167）

- 如果是稳定性冠心病且无严重血管病变，伴或不伴 EF 降低，首选药物治疗
- PCI：与药物治疗相比能快速缓解心绞痛发作，不减少死亡或非致命性心肌梗死（*NEJM*，2007，356：1503&2015，373：1204）；如果存在 ≥1 支狭窄伴 FFR ≤0.8（血流储备分数：静脉内或冠脉内予以腺苷后狭窄处远端与近端最大血流比），急诊血管重建可以降低死亡或心肌梗死（*NEJM*，2014，371：1208）在未保护的左主干病变患者中行 CABG 没有益处（*NEJM*，2011，364：1718）
- CABG（冠状动脉旁路移植术，*NEJM*，2016，374：1954）：在既往研究中，在三支病变、左主干病变、左前降支近段重度狭窄的双支病变，最近证实的多支血管病变，尤其是那些 EF 值下降（EF < 35%）的患者中，和药物

治疗相比，CABG 可以降低死亡率（*NEJM*，2016，374：1511）；与 PCI 相比，合并糖尿病的双支以上血管病变患者死亡率及心肌梗死率下降，但导致卒中的发生率升高（*NEJM*，2012，367：2375）

- 如果血管重建确实需要，但是由于病变局部不连续、EF 值正常、无糖尿病且系外科手术风险较高的患者，可以考虑 PCI 手术。CABG 适用于病变广泛而弥散、EF 降低并伴有糖尿病或瓣膜病的患者；与 PCI 相比，如果存在三支病变或左主干病变：CABG 可以降低死亡率及心肌梗死率，但是可能导致卒中发生率升高（*Lancet*，2013，381：629）；冠脉病变 SYNTAX II评分可以用于确定哪些患者更能从 CAGB 手术中获益（*Lancet*，2013，381：629）

PCI 和围手术期干预措施

- 穿刺点：桡动脉相比股动脉→前者可以降低出血及主要心血管事件发生率（*JACC Intv*，2016，9：1419）
- 血流储备分数（FFR）：FFR 是静脉内或冠脉内予以腺苷后狭窄处远端与近端最大血流比，即存在狭窄病变的情况下，该冠状动脉所供应心肌区域能获得的最大血流与同一区域正常情况下所能获得的最大血流之比，可以准确评估冠脉狭窄并反应血流动力学情况
- 冠状动脉球囊血管成形术：适用于血管弹性回缩，过于狭窄不能放支架的患者
- 金属裸支架（BMS）：和血管成形术相比，再狭窄和再血管重建率降低
- 药物洗脱支架（DES）：降低内膜增生，使再狭窄率降低 75%，使再次血管重建率降低 50%（1 年内降至 5%），但后期支架内血栓形成率增加。和 BMS 相比，不增加死亡率和心肌梗死率（*NEJM*，2013，368：254）
- 最新一代的 DES 可以显著降低再狭窄率、支架血栓形成及再次血管血运重建率
- 生物可吸收支架：若干年内可以吸收，但主要心血管事件发生率及支架内血栓形成可能会增加（*NEJM*，2015，373：1905）
- 双重抗血小板药物的使用周期：阿司匹林（81mg）终生服药，如果为稳定性缺血性心脏病，氯吡格雷×4 周（BMS 术后）或≥6 月（DES 术后）对于急性冠脉综合征患者，使用氯吡格雷超过 12 个月可以降低 20% 的主要心血管事件发生率，增加出血的概率，降低 15% 的因心血管病导致的死亡率（*NEJM*，2014，371：2155&2015，372：1791）。如果需要口服抗凝，考虑氯吡格雷 +新型口服抗凝药 ±阿司匹林

PCI 术后并发症

- 术后监测血管穿刺点，远端血管搏动，心电图，血常规，肌酐
- 出血

血肿/显性出血：局部加压包扎，拮抗/停用抗凝药物

腹膜后出血：可能表现为 HCT 降低，伴或不伴腰背部疼痛，心率增快以及后期血压的降低；腹部及盆腔 CT 可鉴别诊断；治疗：拮抗/停用抗凝药物（和介入治疗医生共同协商制定方案），可能需要静脉补液及输注血制品（悬浮红细胞、血小板）。如果出血无法控制，经评估右行介入治疗或外科手术治疗

- 血管损伤（1% 为血管造影导致，约 5% 为经股动脉 PCI 导致；*Circ*，2007，115：2666）

假性动脉瘤：疼痛，搏动性包块，收缩期杂音三联症；超声检查可以诊断；治疗：（如果疼痛或 > 2cm）：手动加压或超声引导下定向加压，或凝血酶注射，或者外科手术修复

动静脉瘘：持续杂音；诊断：超声；治疗：如果较大或者出现症状则需要外科手术修复

下肢缺血（栓塞、夹层、血栓形成）：肢体冰冷，可见花斑，远端动脉搏动消失；诊断：脉搏容积记录（PVR）、血管造影；治疗：经皮介入治疗或手术修复

- 围手术期心肌梗死：肌钙蛋白/CK-MB 升高超过正常上限 5 倍伴有症状、心电图改变、血管造影中任何一项改变；Q 波型心肌梗死发生率 <1%
- 对比剂急性肾损伤：通常发生在 48h 内出现，3~5d 达峰（见 CIAKI 部分）
- 胆固醇栓塞综合征（典型出现存在主动脉粥样硬化斑块的中老年人）肾衰竭（晚期进行性加重表现，尿液可有嗜酸粒细胞）；肠系膜缺血（腹痛，下消化道出血，胰腺炎）；远端动脉搏动良好但出现青斑和脚趾坏死
- 支架内血栓：PCI 术后数分钟至数年内出现，常表现为急性心肌梗死。通常由于机械因素（支架未充分释放或未发现的夹层，这种通常表现为早期血栓）或者由于停用抗血小板药物（尤其同时停用阿司匹林和 P2Y12 抑制剂）（*JAMA*，2005，293：2126）
- 支架内再狭窄：发生于 PCI 术后数个月，典型表现为逐渐加重的心绞痛（10% 表现为急性冠脉综合征）
- 由于弹性回缩及内膜增生，DES 发生率低于 BMS

急性冠脉综合征

急性冠脉综合征疾病谱

诊断	不稳定型心绞痛	非 ST 段抬高型心肌梗死	ST 段抬高型心肌梗死
冠脉血栓	不完全闭塞		完全闭塞
病史	新发心绞痛、劳力性或静息性心绞痛，通常 <30min		静息心绞痛
心电图	伴或不伴 ST 压低或 T 波倒置		ST 段抬高
肌钙蛋白/CK-MB	$\ominus$	$\oplus$	$\oplus\oplus$

诊断（除外粥样斑块破裂外心肌缺血/梗死的病因）

- 非动脉粥样硬化冠状动脉疾病

  痉挛：Prinzmetal's 变异型心绞痛；可卡因诱导（6% 出现胸痛 + 可卡因摄入史最终诊断 MI）

  夹层：自发性（血管炎，结缔组织病，妊娠），主动脉夹层反向延伸（经常累及右冠状动脉而导致下壁心肌梗死）或机械性原因（PCI 术后、手术、创伤）

  栓塞（*Circ*，2015，132：241）；房颤、血栓/黏液瘤、心内膜炎、人工瓣膜血栓形成

  血管炎：川崎综合征、Takayasu 动脉炎、结节性动脉炎、Churg-Strauss 综合征、系统性红斑狼疮、类风湿性关节炎

  先天性疾病：冠状动脉异常起源于主动脉或肺动脉，心肌桥（壁内段）

- 缺血/斑块破裂（"2型"MI）：氧耗增加（如心率增快），供氧降低（血压下降）
- 直接心肌损伤：心肌炎；Takotsubo/应激性心肌病；中毒性心肌病；心肌挫伤

临床症状 （*JAMA*，2015，314：1955）

- 典型心绞痛：胸骨后压榨感/疼痛/紧缩感，可放射至颈部、下颌、上肢；劳力可诱发加重，休息后或服用硝酸酯类药物可以缓解。急性冠脉综合征患者通常表现为新发心绞痛，恶化性或静息性心绞痛
- 伴随症状：呼吸困难，大汗，恶心呕吐、心悸或轻度头晕
- 多数心肌梗死患者（在老年人中约20%）因起初无症状或症状不典型而未被识别
- 非典型心肌梗死（包括恶心、呕吐和上腹部疼痛）多见老年人，糖尿病患者及下壁缺血患者

体格检查

- 心肌缺血体征：S_4，新发二尖瓣反流杂音（继发于乳头肌功能不全），S_2反常性分裂，大汗
- 心衰体征：颈静脉怒张，肺底可闻及湿啰音，S3，低血压，四肢厥冷
- 其他部位血管征：双侧肢体血压不对称，颈动脉或股动脉杂音，远端动脉脉搏减弱

诊断性检查

- 心电图：ST段抬高或压低，T波倒置时，新出现的左束支传导阻滞，超急性出现T波改变，Q波/R波递增不良均提示陈旧性心梗

  心电图应在就诊10min内完成，任何症状改变时复查EEG，发病后6～12h之后再次复查；并与基础心电图比较

  合并左束支传导阻滞诊断STEMI，ST段抬高≥1mm并和QRS主波方向一致，可以诊断ST段抬高型心肌梗死（敏感性73%，特异性92%），ST段压低≥1mm在V_1～V_3导联（敏感性25%，特异性96%），或者ST段抬高≥5mm并和QRS主波方向相反（敏感性31%，特异性92%）

心梗灶定位

解剖学区域	心电图 ST 段抬高导联	受累血管
室间隔	$V_1 \sim V_2 \pm aVR$	左前降支近端
前壁	$V_3 \sim V_4$	左前降支
心尖	$V_5 \sim V_6$	左前降支远端，左回旋支，或右冠状动脉
侧壁	Ⅰ，aVL	左回旋支
下壁	Ⅱ，Ⅲ，aVF	右冠状动脉（约 85%），左回旋支（约 15%）
右室	$V_1 \sim V_2$ & V_4R（敏感性高）	右冠状动脉近端
后壁	$V_1 \sim V_3$ 导联 ST 段压低（＝如果临床症状怀疑，后壁 $V_7 \sim V_9$ 导联 ST 段抬高）	右冠状动脉或左回旋支

如果心电图无法诊断或高度可疑，需要加做后壁 $V_7 \sim V_9$ 导联以明确左回旋支/右冠状动脉供血区域。在下壁心肌梗死患者中应加做右侧胸导联以明确右室是否受累（V_4R 中 ST 段抬高敏感性最高）。下壁心肌梗死时如果Ⅲ导联 ST 段抬高 > Ⅱ导联，且Ⅰ与 aVL 导联无 ST 段抬高提示罪犯血管为右冠状动脉而非左回旋支

- 心肌标志物：起病 3 ~ 6h 后肌钙蛋白升高（优于 CK-MB）；如果临床症状或心电图变化则需 6h 后重复检查；结合临床情况，当其大于第 99 百分位数时可以考虑诊断为心肌梗死（见"胸痛"）；慢性肾病患者肌钙蛋白升高提示预后不良（*NEJM*，2002，346：2047）
- 如果诊断不明确，负荷试验或 CTA 可以协助诊断冠心病；心脏超声出现新发的室壁运动障碍提示存在急性冠脉综合征
- 冠状动脉造影术是诊断冠心病的金标准

Prinzemteal's（变异性）心绞痛

- 冠脉痉挛引起一过性 ST 段抬高，通常不会导致心肌梗死（但可能发生 MI、房室传导阻滞、室速）
- 患者通常较年轻，吸烟史者常见，伴或不伴其他血管痉挛疾病（如偏头痛，雷诺病）

- 冠脉造影：无阻塞性冠脉病变（导管检查可能诱发血管痉挛，但很少发生）
- 治疗：大剂量 CCB，即可舌下含服硝酸酯类药物、α 受体拮抗剂、他汀类药物；戒烟；避免摄入高剂量阿司匹林（可以抑制前列环素并恶化痉挛），非选择性 β 受体阻滞剂，曲坦类
- 可卡因诱导血管痉挛：CCB，硝酸酯类，阿司匹林使用有待商榷，避免 β 受体阻滞剂，但拉贝洛尔可能是安全的

ACS 可能性 (*Circ*, 2007, 116：e148)

特征	高（满足下列任何一条）	中（可能性特征，满足任意下列任何一条）	低（可能性特征，可能满足下列任何一条）
病史	胸部或左臂如既往心绞痛般疼痛、冠心病（包括 MI）病史	胸痛或左臂痛，年龄 > 70 岁，男性，糖尿病病史	不典型症状（如胸膜炎，疼痛剧烈或与体位相关的疼痛）
检查	低血压、大汗、心衰、一过性二尖瓣反流	周围动脉病或心脑血管疾病	压痛
心电图	新发 ST 段压低（≥1mm），多个导联 T 波倒置	陈旧性病理性 Q 波，ST 段压低（0.5 ~ 0.9mm），T 波倒置（> 1mm）	主波向上的导联 T 波平坦/T 波倒置（<1mm）
血清标志物	肌钙蛋白或 CK-MB 阳性	正常	正常

筛选策略

- 若病史与最初心电图、血清标志物不具有诊断意义，则可以在起病后每 15 ~ 30min × 1 h 复查心电图，3 ~ 6h 复查肌钙蛋白
- 如果上述指标均正常且急性冠脉综合征的可能性比较小，可以寻找可能引起胸痛的原因
- 如果结果仍正常，且可以除外心肌梗死，但是基于病史仍然考虑急性冠脉综合征，需要进行负荷试验来评估是否存在可以诱发的心肌缺血（或冠脉 CTA）

如果系低危人群（年龄≤70；既往无冠心病史，脑血管疾病，周围动脉疾病；无静息心绞痛），则患者可以在 72h 内出院，并随诊（死亡率为 0，心肌梗死发生率＜0.5%；*Ann Emerg Med*，2006，47：427）

如果系非低危人群，则可以可疑急性冠脉综合征收住入院，进行进一步压力负荷试验或导管检查

急性抗缺血及镇痛治疗

硝酸酯类药物（舌下含服或静脉给药）硝酸甘油 0.3～0.4mg 舌下含服，每 5min 1 次×3，如果症状仍未缓解，考虑静脉给药	主要用于高血压或心衰患者改善症状，不降低死亡率
	当患者存在低血压、主动脉瓣狭窄、有症状右心梗死等情况时，慎用硝酸酯类药物
	近期内使用 5 型磷酸二酯酶抑制剂是硝酸酯类药物使用的相对禁忌证
β 受体阻滞剂如，美托洛尔 25～50mg po q6h 逐渐将心率控制在 50～60/min 只有当高血压且不伴心衰时可静脉给药	降低 UA 发展到 MI 的缺血和进展（*JAMA*，1988，260：2259）
	ST 段抬高型心肌梗死：降低恶性心律失常引起的猝死或再梗死，但是增加早期心源性休克的发生率（尤其是对那些已经有心衰症状的患者）（*Lancet*，2005，366：1622）。静脉注射 β 受体阻滞剂可以降低梗死面积增加 EF 值（*Circ*，2013，128：1495）
	禁忌证 PR＞0.24s、HR＜60、二度或三度房室传导阻滞、严重支气管痉挛、心衰或低心排、有休克风险（如年龄＞70 岁，心率＞110/min，收缩压＜120mmHg，近期出现 ST 段抬高型心肌梗死）
钙离子通道拮抗剂（非二氢吡啶类）	如因支气管痉挛无法耐受 β 受体阻滞剂，可以考虑使用钙离子拮抗剂
吗啡	缓解疼痛和焦虑症状，静脉扩张，减轻前负荷，不应用于掩盖持续胸痛的症状，可能延迟氯吡格雷的抗血小板作用
吸氧	呼吸障碍时使用或保持氧饱和度＞90%
	可能减轻因为缺氧导致 ST 段抬高型心肌梗死患者的梗死面积（*Circ*，2015，131：2143）

其他早期辅助治疗

- 高强度他汀类药物治疗（如阿托伐他汀 80mg qd；PROVE – IT TIMI 22 *NE-JM*，2004，350：1495）

  降低心肌缺血事件的发生（*JAMA*，2001，285：1711；*JACC*，2005，46：1405）

  降低 PCI 围手术期心肌梗死的发生（*JACC*，2010，56：1009）；降低造影剂相关性肾病的发生率（*JACC*，2014，63：71）

- ACEI/ARB：一旦血流动力学和肾功能稳定后，即可开始使用

  如果存在心衰，EF <40%，高血压、糖尿病、慢性肾病患者强烈建议使用 ACEI 类药物；可以使 ST 段抬高型心肌梗死患者明显获益，将死亡率降低 10%（*Lancet*，1994，343：1115&1995；345：669）

  ARB 类药物作用约等于 ACEI 类药物（*NEJM*，2003，349：20）；如果 ACEI 类药物有使用禁忌可以考虑使用 ARB 类药物

- 依泽替米贝，醛固酮受体阻滞剂及雷诺嗪类药物建议稳定期后长期使用

- IABP：如果患者不适合 PCI 治疗，可用于难治性心绞痛的治疗

非 ST 段抬高的急性冠脉综合征（*Circ*，2014，130：e314）

重点讨论抗栓治疗策略和有创 *vs.* 保守的策略

抗血小板治疗

阿司匹林 162 ~ 325mg × 1，继之 81mg qd（肠溶性片，首剂嚼服）	使死亡率和心肌梗死率降低 50% ~70%（*NEJM*，1988，319：1105） 低剂量（81mg）建议长期使用（*NEJM*，2010，363：930） 如果过敏，可使用氯吡格雷，并对阿司匹林脱敏治疗

P2Y12（ADP 受体）抑制剂（选择一个和阿司匹林联合使用）

使用 P2Y12 抑制剂的时机一直存在争议。欧洲指南建议尽早使用 P2Y12 抑制剂（除了普拉格雷；*EHJ*，2011，32：2999），详见下文

● 替格瑞洛（优于氯吡格雷） 180mg×1 后 90mg bid 可逆性血小板聚集，如果需要手术，可以在手术之前 3～5d 停药 仅使用阿司匹林 <100mg qd	和氯吡格雷相比具有更加快速和强烈的抑制血小板功能 可使心脑血管疾病、心肌梗死、卒中的风险降低 16%，心血管死亡率降低 21% 非 CABG 相关出血率增加（*NEJM*，2009，361：1045） PCI 术前上游给药治疗，可能发生呼吸困难（或 SaO_2 & 肺功能检查 正常）和心室停搏
● 普拉格雷（优于氯吡格雷） PCI 时予以 60mg×1 后 10 mg qd（如果体重 <60kg 可予以 5mg/d） 手术之前 7d 停药	和氯吡格雷相比具有更加快速和强烈的抑制血小板功能 可使心脑血管疾病、心肌梗死、卒中的风险降低 19%，但出血概率增加（*NEJM*，2007，359：2001），包括致命性的出血 在非 ST 段抬高的急性冠脉综合征患者中，应该在 PCI 时给药，而非 NSTE-ACS 中，应该在 PCI 时给予（*NEJM*，2013，369：999） 禁忌：TIA/脑血管意外；避免给 >75 岁老年人服用
● 氯吡格雷[*] 300～600mg×1 后 75mg qd 需要等待 6h 方能达到稳态	与单独应用阿司匹林比较，阿司匹林＋氯吡格雷使心脑血管死亡率、心肌梗死、卒中的发生率降低 20% PCI 术前给药可以使患者获益（*JAMA*，2012，308：2507） 但是如果需要行 CABG，则需要停药 5d
● 坎格雷洛 唯一的 P2Y12 抑制剂的静脉剂型 快速起效；$t_{1/2}$ 3～5min	和 PCI 时予以 300mg 氯吡格雷相比，可以使心血管事件率降低 22%（心肌梗死患者 PCI 围手术期，支架血栓），出血无明显增加（*NEJM*，2013，368：1303） 氯吡格雷上游治疗无明显益处（*NEJM*，2009，361：2318）没有与普拉格雷或替卡格雷比较的数据

续表

GP Ⅱ b/Ⅲ a 抑制剂（GPI）	不清楚 PCI 手术前常规给药是否能够获益以及
阿昔单抗，依替巴肽，替罗非班	是否增加出血风险（*NEJM*，2009，360：2176）
在 PCI 的围手术期和术后 2 ～ 24h 静脉输注，快速起效（约 2h），且不增加出血发生（*JACC*，2009，53：837）	对于等待血管造影和高危患者（如大面积心肌梗死），尽管给予最佳治疗，但仍存在顽固性心绞痛，可以考虑在 PCI 时给药

* 约 30% 患者肝脏的 CYP2C19 药物代谢酶功能下调，从而可能导致 PCI 过程中氯吡格雷代谢缓慢，进而引起心血管事件发生率升高（*NEJM*，2009，360：354）

抗凝治疗

普通肝素：60U/kg 静脉内注射（最大 4000U），继之以 12 U/（kg·h）（最大 1000 U/h）× 48h 或直到 PCI 手术结束	可使死亡率/心肌梗死发生率降低 24%（*JAMA*，1996，276：811）
	滴定 APTT 时间在参考值的 1.5 ～ 2 倍（约 50 ～ 70s）
	如果准备使用华法林需要使 INR < 2
伊诺肝素（低分子量肝素）1 mg/kg 皮下注射 bid（± 30mg 静脉注射）（如果肌酐清除率 < 30，qd）× 2 ～ 8 d 或直到 PCI 手术结束	与肝素比较，可使死亡率、心肌梗死发生率降低 10%（*JAMA*，2004，292：45，89）
	PCI 手术时可使用依诺肝素（*Circ*，2001，103：658）
	但与肝素转换使用时增加出血率
比伐卢定（直接凝血酶抑制剂）PC 手术时 0.75mg/kg 静脉注射，后改为 1.75mg/（kg·h）	和普通肝素 + GPI 相比，降低出血率
	增早期心肌梗死（*Lancet*，2014，384：599）
	如果存在肝素相关性血小板减少可以用来替换普通肝素
磺达肝素（X 因子抑制剂）2.5mg 皮下注射 qd × 2 ～ 8 d	和伊诺肝素相比，使死亡率降低 17%，出血率降低 38%（*NEJM*，2006，354：1464）
	但是，增加了鞘管内血栓发生的概率，故行 PCI 时需要加用普通肝素

冠状动脉造影（*Circ*，2014，130：e344）

- 直接或急诊冠状动脉造影（2h 内）：存在难治性、复发性心绞痛或血流动力学不稳定或心电不稳定

- 侵入性（INV）策略 = 72h 内的常规血管造影

    早期有创治疗（24h 内进行）：如果肌钙蛋白阳性，心电图 ST 段有改变，GRACE 风险评分（www. outcomes-umassmed. org/grace）>140（*NEJM*，2009，360：2165）

    延迟有创治疗（72h 内进行）：如果存在糖尿病，EF<40%，肾小球滤过率<60，心肌梗死后心绞痛，TRS≥3，GRACE 风险评分 109～140，6个月内做过 PCI 手术，以前做过 CABG。与保守治疗相比，有创治疗可以使急性冠脉综合征患者再入院率降低 32%，心肌梗死率降低 16%，早期有创治疗可能改善长期死亡率（*JAMA*，2008，300：71）

    PCI 围手术期 MI 风险增加，但自发性 MI 风险下降更明显

    在一些研究中，看到了对死亡率改善的益处，但保守治疗策略冠状动脉造影率低

- 保守治疗策略 = 选择性冠状动脉造影。当药物治疗存在反复心绞痛发作的时候才强烈推荐进行冠状动脉造影。保守治疗的适应证：低 TIMI 风险评分，患者没有高危因素，或者是低危女性患者（*JAMA*，2008，300：71）

不稳定心绞痛/非 ST 段抬高型心肌梗死的 TIMI 危险评分（TRS）

（*JAMA*，2000，284：835）

危险评分计算	危险评分的意义		
特征	分数	分数	**14d** 内死亡率/心肌梗死率/急诊血流重建率
病史		0～1	5%
年龄≥65 岁	1	2	8%
≥3 个冠心病的危险因素	1	3	13%
已知存在冠心病（冠脉狭窄≥50%）	1	4	20%
使用阿司匹林超过 7d	1	5	26%

续表

临床表现		6～7 41%
严重心绞痛（24h 内发作≥2 次）	1	高危患者（TRS≥3）使用低分子肝素、GP Ⅱ b/Ⅲ a 抑制剂及早期冠状动脉造影可以获益（*JACC*，2003，41：895）
ST 段压低≥0.5mm	1	
心肌标志物（肌钙蛋白，CK-MB）	1	
危险评分 = 总分	0～7	

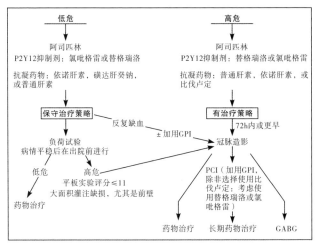

图 1-2　不稳定心绞痛/非 ST 段抬高型心肌梗死的处理流程

ST 段抬高型心肌梗死

诊断必须存在 ST 段抬高（从 J 点开始）

- ≥2 个相邻导联 ST 段抬高≥1mm（但 V_2 ～ V_3 导联：男性≥2mm，女性≥1.5mm）

- 新出现的左束支传导阻滞；典型症状及既往史
- 后壁心肌梗死：$V_1 \sim V_3$ 导联 ST 段压低 ±后壁导联（$V_7 \sim V_9$）高尖 T 波伴 ST 段抬高

再灌注治疗（时间就是心肌）

- 立即进行再灌注治疗（如开放堵塞的罪犯血管），至关重要
- 具有 PCI 手术资质的医院应该在患者就诊的 90min 内进行 PCI 手术
- 在不具有 PCI 手术资质的医院，考虑尽早将患者转入具有 PCI 手术资质的医院，或在入院 30min 内即开始溶栓治疗
- 不要因为选择再灌注的方法而延误再灌注的时间

直接 PCI 手术（*NEJM*，2007，356：47；*JACC*，2013，61：e78 & 2016，67：1235）

- 定义：当患者入院时立即进行 PCI，或患者转运至其他有 PCI 资质的医院
- 适应证：ST 段抬高型心肌梗死，症状发作小于 12h；起病 12 ~ 24h 内出现缺血症状；休克
- 优于溶栓：死亡率降低 27%，再梗死率降低 65%，卒中发生率降低 54%，颅内出血发生率降低 95%（*Lancet*，2003，361：13）
- 转移到具有 PCI 手术资质的医院优于就地溶栓（*NEJM*，2003，349：733）
- 常规血栓抽吸：无益处，可增加卒中发生率（*NEJM*，2013，369：1115；*JACC*，2015;，65：963）
- 与单独开通罪犯血管相比，完全血流重建可以降低主要心血管不良事件（*NEJM*，2013，369：1115；*JACC*，2015，65：963）或使用影像学负荷试验评估缺血是否由于残留病变引起（*Circ*，2011，124：e574）

溶栓治疗 *vs.* 转运到其他医院进行直接 PCI：评估时间和风险
1. 转移至有经验的 PCI 导管室所需时间：若从就诊至性球囊扩张时间 <120min 且从球囊扩张时间减去就诊至开始溶栓的时间 <1h，建议转院行直接 PCI
2. ST 段抬高型心肌梗死风险：高危患者（休克）行 PCI 手术获益更多
3. 从症状发作到就诊时间：随着起病时间逐渐延长，溶栓治疗的有效性逐渐减低，尤其是对于那些起病 >3h 的患者
4. 溶栓的风险：如果存在颅内出血或其他部位出血的高危因素，建议直接 PCI 手术更安全

改编自 ACC/AHA 2013 STEMI 指南（*Circ*，2013，127：529）

溶栓治疗

- 适应证：ST 段抬高型心肌梗死/左束支传导阻滞 + 起病 < 12h（无法在 120min 内接受 PCI 手术的患者）；如果起病 >12h 溶栓治疗是否获益仍不清楚；但若症状持续且 ST 段抬高，血流动力学不稳定或高危大面积心肌梗死，溶栓治疗合理

- 与不进行再灌注治疗相比，溶栓治疗可以使前壁心肌梗死或新发 LBBB 的死亡率降低 20%，下壁心肌梗死死亡率降低 10%

- 院前溶栓（比如在救护车上溶栓）：使死亡率降低 17%（*JAMA*，2000，283：2686）

- 约有 1% 的颅内出血风险；尤其是高龄老年患者（年龄 >75 岁），女性，低体重，此类高危患者更倾向于推荐他们进行 PCI 手术

溶栓治疗的禁忌证

绝对禁忌证	相对禁忌证
颅内出血病史	严重高血压病史，就诊时 SBP > 180mmHg 或 DBP > 110mmHg（若为低危患者，可考虑作为绝对禁忌证）
颅内肿瘤，动脉瘤，动静脉畸形	3 个月以上的缺血性脑卒中
3 个月内发生的缺血性脑卒中或闭合性脑创伤，2 个月内进行过颅脑或脊髓手术	心肺复苏超过 10min，3 周内的大手术或创伤
活动性内出血或存在明确出血倾向	2～4 周内发生的内脏出血，活动性消化道
高度怀疑主动脉夹层	无法压迫的血管穿刺
严重的未控制的高血压	妊娠
6 个月内使用过链激酶	正在使用抗凝药物
	之前使用过链激酶

非直接 PCI

- 如果存在休克，生命体征不稳定，溶栓治疗失败或症状持续存在的患者，可进行补救性 PCI（*NEJM*，2005，353：2758）

- 溶栓成功后 24h 内常规冠状动脉造影 + PCI 手术：可降低死亡率/心肌再梗死率/血运重建率（*Lancet*，2004，364：1045）与 2 周内相比，6h 内行造影 + PCI 可降低再梗死率，反复缺血与心衰的风险（*NEJM*，2009，360：2705）

- 如果在无 PCI 资质的医院溶栓后，可以考虑尽快转运到可行 PCI 手术的医院

- 尤其是那些高风险患者（如前壁心肌梗死，下壁心肌梗死伴随心脏射血分数降低，右室梗死，广泛 ST 段抬高/左束支传导阻滞，心衰，血压降低或心动过速），应尽早转运到可行 PCI 手术的医院

- 对阻塞梗死相关血管进行延迟 PCI（中位数天数 8d）：无获益（*NEJM*，2006，355：2395）

抗血小板治疗

阿司匹林 162～325mg（压碎或嚼服）继之 81mg qd	死亡率降低 23%（*Lancet*，1988，ii：349）如果需要 CABG 手术无须停药
P2Y12 抑制剂 起病的即刻给予（无须等待冠脉造影） 如果进行 PCI 手术，可按照前述方案予以替格瑞洛或普拉格雷 氯吡格雷：PCI 术前 600mg；如果溶栓则予以 300mg（若年龄 >75 岁则不予以负荷剂量）→ 75mg qd	溶栓：氯吡格雷使血管再通率增加 41%，死亡率降低 7%，不增加出血率和颅内出血率（*NEJM*，2005，352：1179；*Lancet*，2005，366：1607）；替格瑞洛或普拉格雷无循证医学证据 PCI 手术：与氯吡格雷相比，普拉格雷和替格瑞洛可以降低心血管事件（*Lancet*，2009，373：723；*Circ*，2010，122：2131） 院前使用替格瑞洛是安全的，可以降低支架血栓发生率（*NEJM*，2014，371：1016）
GP Ⅱb/Ⅲa 抑制剂 阿昔单抗，依替巴肽，替罗非班	溶栓：无适应证（*Lancet*，2001，357：1905） PCI 围手术期：死亡率/心肌梗死率/急诊血流重建率降低 60%（*NEJM*，2001，344：1895）

改编自 ACC/AHA 2013 STEMI 指南（*Circ*，2013，127：529；*Lancet*，2013，382：633）

抗凝治疗

普通肝素 60U/kg 静脉注射（最大 4000U） 12U/（kg·h）（最大 1000U/h）	没有证据证实使用普通肝素可以降低死亡率；与纤维蛋白特异性溶栓药物联合应用可改善再通率，滴定 aPTT 维持在正常值的 1.5 ~ 2 倍（约 50 ~ 70s）
伊诺肝素 溶栓：30 mg 静脉注射→1mg/kg 皮下注射 bid（根据年龄及肌酐清除率调整） PCI 手术：0.5mg/kg 静脉注射	溶栓：和使用普通肝素 2d 相比，使用依诺肝素 7d 可以使死亡率/心肌梗死率降低 17%（*NEJM*，2006，354：1477） PCI 手术：和普通肝素相比，伊诺肝素降低死亡率/心肌梗死率/血流重建率（*Lancet*，2011，378：693）；二者出血发生率基本相似
比伐卢定 0.75mg/kg 静脉注射→ 1.75mg/（kg·h）静脉滴注	PCI：和使用普通肝素 + GP Ⅱ b/Ⅲ a 抑制剂相比，比伐卢定出血降低，但增加梗死率和支架血栓发生率；降低死亡率是否改善有争议（*Lancet*，2014，384：599；*JAMA*，2015，313：1336；*NEJM*，2015，373：997）

磺达肝素可以用于溶栓（如果肌酐清除率 >30ml/min），和普通肝素相比降低出血发生率（*JAMA*，2006，295：1519）。改编自 ACC/AHA 2013 STEMI 指南（*Circ*，2013，127：529；*Lancet*，2013，382：633）

主动脉球囊反搏（IABP）

- 常规用于高危 ST 段抬高型心肌梗死→增加卒中/出血发生率，但对生存率无明显改善（*JAMA*，2011，306：1329）
- 在心源性休克患者，如果早期血流重建未进行，则 IABP 并不能使患者获益（*NEJM*，2012，367：1287）
  溶栓治疗可以使心源性休克患者的死亡率降低 18%（*EHJ*，2009，30：459）

左心衰竭（发生率约 25%）

- 给予利尿剂使 PCWP 约 14→降低肺水肿及心肌耗氧量

- 降低后负荷，以增加每搏量与心输出量，降低心肌氧耗，可以静脉使用硝酸甘油或硝普钠（存在冠脉窃血的风险时）过渡至短效 ACEI 类药物
- 如果使用利尿剂和降低后负荷后仍存在心衰症状，可予以正性肌力药物；多巴胺，多巴酚丁胺，米力农
- 心源性休克（发生率约 7%） = MAP < 60mmHg，CL < 2L/（min·m^2），PCWP > 18mmHg；正性肌力药物，机械循环支持使 CL > 2L/（min·m^2）；血管加压药物维持 MAP > 60mmHg；如果上述治疗后，生命体征仍不稳定，尽早血流重建（*NEJM*，1999，341：625）

下壁心肌梗死并发症（*Circ*，1990，81：401；*NEJM*，1994，330：1211；*JACC*，2003，41：1273）

- 房室传导阻滞：发生率约 20%，部分原因是房室结供血通常来自右冠状动脉
  40% 在就诊时即出现，20% 发生在起病的 24h 内，其余 72h 内发生，可突然发生高度房室传导阻滞
  治疗：阿托品，肾上腺素，氨茶碱（100mg/min × 2.5min），临时起搏器植入
- 右室梗死（右冠状动脉近端阻塞，影响房室结边缘动脉分支）
  血管造影提示发生率为 30% ~ 50%，但是仅有 1/2 的患者有临床症：低血压，颈静脉怒张，Kussmaul's 征；V$_4$R 可见 ST 段抬高 ≥ 1mm；RA/PCWP ≥ 0.8；心脏超声提示右室功能障碍
  治疗：优化前负荷（RA 控制在 10 ~ 14；*BHJ*，1990，63：98）；提高心肌收缩力（多巴酚丁胺）；维持房室同步性（必要时可以安装起搏器）；再灌注治疗（*NEJM*，1998，338：933）；机械支持（IABP 或右室辅助装置）；肺动脉扩张剂（如吸入 NO）

机械并发症（发生率 < 1%；一般出现在心肌梗死后的数日内）

- 游离壁破裂少见：溶栓，大面积心梗，高龄增加游离壁破裂的危险，多见于男性高血压患者，表现为无脉性电活动或低血压，心包炎症状，心包填塞；治疗：液体复苏，心包穿刺（仍有争议），正性肌力药物，手术
- 室间隔穿孔（VSD）：老年大面积心梗患者多见；前壁心肌梗死易发生心尖部室间隔穿孔，下壁心肌梗死易发生基底部室间隔穿孔；90% 的患者伴有粗糙杂音，伴或不伴震颤（*NEJM*，2002，347：1426）；治疗：利尿剂，血管舒张药物，正性肌力药物，IABP，手术，经皮介入封堵

- 乳头肌断裂：相对于前壁心梗导致前外侧乳头肌断裂（D 与 OM 供血），下壁心梗导致后内侧乳头肌断裂（PDA 供血）更多见；50% 的患者伴随新发的杂音；PCWP 波形中 v 波增大；胸片可见不对称的肺水肿。治疗：利尿剂，血管扩张剂，IABP，手术

心肌梗死后心律失常（如果血流动力学不稳定或有症状应按照 ACLS 流程进行高级生命支持）

- 心房纤颤（发生率 10% ~ 16%）：使用 β 受体阻滞剂或胺碘酮，地高辛（尤其是对心衰患者），肝素
- 室速/室颤：利多卡因或胺碘酮×6~24h，之后再次评估；在可耐受范围内可以使用 β 受体阻滞剂，逐渐加大剂量，补充钾 & 镁，除外心肌缺血，心肌梗死后 48h 之内发生的单型性室速与预后无关；超过 48h，考虑植入 ICD（可穿戴，见下文）
- 加速性室性自主心律（AIVR）：慢室速（< 100/min），常见于再通灌注治疗成功后；一般没有症状，自行消失，无须特殊处理
- 如果出现Ⅱ°Ⅰ型 AVB，BBB 可考虑经皮体外心脏起搏（TP）备用
- 如果出现Ⅱ°Ⅱ型 AVB，BBB + AVB 可考虑经皮体外心脏起搏（TP）备用或开始经静脉起搏
- 如果出现三度 AVB；新发的 RBBB + 二度 AVB；交替性 LBBB/RBBB 可以考虑经静脉起搏（TV）（可在使用 TV 前先使用 TP 过度，TV 最好在透视引导下植入）

其他心肌梗死后并发症

并发症	临床症状	治疗
左室血栓	发生率约 30%（尤其是前壁 – 心尖心肌大面积梗死）	抗凝治疗×3~6 个月
室壁瘤	左室局部丧失收缩能力，向外膨出；发生率 8% ~ 15%（尤其是前壁梗死）；ST 段持续性抬高	如果出现心衰、血栓栓塞、心律失常，建议手术或经皮介入治疗
假性室壁瘤	室壁破裂后→被血栓和心包包裹（尤其是下壁心肌梗死）	急诊手术或经皮介入治疗

续表

| 心包炎 | 发生率 10% ~ 20%；心肌梗死后 1 ~ 4d 出现，可有心包摩擦感；少见心电图异常 | 高剂量阿司匹林，秋水仙碱，麻醉药物；小剂量抗凝 |
| Dressler's 综合征 | 发生率 < 4%；心肌梗死后 10 周内发生发热，心包炎，胸膜炎 | 高剂量阿司匹林，非甾体抗炎药物 |

预 后

- 在注册研究中，院内死亡率：再灌注治疗（溶栓或 PCI）死亡率约 6%，未行再灌注治疗死亡率约 20%
- ST 段抬高型心肌梗死的 TIMI 风险评分：可通过 TIMI 危险评分（包括年龄，治疗的时间，前壁心梗或左束支传导阻滞，Killip 分级，心动过速，低血压）确定 ST 段抬高型心肌梗死患者梗死后 30d 死亡率（*JAMA*，2001，286：1356）

出院前注意事项和急性冠脉综合征患者梗死后长期管理

危险分层

- 如果血管病变情况未明确或者冠状动脉疾病 PCI 术后仍有显著残余狭窄，可进行负荷试验
- 评估左室射血分数；ST 段抬高型心肌梗死患者 6 个月后 EF 值平均增长 6%（*JACC*，2007，50：149）

药物治疗

- 阿司匹林：每天 81mg（大剂量用药能否获益尚不清楚）
- P2Y12 抑制剂（替格瑞洛或普拉格雷优于氯吡格雷）：至少治疗 12 个月，延长治疗时间 > 12 个月→降低主要心血管不良事件和死亡率，增加出血概率，但是颅内出血发生率无明显改变。超过 12 个月，替格瑞洛 60mg 每天 2 次优于 90mg，并且具有很好的药物耐受性（*NEJM*，2015，372：1791；*EHJ*，2016，37：390）

- PPIs 类药物可以降低胃肠道并发症的发生率，但一些 PPIs 类药物可以降低抗血小板治疗的效果，尚不清楚是否能够影响临床事件的结局（*NEJM*，2010，363：1909）

- β 受体阻滞剂：使心肌梗死后死亡率降低 23%

- 他汀类药物：强化降脂（如阿托伐他丁 80mg，PROVE – IT TIMI 22，*NEJM*，2004，350：1495）

- 依泽替米贝：和他汀类药物连用可以降低心血管不良事件发生率（IMPROVE – IT，*NEJM*，2015，372：1500）

- ACEI 类药物：心衰，EF 值下降，高血压及糖尿病患者终身服用；所有 STEMI 患者应服用 4~6 周或至少住院期间使用；对于没有心衰的冠状动脉疾病患者长期服用仍有争议（*NEJM*，2000，342：145 & 2004，351：2058；*Lancet*，2003，362：782）

- 醛固酮受体拮抗剂：如果 HF 和或 DM 患者 EF < 40%，使用醛固酮受体拮抗剂可以使死亡率下降 15%（*NEJM*，2003，348：1309）

- 硝酸酯类：有症状可以持续使用；必要时舌下含服硝酸酯类药物

- 雷诺嗪：降低复发性缺血，对冠状动脉疾病/心肌梗死发生无影响（*JAMA*，2007，297：1775）

- 口服抗凝药物：患者存在房颤或左室血栓需要使用抗凝药物，使用华法林或新型口服抗凝药将 INR 控制在 2~2.5

    氯吡格雷（不是替格瑞洛或普拉格雷）可以和阿司匹林联合用药，如果出血风险高，可以停用阿司匹林（*Lancet*，2013，381：1107）

    除阿司匹林或氯吡格雷以外，没有抗凝指证使用低剂量利伐沙班（2.5mg bid），FDA 未批准的→可以使死亡率/心肌梗死率/卒中发生降低 16%，全因死亡率降低 32%，但是可能增加出血和颅内出血率（*NEJM*，20112，366：9）

ICD（*NEJM*，2008，359：2245；*Circ*，2014，130：94）

- 如果心肌梗死 48h 后发生的持续速室/室颤，且除外可逆性心肌缺血所致的心梗可考虑使用可穿戴式除颤器

- 如心肌梗死后 EF≤30%~40%（NYHA Ⅱ~Ⅲ）或≤30%~35%（NYHA Ⅰ）；可以考虑心肌梗死后≥40d 植入 ICD 作为心源性猝死的一级预防（*NEJM*，2004，351：2481&2009，361，1427）

危险因素和生活方式改变 [*Circ*, 2014, 129（Suppl 2）：S1&S76]

- 低胆固醇（<200mg/d）& 脂肪（<7% 不饱和脂肪酸）饮食；Ω-3 脂肪酸尚有争议
- 常规的 LDL-C 目标值 <70mg/dL；目前没有具体值，依折麦布尚有争议
- Bp <140/90mmHg，120 ~ 130/80mmHg 尚有争议（*HTN*，2015，65：1372；*NEJM*，2015，373：2103），戒烟
- 如果有糖尿病，尽可能根据患者情况使糖化血红蛋白达标（心衰患者避免使用噻唑烷酮类药物）（*NEJM*，2015，373：2117）；糖尿病导致的冠状动脉疾病患者，恩格列净和利拉鲁肽（*NEJM*，2016，375：311）可以降低心血管事件
- 运动（每天 30 ~ 60min，5 ~ 7 次/周）；心脏康复，BMI 目标为 18.5 ~ 24.9kg/m²
- 接种流感和废液疫苗（*Circ*，2006，114：1549；*JAMA*，2013，310：1711），治疗抑郁症

肺动脉导管和个体化治疗

基本原理

- 心输出量（CO）= SV × HR；通过使用利尿剂降低心脏前负荷/左室舒张末容积，正性肌力药物改善心肌收缩力，血管舒张药物降低后负荷来优化 SV，继而改善 CO
- 漂浮导管尖端带球囊膨胀→顺血流导管漂浮进入"楔入"血管位置，血流从导管尖端延伸，经过肺循环，到接近左心房的位置。在球囊不漂浮的情况下，肺毛细血管楔压≈左房压≈左室舒张末压，左室舒张末压和左室舒张末期容积成正比
- 基本假设不成立的情况
  - （1）导管尖端不在 West 肺血管分区的 3 区（肺毛细血管楔压 = 肺泡内压≠左房压）；缺乏 a&v 波，或肺动脉舒张压 <肺毛细血管楔压具有提示意义
  - （2）肺毛细血管楔压 >左房压（如纵隔纤维化，肺静脉闭塞性疾病，肺静脉狭窄）

（3）平均左房压＞左室舒张末压（如二尖瓣反流，二尖瓣狭窄）

（4）左室舒张末压－左室舒张末期容积关系（即顺应性异常，正常的左室舒张末压可能不是最佳的）

适应证（*Circ*，2009，119：e391；*NEJM*，2013，369：e35）

- 诊断和评估

  诊断休克（心源性 *vs.* 分布性，特别是静脉补液治疗失败或高危患者），肺水肿（心源性 *vs.* 非心源性；特别是利尿剂治疗失败或高危患者）

  评估 CO，心内分流，肺动脉高压，二尖瓣反流，心包压塞，心肾综合征

  评估无法解释的呼吸困难（在运动，血管扩张剂诱发期间的肺动脉导管）

- 治疗（*Circ*，2006，113：1020）

  通过优化肺毛细血管楔压，每搏输出量，静脉血氧饱和度，RAP，休克或心衰中肺血管阻力，来制定个体化治疗

  对肺动脉高压患者指导血管扩张治疗（如吸入 NO，硝苯地平）

  指导高危患者围手术期治疗，指导移植和机械支持患者治疗

- 禁忌证

  绝对禁忌证：右心心内膜炎，血栓或右侧机械瓣；近端肺动脉肺栓塞

  相对禁忌证：凝血障碍（可逆性），近期植入永久起搏器或 ICD，左束支传导阻滞（约 5% 右束支传导阻滞发生完全心脏阻滞，X 线透视下植入起搏器），右侧生物瓣膜

有效性的考虑（*NEJM*，2006，354：2213；*JAMA*，2005，294：1664）

- 在高危手术患者，脓毒症患者及 ARDS 患者常规植入肺动脉导管无获益

- 在失代偿心衰患者植入肺动脉导管无获益（*JAMA*，2005，294：1625），心源性休克患者未经验证

- 但是临床工作中约 50% 的 CO 和 PCWP 估计是不准确的；CVP&PCWP 关联性差；使用肺动脉导管可以来解答血流动力学问题，然后移除或治疗心源性休克

放置（*NEJM*，2013，369：e35）

- 插入点：右颈内静脉或左锁骨下静脉，可以沿解剖位置进入肺动脉

- 前进过程中球囊充气（最大 1.5mL）来测量 PCWP

- 通过充气的压力并追踪压力，以避免过度充气以及肺动脉破裂的风险

- 当需要后退和所有其他时间需给球囊放气
- 置管后常规床头胸片判断评估导管的位置是否合适和是否有气胸
- 如果导管不能成功漂浮（例如严重三尖瓣反流，右室扩张），考虑透视下协助放置

并发症

- 中心静脉置管过程中：气胸或血胸（发生率1%），误穿动脉（如果无意的插管或扩张→手术治疗或血管外科会诊），空气栓塞，胸导管损伤
- 放置过程中：心房或心室心律失常（3%室速；20%非阵发性室上速，50%心室早期收缩），5%右束支传导阻滞，导管打结，心脏穿孔/心包压塞，肺动脉破裂
- 导管保留期：感染（尤其是留置导管3d以上的老年患者），血栓，肺梗死（≤1%），瓣膜/腱索损伤，肺动脉破裂/假性动脉瘤（如合并肺动脉高压），球囊破裂

心内压

- 跨壁压（≈前负荷）= 测量心内压 − 胸膜腔内压
- 胸膜腔内压（常为轻度负值）可以传递到血管和心脏
- 常在呼气末测量心内压，此时胸膜腔内压接近0（自主呼吸患者的"高点"，压力通气患者的"低点"）
- 如果胸膜腔内压升高（如使用PEEP），测量的肺毛细血管楔压会高估真实跨壁压，可以通过减去1/2 PEEP获得近似值（×3/4将cmH_2O转换为mmHg）
- PCWP：可通过a波估计左室前负荷；平均肺毛细血管楔压评估肺水肿风险

心输出量

- 热稀释法测量：通过冰盐水注入右心房，热敏电阻测出肺动脉内温度变化与心输出量的倒数相关。如果心输出量下降，严重三尖瓣反流或分流时测定不准确
- Fick法：氧消耗（VO_2）（L/min）= CO（L/min）× △动静脉氧含量差异

  $CO = VO_2 / C (a−v) O_2$

  氧消耗理想数值应该是测量（如代谢需求增多时），但临床上经常是估算（125ml/min/m²）

  $C (a−v) = [10 × 1.36ml\ O_2/g\ Hb × Hb\ g/dL × (SaO_2 − SmvO_2)]$。$SmvO_2$是关键变量

如果静脉氧含量 > 80%，考虑肺动脉导管是否楔入（如肺静脉的饱和度），左→右分流，氧利用障碍（严重脓毒症，发绀，CO 中毒），氧气输送增多

肺动脉导管波形

位置	右房	右室	肺动脉	肺动脉楔压
距离	约 20cm	约 30cm	约 40cm	约 50cm
正常压力（mmHg）	平均 ≤6	收缩压 15~30 舒张压 1~8	收缩压 15~30 平均 9~18 舒张压 6~12	平均 ≤12
波形				
备注	a = 心房收缩，在 PR 间期 c = 收缩期三尖瓣突入右心房 x = 心房舒张心底部下降 v = 血液静入右房，在 T 波中间 y = 舒张期开始三尖瓣开放后血液进入右房	右室舒张末压力出现在曲线上升前，≥右房平均压，除非存在三尖瓣狭窄或反流	波形包含切迹（接近肺动脉瓣）。峰值出现在 T 波出。肺动脉收缩期 = 右室收缩期除非存在梯度（如肺动脉瓣狭窄）	除了受抑制并延迟外，波形与右房相近 a 波出现在 QRS 博后 ± 明显 c 波，v 波出现在 T 波后（帮助鉴别有大的 v 波的 2 度二尖瓣反流的 PCWP 和肺动脉压波形）

PCWP 波形异常：大 a 波→？二尖瓣狭窄；大 v 波→？二尖瓣反流；钝的 y 波下降→？心包填塞；陡峭的 x&y 波下降→？收缩

不同类型休克的血流动力学特点（*NEJM*，2013，369：1726）

休克类型	右心房	肺动脉楔压	心输出量	体循环阻力
低血容量性	↓	↓	↓	↑
心源性	正常或↑	↑	↓	↑
右室梗死/大面积肺栓塞	↑	正常或↓	↓	↑
心包压塞	↑	↑	↓	↑
分布性	多变	多变	经常↑脓毒症可↓	↓

心源性休克的个体化治疗（*Circ*，2009，119：e391）

- 目标：改善平均动脉压和心输出量，同时降低肺水肿风险

  平均动脉压 = 心输出量 × 体循环阻力；心输出量 = 心率 × 每博输出量（取决于前负荷，后负荷和心肌收缩力）

  当肺毛细血管楔压 > 20 ~ 25 提示出现肺水肿（慢性心衰患者可能耐受高水平肺毛细血管楔压）

  当 CVP/RAP > 15mmHg 时，肝脏及肾脏充血。

- 最佳前负荷 = LVEDV ≈ LVEDP ≈ LAP ≈ PCWP（*NEJM*，1973，289：1263）

  目标 PCWP：急性心肌梗死维持在 14 ~ 18，慢性失代偿心衰则 ≤ 14

  可以通过测定每博输出量及不同肺毛细血管楔压以绘制 Starling 曲线进行个体化治疗

  可通过予以生理盐水提高前负荷（和盐水相比，在临床上白蛋白并无优势；如果贫血可以考虑输注红细胞）

  可通过使用利尿剂降低前负荷，如果对利尿剂不敏感，可以考虑超滤或透析

- 最佳后负荷 ≈ 左室射血时室壁压力 = [(~收缩压 × 半径)/(2 × 室壁厚度)]

  MAP 和 ∝ SVR = （MAP − CVP/CO） 目标：MAP > 60，SVR 800 ~ 1200

  MAP > 60 & SVR 增高：血管舒张剂（如硝普钠，硝酸甘油，ACEI 类药物，水合氯醛）或者停用血管加压药物

  MAP < 60 & SVR 增高（& CO 降低） 短时间予以血管加压药物直到 CO 升高（见下文）

MAP < 60&SVR 低或正常（不适当的血管麻痹）：血管加压药物［如去甲肾上腺素（兴奋 α 及 β 受体），多巴胺（兴奋多巴胺受体，α 及 β 受体），去氧肾上腺素（兴奋 α 受体），血管升压素］

对于心源性休克而言，使用去甲肾上腺素可以获得比使用多巴胺更好的预后（*NEJM*，2010，362：779）

- 最佳心肌收缩力∞对给定的前后负荷的心输出量：目标心指数 = ［CO/体表面积（BSA）］> 2.2

如果在最佳前负荷使用血管舒张剂（如果平均动脉炎允许）后心指数仍低，可以考虑使用如下治疗方式：

正性肌力药物：如多巴酚丁胺（中度正性肌力药物 & 轻度血管扩张药物）或米力农（强有力的正性肌力药物 & 血管舒张效应，可以舒张肺动脉），这两者均可能导致心律失常的发生，肾上腺素（强有力的正性肌力药物 & 血管加压药）

也可以考虑机械循环支持（L/min）：IABP（0.5），轴流泵（2～5），经皮跨房间隔左室辅助装置（5），心室辅助装置（左心室，右心室或者全心室，临时或者永久）或者 ECMO（*JACC*，2015，65：e7&2542）

心力衰竭

定义（Braunwald's Heart Disease，10th ed.，2014）

- 心脏不能泵出足够的血液来满足机体代谢的需要，或是只有心脏充盈异常增高时才能泵出足够血液
- 低心排（心输出量降低）vs. 高心排（每搏量增加伴或不伴心输出量增加）
- 左心衰（肺水肿）vs. 右心衰（颈静脉怒张，肝大，外周水肿）
- 后向心衰（充盈压升高，充血）vs. 前向心衰（系统灌注受损）
- 心功能降低（左心室射血分数降低的心衰，EF < 40%），中度（左心室射血分数轻度降低的心衰，EF 40%~ 49%），& 射血分数保留心衰（EF > 50%）。心脏收缩和舒张功能不全可能与 EF 无关

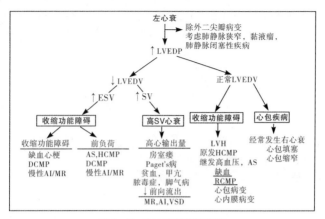

图 1-3 左心衰的处理步骤

病 史
- 低心输出量：疲惫无力，运动耐量降低，精神状态改变，厌食
- 充血征：左心衰→呼吸困难，端坐呼吸，夜间阵发性呼吸困难
  右心衰→周围水肿，右上腹不适，腹胀，饱胀感

功能分级（纽约心脏协会分级）
- Ⅰ级：日常活动无症状；Ⅱ级：日常活动出现心衰症状
- Ⅲ级：轻度活动出现心衰症状；Ⅳ级：休息时心衰

体格检查（2分钟血流动力学概述；*JAMA*，1996，275：630&2002，287：628）
- 充血（"干性"*vs.*"湿性"）：颈静脉怒张（80%的时间 JVP > 10→PCWP > 22）

  ⊕肝颈静脉回流征：按压腹部时间≥15s 后颈静脉扩张≥4cm

  对于 RA > 8，敏感性/特异性 73%/78%；PCWP > 15，敏感性/特异性 55%/83%（AJC，1990，66：1002）

  Valsalva 反应：方波，（通过张力增加收缩压），无过冲（通过张力增加血压无变化）

  第三心音（心衰入院或心脏泵衰竭死亡风险增加 40%；*NEJM*，2001，345：574）

在心底部出现 2 度胸腔积液, 出现啰音、浊音 (常因淋巴代偿而在慢性心衰中不出现) 伴或不伴肝大、腹水和黄疸, 外周水肿

- 灌注 ("暖" *vs.* "冷")

  脉压变窄 (<25% SBP) →CI < 2.2 (91% 敏感性, 83% 特异性; *JAMA*, 1989, 261: 884)

  第一心音低钝 (dP/dt 降低), 交替脉, 肢体末端发冷苍白, 尿量减少, 肌肉萎缩

- 伴或不伴其他: 潮式呼吸, 异常心尖搏动最强点 (按照心衰原因分为弥漫, 持续或上升), 第四心音 (心脏舒张功能障碍), 杂音 (瓣膜疾病, 二尖瓣瓣环扩大, 乳头肌移位)

评估是否存在心衰

- 胸部 X 线 (参加放射科插页): 肺水肿, 胸腔积液伴或不伴心脏扩大, 头侧化, Kerley B 线的出现, 肺超声优于胸部 X 线 (阳性预测值和阴性预测值分别为 92% 和 77%; *Chest*, 2015, 148: 202)
- BNP/NT-proBNP 可以帮助排除心衰, 高龄、肾功能障碍、房颤患者其数值可增高, 肥胖患者可下降; 对于呼吸困难的患者, 敏感性 ≥95%, 特异性 50%, 阳性预测值 65%, 阴性预测值 ≥94% (*BMJ*, 2015, 350: h910)
- 器官灌注下降的证据: 肌酐升高, 低钠, 肝功能异常
- 超声 (参见插页): 射血分数下降, 心脏大小异常, 收缩功能障碍; 心肌肥厚, 二尖瓣流入量异常, 异常组织多普勒? 舒张功能障碍; 异常瓣膜或心包; 估算右室收缩压升高
- 肺动脉导管: 肺毛细血管楔压升高, 心输出量降低, 体循环阻力升高 (低排出量心衰)

评估心衰的潜在原因

- 心电图: 寻找冠心病, 左室肥大, 左房增大, 心脏传导阻滞或低电压的证据 (浸润性心肌病/扩张性心肌病)
- 心脏超声: 左室 & 右室大小, 功能及瓣膜功能是否存在异常 (是心衰的诱因还是结果), 浸润性或心包疾病
- 心脏 MRI: 可以协助明确病因, 区分缺血性疾病还是非缺血性疾病引起的心衰
- 冠脉造影 (或非有创性血管成像, 冠脉 CTA), 如没有冠心病, 参见非缺血性心肌病

急性心衰的诱因

- 饮食不合理或医疗干预不恰当（约40%的病例）
- 心肌梗死或缺血（是10%~15%患者发生心衰的原因）；心肌炎
- 肾衰（急性，慢性肾脏病进展，或透析不充分）→增加前负荷
- 高血压危象（包括肾动脉狭窄），主动脉瓣狭窄→增加左室后负荷
- 药物（β受体阻滞剂，钙离子拮抗剂，非甾体抗炎类药，噻唑烷酮类药），化疗药物（蒽环霉素，曲妥珠单抗），或毒物（酒精）
- 心律失常；急性瓣膜功能异常（如心内膜炎），特别是二尖瓣和主动脉反流
- COPD/肺栓塞→增加右室后负荷；贫血，应激过度，全身感染，甲状腺疾病

急性失代偿性心衰的治疗

- 评估充血程度和灌注是否充足
- 评估充血："LMNOP"

  L（Lasix）：予以呋塞米高剂量（每日静脉总剂量＝每日口服剂量×2.5倍）与每日口服剂量×1倍相比→增加尿量，但一过性肌酐增高；间歇给药和持续性给药无明显区别（*NEJM*，2011，364：797）

  M（Morphine）吗啡：改善症状，静脉扩张，后负荷降低

  N（Nitrates）硝酸盐类药物：静脉扩张

  O（Oxygen）氧气±无创呼吸机：改善症状，增加 PaO_2，对死亡率无改善；参见机械通气

  P（Position）体位（坐位，双腿垂于床边→降低前负荷）

		充血	
		否	是
低灌注	否	暖＆干 院外治疗	暖＆湿 利尿剂
	是	冷＆干 正性肌力药物 （CCU病房）	冷＆湿 利尿剂 正性肌力药物和（或）血管扩张剂 （CCU病房）

- 评估低灌注，见下文
- 调整口服药

  ACEI/ARB 类药物：如果不出现低血压可以长期使用，如果肾功能失代偿可以考虑使用硝酸酯类或肼屈嗪

  β 受体阻滞剂：如果患者为重度心衰，可将剂量减至正常的 1/2，如果严重心衰伴收缩功能下降可以考虑停药或加用正性肌力药物

急性进行性心衰的治疗 (*Circ*, 2009, 119: e391)

- 如出现下列情况：对治疗不敏感，需要对容量状态重新评估，低血压，肌酐升高，需要使用正性肌力药物，可以考虑植入肺动脉导管
- 植入肺动脉导管进行个体化治疗；治疗目标 MAP > 60，CL > 2，2 (MVO2 > 60%)，SVR < 800，PCWP < 18
- 静脉注射血管舒张药物：硝酸甘油，硝普钠（冠心病患者使用有冠脉窃血的风险；长期使用→氰化物/硫氰化物毒性）；奈西立肽（rBNP），不推荐常规使用（*NEJM*, 2011, 365: 32)
- 正性肌力药物（除增强心肌收缩力以外，其他特性见下文）

  多巴酚丁胺：在剂量 <5μg/(kg·min) 时具有扩血管作用；轻度降低肺循环阻力；随着使用时间的延长敏感性降低

  多巴胺：内脏血管扩张→肾小球滤过率升高并尿钠排泄增多；当剂量 ≥ 5μg/(kg·min) 时具有缩血管作用

  米力农：显著的扩张体循环/肺循环血管作用，肾衰竭时剂量下降 50% (*NEJM*, 2012, 367: 2296)
- 超滤：类似于积极利尿应用，显著降低体重，但增加肾衰的发生率 (*NEJM*, 2012, 367: 2296)
- 机械循环支持（见"个体化治疗部分"；*JACC*, 2015, 65: e7&2542)

  暂时支持：心功能恢复治疗，等待心脏移植或持久机械循环辅助，围手术期支持治疗

  主动脉球囊反搏（IABP）：在心脏舒张期球囊充气 & 收缩期球囊放气来降低左室射血阻力，降低左心肌氧需求 & 增加冠脉灌注压。CO 增加 0.5L/min

  轴流泵（如 Impella）：左室阿基米德螺旋原理 CO 增加 2.5 ~ 5L/min，体外离心泵：短期心脏体外循环支持系统（+5L/min，经皮）& 右

心辅助系统（10L/min，手术）

体外膜肺氧合（ECMO）：可以使 CO 增加 6L/min（*Circ*，2015，131：676）

阶段支持：手术植入 LVAD ± RVAD 使心功能恢复治疗（*NEJM*，2006，355：1873），移植（如果双心衰，心室辅助器Ⅱ或左心辅助装置 LVAD 或全人工心脏）或替代治疗（与药物治疗相比，与药物治疗相比 1 年内死亡率下降 50%；*NEJM*，2001，345：1435&2009，361：2241）

- 心脏移植：在美国每年 2500 例患者接受心脏移植。1 年死亡率 10%。平均生存时间约为 10 年

CHF 阶段慢性推荐治疗（*Circ*，2009，119：e391）

阶段（非 NHYA 分级）		治疗
A	具有心衰的危险因素（高血压，家族史，限制性心肌病）；但是无症状且无结构性心脏病	治疗高血压，糖尿病，戒烟戒酒，运动如果高血压、糖尿病、外周血管病可予以 ACEI/ARB 类药物
B	有结构性心脏病（如心肌病，左室肥厚），但是无症状	阶段 A 的治疗 + 如果有心肌梗死、冠心病或者 EF 降低可予以 ACEI/ARB&β 受体阻滞剂，ICD 尚有争议
C	有结构性心脏病有心衰症状	阶段 A 的治疗 + 利尿剂，控制 NA 的摄入，如果 EF 下降：ACEI，ARB 或 ARNI 类药物；β受体阻滞剂；醛固酮受体拮抗剂；植入 ICD；心脏再同步化治疗尚有争议；硝酸酯类/水合氯醛；洋地黄类药物
D	难治性心衰需要特殊干预	阶段 A－C 的所有治疗。考虑静脉使用正性肌力药物，VAD，心脏移植，临终关怀（4 年死亡率 >50%）

- 使用 BNP 指导治疗仍存在争议（*Eur Heart J*，2014，35：16）
- 对于 NYHA 分级Ⅲ级的患者植入肺动脉压力感受器→可能降低 33% 的住院风险（*Lancet*，2016，387：453）

治疗射血分数下降的慢性心衰

饮食，运动	每日钠摄入 <2g/d，限制入量，非卧床患者运动训练
ACEI 类药物	死亡率：可使 NYHA 分级 IV 级的患者死亡率降低 40%，NYHA 分级 II/III 级死亡率降低 16%，无症状但是 EF 下降 ≤40% 的患者死亡率降低 20%~30%（*NEJM*，1992，327：685；*Lancet*，2000，355：1575）
	大剂量效果更好，需要警惕肌酐及血钾水平升高（可通过低钾饮食，利尿剂、K 黏合剂来改善），咳嗽，血管神经性水肿
AT II 受体阻断剂（ARBs）	如果患者无法耐受 ACEI 类药物可以用 ARBs 类药物作为替代（例如出现咳嗽的时候）
	疗效不劣于 ACEI 类药物（*Lancet*，2000，355：1582&2003，362：772）
	和 ACEI 类药物联合使用→增加 K 和 Cr 升高的风险（BMJ，2013，346：f360）
ARNi 类药物（ARB 类药物 + 脑啡肽酶抑制剂）（不要和 ACEI 联合使用，允许 36h 冲洗）	可以替代 ACEI/ARB 类药物，尤其是尽管使用 ACEI/ARB 类药物，症状仍然不缓解的患者。中性肽链内切酶（NEP，又名 neprilysin）可降解利尿钠肽，缓激肽和血管紧张素。缬沙坦 + sacubitril（NEPi）可降低心血管死亡率/心衰住院率；但可能增加低血压及急性肾损伤的风险，也可增加血管神经水肿的发生率（*NEJM*，2014，371：993）
肼屈嗪 + 硝酸酯类	考虑无法耐受 ACEI/ARB 类药物时或黑人种 III/IV 级心衰时使用
	可使死亡率降低 25%（*NEJM*，1986，314：1547）；疗效劣于 ACEI 类药物（*NEJM*，1991，325：303）
	标准治疗的黑人死亡率降低 40%（A-HEFT，*NEJM*，2004，351：2049）

β 受体阻滞剂（来自卡维地洛，美托洛尔及比索洛尔的数据）	EF 值可能会一过性下降，之后升高。禁忌证：失代偿性心衰 NYHA Ⅱ ~ Ⅳ级的患者死亡率降低 35% & 再住院率降低 40%（*JAMA*，2002，287：883） 卡维地洛在 1 个临床试验中的结果优于低剂量美托洛尔（*Lancet*，2003，362：7），但是荟萃分析表明 β 受体阻滞剂之间没有差异（*BMJ*，2013，346：f55）
醛固酮受体拮抗剂	如果肾功能正常无高钾血症可以考虑使用；警惕 K 离子升高，可使 NYHA Ⅱ ~ Ⅳ级 &EF≤35% 的患者死亡率降低 25% ~ 30%（*NEJM*，2011，364：11） 心肌梗死后心衰，EF≤40% 的患者死亡率降低 15%（*NEJM*，2003，348：1309）
心脏再同步治疗（CRT）	如果 EF < 35%，左束支传导阻滞（QRS > 130ms），有症状的心衰 可以使 NYHA Ⅲ ~ Ⅳ级的患者死亡率降低 36% 并提高 EF（CARE - HF，*NEJM*，2005，352：1539） 可以使 NYHA Ⅰ/Ⅱ级患者，并伴有左束支传导阻滞，EF≤30% 的患者死亡率降低 41%（*NEJM*，2014，370：1694）
植入 ICD（参见心律失常管理部分）	如果 EF≤30% ~ 35% 时可以作为 1 级或 2 级预防；如果缺血或非缺血心肌病分级为 NYHA Ⅳ 的患者，死亡率均降低 心肌梗死后早期患者植入 ICD 后对死亡率影响不大（*NEJM*，2004，351：2481&2009，361：1427）需要等待 40d 后确定
利尿剂	祥利尿剂 + 噻嗪类利尿剂（改善症状，并不降低死亡率）
地高辛	使心衰患者住院率降低 23%，对死亡率无改善（*NEJM*，1997，336：525）；死亡率增高与水平相关尚有争议，理想浓度 0.5 ~ 0.8ng/mL（*JAMA*，2003，289：871）

续表

伊伐布雷定（如果阻滞剂不能用）	如果 EF≤35% NYHA 分级 Ⅱ 或 Ⅲ 级，HR≥70，最大剂量使用 β 受体阻滞剂维持窦性心律可以考虑使用使死亡率降低 18% 同时降低心衰患者的住院率（*Lancet*，2010，376：875）
补充铁剂	EF≤40%，NYHA 分级 Ⅱ 或 Ⅲ 级，铁离子缺乏（铁蛋白<100 或铁蛋白 100～200&TSAT <20%）的患者可以考虑补充铁剂，可以缓解症状，提高 6 个月 MWD，独立于 Hct（*NEJM*，2009，361：2436；*NEJM*，2009，361：2436）
抗凝	如果房颤，静脉血栓形成，左室血栓±大面积左室运动障碍，EF <35%，可以考虑抗凝，降低缺血性脑卒中发生率，但是增加出血概率（*NEJM*，2012，366：1859）
心脏节律	导管射频消融治疗房颤→增加 EF，改善症状（*NEJM*，2004，351：2373） 维持房颤率和心率控制死亡率无差异（*NEJM*，2008，358：2667） 对有症状房颤患者，与射频消融术及 CRT 比较，肺静脉隔离可以改善症状（*NEJM*，2008，359：1778）
禁用药物	非甾体抗炎药物，非二氢吡啶类钙离子拮抗剂，噻唑烷酮类药
尚处于试验阶段的药物	Serelaxin±改善呼吸困难并降低死亡率（*Lancet*，2013，381：029） Empagliflozin（SGLT2i）降低 DM 心衰患者死亡率/心衰住院率（*NEJM*，2015，373：2117） 心房间分流↓PCWP& 缓解症状（*Lancet*，2016，387：1290）

（*Circ*，2013，128：e240 & 2016，ACC/AHA/HFSA Update；*EHJ*，2016，37：2129）

射血分数保留的心衰（HFpEF；"舒张期心衰"）（*Circ*，2011，124：e540）

- 流行病学：约 1/2 的 HF 患者心脏收缩功能正常或轻度受损小（EF≥

40%）；HFpEF 高危因素包括高龄，女性，糖尿病，房颤。死亡率≈到收缩期功能障碍

- 病因学（松弛受损/↑被动僵硬度）：心肌缺血，既往心梗病史，左室肥厚，肥厚性心肌病，浸润性心肌病，限制性心肌病，高龄，甲状腺功能减退

- 肺水肿诱发因素：容量负荷过重（左室顺应性差→对于适度容量↑敏感）；缺血（↓松弛）；心动过速（↓舒张期充盈时间），房颤（心房对左室充盈缺乏推动作用）；高血压（↑后负荷→↓每搏输出量）

- 诊断/伴有舒张功能障碍且收缩期功能正常的证据支持，有心衰的临床症状

  （1）超声：异常的二尖瓣内向血流（E/A 反转和 E 波减速时间改变）心肌舒张减弱（↑等体积舒张时间 & ↓舒张早期组织多普勒时间改变）

  （2）运动诱发↑PCWP（伴或不伴心脏变时性效应和血管扩张剂储备降低）

- 治疗：容量过负荷使用利尿剂，控制血压，预防心律失常和缺血

  ACEI/ARB（*NEJM*，2008，359：2456）或 PDE5 抑制剂（*JAMA*，2013，309：1268）在治疗单纯舒张性心衰中没有明确益处

  螺内酯降低心血管死亡事件和心衰医院时间（至少在美洲）（*NEJM*，2014，370：1383）尚有争议

  ARNi（*Lancet*，2012，380：1387）和 serelaxin（*Lancet*，2013，381：29）正在研究中

心肌病

心肌机械和（或）电功能失调性疾病

扩张性心脏病（DCM）

定义和流行病学（*Circ*，2013，128：e240；*JACC*，2013，62：2046）

- 心室扩张及收缩力降低伴或不伴室壁变薄，且不是因为缺血/梗死，瓣膜疾病以及高血压所导致的心肌病

- 发病率：5~8 例/100 000 人/年，或 1/2500，是心脏移植的最主要原因

病因 (*JACC*，2011，57：1641；*Circ Res*，2012，111：131)

- 家族性（<35%）：患者及 2 位近亲均患有 DCM，且其他原因不能解释的心肌病；至今已经确定有 30 多个基因和编码结构 & 核蛋白与 DCM 的发生有关
- 特发性（<20%）:? 未诊断的感染，酒精或遗传引起
- 感染性心肌炎（10% ~ 15%；*Lancet*，2012，379：738；*JACC*，2012，59：779）

  病毒（细小病毒 B19，人疱疹病毒 6 型 > 柯萨奇病毒，腺病毒，埃可病毒，巨细胞病毒等）：从亚急性起病（左室扩张，轻度 – 中度功能障碍）到爆发性起病（左室室壁水肿，严重功能障碍）

  细菌，真菌，立克次氏体，结核分枝杆菌，莱姆病（轻度心肌炎，常伴有房室传导阻滞）

  人免疫缺陷病毒（HIV）：约 8% 的 HIV 阳性无症状携带者患有心肌病，由于 HIV 感染，其他病毒感染或抗反转录病毒药物的治疗，也是冠心病的原因

  查加斯病（克氏锥虫病）：心尖动脉瘤伴或不伴血栓，右束支传导阻滞，食管或结肠扩张 (*NEJM*，2015，373：456)

- 中毒：酒精（约20%），典型患者每天饮酒 7 ~ 8 次 × >5 年，但是个体差异大；可卡因，放疗后（常常导致 RCMP）；蒽环类药物（浓度 >550mg/m² 可增加 DCM 的危险性，可能症状出现比较晚），环磷酰胺，曲妥珠单抗
- 浸润性（5%）：常是扩张型心肌病和限制型心肌病混合出现，并伴有室壁增厚及淀粉样变，结节病，血色病，肿瘤
- 自身免疫性疾病：

  胶原血管病（3%）：多发性肌炎，系统性红斑狼疮，结节性多动脉炎，硬皮病，类风湿性关节炎，Wegener's 肉芽肿

  围生期（产前 1 月→产后 5 个月；*EHJ*，2015，36：1090）：孕妇发病率约为 1:3000。经产妇或高龄产妇风险 DCM 的风险增加；出现心衰的治疗（如果仍处于妊娠状态，则无法使用 ACEI 或螺内酯）；72% 的患者具有正常的 EF 值 (*JACC*，2015，66：905)；30% 的患者下次妊娠时会复发

  特发性巨细胞心肌炎（GCM）：平均起病年龄 42 岁，爆发性起病，房室

传导阻滞/室速（*Circ HF*，2013，6：15）

嗜酸性细胞（多变的外周嗜酸细胞增多）：超敏型（轻度心衰但是有猝死的风险）或急性坏死型嗜酸性细胞心肌炎（ANEM：ST 段抬高，严重心衰）

- 应激性心肌病（Takotsubo＝心尖气球样改变）：多发生于绝经后女性；类似心肌梗死样症状（胸痛，伴或不伴 ST 段抬高 & 肌钙蛋白升高；深大的 T 波倒置 & 病理性 QT 间期延长）；中部或心尖部反向运动；治疗：β 受体阻滞剂，ACEI 类药物；常常在几周内改善（*JAMA*，2011，306：277）。院内死亡率/发病率类似急性冠脉综合征（*NEJM*，2015，373：929）

- 致心律失常右室心肌病（ACM/ARV）：右室纤维变性→右室扩张（MRI 可以诊断）；ECG 提示：有或无右束支传导阻滞，$V_1 - V_3$ 导联 T 波倒置；ε波，室速风险（*Circ*，2005，112：1092）

- 心动过速：可能和心率，心动过速的持续时间成正比，治疗以控制心率为主（*Circ*，2005，112：1092）

- 代谢/其他：甲状腺功能减退，肢端肥大，嗜铬细胞瘤，睡眠呼吸暂停，维生素 B1 缺乏或卡尼汀缺乏

临床症状

- 心衰：同时出现充血和前向血流不足的表现；查体可见左心衰或右心衰的症状

  心尖搏动点弥散，第三心音出现，伴或不伴二尖瓣反流或三尖瓣反流（环状扩张，代替乳头肌）

- 栓塞（约 10%）：室上性/室性心律失常 & 心悸

- 在一些情况（如心肌炎）可见胸痛

诊断研究和病情检查（*JACC*，2016，67：2996）

- 胸部平片：中度心脏肥大，伴或不伴肺水肿 & 胸腔积液

- 心电图：可见 R 波递增不良，Q 波，或束支传导阻滞；低电压；房颤（20%）；心电图检查也可能正常

- 心脏超声：左室扩张，EF 降低，左室局部全部运动减低伴或不伴右室运动减低，伴或不伴附壁血栓

- 心脏 MRI：诊断心肌炎或浸润性疾病的敏感性 76%，特异性 96%（*JACC Imaging*，2014，7：254）；NICMP 室壁纤维化程度与死亡率相关（*JAMA*，

2013，309：896）
- 实验室：甲状腺功能检查，铁相关检查，HIV，血清蛋白电泳，ANA；血清病毒检查不推荐常规检查，有其他临床怀疑时可以检查
- 家族史（20% ~ 35% 有家族史），基因咨询伴或不伴基因检测（*JAMA*，2009，302：2471）
- 负荷试验：完全阴性结果有助于除外缺血性病因（假阴性率低），但是阳性结果不能说明为缺血性病因（即使有影响资料，假阳性率高）
- 冠状动脉造影：如果存在冠心病危险因素，心绞痛病史，心电图 Q 波心梗，运动负荷试验结果模棱两可时，可以考虑冠状动脉造影除外冠心病（*JACC*，2007，49：2044）
- 心内膜活检（*JACC*，2007，50：1914）：真阳性 10%，75% 为心肌炎（尽管没有证实有效的治疗）和 25% 的全身性疾病；40% 假阴性率（斑块性疾病）或假阳性率（坏死→炎症）。∴ 如果急性且血流动力学受损或是有限制性心肌病特征考虑活检（除外浸润性心肌病）；考虑中毒、过敏、肿瘤时活检

治疗（标准心衰治疗参见"心衰"部分）
- 由于心肌病具有可逆可能，植入装置可以暂缓
- 免疫抑制剂：巨细胞心肌炎（泼尼松 + 硫唑嘌呤），胶原血管病，围生期心肌病 & 嗜酸性心肌炎可以考虑静脉注射免疫球蛋白；没有证据说明免疫抑制治疗对病毒性心肌炎有效
- 不同的病因预后不同（*NEJM*，2003，342：1077）；围生期心肌病预后最好，缺血性/巨细胞心肌炎预后最差

肥厚型心肌病（HCM）

定义和流行病学
- 与血流动力学不成比例的左室（通常 >15mm）和或右室肥厚
- 患病率：1/500；50% 散发性，50% 家族性，大多症状不典型
- 鉴别诊断：2 度左室肥厚和高血压，主动脉瓣狭窄，优秀运动员（室壁厚度通常 <13mm 伴组织多普勒舒张期松弛比例正常或提高；*Circ*，2011，123：2723），Fabry 病（肌酐升高，皮肤表现）

病理改变

- 心肌小节基因的常染色体显性突变（如 β 肌球蛋白重链）
- 心肌纤维杂乱肥大
- 形态学肥大的不同表现：室间隔不对称，向心性肥大，中部，尖端肥大

病理生理

- 主动脉瓣下流出道梗阻：狭窄流出道 2 度并室间隔肥厚并收缩期前向运动（SAM）。二尖瓣前瓣叶异常（可能为固定型，变异型或不存在），同时乳头及位移。当使用洋地黄，β 受体激动剂等药物时，心肌收缩力增强，梯度改变，采用 Valsalva 动作时前负荷或后负荷降低
- 二尖瓣反流：由于收缩期前向运动（收缩中后期，后向反流喷射）和二尖瓣和乳头肌功能异常（全收缩期，前向反流喷射）
- 舒张功能障碍：室壁僵硬度增加 + 松弛受损
- 缺血：小血管病变，穿动脉受压（桥），冠脉灌注降低
- 晕厥：取决于负荷的心输出量的改变，心律失常

临床症状（70% 诊断时无症状）

- 呼吸困难（90%）：由于左心室舒张末压升高，二尖瓣反流和舒张功能障碍
- 心绞痛（25%）甚至没有心外膜冠心病；微血管功能障碍（*NEJM*，2003，349：1027）
- 心律失常（20%～25% 的患者发生房颤；也可出现室速/室颤）：心悸，晕厥，猝死

体格检查

- 心脏最大搏动点明显，如果存在严重流出道梗阻则可有第二心音反常分裂，第四心音（可明显触及）
- 左侧胸骨旁线收缩期递增递减杂音；Valsalva 动作或站立时（前负荷降低）杂音变强
- 心尖部收缩中晚期或全收缩期二尖瓣反流杂音
- 颈动脉双峰脉（迅速上升又下降之后，然后再次上升）；JVP 出现明显 a 波
- 和主动脉狭窄的杂音不同，主动脉杂音在 Valsalva 动作时减弱，颈动脉压下降

诊断性检查 （*EHJ*，2014，35：2733）

- 胸片：心脏肥大（左室和左房增大）

- 心电图：左室肥厚，前壁和侧壁 T 波倒置，下壁假性 Q 波，尖端巨大伴或不伴 T 波倒置

- 心脏超声：任何左室壁厚度≥15mm（或如果 HFx，甚至≥13mm），一般不涉及隔膜；其他发现包括动态流出阻塞，收缩期前向运动，二尖瓣反流

- MRI：心肌肥厚 + 斑片状延迟增强（用于诊断或预后）（*Circ*，2015，132：292）

- 心导管：主动脉瓣下压力梯度；Brockenbrough 征 = 期外收缩后心搏脉压降低（与主动脉瓣狭窄鉴别，主动脉瓣狭窄的期外收缩后脉压升高）

- 家族基因分型筛选，但致病突变 ID 为 < 1/2（*Circ*，2011；124：2761）

治疗（*Circ*，2011，124：e783&2012；125：1432；*Lancet*，2013，38：242）

- 心衰

不用变力作用/变时作用的药物：β 受体阻滞剂，钙离子拮抗剂（维拉帕米），丙吡胺

谨慎使用利尿剂，有可能降低前负荷。只有当收缩功能障碍时，可考虑使用血管舒张药物。避免使用洋地黄类药物

如果对药物治疗抵抗且为梗阻性（梯度▽ >50mmHg）

（a）手术肌切除术：长期症状可改善 90%（*Circ*，2014，130：1617）

（b）酒精室间隔消融（*JCHF*，2015，3：896）：梯度降低 80%，大约 5% ~ 20% 患者仍维持在 NYHA Ⅲ ~ Ⅳ级的症状；14% 的患者需要再次消融或再次手术；对于老年人，多种并发症的良好替代方案。并发症：一过性（且延迟发生）三度房室传导阻滞，10% ~ 20% 患者需要放置永久性心脏起搏器，由于瘢痕形成导致室速

植入双腔起搏器的治疗效果不清楚（*JACC*，1997，29：435；*Circ*，1999，99：2927）

如果药物治疗效果不佳且存在非梗阻性病理生理改变，可以考虑心脏移植

- 急性心衰：可能被脱水或心动过速所诱导；治疗：输注液体，β 受体阻滞剂以及去氧肾上腺素

- 房颤：控制心室率，可以使用 β 受体阻滞剂，丙吡胺或者胺碘酮；低剂量

抗凝药物

- 心源性猝死：植入 ICD（*JACC*，2003，42：1687）。危险因素：包括室速/室颤病史，心源性猝死病史，不能解释的晕厥，非阵发性室上性心动过速，运动后平均动脉压或相对低血压（平均动脉压↑ <20mmHg），左室壁厚度 ≥30mm；? 广泛的 MRI 延迟增强。电生理研究没有用高风险患者年风险 4%（*JAMA*，2007，298：405）

- 建议此类患者避免脱水和极度劳累

- 不推荐使用心内膜炎预防（*Circ*，2007，16：1736）

- 1 级亲属：定期进行超声心动图筛查（因为肥厚性心肌病发病时间多变），如果已知基因突变应进行基因检测

限制性心肌病（RCM）

定义（*Circ*，2006，113：1807）

- 非心室肥厚或扩张导致心室顺应性下降进而心室充盈功能受损；舒末期容积正常或降低，正常或接近正常的 EF 值，必须排除心包疾病

病因（*JACC*，2010，55：1769）

- 心肌病变

  自身免疫疾病（硬皮病，多发性肌炎 - 皮肌炎）

  浸润性疾病（见主要心脏外表现，诊断，治疗）

  淀粉样沉淀（*Circ*，2011，124：1079）：发病年龄 60 岁左右；男：女 = 3：2

  轻链型淀粉样沉淀（如多发骨髓瘤等）；家族性（转甲状腺素蛋白，淀粉样变性）；淀粉样 A 蛋白改变/老年型（TTR，ANP）

  ECG：QRS 波幅降低（50%），假性梗死表现，房室传导阻滞（10% ~ 20%），半阻滞（20%），室内传导阻滞（5% ~20%）

  心脏超声：双心室均增厚（伴随低电压），颗粒状发亮部分增多（30%），双心房增大（40%），瓣膜肥厚（65%），舒张期功能障碍，小量积液

  正常电压/室间隔厚度的阴性预测价值为 90%

  实验室：$\sqrt{}$SPEP/UPEP，血清游离轻链比（<0.25 或 > 1.65κ - λ 比）

MRI：明显的钆晚期增强模式（*JACC*，2008，51：1022）

结节病（也是扩心病的原因之一）：发病年龄 30 岁，黑人，北欧人，女性多见，5% 的患者有系统性结节病并明显心脏受累；仅有心脏表现而无系统性表现的占 10%

> 心电图：房室传导阻滞（75%），右束支传导阻滞（20～60%），室速 PET 检查：氟化脱氧葡萄糖摄取在灌注区缺失

> 心脏超声：局部室壁运动异常（特别是室间隔基底部），变薄或轻度增生

> 在炎症区域镓或氟化脱氧葡萄糖摄取；灌注缺损

> 心脏 MRI：T2 早期（水肿）；室间隔基底部纤维化/瘢痕

> 心肌活检因空间分布阳性率不高

血色沉着病：中年男性多见，尤其是北欧人群；15% 有心脏症状

糖尿病；贮积病：Gaucher's 病，Fabry 病，Hurler's 病，糖原贮积病

- 心内膜心肌病

慢性嗜酸细胞增多症：Loffler's 心内膜炎（温带气候；嗜酸细胞增多；附壁血栓造成栓塞）；心内膜心肌纤维化（热带气候；嗜酸细胞增多多变，附壁血栓）

中毒：放射线（也伴有缩窄性心包炎，瓣膜病，冠状动脉开口病变），蒽环类

5 - 羟色胺：类癌，5 - 羟色胺激动剂，麦角生物碱，转移性癌

病理和病理生理

- 病理：室壁厚度正常或增厚伴或不伴浸润或异常沉积物增加
- 心肌顺应性下降→舒张末体积正常但舒张末压力升高→全身或肺静脉血管压力升高
- 心室腔缩小→每博输出量和心输出量均降低

临床症状（*Circ*，2000，10：2490）

- 右心衰比左心衰多见，外周水肿比肺水肿多见
- 利尿剂治疗效果不佳；血栓栓塞事件
- 难以耐受的快速心律失常；室速→晕厥或心源性猝死

体格检查

- JVP 升高，±Kussmaul's 征（吸气时 JVP 不降低，多见于缩窄性心包炎患者）
- 心脏表现：±第三心音和第四心音，±二尖瓣反流和三尖瓣反流的杂音
- 肝充血性增大，±腹水和黄疸，外周水肿

诊断性检查

- 胸片：心室大小正常，心房增大，±肺充血
- 心电图：低电压，假性梗死（Q 波），±心律失常
- 心脏超声：±对称性室壁增厚，双房扩大，±附壁血栓，±心腔闭塞；舒张功能障碍：舒张早期（E 峰）升高，心房充盈晚期（A 峰）减低，E/A 比值增加，减速时间降低
- 心脏 MRI/PET：可能能显示炎症或浸润的证据（但不特异性）
- 心脏导管
    心房：M's 或 W's（明显的 x 和 y 下降）
    心室：倾斜下降和平台；在舒张早期压力快速降低，快速上升至平台早期，在呼吸循环中左室和右室压力峰值一致（缩窄性心包炎则不一致；*Circ*，1996，93：2007）
- 心内膜活检：如果怀疑浸润性过程；脂肪垫或淀粉样沉淀发生
- 限制型心肌病和缩窄性心包炎：参见心包疾病

治疗（原发病之外的治疗）

- 轻度利尿。可能无法耐受钙离子拮抗剂或其他血管扩张药物
- 控制心率（但是可降低 心输出量）；维持每搏输出量（对舒张期充盈非常重要）。淀粉样变患者使用地高辛可能增加心律失常
- 抗凝治疗（尤其是房颤或心输出量低）
- 对于难治性病例可以考虑心脏移植

心脏瓣膜病

主动脉狭窄 （AS）

病 因

- 钙化：>70 岁以上患者的主要病因，危险因素包括高血压病，高胆固醇血症，终末期肾病
- 先天性畸形 （如二叶式主动脉瓣伴早发钙化）占 <70 岁患者的 50%
- 风湿性心脏病 （主动脉瓣狭窄伴主动脉瓣关闭不全和二尖瓣疾病）
- 主动脉狭窄类似疾病：瓣膜下狭窄 （肥厚性心肌病、主动脉下膜），主动脉瓣膜上狭窄

临床表现 ［通常平均瓣膜面积 （AVA） <1cm² 才出现临床或伴发冠心病］

- 心绞痛：氧气需求提高 （肥厚）伴氧供下降 （冠脉灌注压下降）伴或不伴冠心病
- 晕厥 （劳力性）：外周血管扩张，心排出量不能相应增加→平均动脉压下降→脑灌注不足
- 心力衰竭：流出道梗阻伴或不伴舒张功能障碍→肺水肿；特别存在房颤或心动过速时可诱发心衰 （左室充盈下降）
- 获得性血管性血友病：（20% 合并严重的主动脉瓣狭窄），血管性血友病因子破坏，胃肠道血管发育不良
- 自然病史：进展缓慢 （主动脉瓣瓣膜面积每年缩小 0.1cm²，但变异性大，*Circ*，1997，95：2262），直到症状出现，中位生存期取决于症状：心绞痛 5 年，晕厥 3 年，慢性心力衰竭 2 年

体格检查

- 胸骨右缘可闻及收缩中期，递增 – 递减型，粗糙而响亮的杂音，放射至颈动脉和心尖部 （全收缩期 = Gallavardin 效应），被动抬腿试验杂音增强，站

立位或 Valsalva 动作时杂音减弱，与动态流出道梗阻（肥厚性心肌病）相比，正好相反

- 二叶式主动脉瓣有时可在 S_1 后闻及喷射性喀喇音
- 严重体征：峰后杂音，S_2 反常分裂或主动脉瓣第二心音减弱或消失，颈动脉小而延迟（迟脉），左室膨隆，心尖区偶可闻及 S_4

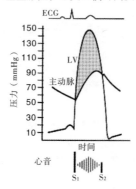

诊断学检查

- ECG：可见左室肥厚，左房扩大，左束支传导阻滞，房颤（晚期病例可见）
- 胸片：心脏扩大，主动脉瓣钙化，升主动脉梗阻后扩张，肺充血
- 心脏超声：瓣膜形态，射血速度，估算跨瓣膜压力差并计算主动脉瓣面积，左室射血分数
- 心脏导管：排除冠心病（主动脉钙化约 50% 合并冠心病），如果症状和超声不一致时，可行血流动力学监测，测量跨瓣膜压力差，计算主动脉瓣面积（中重度主动脉瓣狭窄时被低估）
- 多巴酚丁胺负荷试验（超声或导管）

    如果射血分数低或者主动脉瓣压力梯度 <30 需要鉴别：

    后负荷匹配不佳：搏出量和主动脉瓣压力梯度上升 20%，主动脉瓣面积无变化（提示收缩功能有储备且主动脉瓣置换术后 EF 可上升）

    假性梗阻：搏出量上升 20%，主动脉瓣压力梯度无变化，主动脉瓣面积增加（提示左室功能失调的低主动脉瓣面积假象）

    收缩功能储备受损：搏出量和压力梯度，主动脉瓣面积无变化（提示主动脉瓣置换术后射血分数可能不会改善）

主动脉瓣狭窄分类 (*Circ*, 2014, 129: e521)

分期	症状	严重程度	喷射速度 (m/s)	平均梯度 (mmHg)	瓣膜面积 (cm²)*	左室射血分数
N/A	无	正常	1	0	3~4	正常
A	无	危险因素	<2	<10	3~4	正常
B	无	轻度	2~2.9	<20	>1.5	正常
	无	中度	3~3.9	20~39	1~1.5	正常
C1	无	严重	≥4	≥40	≤1.0	正常
	无	非常严重	≥5	≥60	≤0.8	正常
C2	无	严重 + EF 降低	≥4	≥40	≤1.0	降低
D1	有	严重	≥4	≥40	≤1.0	正常
D2		严重 + 低流量 + EF 降低	<4	<40	≤1.0	降低
D3		严重 + 低流量 + EF 正常	<4	<40	≤1.0	正常

*AVA 指数（AVA 与 BSA 之比）小于 0.6cm²/m² 也被称为重度主动脉瓣狭窄；多巴酚丁胺负荷试验：喷射速度 ≥4 或瓣膜面积 ≤1.0；左心室和心搏量下降

治疗 (*Circ*, 2014, 129: e521; *NEJM*, 2014, 371: 744; *Lancet*, 2016, 387: 1312)

- 治疗取决于症状，一旦出现临床症状，考虑主动脉瓣置换，如果无症状，高血压需谨慎处理
- 主动脉瓣置换：依据症状（D1 期）提示，无症状但结构严重 + 射血分数 <50%（C2 期），或无症状但结构严重（C1 期），需进行其他心脏手术时

  下列情况进可行手术：

  无症状，结构学严重（C1 期）合并症状或活动时血压下降（无症状可小心运动掩盖症状，有症状的主动脉瓣狭窄不能运动）或非常严重

期）或射血分数正常，主动脉狭窄引起症状（D3期）

　　无症状中度主动脉狭窄（B期）或需其他手术

- 经导管主动脉瓣置换术（TAVR，见下文）：外科手术风险过高，如果手术风险中度（30d死亡率4%～8%）或重度（死亡率8－15%）考虑选择应用TAVR或者合理替代手术

- 药物治疗：（无手术适应证或者临时治疗）需谨慎使用利尿剂，控制高血压，维持窦性心律，如果射血分数下降或房颤或心力衰竭时应用地高辛，重度主动脉狭窄禁用血管扩张剂（硝酸酯类）及正性肌力药物（β受体阻滞剂/钙抗剂），中重度主动脉瓣狭窄避免剧烈活动

　　如果慢性心衰合并重度主动脉瓣狭窄，EF < 35%，CI < 2.2，MAP > 60mmHg或射血分数降低合并高血压时可应用硝普钠

- IBAP：稳定病情，作为手术治疗的桥接

- 球囊主动脉瓣成形术（BAV）：瓣膜面积提高50%，峰流速下降，但6～12个月后再次狭窄率约50%，同时经皮球囊主动脉瓣成形术围手术期脑梗死与主动脉瓣关闭不全风险增加，所以作为主动脉瓣置换桥接或缓解症状（*NEJM*，1988，319：125）

TAVR（经导管主动脉瓣置换术）

- 瓣膜：球囊扩张瓣膜（Edwards SAPIEN）或自膨胀式瓣膜（Medtronic Core-Valve）

- 方式：最常见为经股动脉穿刺逆行置换或经腋动脉，或升主动脉（经胸小切口和主动脉切开术）逆行性置换，或经胸小切口或左室穿刺（如果股动脉狭窄或者钙化）顺行作为选择方式

- 手术并发症：低心排，主动脉瓣环破裂或冠脉梗死（两者都罕见），局部血管并发症，瓣周漏，完全性房室传导阻滞

- 终身应用阿司匹林和氯吡格雷（或口服抗凝药）6个月，亚临床瓣膜血栓发生率约20%，抗凝药物能降低瓣膜血栓发生（*NEJM*，2015，373：2015）

- TAVR预后：在非手术患者中（与药物治疗相比）：死亡率下降44%，但TAVR患者每年死亡率仍有20%（*NEJM*，2012，366：1696；*JACC*，2014，63：1972）

　　高手术风险患者与AVR手术组相比较，球囊扩张瓣膜与手术组死亡率相当，自膨胀式瓣膜死亡率降低26%，血管并发症增加，球囊扩张瓣膜组

短暂性脑缺血发作，卒中早发风险增加。自膨胀式瓣膜完全性传导阻滞需要置入永久性起搏器约20%，瓣周漏发生率约7%

中等手术风险患者中（*NEJM*，2016，374：1609），卒中/死亡率相当，血管并发症增加，但出血，急性肾损伤，房颤风险下降，经股动脉手术者死亡率及卒中率下降21%，经顺行心尖途径手术死亡及卒中风险增加21%

主动脉瓣关闭不全（AR）

病因（*Circ*，2006，114：422）

- 瓣膜病（43%）：风湿性心脏病（常与主动脉瓣狭窄/主动脉瓣关闭不全混合同时伴有二尖瓣疾病）

    二叶式主动脉瓣（自然病史：1/3 → 正常，1/3 → 主动脉瓣狭窄，1/6 → 主动脉瓣关闭不全，1/6 → 心内膜炎 → 主动脉瓣关闭不全）

    感染性心内膜炎；瓣膜炎（风湿，系统性红斑狼疮，某些抑制食欲和5-羟色胺类药物，放疗后）

- 原发疾病（57%）：高血压病，主动脉瘤或夹层，主动脉环状扩张（如马方综合征），主动脉炎症（巨细胞动脉炎，Takayasu动脉炎，强直性脊柱炎，反应性关节炎，梅毒）

临床表现

- 急性表现：突然前向心搏量下降，左室舒张末压上升（心室顺应性不足）→肺水肿伴或不伴低血压和心源性休克
- 慢性表现：当左室代偿能力强，左室扩张大于左室肥厚时可无症状（为提高顺应性以保持低左室舒张末压）→慢性容量负荷过重→左室失代偿→慢性心力衰竭
- 自然病史：进展变异性大（与主动脉瓣狭窄不同，或快或慢），当进展为失代偿时，不行主动脉瓣置换预后很差（死亡率每年10%）

体格检查

- 在胸骨左缘可闻及舒张早期递减性杂音（如主动脉根部扩张则是胸骨右缘）；前倾、呼气末、握手时杂音明显；主动脉瓣关闭不全严重程度与杂音持续时间相关（急性期和重度晚期除外），Austin Flint杂音：心尖部舒张中晚

期隆隆样杂音（二尖瓣内流时主动脉瓣关闭不全的喷射干扰）

- 由于心搏出量、高动力性脉搏增加，主动脉瓣关闭不全晚期左室功能下降脉压变窄；脉搏可呈双峰
- 心尖搏动最强点弥散且向侧面移动；S_1 降低（二尖瓣提前关闭）$\pm S_3$（$\neq$ EF 下降，而是主动脉瓣关闭不全容量过负荷）

慢性主动脉瓣关闭不全典型体征（*South Med J*, 1981, 74: 459)

体征	描述
Corrigan 脉	水冲脉（快速上升/下降或膨胀/萎缩）
Hill 征	腘动脉压 – 肱动脉压 >60mmHg
Duroziez 征	轻微压迫时股动脉闻及反复性杂音
枪击音	股动脉闻及枪击音
Traube 征	从股动脉远侧压迫闻及双重音
De museet 征	每次心脏搏动可见点头征（敏感性差）
Müller 征	收缩期悬雍垂搏动
Quincke 征	指甲下毛细血管搏动（特异性差）

诊断学检查

- ECG：可见左室肥厚，电轴左偏，复极化异常；胸片可见心脏扩大伴或不伴升主动脉扩张
- 超声：主动脉关闭不全的严重程度（严重：左室流出道反流宽度 $\geq 65\%$，反流分数例 $\geq 50\%$，反流口 $\geq 0.3cm^2$，降主动脉反流；中等：反流宽度 $25\% \sim 64\%$，反流分数 $30\% \sim 49\%$，反流口 $0.1 \sim 0.29cm^2$）测量左心室大小和心脏功能

治疗（*Circ*, 2014, 129: e521; *Lancet*, 2016, 387: 1312)

- 急性失代偿期（考虑心内膜炎为急性发作诱因时）：
  急性严重主动脉瓣关闭不全且左室功能不全时，通常急需手术治疗
  静脉应用药物降低后负荷（硝普钠）和正性肌力药物（多巴酚丁胺）$\pm$ 变时性支持（心率增加→舒张期缩短→反流时间减少）
  纯血管收缩剂和 IABP 为禁忌

- 慢性 AR 患者中，治疗选择基于左室大小和功能决定（症状发生之前）
- 手术治疗（AVR、如果可能行修复或置换）：

  严重且有症状，（如果不确定，可行负荷实验）

  无症状且 EF 小于 50% 或左室扩张（收缩末容积大于 55mm）或因其他原因进行心脏手术者

- 正在研究经导管主动脉瓣置换（TAVR）（*JACC*，2013，61：1577 & 2015，66：169）
- 药物治疗：如果严重主动脉关闭不全且有症状或左室功能障碍且无手术指征或 AVR 手术前改善血流动力学时可应用血管扩张剂（硝苯地平，ACEI/ARB，肼屈嗪）；对于严重主动脉关闭不全但无症状，合并轻度左室功能障碍或左室功能正常者的患者没有明确益处（*NEJM*，2005，353：1342）

二尖瓣反流（MR）

病因（*Lancet*，2009，373：1382；*NEJM*，2010，363：156）

- 原发性（瓣膜退化）

  瓣叶异常：黏液瘤样变性（MVP），心内膜炎，风湿性心脏病的瓣膜钙化，瓣膜炎（胶原血管病），先天性，抑制食欲的药物（芬芬），放疗

  腱索断裂：黏液瘤样变性，心内膜炎，自发性，创伤性

  心肌梗死所致的心脏破裂或缺血所致乳头肌功能障碍（常为后乳头肌）（由后降支供血）或前外侧乳头肌（由对角支和锐缘支供血）

- 继发性（功能性）：由于扩张性心肌病，肥厚型心肌病及左室缺血病变所致的心尖下乳头位移（*JACC*，2015，65：1231）

临床表现

- 急性：肺水肿，低血压，心源性休克（*NEJM*，2004，351：1627）
- 慢性：可多年无症状，随后左室功能衰竭→进行性加重的劳力性呼吸困难，疲劳，房颤，肺动脉高压
- 预后：如果无症状，药物治疗患者 5 年生存率 80%，有症状仅为 45%

体格检查

- 心尖部可闻及全收缩期高调吹风样杂音

放射至腋下伴或不伴震颤，握拳时加重（敏感性 68%，特异性 92%），Valsalva 动作时减弱（*NEJM*，1988，318：1572）

前瓣叶异常：脊柱闻及后部喷射性杂音

后瓣叶异常：胸骨闻及前部喷射性杂音

因血流通过瓣膜可合并隆隆样杂音

- 心尖搏动最强点处弥漫性增强，S_1 模糊，S_2 广泛分裂（A_2 因左室后负荷下降而提前，P_2 因肺动脉高压延迟）伴或不伴 S_3
- 颈动脉向上搏动（与 A_3 对比，AS 减弱并延迟）

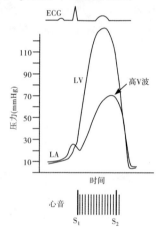

诊断学检查（*NEJM*，2005，352：875）

- ECG：可见左房扩大，左室肥厚伴或不伴房颤
- 胸片：左房扩大，左室扩大伴或不伴肺充血
- 超声：二尖瓣解剖学变化（如病因），二尖瓣反流严重程度：射血面积，源点喷射宽度（缩流断面）或有效反流口面积（ERO；预测生存率），左室功能（如果代偿时 EF 可较正常增大）所以 EF <60% 合并严重的 MR（MR：左室功能障碍）
- 经胸超声不能确诊时应用经食道超声或心脏 MR
- 心脏导管：突出的 PCWP cv 波（MR 不敏感），左室图形分析二尖瓣反流严重程度及射血分数

原发性二尖瓣关闭不全的分类

严重程度	反流分数	射血面积（占心房百分数）	射血宽度（cm）	ERO（cm²）	血管造影*
轻度	<30%	<20%	<0.3	<0.2	1+
中度	30%~49%	20%~40%	0.3~0.69	0.2~0.39	2+
重度	≥50%	>40%	≥0.70	≥0.4	3/4+

*1+，每次心搏心房都清楚显影；2+，左房造影不清楚，几次心搏后可分辨；3+左房和左室模糊，对于继发性 MR，ERO 常被低估和可能进行性左室功能障碍，ERO≥0.2 时定义为重度

治疗（*Circ*，2014，129：e521；*Lancet*，2016，387：1324）

- 急性重度二尖瓣反流：考虑缺血或心内膜炎为诱因时；应用药物降低左室后负荷（硝普钠），减轻充血（利尿剂和硝酸甘油）±正性肌力药物（多巴酚丁胺），IABP，避免血管收缩剂，对于重度二尖瓣反流需手术治疗，如果不做手术预后很差（*JAMA*，2013，310：609）

- 慢性重度原发性二尖瓣反流：手术（修复，与置换相比首选修复）

    手术指征：有症状且 EF>30%，无症状合并 EF 30%~40% 或左室收缩内径≥40mm

    如无症状且 EF>60%+左室收缩末内径<40mm 或新发房颤，肺动脉高压，应选择修复

    如果合并房颤，同时行消融手术，降低房颤发病率，防止卒中，考虑控制症状或不计划抗凝治疗（*NEJM* 2015；372：1399）

- 严重继发性 MR：如心功能 NYHA 3~4 级时需手术，相比修复术，置换更能降低心衰发病率及因心血管病入院率（*NEJM*，2016，374：344）

- 对于正在行 CABG 患者发现中度 MR，瓣环成形术改善功能，但延长手术时间，卒中风险增加，对死亡率无明显影响（*NEJM*，2016，374：1932）

- 经皮二尖瓣修复术（*Circ*，2014，130：1712）：经皮边-边修剪可能不劣于手术，考虑症状严重不能手术的患者（*NEJM*，2011，364：1395）；perc valve 正在研究中（*JACC*，2014，64：1814）

- 如果有症状且<60% 不能手术者，治疗心衰（β 受体阻滞剂，ACEI），应用利尿剂降低前负荷，硝酸甘油（特别是由于缺血性 MR）缓解证，±有效反流口面积，维持窦性心律

- 对于无症状治疗无益处，β 受体阻滞剂提升左室功能（*JACC*，2012，60：833）

二尖瓣脱垂（MVP）

病因和定义

- 胸骨旁超声心动图纵轴像中可见二尖瓣瓣叶在二尖瓣瓣环 ≥2mm 上波浪样运动
- 原发性：散发或家族性黏液瘤样变性，增殖致瓣膜疏松
- 继发性：创伤，心内膜炎，先天性疾病，结缔组织病［如马方综合征，埃 - 当氏（Ehlers-Danlos）综合征］

临床表现（常无症状）

- 二尖瓣反流（二尖瓣脱垂常见），心内膜炎，血栓事件，心律失常（猝死少见）
- 收缩中期高调（前负荷下降时为早期）喀喇音伴或不伴收缩中晚期杂音
- 症状或症状轻微者不需要治疗，不在推荐预防心内膜炎（*Circ*，2007；116：1736），二尖瓣反流治疗同上

二尖瓣狭窄（MS）

病因（*Lancet*，2012，379：953）

- 风湿性心脏病：裂缝处融合——链球菌感染后自身免疫反应导致鱼嘴样瓣膜，在目前发展中国家最常见
- 二尖瓣钙化：瓣叶累及，二尖瓣功能受损，特别是终末期肾病常见
- 先天性疾病，感染性心内膜炎伴有大的缺损，黏液瘤附近的 MV，血栓
- 瓣膜炎（系统性红斑狼疮，淀粉样变，类癌）或浸润（黏多糖贮积症）

临床表现（*Lancet*，2009，374：1271）

- 呼吸困难，肺水肿（如果由于风湿性心脏病，症状常在 30 岁前出现）
  诱因：活动，发热，贫血，容量负荷过重（包括妊娠），心动过速，房颤

- 一旦出现房颤可诱发二尖瓣狭窄患者心衰
- 栓塞事件：常为脑栓塞，特别是房颤或心内膜炎
- 肺部表现：咯血，频发的支气管炎（因肺充血），肺动脉高压，右室功能衰竭
- Ortner's 综合征：因左房扩大压迫喉返神经导致声音嘶哑

体格检查

- 心尖部低调舒张中期隆隆样杂音伴收缩期前衰减（如不伴房颤），左侧卧位呼气时最明显，运动时增强，杂音严重程度（并非强度）与持续时间呈正比，S_1 响亮
- 开瓣音：瓣叶尖端融合导致（舒张早期心尖部高调杂音），二尖瓣面积与 S_2 到开瓣音时间成正比（瓣膜张力高→左房压力上升→间隔缩短）
- S_1 响亮（除非瓣膜钙化或活动受限）

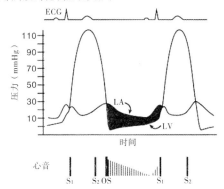

诊断学检查

- ECG：左房扩大（二尖瓣型 P 波）伴或不伴房颤或伴与不伴右室肥大
- 胸片：左房扩张（右侧双倍密度，左心缘双房影，左主支气管抬高）
- 心脏超声：估算压力梯度（▽），右室收缩压，瓣膜面积，瓣膜超声评分（0~16，基于瓣膜的活动度及厚度，瓣膜下增厚，钙化）；休息时二尖瓣狭窄症状与严重程度不一致，应用经皮超声评估右室收缩压和压力梯度。在经皮二尖瓣球囊切开术前行经食道超声排除左房血栓
- 心脏导管：计算瓣膜面积，左房压力高有高 α 波和 y 波钝性下降，肺动脉压升高

二尖瓣狭窄分类

分期	平均压力梯度（mmHg）	压力时间（1/2）	二尖瓣面积（cm²）	肺动脉收缩压（mmHg）
正常	0		4~6	<25
轻度	<5	100~149	1.6~2	<30
中度	5~9	150~219	1.1~1.5	30~50
重度	≥10	≥220	≤1	>50

治疗（*Circ*，2014，129：e521；*Lancet*，2016，387：1324）

- 药物治疗：限制钠摄入，谨慎使用利尿剂，β受体阻滞剂，控制房颤，有症状则限制体力活动
- 对于既往风湿性瓣膜病大于10年，或年龄大于40岁者预防性应用抗生素
- 抗凝：房颤，既往有栓塞病史，左房血栓，左房>55mm或左房扩大与自发比
- 机械干预指征：MVA<1.5且有心衰表现；如无症状但瓣膜严重受损（面积小于1）且形态学适合时行经皮二尖瓣球囊交界分离术；如果MVA>1.5，但运动后血流动力学显著变化，或如果无症状但MVA≤1.5和新发房颤，考虑经皮二尖瓣球囊交界分离术是合理的
- 经皮二尖瓣球囊交界分离术（PMBC）：风湿性心脏病优先考虑，二尖瓣面积成倍，压力梯度下降50%，瓣膜评分<8，中重度MR或左房血栓
- 手术治疗（首选二尖瓣修复，否则置换）：有症状，二尖瓣面积≤1.5，如果不适合经皮二尖瓣球囊交界分离术或失败或禁忌或瓣膜形态不适合可考虑手术治疗
- 妊娠：如果NYHA Ⅲ/Ⅳ → 经皮二尖瓣球囊交界分离术，否则药物治疗，使用低剂量利尿剂，β受体阻滞剂

三尖瓣反流

- 原发性病因：风湿性，结缔组织病，放疗损伤，感染性心内膜炎，Ebstein's（三尖瓣下移畸形），先天性类癌，肿瘤，起搏导联
- 功能性病因（常见）：右室/肺动脉压增高（可能2倍于左侧），右室扩张

伴或不伴心肌梗死

- 全收缩期杂音，在胸骨左缘第 4 肋间最明显，吸气时明显（Carvallo's 征）；S_3，在 JVP 突出的 cv 波
- 行修复手术：对于严重三尖瓣反流症状或反流严重者（如有效反流口面积 $\geq 0.40\text{cm}^2$）可考虑瓣膜成形术或替换；经导管系统（提供表面联合）正在研究中（*JACC*, 2015, 66: 2475）

人工瓣膜置换术后

机械瓣膜（60%）

- 双叶瓣（如 st. Jude Medica）斜碟瓣，球形人工瓣膜
- 非常耐用（20~30 年），但是容易形成血栓，所以需要抗凝
- 如果年龄 <65 岁或已经给予抗凝治疗的患者可考虑使用（*JACC*, 2010, 55: 2413）

生物瓣（40%）

- 牛心包或猪异种移植物（如 Carpentier-Edwards），同种移植
- 不耐用，但形成血栓的风险小，如果年龄大于 70 岁，预计生存期小于 20 年，或有抗凝禁忌证时可考虑使用
- 如果年龄 50~69 岁，相比机械瓣，再次手术风险翻倍，出血及卒中风险减半（*JAMA*, 2014, 312: 1323 & 2015, 313: 1435）

体格检查

- 声音清脆伴或不伴前倾体位时柔和的杂音（正常或有小的梯度降低）

抗凝和抗血小板治疗（*Circ*, 2014, 129: e521）

- 高危因素：既往有血栓病史，房颤，EF 小于 30%~35%，高凝状态
- 华法林（口服抗凝剂），机械二尖瓣置换或高风险机械主动脉瓣置换：维持 INR2.5~3.5
- 低风险主动脉机械瓣置换或高风险二尖瓣、主动脉生物瓣置换：维持 INR2~3。低风险二尖瓣和主动脉瓣生物瓣置换至少应用 3 个月
- 阿司匹林（小于 100mg）：应用于所有假体瓣膜患者，除非合并消化道出

血,未能控制的高血压,INR 不稳定或年龄大于 80 岁

- 如果血栓形成,抗凝强度增加(如 INR 2~3 → 2.5~3.5;2.5~3.5 → 3.5~4.5;如果没有禁忌加用阿司匹林)

机械瓣膜围手术期抗凝治疗

无风险 AVR	术前 2~4d 停用,术后 12~24h 重新使用
MVR 或有危险因素的 AVR	术前当 INR <2,停华法林,应用肝素(首选低分子肝素),术前 4~6h 停用肝素,术后尽快重新应用肝素和华法林

操作包括:非心脏手术,侵入性操作,牙科操作

矫正过度抗凝(*Circ*,2014,129:e521)

- 需权衡大出血和瓣膜血栓形成的风险和获益
- 无出血:INR 5~10,停用华法林,如 INR >10,同时给予维生素 k 1~2.5mg 口服
- 出血:新鲜冰冻血浆,冷沉淀,视情况使用低剂量维生素 K 静脉注射

心内膜炎的预防

- 所有假体瓣膜均需预防(见心内膜炎)

并发症

- 结构损坏(排除心内膜炎);机械瓣膜:除了 Bjork-Shiley;少见
  生物瓣膜:10~15 年高达 30%,二尖瓣 >主动脉瓣;考虑经导管主动脉瓣置换术(*JAMA*,2014,312:162)
- 瓣周漏(排除心内膜炎);机械瓣中小的中心喷射反流常见
- 血栓梗阻(*JACC*,2013,62:1731)或血管翳:查经胸超声心动图,经食管超声心动图,血管造影,或荧光分光光度计检查有无血栓
  有明显症状的向内生长的血管翳:手术切除
  血栓形成:如果为左侧瓣膜且症状严重或血栓较大(≥ 0.8 cm)选择手术治疗
  左侧血栓 70% 溶栓成功,但有 14% 卒中风险
  如果症状轻微,血栓负荷低或不适合手术治疗,考虑应用肝素 ± 溶栓治疗(小剂量 tPA 静脉输注;*JACC CV Imaging*,2013,6:206),右侧溶栓治疗是合理的

- 感染性心内膜炎 ± 瓣膜脓肿和传导系统疾病（参见"心内膜炎"）
- 栓塞（除外心内膜炎）：起始90d内风险极高，服用华法林年风险率约1%（服用阿司匹林2%，不用药4%），机械二尖瓣置换术栓塞风险是机械主动脉瓣置管术的2倍（*Circ*，1994，89：635）
- 出血（因抗凝），溶血反应（特别是球形瓣膜或瓣周漏）

心包疾病

一般原理

解　剖
- 双层（壁层和脏层）组织囊包绕心脏和邻近大血管

病　理
- 炎症（伴或不伴积液）→心包炎
- 积液→渗出伴或不伴心包填塞
- 顺应性降低（炎症继发）→缩窄性心包炎
- 心包填塞和缩窄的特征表现为心室相互依赖增加

心包炎和心包渗出

急性心包炎病因（*JAMA*，2015，314：1498）

特发性（>80%）	大多数源于不明原因的病毒
感染性（<5%可证实为感染）	病毒：柯萨奇病毒，埃可病毒，腺病毒，埃博拉病毒，带状疱疹病毒，艾滋病病毒，流感病毒
	细菌：（来自心内膜炎，肺炎或心脏手术后）肺炎链球菌，脑膜炎双球菌，金黄色葡萄球菌，包柔螺旋体（莱姆病），结核
	真菌：组织病，球孢子菌病，假丝酵母菌，寄生虫，阿米巴，稗属

肿瘤性（<10%）	常见：转移（肺癌，乳腺癌，淋巴瘤，白血病，肾细胞癌）
	罕见：原发性心脏肿瘤，浆膜肿瘤，间皮瘤
自身免疫性	结缔组织病，系统性红斑狼疮，类风湿关节炎，硬皮病，干燥综合征
	血管炎：结节性多动脉炎，血管炎（肉芽肿），韦氏肉芽肿病
	药物诱发：普鲁卡因胺，肼屈嗪，异烟肼，环孢素A
尿毒症性	透析前患者发病率5%～13%，透析后患者发病率约20%
心血管源性	ST段抬高型心肌梗死，心肌梗死后综合征（Dressler's综合征），升主动脉夹层，胸部创伤，心脏手术后，介入并发症（如PCI，PPM）
放射性	纵隔射线大于40Gy，急性或延迟性，可能是渗透性
心包积液不合并心包炎	慢性心力衰竭，肝硬化，肾病综合征，甲减，淀粉样变，漏出性

临床表现（*NEJM*，2014，371：2410）

- 心包炎：胸骨后胸痛，肋膜炎性痛，与体位有关（前倾时加重），放射至斜方肌
- 结核性，肿瘤性，放疗后，尿毒症导致的心包炎中可无疼痛，伴或不伴发热伴或不伴系统性病因
- 心包积液：约2/3患者中出现，从无症状到心包填塞

体格检查

- 心包炎：听诊器可闻及多相心包摩擦音，在胸骨左侧最明显；皮革样杂音多变且逐渐减弱，皮革样杂音有三部分组成（心房收缩，心室收缩，心室舒张）
- 心包积液：心音遥远，由于心包渗出，压缩性肺不张，在左肺后部可叩浊音（Ewart's征）

诊断性检查（*JAMA*，2015，314：1498；*EHJ*，2015，36：2921）

- 满足以下 2 项及以上条件的时候考虑：胸痛，心包摩擦音，ECG 提示，心包积液
- ECG：经典表现为广泛性 ST 抬高（弓背向下），PR 间期缩短（avR 导联除外，ST 压低，PR 间期延长），T 波倒置；典型心包炎与 ST 段抬高心肌梗死相比，直到 ST 段正常才出现 T 波倒置

    分期：1 期 ST 抬高，PR 间期缩短，2 期 ST 和 PR 间期正常，3 期广泛 T 波异常，4 期 T 波正常

    ECG：如果出现低电压或电交替（每次 QRS 的振幅和电轴交替变化）提示心包大量积液

- 胸片：如果大量渗出（大于 250mL）→心影扩大"水瓶心"及心外膜光晕
- 心脏超声：证实心包积液存在，心包积液的位置，大小，是否心包填塞，生理性心包液体本身无特殊表现（心脏超声可正常），尽管可探及心包压塞（纤维性或肿瘤性），可发现左心室或右心室功能障碍，也可以检出无症状心包炎
- CT：可发现心包积液，但是其通常比超声提示范围更大
- MRI：可发现心包增厚或炎症以及受累心肌
- 如果怀疑心肌心包炎，完善 CK-MB，肌钙蛋白检查：约 30% 阳性（*JACC*，2003，42：2144），完善 C 反应蛋白，红细胞沉降率

渗出的检查

- 排除感染性：病史和胸片常由明显表现，急性期和恢复期的血清学检查有意义
- 排除非感染性病因：尿素，肌酐，抗核抗体，类风湿因子，艾滋病病毒，肿瘤相关性检查
- 对于怀疑心包积液为感染性、恶性或量大（＞2cm）或复发性积液需行心包穿刺术：留取本查细胞计数，蛋白，乳酸盐脱氢酶，糖，细菌染色和培养，查找抗酸杆菌，细胞学检查，腺苷脱氨酶，分枝杆菌 PCR，怀疑肿瘤的查特异性肿瘤标志物

    渗出液标准：蛋白 >3g/dL，渗出液蛋白/血清蛋白 >0.5，渗出液乳酸盐脱氢酶/血清乳酸盐脱氢酶 >0.6，血糖小于 60mg/dL，敏感性高（约90%），特异性差（约 20%），总体实用性差（*Chest*，1997，111：1213）

- 如果高度怀疑为肿瘤性或结核性考虑心包活检

心包炎的治疗 (*JAMA*, 2015, 314：1498；*EHJ*, 2015, 36：2921)

- 大剂量 NSAID（如布洛芬 600～800mg, tid）或阿司匹林（650～1000mg, tid）持续 7～14d，数周后逐渐减量，合并心肌梗死时首选阿司匹林，合用质子泵抑制剂可降低消化道出血风险

- 可添加秋水仙碱 0.5mg bid（如体重小于 70kg qd）持续 3 个月，可降低难治性复发性心包炎 50% 风险（*NEJM*, 2013, 369：1522）

- 除了系统性自身免疫性疾病，尿毒症，妊娠，NSAID 禁忌，或原发病难以控制时，避免使用激素，否则可能会增加心包炎复发的风险（*Circ*, 2008, 118：667）。如果是结核性心包炎，激素可能降低心包缩窄的风险（*NEJM*, 2014, 371：1121）

- 避免使用抗凝剂（尽管并无证据显示可增加出血或心包填塞的风险）

- 感染性积液→心包引流（优于手术）＋全身抗生素

- 70%～90% 的急性原发性心包炎属自限性疾病

- 复发性心包炎（*Circ*, 2007, 115：2739）

  危险因素包括：亚急性，lg 积液或填塞，T＞38℃，NSAID 治疗 7d 后无效，给予秋水仙碱 0.5mg bid 持续 6 个月（*Annals*, 2011, 155：409；*Lancet*, 2014, 383：2232）

- 复发性心包积液：考虑心包膜开窗术（经皮或手术）

心包填塞

病　因

- 急性心包炎的任何病因都可以出现：特别是肿瘤性，感染性，尿毒症性，升主动脉夹层破裂，心脏破裂，围手术期并发症，创伤，心脏切开后综合征可能出现

- 心包积液快速积聚，引起心包填塞，因为心包没有伸展时间（顺应性上升）以适应心包积液量增加

病理生理学 (*NEJM*, 2003, 349：684)

- 心包内压力升高，心脏受压，静脉回流减少，心输出量减少

- 舒张压上升，心脏各腔趋于一致，当三尖瓣开放时，从右房到右室的流量减少至最少，y 波下降变钝

- 心室间相互依赖增加→奇脉（正常生理的病理增大）

    吸气→右房压力和心包内压下降→静脉回流增加→右室增大→室间隔左移。同时肺血管顺应性增加→肺静脉回流下降导致左室充盈减少→左室射血量下降，血压下降

临床表现

- 心源性休克（低血压，疲劳）无肺水肿表现
- 呼吸困难（约85%）：可能由呼吸驱动力增加静脉回心血量增加

体格检查 (*NEJM*, 2014, 35: 2279)

- Beck 三联征（少数病例出现）：心音低弱，颈静脉压力上升，低血压
- 颈静脉压力上升（76%）伴有 y 波下降变钝
- 反射性心动过速（77%），低血压（26%，偶尔高血压），四肢湿冷
- 奇脉（敏感性82%，特异性70%）＝吸气时收缩压下降≥10mmHg

    阳性似然比 3.3（如果脉搏 > 12 则为 5.9），阴性似然比 0.03

    鉴别诊断：肺栓塞，血容量不足，严重的 COPD，缩窄（约1/3）右室梗死，CHF

    如果既往存在左室舒张末压升高，心律失常，严重的主动脉瓣关闭不全，房间隔缺损，局限性心包填塞则表现不明显
- 心音低弱（28%）伴或不伴心包摩擦音（30%）
- 呼吸急促或端坐呼吸，但肺部无啰音

诊断性检查

- ECG：心率增快，电压下降（42%），电交替伴或不伴心包炎的体征
- 胸片：心影扩大（89%）
- 心脏彩超：渗出阳性，下腔静脉扩张，吸气时室间隔偏移，右心房舒张期萎缩（敏感性85%，特异性80%）和（或）右心室舒张期萎缩（敏感性<80%，特异性90%）
- 不同呼吸相时跨膜速度差（呼吸时跨三尖瓣压上升，跨二尖瓣压下降）
- 术后心包填塞可能局限化，不易探查到
- 心脏导管检查（右室和心包）：心包内压和舒张压（右心房、右心室、肺动脉楔压）的升高（15～30mmHg）并均衡，右房 Y 波下降变钝
- 心包穿刺后心脏搏出量升高证实为心包填塞，如果引流后右房压力仍持续

升高，可能存在渗出－缩窄性心包疾病（可能来自脏层心包限制；*NEJM*，2004，350：469），或心肌功能障碍（如并发心肌炎）

治疗 (*EHJ*，2014，35：2279)
- 维持血容量（但过度补液可导致心包填塞加重），应用正性肌力药物（避免使用 β 受体阻滞剂）
- 避免应用血管收缩剂，因其可降低搏出量及心率
- 避免正压通气因其可进一步降低心脏充盈 (*Circ*，2006，113：1622)
- 心包穿刺术（由于主动脉破裂或心脏破裂时等待急诊手术时，如果病情不稳定，考虑心包穿刺引流积液防止无脉性电活动）
- 如果心包积液快速再累积，分隔包裹或出血要考虑手术引流

缩窄性心包炎

病因 (*Circ*，2011，124：1270)
- 心包炎的各种病因（急性心包炎后 1% ~2% 发生）
- 高危因素：结核性心包炎，细菌性，肿瘤性，放射性，结缔组织病，心脏术后
- 病毒性/原发性，是心包炎的最常见病因，占疾病较大比例

病理生理学
- 心包的脏层和壁层粘连→心包僵硬度升高限制心室舒张→系统性静脉压力升高
- 早期快速充盈期静脉回流受限，心房舒张，三尖瓣打开致右房压力快速下降，x 和 y 波明显
- Kussmaul 征：吸气时颈静脉压力不下降（吸气时静脉回流增加，但由于心包填塞，胸腔内负压不能传至心脏）

临床表现 (*NEJM*，2011，364：1350)
- 右心衰 > 左心衰（体循环充血 > 肺循环充血）

体格检查

- 颈静脉压上升且 y 波明显下降，Kussmaul 征［可能的诊断有：三尖瓣狭窄，急性肺心病，右室功能障碍（心肌病，右心室梗死），上腔静脉综合征］
- 肝脾肿大，腹水，外周水肿，需与原发性肝硬化鉴别
- 心尖搏动最强点不能触及，心包叩击音，无奇脉

诊断学检查

- ECG：非特异性，进展期常有房颤（高达 33%）
- CXR：钙化（结核分枝杆菌为最常见原因），特别是侧位片（特异性差）
- 心脏彩超：伴或不伴心包增厚，"室间隔抖动征" = 舒张早期快速充盈使室间隔突然移位
- 心脏导管：心房合并 Ms 或 Ws（x 和 y 波明显下降）
- 心室：心室内压在舒张早期迅速下降，随后快速升高，继而在舒张中、晚期压力呈平高线，称之为"平方根征"，左室和右室压力峰值在呼吸循环中不一致（*Circ*，1996，93：2007）
- CT 或 MRI：心包增厚（> 4mm，敏感性约 80%）伴活动受限（*Circ*，2011，123：e418）

治 疗

- 如果容量过负荷应用利尿剂，如果为感染性或进展性行外科心包切除术

缩窄性心包炎和限制性心肌病鉴别

评估	缩窄性心包炎	限制性心肌病
体格检查	Kussmaul 征阳性， 心尖搏动最强点消失 心包叩击音阳性	伴或不伴 Kussmaul 征 心尖搏动最强点增强 伴或不伴 S_3，S_4 伴或不伴二尖瓣，三尖瓣反流杂音
心电图	伴或不伴低电压	如果浸润性心肌病可有低电压 伴或不伴传导异常

心脏超声	呼吸周期内变异性大（25%~40%） 吸气→三尖瓣血流增加，二尖瓣血流减少 E'（组织速度）正常或增加 呼气时肝静脉逆流 舒张早期室间隔抖动征 室壁厚度正常	呼吸周期内变异性小（<10%） 峰流速充盈减慢 充盈时间延长 E'下降（小于8cm/敏感性95%，特异性96%） 吸气时肝静脉逆流 双房增大影 伴或不伴室壁厚度增加
CT/MR	心包增厚	心包正常
NT-proBNP	变异性大	常升高（*JACC*，2005，45：1900）
	明显的 x，y 波下降（在缩窄性心包炎更明显）	
	平方根征（在缩窄性心包炎更明显）	
心脏导管	左室舒张末压 = 右室舒张末压 右室收缩压 < 55mmHg（敏感性90%，特异性29%） 右室舒张末压 >1/3 右室收缩压（敏感性93%，特异性46%） 呼吸周期内左室和右室压力峰值不协调 收缩面积指数（在呼气和吸气时右室和左室压力 – 时间曲线比例）>1.1（敏感性97%，特异性100%）	左室舒张末压 > 右室舒张末压（特别是在补液时） 右室收缩压 >55mmHg 右室舒张末压 <1/3 右室收缩压 呼吸周期内左室和右室压力峰值协调 收缩面积指数 ≤ 1.1（*JACC*，2008，51：315）
心肌活检	正常	限制性心肌病的各种特异性病因（纤维化，浸润，肥大）

高血压

JNC8 分类

分类	收缩压	舒张压
正常	<120	<80
正常高值血压	120~139	80~90
高血压1期	140~159	90~99
高血压2期	≥160	≥100

动态血压监测标准

时间	收缩压	舒张压
24h平均值	130	85
日间	140	90
夜间	125	75

(*Circ*, 2005, 111: 697)

血压为 mmHg, 血压至少重复测量2次, 时间间隔为1~2分钟, 1期高血压需1~4周确定, 2期高血压需立即治疗 (*J Clin HTN*, 2014, 16: 14)

流行病学 (*JAMA*, 2014, 311: 1424; *Circ*, 2015, 131: e29)

- 美国成人患病率约为30%, 非洲裔美国人患病率≥44%, 男性与女性无差别
- 全部高血压患者中, 约3/4接受治疗, 约1/2控制血压达标, 约1/6对诊断不知情

病因学

- 原发性 (95%): 在25~55岁发病, 多有家族史, 发病机制不明, 可能与长时间肾脏微血管损伤和交感神经兴奋有关 (*NEJM*, 2002, 346: 913)
- 随着年龄增长, 血管顺应性下降, 可发生高血压, 遗传和环境因素也可导

致高血压（*Nature*，2011，478：103）

- 继发性：如果年龄小于 30 岁，或突然起病、重度血压升高或难以控制的高血压考虑为继发性高血压

继发性高血压的病因

疾病		病史	初始诊断检查
肾脏疾病	肾实质（2%~3%）	糖尿病史，多囊肾，肾小球肾炎病史	肌酐清除率，蛋白尿，参见：肾衰竭
	肾血管（1%~2%） 动脉粥样硬化（90%） 纤维肌性发育不良（10%，年轻女性） 结节性多动脉炎、硬皮病	ACEI 或 ARB 诱发的急性肾衰复发性一过性肺水肿肾动脉杂音，低钾血症（*NEJM*，2009，361：1972）	MRA（特异性，敏感性大于90%，纤维肌性发育不良较少），CTA，双重超声，血管造影，血浆肾素（特异性低）
内分泌疾病	醛固酮增多症或库欣综合征（1%~5%）	低钾血症 代谢性碱中毒	参见"肾上腺疾病"
	嗜铬细胞瘤（<1%）	阵发性高血压，头痛，心悸	
	黏液水肿（<1%）	参见甲状腺疾病	甲状腺功能测定
	高钙血症（<1%）	多尿，脱水，精神状态改变	血钙
其他	阻塞性呼吸睡眠暂停综合征（参见前文），酒精滥用		
	药物：口服避孕药，类固醇，甘草，非甾体抗炎药（特别是环加氧酶－2），促红细胞生成素，环孢素		
	主动脉缩窄：下肢动脉搏动减弱，收缩期杂音，桡动脉股动脉波动不一致，经胸超声及胸片可发现异常。真性红细胞增多症：血细胞比容升高		

诊断学检查

- **目标:** ①寻找心血管危险因素;②寻找继发性高血压病因;③ 评估靶器官损伤
- **病史:** 冠心病,心力衰竭,短暂性脑缺血发作/脑血管病,外周血管病,糖尿病,肾功能不全,睡眠呼吸暂停,先兆子痫;高血压病家族史,饮食,钠的摄入,吸烟,酒精滥用,处方药和非处方药,口服避孕药
- **体格检查:** 双上臂血压;眼底,体重指数,心脏(左心室肥厚,杂音),血管(杂音,桡动脉股动脉波动不一致)腹部(肿物或杂音),神经系统检查
- **实验室检查:** 血钾,肌酐,尿素,血钙,血糖,血细胞比容,尿常规,血脂,促甲状腺激素,尿蛋白/肌酐比(如果肌酐升高,糖尿病,外周性水肿完善),肾素,ECG(高血压左室肥厚),胸片,经胸超声(评估瓣膜异常,高血压左室肥厚)
- **动态血压监测:** 针对阵发性、难治性高血压,白大衣高血压

高血压的并发症

- **神经系统:** 短暂性脑缺血发作/脑血管事件,动脉瘤破裂,血管性痴呆
- **视网膜病变:** Ⅰ期 = 动脉狭窄;Ⅱ = 铜线征,动静脉切迹;Ⅲ = 出血渗出;Ⅳ = 视盘水肿
- **心脏:** 冠心病,左心室肥厚,心力衰竭,房颤
- **血管性:** 主动脉夹层,主动脉瘤(高血压 = 动脉瘤关键危险因素)
- **肾脏:** 蛋白尿,肾衰竭

治疗(*JAMA*,2014,311:507;*J Clin HTN*,2014,16:14;*HTN*,2015,65:1372;*JACC*,2015,65:1998)

- 每降低 10mmHg→主要心血管事件发生率下降20%,心衰发生下降28%,死亡率下降13%(*Lancet*,2016,387:957)
- 传统目标值:< 140/90mmHg;如果既往有心肌梗死或脑梗死病史:应 < 130/80mmHg

  如果合并高危因素(心血管疾病,10 年内发生心血管病率≥ 15%;慢性肾病≥ 75 岁,无糖尿病及卒中病史)收缩压 120 左右与 135 左右相比(通过电子血压计测量)→主要不良心血管事件下降25%,死亡率下降27%,心衰下降38%,但增加低血压,AKI,晕厥,电解质异常(*NEJM*,2015,373:2103)

  如果合并糖尿病:因为目前研究中缺乏有效的证据,最佳目标值存在争

议（*NEJM*，2010，362：1575）；如果存在慢性肾病及蛋白尿，血压<130/80 mmHg 可防治肾功能恶化（ASH/ISH）

如果中度危险因素（RF 但无心血管疾病），只有 SBP > 140mmHg 才可获益（*NEJM*，2016，374：2009）

在老年人群中，目标更宽松，对于 2 期低危患者可获益（*NEJM*，2008，358：1887），对于高危患者仍建议 SBP 120 左右（降低主要不良心血管事件和死亡率；*JAMA*，2016，315：2673）

- 生活方式干预（每项可降低 SBP 约 5mmHg）

  控制体重：BMI 目标值 18.5～24.9；有氧运动：每日锻炼 ≥ 30min，每周锻炼≥5d

  饮食：多进食水果蔬菜，降低饱和脂肪酸和脂肪的摄入（DASH，*NEJM*，2001，344：3）

  较少钠盐摄入：每日 ≤2.4g（理想状态 ≤1.5g/d）；补充钾盐（*NEJM*，2007，356：1966 & 2010，362：2102）

  限制饮酒：男性每日饮酒≤2 份；女性或体重较轻者≤1 份；避免非甾体抗炎药

- 药物选择

  高血压前期：ARB 可防止高血压，但不能降低临床事件（*NEJM*，2006，354：1685）

  高血压：治疗选择仍有争议，合并疾病及分期可能对治疗决策有帮助意义

  无并发症：CCB，ARB/ACEI，或噻嗪类（首选氢氯噻嗪）属一线用药（*NEJM*，2009，361：2153）。β 受体阻滞剂不是一线用药（*Lancet*，2005，366：1545）

  对于非黑人<60 岁的患者：起始选择为 ARB 或 ACEI，如果不能控制，增加 CCB 或噻嗪类，如果仍不能控制，再增加其他类降压药物

  对于黑人，老年或肥胖患者（均对盐敏感）：起始合理选择为 CCB 或噻嗪类，如不能控制增加一线药物，ARB 或 ACEI，如果仍不能控制，需要增加所有三类药物

  合并冠心病（*Circ*，2015，131：e435）：ACEI 或 ARB（*NEJM*，2008，358：1547）；ACEI + CCB 优于 ACEI + 噻嗪（*NEJM*，2008，359：2417）或 β 受体阻滞剂 + 利尿剂（*Lancet*，2005，366：895）；对于心绞痛缓解时需要 β 受体阻滞剂/硝酸盐类，如果有心梗病史，β 受体阻

滞剂 ± ACEI/ARB ± 醛固酮拮抗剂（参见急性冠脉综合征）

合并心力衰竭：ACEI/ARB/肾素拮抗剂，β 受体阻滞剂，利尿剂，醛固酮拮抗剂（参见"心力衰竭"）

二级脑血管病预防：ACEI ± 噻嗪类（*Lancet*，2001，358：1033）

合并糖尿病：ACEI 或 ARB；也可应用利尿剂或者 CCB

合并慢性肾病：ACEI 或 ARB（*NEJM*，1993，329：1456 & 2001，345：851 & 861）

- 精确个体化治疗：1 期首选单药治疗；2 期考虑联合用药（如 ACEI + CCB；*NEJM*，2008，359：2417）；以最大剂量的 1/2 开始；在 2～3 周后，上调或添加药物
- 妊娠：甲基多巴，拉贝洛尔 & 首选硝苯地平，水合氯醛；避免使用利尿剂；禁用 ACEI/ARB，目舒张压 85 *vs.* 105 是安全的且降低严重高血压发生（*NEJM*，2015，372：407）

难治性高血压（应用 3 种以上其中包含利尿剂降压药物联合治疗仍不能控制血压达标；*JAMA*，2014，311：2216）

- 排除继发性高血压，假性血压升高：测量不准确（袖带大小），饮食控制差（进食钠多），对治疗依从性差，白大衣高血压（动态血压监测）
- 如果内生肌酐清除率 <30，确定利尿剂的有效剂量（氯噻酮 >氢氯噻嗪，祥利尿剂 >噻嗪类）
- 可加用醛固酮拮抗剂（*Lancet*，2015，386：2059），β 受体阻滞剂（特别是拉贝洛尔，卡维地洛或奈必洛尔等血管扩张剂），α 受体阻滞剂或血管扩张剂

高血压危象

- 高血压急症：血压上升→ 急性靶器官缺血和损伤

  神经损伤：高血压脑病，出血 或缺血性卒中，视神经盘水肿

  心脏损伤：急性冠脉综合征，心力衰竭/肺水肿，主动脉夹层

  肾损伤：蛋白尿，血尿，急性肾衰竭，硬皮病性肾衰竭

  微血管病溶血性贫血；子痫前期 - 子痫

- 高血压亚急症：收缩压 >180mmHg 或舒张压 >120 mmHg（？110mmHg），轻度靶器官损伤或无靶器官损伤

诱　因

- 原发性高血压进展 ± 药物依从性差（可乐定）或饮食不当
- 肾血管疾病进展：急性肾小球肾炎；硬皮病；先兆子痫
- 内分泌：嗜铬细胞瘤，库欣病
- 拟交感神经药物：可卡因，安非他命，单胺氧化酶抑制剂 + 富含酪胺的食物

治疗（*Chest*，2007，131：1949）

- 目标值依据临床制定。对于主动脉夹层积极降压。对于缺血性卒中除非血压极高（＞220/120）或准备溶栓外，不要积极降压
- 高血压危象：静脉应用降压药物使平均动脉压在 2h 内下降 25%（可能需要动脉有创血压监测）；如果可以耐受舒张压在 2~6h 内 ＜110 mmHg
- 高血压急症：应用口服药物使血压数小时内将至 ≤ 160/100；1~2 d 内降至目标值
- 监测尿量，肌酐，精神状态，这些可能提示对低血压能不能耐受

高血压危象的药物选择

静脉用药	硝普钠* 0.25~10μg/(g·min)	硝酸甘油 5~1000μg/min
	拉贝洛尔 20~80mg IV q10min 或 2mg/min，孕妇首选	艾司洛尔 0.5mg/kg 负荷量，0.05~0.2mg/(kg·min)
	非诺多巴 0.1~1.6μg/(kg·min)	肼屈嗪 10~20mg q20~30min
	尼卡地平 5~15mg/h	氯维地平 1~16mg/h
	酚妥拉明 5~15mg 静脉注射 q5~15min	依那普利拉 1.25mg
口服药物	卡托普利 12.5~100mg q8h	拉贝洛尔 200~800mg，2~3h 后重复
	可乐定 0.2mg 负荷量，0.1mg qh	肼屈嗪 10~75mg qid

* 硝普钠代谢物为氰化物→精神状态改变，乳酸酸中毒，死亡。只能在 10min 之内使用极高剂量［8~10μg/(kg·min)］，需监测硫氰酸盐水平，氰化物中毒时应用维生素 B_{12} 或硫代硫酸钠治疗

主动脉瘤

定 义

- 真性动脉瘤（主动脉全层扩张 > 50%），假性动脉瘤（破裂局限于动脉外膜内）
- 定位：主动脉根部（主动脉环样扩张），胸主动脉瘤（TAA），胸腹主动脉瘤（TAAA），腹主动脉瘤（AAA）
- 分类：梭形动脉瘤（主动脉向四周扩张），囊样扩张（主动脉壁局部扩张）

流行病学（*Circ*，2010，121：e266；2011，124：2020；*Nat Rev Cardiol*，2011，8：92）

- 胸主动脉瘤：男：女约为 2:1，约 60% 累及主动脉根部和升主动脉，约 40% 累及降主动脉
- 腹主动脉瘤：大于 60 岁人群中发病率为 4% ~ 8%，男性发病率较女性高 5 倍，大多数累及肾动脉以下主动脉

病理生理学和危险因素（*NEJM*，2009，361：1114；*Nat Med*，2009，15：649）

- 壁厚度/壁应力增加，壁应力 $\propto [(\Delta P \times r)/(壁厚)]$（Laplace 定律）
- 胸主动脉瘤：囊性中层坏死（细胞凋亡，弹性蛋白纤维减弱）；合并结缔组织病；主动脉炎
- 腹主动脉瘤：长期高血压 + 动脉粥样硬化/炎症→中层变薄
- 经典临床危险因素：高血压，动脉粥样硬化，吸烟，男性，年龄
- 结缔组织病：马方综合征，埃勒斯 - 当洛综合征 Ⅳ 型，Loeys-Dietz（洛伊迪丝）综合征，先天性疾病（二叶型主动脉瓣，特纳综合征），大动脉炎（TAKAYASU 动脉炎，脊柱关节炎，梅毒，IgG4），动脉创伤

筛查（*Circ*，2010，121：e266 & 2011，124：2020；*Annals*，2014，161：281；*JAMA*，2015，313：1156）

- 胸主动脉瘤：如果二叶型主动脉瓣或与下列因素之一相关，①胸主动脉瘤或二叶型主动脉瓣；②上述结缔组织病

- 腹主动脉瘤：对所用腹部搏动性包块均应筛查，所有有家族主动脉病史大于60岁的美国男性均应筛查，所有年龄65~75岁既往有吸烟史的均应筛查

诊断 (*Circ*, 2010, 121：e266 & 2011, 124：2020)

- 增强 CT：快速，非侵入性，对所有主动脉瘤敏感性及特异性俱佳
- 经胸或经食管超声：经胸超声用于探查主动脉根部及升主动脉，经食管超声探查主动脉其他部位
- MRI：对于主动脉根部成像优于 CT，对于腹主动脉瘤的诊断准确度高，但耗时，不应用造影剂
- 腹部超声：用于探查肾下腹主动脉瘤的筛查和监测

治疗 (*Circ*, 2006, 113：e463；2008, 117：1883；2010, 121：e266；*NEJM*, 2014, 371：2101)

- 通过控制危险因素防止动脉瘤破裂（约50%死于院前）
- 危险因素控制：戒烟，低密度脂蛋白 <70mg/dL
- 血压控制：β 受体阻滞剂可抑制动脉瘤扩大（*NEJM*, 1994, 330：1335），ACEI 可降低动脉瘤破裂风险（*Lancet*, 2006, 368：659）；ARB 可使马方综合征根部增长率下降（*NEJM*, 2008, 358：2787）
- 中度心血管风险患者可以运动，避免需要屏气动作的运动（如举重）
- 手术（基于家族史，体重，性别，解剖特点个体化选择）
  - 胸主动脉瘤：有症状，升主动脉大于 5.5cm（如果是马方综合征、Bi-Aov、L-D、血管型皮肤弹性过敏综合征等疾病大于 4~5cm）；降主动脉大于6cm；大于 4.5cm 且计划行主动脉瓣手术，直径与手术预后无明显相关性
  - 腹主动脉瘤：有症状，在肾动脉开口下直径大于 5.5cm，或女性大于5cm，每年增长超过 0.5cm，合并动脉炎

血管内动脉瘤修复 (*NEJM*, 2008, 358：494；*Circ*, 2011, 124：2020&2015：131：1291)

- 需要结合主动脉解剖考虑
- TEVAR（经胸 EVAR）对于胸主动脉瘤直径大于 5.5cm 的可以降低围手术期死亡率和额外死亡率（*Circ*, 2010, 121：2780；*JACC*, 2010, 55：986；*J Thorac Cr Surg*, 2010, 140：1001 & 2012, 144：604）

- 腹主动脉瘤：指南建议开胸或 EVAR 修复开口位于肾动脉开口以下的动脉瘤

  可以降低短期死亡率，出血及住院时间，长期并发症（每年 3% ~ 4%，渗漏，破裂）仍需监测。在试验中，除外年龄小于 70 岁的患者，对总体死亡率无影响（*NEJM*，2010，362：1863，1881 & 2012，367：1988）

  通过观察中数据发现 EVAR 可以改善早期死亡率，但也增加长期内破裂的风险

  不适合手术的患者或过围手术期风险的：与药物治疗相比，动脉瘤手术相关死亡率下降，不能改变总体死亡率（*NEJM*，2010，362：1872）。解剖情况良好时 EVAR 优于腹主动脉瘤开放性手术（*Ann Surg*，2009，2508：818）

并发症（*Circ*，2010，121：e266；*Not Rev Cardiol*，2011，8：92）
- 疼痛：持续性胸痛，背痛，腹部痛，新发疼痛或疼痛加重预示动脉瘤破裂
- 破裂风险：直径大，女性，合并吸烟史，高血压者风险大

  胸主动脉瘤：直径 <6cm1 年内破裂率约为 2.5%， >6cm 比例约为 7%

  腹主动脉瘤：直径 <5cm1 年内破裂率约为 1%，直径 5 ~ 5.9cm 比例约为 6.5%，破裂后 80% 患者可能在 24h 内死亡
- 主动脉瓣关闭不全（TAA），慢性心力衰竭，急性冠脉综合征（参见前文）主动脉夹层
- 血栓栓塞相关缺血事件（如神经系统或内脏，肢体末端缺血）
- 临近结构受压（上腔静脉，食管，气管，喉返神经）

随访（*Circ*，2010，121：e266；*Nat Rev Cardiol*，2011，8：92；*JAMA*，2013，309：806）
- 胸主动脉瘤扩大率为每年 0.1cm，腹主动脉为 0.3 ~ 0.4cm
- 对于腹主动脉瘤 <4cm 需要每 2 ~ 3 年随访一次，4 ~ 4.5cm 时每 6 ~ 12 个月随访一次，如果在 6 个月内扩大 >0.5cm 需更频繁随访
- 胸主动脉瘤：在诊断确保稳定后 6 个月随访，如果稳定之后每年随访（*Circ*，2005，111：816）
- 需排查冠状动脉粥样硬化性心脏病，外周缺血性疾病，以及其他部位的动脉瘤。约 35% 的胸主动脉患者合并腹主动脉瘤，约 25% 的腹主动脉瘤患者合并胸主动脉瘤

急性主动脉综合征

定义 (*Circ*, 2010, 121: e266; *Eur Heart J*, 2012, 33: 26)

- 主动脉夹层: 内膜撕裂→血液渗出至主动脉中层 (形成假腔)
- 主动脉壁内血肿 (IMF) 血管内膜撕裂, 内膜下出血与主动脉腔不相通, 6% 的主动脉综合征; 临床上按照主动脉夹层管理
- 穿透性溃疡: 溃疡斑块穿透内膜, 形成中层出血

分类 (近端发病 2 倍于远端)

- 近端型: 涉及主动脉, 不考虑起源 (= Stanford A, DeBakey Ⅰ & Ⅱ)
- 远端型: 仅涉及降主动脉在锁骨下动脉远端 (Stanford B, DeBakey Ⅲ)

危险因素 (*Lancet*, 2015, 385: 800)

- 经典危险因素 (老年人中): 高血压 (大于 70% 主动脉夹层患者合并高血压), 年龄 (60~70 岁), 男性 (约 65% 为男性), 吸烟史, 高脂血症; 急性血压升高: 可卡因, 屏气动作 (如举重)
- 遗传及获得性疾病: 结缔组织病 (马方综合征, 埃勒斯 - 当洛综合征 Ⅳ型, Loeys-Dietz 综合征)

  先天性疾病: 二瓣性主动脉瓣或狭窄 (如 Turner 综合征)

  大动脉炎 (TAKAYASU 动脉炎, 脊柱关节炎, 梅毒, IgG4) 妊娠, 在孕期第三期多见

- 创伤: 钝搓伤 (如机械系损伤), 主动脉内球囊反搏, 心脏或主动脉瓣手术, 心脏导管手术

临床表现和体格检查[*] (*JAMA*, 2000. 283: 897)

特征	近端	远端
主动脉性疼痛 (突发、严重的, 撕裂样或裂开性疼痛, 起病时最重, 相比 ACS, 则为进行性加重)	94% (胸背)	98%

续表

晕厥（心包填塞所致）	13%	4%
慢性心力衰竭（常由主动脉瓣关闭不全所致）	9%	3%
脑血管事件	6%	2%
高血压	36%	70%
低血压或休克（心包填塞，主动脉瓣关闭不全，心肌梗死，心脏破裂）	25%	4%
脉搏短绌（累及颈动脉，锁骨下动脉或股动脉）	19%	9%
主动脉瓣杂音	44%	12%

* S/S 相互影响与受影响的分支血管和远端器官相关；可能 Δ 作为解剖进展

初始评估和诊断措施（*Circ*，2010，121：e266；*JACC CV Img*，2014，7：406）

- 病史及查体，测量双侧血压及桡动脉搏动是否对称，如果累及冠状动脉心电图上可见 ST 抬高
- 胸部 X 线：60%～90% 出现异常（纵隔增宽，胸腔积液），但阴性不能排除主动脉夹层
- CT：快速可靠，敏感性 >93%，特异性 98%，可同时查明是否急性冠脉综合征、肺栓塞及主动脉疾病
- MRI：特异性及敏感性 >98%，检查时间长，且不能随时检查
- 经胸超声：近端敏感性 >95%，远端 >80%，可以评估冠脉、心包、主动脉瓣关闭不全和气管后盲点
- 初步影像学检查阴性，但临床症状高度怀疑需进一步检查
- D－二聚体：敏感性 97%，特异性 47%，如果 <500ng/mL 可以排除主动脉夹层（*Circ*，2009，119：2702），但不能除外合并临床高风险的患者（*Annals EM*，2015，66：368）；不排除合并主动脉壁内血肿

治疗（*Circ*, 2010, 121: 1544; *JACC*, 2013, 61: 1661; *Lancet*, 2015, 385: 800）

- 目标是降低主动脉张力，心率 <60/min，中心动脉压 <120mmHg（或在能保证灌注时更低的动脉压。排除假性低血压，如由于锁骨下动脉撕裂导致上肢血压偏低，此时应使用最高 BP 数值）
- 首选 β 受体阻滞剂（如艾司洛尔，拉贝洛尔）以减缓血管舒张药物所致的反射性心率增快，如果合并 β 受体阻滞剂禁忌，然后使用血管收缩剂降低收缩压（如硝普钠）
- 如果出现低血压请手术科室会诊，静脉输液维持血容量，保持平均动脉压 >70mmHg，排除并发症（如心包填塞，夹层破裂，严重的主动脉灌注不足）
- 近端：所有急性患者，慢性患者，如果 c/b 进展，主动脉关闭不全，主动脉瘤均考虑手术治疗
- 远端：药物治疗，除非合并并发症（见下），早期血管腔内治疗可能降低远期并发症，死亡率（*JACC*, 2013, 61: 1661; *Circ Cardiovasc Int*, 2013, 6: 407）

并发症（约 20% 的发生率；*Circ*, 2010, 121: e266; *Lancet*, 2015, 385: 800）

- 需要监测评估性别，年龄，尿量，脉搏，实验室检查（肌酐，血红蛋白，乳酸），影像学检查（约 7d 或更快）
- 血压控制不良或持续性疼痛可能预示出现并发症或扩张
- 进展：可以出现夹层分扩大，动脉瘤增大，假腔增大
- 破裂：心包填塞（除非合并无脉性电活动避免心包穿刺），血液涌入胸膜腔，纵隔，腹膜后间隙，影像学上的血肿扩大提示破裂
- 灌注不足（各支动脉的部分或全部阻塞）

    冠脉累及出现心肌梗死（多为右侧冠状动脉），出现下壁梗死，由于夹层常在外壁弯曲处

    无名动脉或颈动脉受累出现脑缺血表现，霍纳综合征，肋间及脊柱动脉累及可导致脊髓缺血，四肢瘫

    无名动脉/锁骨下动脉累及可出现上肢远端缺血，髂动脉受累可出现下肢远端缺血

    腹腔干或肠系膜动脉累及出现肠缺血，肾动脉累及可出现 AKI，肌酐进行性上升，难治性高血压

- 主动脉瓣关闭不全：环状扩张或瓣叶被假腔破坏
- 死亡率：急性近端型前 48h 每小时增加 1%，急性远端型 30d 死亡率10% ~ 35%
- 长期影像学检查：在发病后第 1 个月，第 3 个月，第 6 个月行 CT 或 MRI 检查，然后每年检查（18 个月、30 个月等）1 次

心律失常

心动过缓，房室传导阻滞和房室分离

窦性心动过缓（SB）（*NEJM*, 2000, 342: 703）

- 病因：药物包括（β 受体阻滞剂，钙离子通道拮抗剂，胺碘酮，锂，地高辛），迷走神经张力升高（包括睡觉，运动员、下壁心肌梗死），代谢因素（缺氧，脓毒症，黏液性水肿，低体温，血糖降低），阻塞性睡眠呼吸暂停，颅内压升高
- 治疗：如果没有症状无须治疗，如有症状可应用阿托品，β 受体激动剂或起搏器
- 窦性停搏最常见的原因被房性期前收缩阻滞

病窦综合征（SSS）

- 特征包括：周期性无诱因窦缓，窦房停滞，阵发性窦缓和房性心动过速（快慢综合征），运动耐力试验提示变时心功能不全
- 治疗：单药治疗多数不能控制（充分控制心动过速可导致不可接受的心动过缓），对于心动过速可能需要联合药物治疗（β 受体阻滞剂，钙离子拮抗剂，地高辛），对于心动过缓可应用永久性起搏器

房室传导阻滞

类型	特征
一度	PR 间期延长（>200ms），所有心房冲动均可下传（1:1）

二度 I 型 (Mobitz I Wencke- bach)	PR 间期进行性延长直到一个冲动不能下传；（成组搏动）由于缺血（下壁心梗），炎症（心肌炎，心内膜炎，二尖瓣手术）迷走神经张力高（运动员），药物诱导导致房室结异常典型（约 50%），随着 PR 间期绝对值延长，RR 间期缩短，持续暂停间期 < 2 倍之前的 RR 间期，QRS 波正常。颈动脉窦按摩可使 AVB 恶化，可用阿托品改善常为阵发性或夜间发作或无症状，无须治疗
二度 II 型 (Mobitz II)	偶发或重复性冲动不能下传伴 RR 间期不变，QRS 延长由于 His 束 – Purkinje 异常：缺血（AMI），传导系统变性，浸润性疾病，炎症或主动脉手术，TAVR 颈动脉窦按摩可改善 AVB，阿托品使 AVB 加重可进展为三度 AVB 房室传导阻滞需要起搏治疗
三度（完全性）	无房室传导，如果存在逸搏，可为窄型（交界区）或宽型（室性）

注意，如果 2:1 阻滞，不能区分二度 I 型还是 II 型 AVB（无机会观察 PR 延长）；通常根据其他心电图和临床资料分类。高度 AVB 通常是指连续冲击 ≥2 次冲动未传导

房室分离

- 失职性：窦房心动过缓，允许下级起搏点（如房室结）起搏
- 夺获性：下级起搏点加速（如房室结性心动过速，室性心动过速）
- 三度房室传导阻滞：心房起搏点不能激动心室，下级起搏点出现。鉴别等律性房室分离，（心房率≈心室率，一些 P 波不能下传）

临时起搏器

- 当心动过缓合并血流动力学不稳定或不稳定的逸搏心律且除颤仪不易获得时，考虑安装临时起搏器，危险因素包括：感染，室性心动过速，完全性房室传导阻滞，合并左束支传导阻滞等
- 如果是不可逆因素（β 受体阻滞剂，钙离子拮抗剂过量，莱姆病，感染性心内膜炎，心肌炎，心脏手术后，创伤，TAVR）导致的心动过缓，或尖端扭转型室性心动过速，急性心肌梗死（高度的房室传导阻滞）时需应用起搏器

室上性心动过速

起源于心室以上，窄 QRS，除非合并预激综合征或传导异常

SVT 的常见病因（*NEJM*，2012，367：1438）

	类型	特征
房性	窦性心动过速（ST）	由疼痛，发热，血容量不足，缺氧，贫血，焦虑，肺栓塞，戒断综合征，β 受体激动剂等引起
	房性心动过速（AT）	心房起源，不是窦房结起源，可见于冠心病，COPD，儿茶酚胺类升高，酒精过量及应用地高辛
	多灶性房速（MAT）	心房多点自律性增高，见于肺疾病
	房扑（AFL）	顺时针或逆时针环路，多在右心房
	房颤（AF）	快速，不规律的激动传导至房室结，多起源于肺静脉
房室交界区	房室结折返心动过速（AVNRT）	房室结折返环双重通路
	房室折返性心动过速（AVRT）	经房室结和附加通路折返，顺行性（沿 AVN 下行传导，常窄 QRS 波）VS 逆行性（沿附加通路下降，宽 QRS 波）
	交界区性心动过速	房室交界区自律性增加，可见逆行 P 波，房室分离，可见于心肌炎、心内膜炎，心脏术后，地高辛应用，下壁心肌梗死

室上速的鉴别诊断（*NEJM*，2012，367：1438）

起病	突发突止与窦性心动过速鉴别
心率	不具备诊断价值，室上速心率在 140~250/min，窦性心动过速常 <150/min，房扑多为 2：1 下传，心室率 150/min；AVNRT 和 AVRT 常 >150/min

续表

心律	不规律则为房颤，多处阻滞的房扑，多灶性房速
P波形态	在 QRS 波前则为窦性心动过速，房速（P 波与窦性不同），多灶性房速（P 波形态大于 3 种形态），出现在 QRS 波后且在下壁导联倒置，心房经房室结逆向激动。AVNRT：P 波埋在 QRS 波中或出现在 QRS 波最后，形态扭曲（V_1 导联呈假性 RSR' 波形）。AVRT：稍晚于 QRS 波，常距离 QRS 波较远，RP 间期 > 100ms 更提示 AVRT。交界区性心动过速：既无正常 P 波，也无类似 AVNRT 的逆传 P 波，纤颤或无 P 波提示房颤。锯齿样 F 波（下壁导联和 V_1）提示房扑
对腺苷或迷走神经刺激的反应	心率下降可见于窦性心动过速，房速多灶性房速，折返性心动过速，可能突然终止（典型表现为最后 QRS 波后出现 P 波）或无反应。阵发性房速可能终止。在房扑和房颤中，可使房室传导阻滞增加，可能暴露 "F" 波

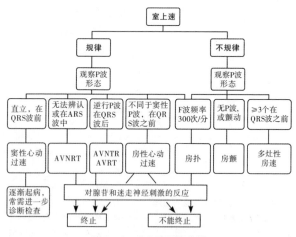

图 1-4　室上速处理步骤

室上速的治疗（*Circ*，2016，133：e506）

节律	急性期处理	长期治疗
不稳定	高级心脏生命支持，心脏电复律	N/A
窦性心动过速	治疗原发疾病	N/A
房性心动过速	β受体阻滞剂，钙通道阻滞剂腺苷；胺碘酮?	射频消融，β受体阻抗剂，IC/Ⅲ类抗心律失常药物
AVNRT或AVRT	迷走神经刺激法，腺苷（AVRT需谨慎*），β受体阻滞剂，钙结抗剂，其他药物失败用DCCV	AVRT见下章 AVRT射频消融，β受体阻滞剂，钙通道阻滞剂，地高辛（慢性或必要时），IC/Ⅲ类抗心律失常药物
交界区性心动过速	β受体阻滞剂，钙通道阻滞剂，胺碘酮	治疗原发病（地高辛中毒、心脏缺血）
房颤	β受体阻滞剂，钙通道阻滞剂，地高辛或抗心律失常药物	见心房颤动
房扑	β受体阻滞剂，钙结抗剂，地高辛或抗心律失常药物	射频消融，β受体阻滞剂，钙通道阻滞剂，IC/Ⅲ类抗心律失常药物
多灶性房速	如果耐受可选用β受体阻滞剂，钙通道阻滞剂	治疗潜在的疾病，β受体阻滞剂，钙通道阻滞剂，如果药物治疗无效应用房室结消融+起搏器

对于附加通路和预激性心动过速避免使用腺苷和节性药物，见下文（*JACC*，2003，42：1493）

- 导管消融：整体成功率高（AFL/AVNRT约95%，AVRT约90%，AF约80%）

  并发症：卒中，心肌梗死，出血，穿孔，传导阻滞（*JAMA*，2007，290：2768）

附加旁路（Wolff-Parkinson-White）

定　义

- 传导性心肌的附加旁路连接心房和心室，使心脏电冲动绕过房室结间期延迟传导

- 预激模式（WPW）：PR间期缩短，QRS波增宽，伴有 δ 波（开始模糊不清，可以精细），ST段和T波异常（类似于下壁陈旧性心肌梗死）

  仅见于可以顺行传导的通路（如果通路仅可以逆行传导，窦性心律时心电图可以正常，隐藏"旁路"）

  如果房室结传导减慢，肺动脉导管可加重提前激动

- WPW 综合征：附加通路 + 阵发性心动过速

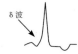

δ 波

经典 WPW 旁路所致心动过速

- 顺行的 AVRT：窄波室上速（典型），房室结传导减少旁路传导增加，需要逆行传导，所以可以在隐蔽的旁路发生

- 逆行的 AVRT：宽波室上速（罕见），旁路传导减少，附加径路和房室结传导增加，需要顺行性传导，所以在窦性心律下可见提前激动

- 房颤沿附加通路快速传导时可见不规则的宽室上速，需要广泛，顺行传导，所以在窦性心律下可见预激，很少诱发室颤

治疗（*Heart Rhythm*，2012，9：1006；*Circ*，2016，133：e506）

- AVRT（顺行传导的）：迷走神经刺激，β受体阻滞剂，钙通道阻滞剂，谨慎使用腺苷（可诱发房颤）备好除颤器

- 沿附加通路传导的房扑房颤：需要应用药物治疗心律失常，增加通路不应性。应用普鲁卡因胺，伊布利特或直流电复律，避免使用钙通道阻滞剂，β受体阻滞剂，胺碘酮，地高辛和腺苷，因为可能降低通路的不应性导致室性心律增加，室颤发生（*Circ*，2016，133：e506）

- 长期治疗：如果有症状可应用射频消融，如果不能行射频消融治疗，可应用抗心律失常药物（ⅠA，Ⅲ类）钙通道阻滞剂或β受体阻滞剂

如果无症状，但 AVRT 或房颤可诱导 EPS（*NEJM*，2003，349：1803）
或如果快速传导可能（√w/EPS，如果预激励持续在运动测试期间）
心源性猝死的风险与房颤时 RR 间期有多短（如≤250ms）以及室上速是
否运动时可诱导相关

宽波心动过速（WCTS）

病因（*Lancet*，2012，380：1520）
- 室性心动过速：约占总数的 80%
- 室上速伴差异性传导：固定的束支传导阻滞，心率依赖性束支传导组织
  （常为右束支），通过附加通路传导，或心房触发的室性起搏

单形性室速（MMVT）
- 所有图形类似：在 V_1 导联上为显著向上的 RBBB 型 = V_1 导联向下的
  LBBB 型
- 心脏结构异常的病因包括：既往心梗（瘢痕形成），心肌病，心肌炎，其
  中致心律失常性右室心肌病（ARVC）表现为不完全性右束支传导阻滞，
  ECG 上 V_1 ~ V_3 可见 ε 波（QRS 末端切迹）和 T 波倒置，合并右束支传导
  阻滞，通过 MRI 可诊断
- 心脏结构正常的病因（正常静息心电图）：右室流出道室速，在下壁电轴
  上表现为左束支传导阻滞，常需射频消融。特发性左室室速，在上壁电轴
  上表现为右束支传导阻滞型室速，应用维拉帕米有效

多形式室速（PMVT）
- 每次心搏形态不同
- 病因：缺血，心肌炎，以儿茶酚胺为媒介的
  尖端扭转型室速（Tdp，尖端扭转，多形性室速，QT 间期延长），获得性
  QT 间期延长（药物，电解质异常，脑卒中，见"心电图"），增加心
  率减慢的风险，室性早搏节律（间歇依赖型）或先天性疾病（钾/钠

通道病）：T 波异常，交感神经刺激诱发尖端扭转（如运动，情绪，突然的噪声）（*Lancet*，2008，372：750）

Brugada 综合征（钠离子通道疾病）：男性多于女性，静息心电图可表现为假性右束支传导阻滞，$V_1 \sim V_3$ 导联 ST 段抬高（IA 或IC 类药物可诱发）

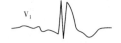

室速的诊断线索（除非可以证明有非室速）

- 既往有心肌梗死，心力衰竭，左室功能障碍，宽 QRS 波是室速最佳预测因子（*Am J Med*，1998，84：53）
- 血流动力学和心率不能区分室速和室上速
- 单形性室速是规则的，开始可能表现为不规则的图形，类似传导异常的房颤

  非常不规律的不规则节律提示房颤合并传导异常或预激
- 提示室速的 ECG 表现（*Circ*，1991，83：1649）

  房室分离（P 波独立，夺获，室性融合波）证实为室速

  极宽的 QRS（右束支传导阻滞型中大于 140ms，左束支传导阻滞型中大于160ms）极度的电轴偏移，束支传导阻滞的 QRS 波型不典型

  右束支传导阻滞型中，V_1 中有高 R 波（或为单形性 R 波），V6 中 r/s 小于 1

  左束支传导阻滞型中，V_1 QRS 波开始到最低限时限大于 60 – 100ms，V6 可见 q 波

  一致性（在所有心前区导联 QRS 波类型/方向相同）

长期治疗（*JACC*，2006，48：1064；*EHJ*，2015，36：2793；*Circ*，2016，133：1715）

- 心脏超声评估左室功能，心脏血管造影或负荷试验排除缺血。MRI 或右室活检评估是否为浸润性心肌病或致命心律失常性右室心肌病，电生理检查评估室速是否可被诱发
- ICD：对既往有室速/室颤的二级预防

  如果合并高危因素：如射血分数小于 30% ~35%，致命心律失常性右室心肌病，Brugada 综合征，长 QT 间期综合征，严重的肥厚性心肌病，考虑一级预防，见"心脏病"

设备管理：如果病因可逆或等待 ICD 中给予穿戴式除颤器（WCD）

在非休克的患者中抗心动过速性起搏（ATP = 短阵快速起搏比 VT 快）可以终止 VT

- 药物治疗：特发性左室室速可应用 β 受体阻滞剂，维拉帕米或抗心律失常药物（如胺碘酮，美西律）终止室速
- 如果药物诱发尖端扭转→ QT > 500 伴或不伴室性早搏，停用药物，补钾至正常，同时补充镁 ± 起搏（*JACC*，2010，55：934）
- 射频消融：如果孤立性室速或复发性室速触发 ICD 给予射频消融治疗，心脏电风暴下降 34%，（*NEJM*，2016，375：111），在植入 ICD 前射频消融治疗使 ICD 放电率下降 40%（*Lancet*，2010，375：31）

房　颤

分类（*Circ*，2014，130：e199）

- 阵发性（自行终止，常 <48h，多由肺静脉内触发）*vs.* 持续性（大于 7d）*vs.* 长期性（ >1 年）*vs.* 永久性（无机会转复）
- 非瓣膜性 *vs.* 瓣膜性（风湿性二尖瓣狭窄，人工瓣膜，瓣膜修复）

流行病学和病因学（*Circ*，2011，124：1982）

- 人群患病率为 1% ~ 2%（其中超过 10% 的 >80 岁），男性多于女性，对预期寿命影响约 25%
- 急性（超过 50% 无明确病因）

心源性：心力衰竭 新发心肌病，心肌炎/心包炎，缺血/心肌梗死，高血压危象，瓣膜疾病，心脏术后

肺源性：急性肺疾病或低氧血症（如 COPD 急性发作，肺炎），肺栓塞，睡眠呼吸暂停综合征

代谢性：高儿茶酚胺状态（应激，感染，术后，嗜铬细胞瘤），甲状腺毒症

药物性：酒精（"假日心"），可卡因，苯丙胺，茶碱，咖啡因，吸烟

神经源性：蛛网膜下腔出血，缺血性卒中

- 慢性：高龄，高血压，瓣膜疾病（MV，TV，AoV），心肌病，甲亢，肥胖

评 估

- 病史和体格检查，ECG，胸片，经胸超声（左房大小，血栓，瓣膜，左室射血分数，心包），血钾，镁，肌酐，在抗凝药物之前粪便潜血，甲状腺功能；如有缺血症状需排除心肌梗死

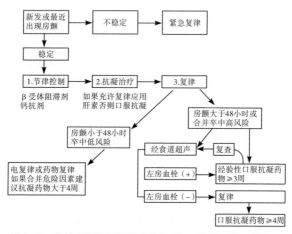

图 1-5 急性房颤处理步骤（引自 *Circ*，2014，130：e199）

心率控制（如果有症状，目标心率小于 80/min，如果无症状，射血分数 >40%，目标心率 <110/min；*Lancet*，2016，388：818）

药物		急性（静脉）	维持（口服）	注意
钙抗剂	维拉帕米	2min 内 5~10mg，30min 重复	120~360mg/d 分次剂量	血压下降（用葡萄糖酸钙处理），加重心衰
	地尔硫䓬	2min 0.25mg/kg，15min 后重复，5~15mg/h 静脉维持	120~360mg/d 分次剂量	合并 COPD 优先选择，可以提高地高辛浓度

续表

β受体阻滞剂	美托洛尔	2min内5mg, 每5min重复, 最多3次	25～100mg, 每天2～3次	降低血压（应用胰高血糖素处理），如果合并冠心病优先选择，增加心衰及支气管痉挛恶化的风险
地高辛（发病大于30min）		0.25mg q2h, 24h最大1.5mg	0.125～0.375 mg/d, 根据肌酐清除率调整剂量	在心衰或低血压时应用，劳力性心率控制差
胺碘酮		前1h300mg, 10～15mg/h维持24h		

Circ, 2014, 130: e199. 如果合并预激综合征（即预激或WCT），静脉应用β受体阻滞剂、钙抗剂或地高辛为禁忌证，因为可通过附加通路诱发室颤，所以应用普鲁卡因胺、伊布利特或胺碘酮

*许多药物包括胺碘酮，维拉帕米，奎尼丁，普罗帕酮，大环内酯类，唑类抗真菌药可升高地高辛浓度

复 律

- 如果为初发合并症状，心动过速介导的心肌病或心率控制差时需考虑以下情况考虑：

  如果房颤大于48h，心脏复律时（药物或者电击）脑卒中风险增加2%～5%，所以需经胸超声排除血栓或提前3周进行治疗性抗凝

- 如需紧急电复律，紧急应用抗凝治疗（如静脉应用肝素）

- 成功率取决于：房颤持续时间，心房大小，诱发因素控制情况（容量状态，甲状腺功能）相关

- 考虑预先使用抗心律失常药物治疗（如伊布利特），特别是初次复律失败的

- 药物复律中Ⅲ类或ⅠC类药物已证实更有效

- 如果恢复窦性心律（自行或经转复），心房机械功能仍受影响，在接下来

的 3 个月内，复发风险极高，电复律后抗凝药物需≥4 周，除非房颤小于 48h 且低危

心律控制（*Lancet*，2016，388：829）

- 控制心律不降低死亡率和中风的风险（*NEJM*，2002，347：1825；2008，358：2667 & 2016，374：1911）
- 如果有症状（如心衰），难以控制的心率或心动过速介导的心肌病考虑控制心率

房颤的抗心律失常药物（*EHJ*，2012，33：2719；*Circ*，2014，130：e199）

药物		转复	维持量	注意
Ⅲ类抗心律失常药	胺碘酮	5～7 mg/kg iv 超过 30～60min，1mg/min 维持，10g 负荷量	200～400mg qd（最有效的复律药物）	QT 间期延长但 Tdp 少见，注意钾离子，肺，肝，甲状腺毒性，应用华法林需监测 INR
	决奈达龙	n/a	400mg，bid	如果没有永久性房颤或 EF 下降，与胺碘酮相比，副作用小，药效作用小，肝毒性
	伊布利特	1mg iv 超过 10min 可重复 1 次	n/a	如果低钾血症或 QT 延长则为禁忌（3%～8% 的 TdP 风险），静脉应用镁
	多非利特	0.5mg po bid	0.5mg po bid	可延长 QT，增加 TdP 风险，根据肾功能调节用药量
	索他洛尔	n/a	80～160mg bid	心率下降，QT 间期延长，根据肾脏功能调节用药量
IC 类	氟卡尼	300mg po × 1	100～150mg bid	预先使用房室结阻滞剂治疗，结构性/缺血性心肌病为禁忌证
	普罗帕酮	600mg po × 1	150～300mg bid	

续表

IA 类	普鲁卡因胺	10 ~ 15mg/kg iv n/a 超过 1h		血压下降，QT 间期延长，预先使用房室结阻滞剂

基础疾病与药物选择：

无或轻度高血压，左心室肥大：IC 类药物（口袋药），索他洛尔，决奈达龙

合并高血压，左心室肥大：胺碘酮；合并冠心病：索他洛尔，多非利特，胺碘酮，决奈达龙；合并心力衰竭：胺碘酮，多非利特。

非药物治疗

- 射频消融（静脉电隔离术、肺静脉前庭电隔离术和左心房线性消融术）成功率 80%，不需要中断抗凝。如果无左房增大或 EF 下降，治疗效果优于抗心律失常药物（*NEJM*，2016，374：2235；*JAMA*，2014，311：692）
- 如果经历心脏手术考虑选择迷宫手术（70% ~95% 成功率）
- 如果其他治疗无效，选择房室结消融加起搏器（*NEJM*，2001，344：1043；2002，346：2062）

口服抗凝治疗（*Circ*，2014，130：e199；*JAMA*，2015，313：1950；*EHRA Practical Guide EHJ*，2016，epub）

- 因为卒中风险极高，所有瓣膜性房颤（如风湿性二尖瓣狭窄，人工瓣膜，瓣膜修复术后）均应抗凝
- 非瓣膜性房颤：脑卒中年风险率约 4.5%
- CHA2DS2-VAS 评分指导治疗：慢性心衰（1 分）；高血压（1 分）；年龄大于 75 岁（2 分）；糖尿病（1 分），中风/短暂性脑缺血（2 分）；血管疾病（心肌梗死、外周动脉疾病、主动脉动脉硬化）（1 分），年龄 65 ~74（1分），女性（1 分）

  每年卒中增加风险（*Lancet* 2012；379：648）：低危时，每增加 1 分风险增加 1%，0 → 0%，1 → 1.3%，2 → 2.2%，3 → 3.2%，4 → 4.0%；分数越高，风险上升（5→6.7%，≥6→≥10%）

  评分大于 2 分需要抗凝治疗，评分 1 分，考虑抗凝药物或阿司匹林（如果每年风险因素 65 ~74，血管病，女性），或者没有治疗，考虑使用阿司匹林合理。评分 0 分，可以不用抗凝治疗

- 治疗选择：NOAC（非瓣膜心脏病导致房颤的选择），或华法林（INR2 ~

3）；如果患者拒绝抗凝药物，阿司匹林加氯吡格雷，比华法林效果差；或单用阿司匹林（*NEJM*，2009，360：2066）

- 房颤合并冠心病或 PCI：应用氯吡格雷加抗凝药物，不用阿司匹林（*Lancet*，2013，381：1107）

- NVAF 围手术期动脉血栓塞率 < 0.5%；桥接应用低分子肝素无获益，华法林预先给药 5d 增加出血风险（*NEJM*，2015，373：823）

治疗非瓣膜性房颤非维生素 K 拮抗剂口服抗凝药（*Lancet*，2014，383：955）

药物	剂量	与华法林相比
达比加群（血栓直接抑制剂）	150mg bid（110mg 在美国没获得批准），如果肌酐清除率为 15 ~ 30，75mg bid	150mg 降低卒中和颅内出血风险，但消化道出血风险增加 110mg 卒中风险与 150mg 相等，但大出血和颅内出血风险降低风险：消化道反应，与华法林相比增加心肌梗死
利伐沙班（FXa 抑制剂）	20mg 每天 1 次（如果肌酐清除率为 15 ~ 50，15mg qn）	卒中及大出血风险相当，但致命性出血包括颅内出血下降
阿哌沙班（FXa 抑制剂）	5mg bid，如果满足下列其中两项条件（大于 80 岁，小于 60kg，肌酐大于 1.5mg/dL 则为 2.5mg bid）	缺血性卒中风险相当，大出血包括颅内出血风险下降，死亡率下降 11%，与不能应用华法林只用阿司匹林患者相比，阿哌沙班降低 55% 中风及大出血
依度沙班（FXa 抑制剂）	如果肌酐清除率 51 ~ 95，60mg qd（如果肌酐清除率为 15 ~ 50，30mg qd）	缺血性卒中风险相当，大出血包括颅内出血风险下降，心血管原因导致死亡下降 14%，如果肌酐清除率大于 95，缺血性卒中风险增加

不需要监测 PT，APTT，几小时内起效，漏服 1 次可导致效用下降。特异性拮抗剂：达比加群的拮抗剂 idarucizumab（一种人源性抗体片段），FXa 拮抗剂 adnexanet（*NEJM*，2015，373：511 & 373：2413）

- 左心耳封堵术（WATCHMAN）栓塞，适合于不能抗凝治疗的患者（*JACC*，2015，65：2614）
- 心外膜环左心房消融术：初始成功率高（*JACC*，2013，62：108）
- 如果有心脏手术指征行左心耳切除术

心房扑动
- 心房主导折返环：典型表现为逆时钟折返，下壁导联可见房扑波
- 脑卒中风险与心房颤动相当，所以抗凝治疗同房颤
- 三尖瓣峡部消融对心房扑动成功率95%。

晕 厥

定 义
- 由于大脑低灌注所致的一过性意识丧失症状
- 如果需要 CPR 或心脏电复律，属心源性猝死而不是晕厥（预后不同）
- 晕厥前状态 = 没有意识丧失的轻微头晕

病因（*NEJM*，2002，347：878；*JACC*，2006，47：473，*Eur Heart J*，2009，30：2631）

- 神经心源性晕厥（又名血管迷走神经性，约25%；*NEJM*，2005，352：1004），交感神经张力升高→左心室收缩力增高→左室机械性感受器触发迷走神经张力增高→贝 - 亚反射活跃→心率下降（心脏抑制）/血压下降（血管舒张）

  咳嗽，吞咽，小便/大便→迷走神经张力增高，可作为诱发因素

  相关疾病：颈动脉窦过敏（刺激颈动脉窦加重迷走神经反应）
- 直立性低血压（约10%）

  血容量不足/利尿剂，心血管功能失调，血管扩张剂（特别是与变时药物联合应用时）

  自主神经病变：原发性：帕金森病，夏 - 德氏（Shy-Drager）综合征，多系统萎缩，路易小体痴呆，体位性心动过速性综合征（年轻人自主神经

异常），继发性：糖尿病，嗜酒，淀粉样变性，慢性肾衰竭（*NEJM*，2008，358：615）

- 心源性晕厥（约占20%，男性多于女性）

  心律失常（15%）因为症状多为一过性所以诊断困难

  缓慢性心律失常：病窦综合征，高度房室结传导阻滞，变时作用差，永久性心脏起搏器故障

  快速性心律失常：室性心动过速，室上性心动过速（晕厥少见，除非合并结构性心脏病或预激综合征）

  机械性（5%）

  心内膜/瓣膜：主动脉瓣膜狭窄，二尖瓣狭窄，肺动脉狭窄，假体瓣膜血栓，黏液瘤

  心肌性：心肌梗死后心脏泵血功能障碍或肥厚性心肌病所致的流出道梗阻（但室性心动过速常见）

  心包性：心包填塞；血管性，肺栓塞，肺动脉高压，主动脉夹层，腹主动脉破裂，锁骨下动脉盗血

- 神经源性（10%）：椎基底动脉供血不足，脑动脉夹层，蛛网膜下腔出血，短暂性脑缺血发作/脑血管意外，偏头痛

- 意识丧失的其他各种病因（不属于晕厥）：癫痫，低血糖，低氧血症，发作性睡病，精神性

诊断检查（约40%患者病因不能确定病因）

- 病史和体格检查包括直立性生命体征效率最好，成本效益最高（*Archives*，2009，169：1299）

- 现病史（如果可能，来自患者或目击者）

  晕厥发生前活动方式和姿势

  诱因：用力（主动脉瓣狭窄，肥厚性心肌病，肺动脉高压），体位改变（直立性低血压），不良应激如晕血，疼痛，情绪悲痛，疲劳，久站，温热环境，恶心呕吐，咳嗽/排便/排尿/吞咽（神经心源性），扭头或刮胡子（颈动脉窦过敏），上肢活动（锁骨下动脉窃血）

  前驱症状（如大汗，恶心，视力模糊），心源性小于5s，血管迷走神经性大于5s

  伴随症状：胸痛，心悸，神经症状，发作后，大小便失禁（抽搐活动小

于 10s，可能伴随一过性大脑灌注不足或癫痫小发作）

- 既往史：既往晕厥病史，既往心脏及神经疾病，既往无心血管疾病病史，5% 心脏病可能，25% 血管迷走神经性；既往有心脏病史，20% 心源性，10% 血管迷走神经性（*NEJM*，2002，347：878）

- 可能诱发晕厥的药物

  血管扩张剂，α-受体阻滞剂，硝酸酯类，ACEI/ARB，钙通道阻滞剂，肼苯哒嗪，吩噻嗪，抗癫痫药

  利尿剂，变时药物（如 β 受体阻滞剂和钙通道阻滞剂）

  药物性心律失常或 QT 间期延长：ⅠA，ⅠC 或 Ⅲ 类抗心律失常药物（参见心电图）

  精神药物：抗精神病药物，三环类抗抑郁药，巴比妥类，苯二氮䓬类，酒精

- 家族史：心肌病，心源性猝死，晕厥（血管迷走性可能有遗传因素）

- 体格检查

  生命体征包括体位性改变（阳性表现：由卧位转为站立位后收缩压下降大于 20mmHg，舒张压下降大于 10mmHg，或心率上升 10~20/min），测量双侧血压

  心源性：心力衰竭（颈静脉怒张，心尖搏动最强点弥散，S_3），杂音，左心肥厚（S_4，左室肥厚），肺动脉高压（右室膨隆，P_2 亢进）

  血管性：不对称脉搏的监测，颈动脉/锁骨下动脉杂音，如果无杂音，刺激颈动脉以确定颈动脉敏感性（阳性表现：心跳暂停 > 3 s 或 收缩压下降 > 50mmHg）

  神经系统检查：局灶性表现，咬舌的证据，粪便潜血试验

- 心电图（约 50% 异常，但仅明确诊断 < 10% 晕厥原因）

  传导功能：窦性心动过缓，窦性停搏/窦性心律失常，房室传导延迟，束支传导阻滞/室内传导延迟

  心律失常：异位搏动，QT 间期延长或缩短，预激综合征，Brugada 综合征 ε 波（致心律失常性右室心肌病），室性心动过速，室上性心动过速

  缺血性改变（新或陈旧的）：心房或心室肥厚

- 实验室检查：血糖，血红蛋白，妊娠试验（生育年龄的女性），D - 二聚体，肌钙蛋白（低阳性率，需结合其他检查）

其他诊断性检查（依据病史，体格检查和心电图考虑选择）

- 动态心电监测：如果怀疑心律失常所致晕厥

  Holter：（持续 ECG24～48h），对于频发患者有效

  心律失常加症状（4%），如无症状加显著心律失常（13%），有症状无心律失常（17%）

  事件记录仪（患者启动事件记录节律带）：仅限于有前驱症状的晕厥，因为需要患者启动记录

  环状记录器（持续保持心律带，可以在事件发生后启动）

  对于可能在 1 月内发作（包括前驱症状）有益，可以与无线监测系统相结合，可以自动触发特定的节奏

  植入性环状记录器（植入皮下，可以记录大于 1 年）对于发病频率小于 1 月 1 次，可诊断55%的病例（*Circ*, 2001, 104：46），推荐用于反复发作晕厥

- 超声：排除结构性心脏病，包括心肌病（包括肥厚性心肌病和致心律失常性右室心肌病），瓣膜性疾病（包括主动脉瓣狭窄，二尖瓣狭窄，二尖瓣脱垂），黏液瘤，淀粉样变，肺动脉高压伴或不伴冠脉异常

- ETT/CCTA/心脏导管检查：特别适合运动性晕厥，排除缺血或儿茶酚胺诱导的心律失常

- 心脏电生理检查：对于有心动过速或心动过缓的高危患者考虑应用，但不能确诊

  如果有心脏病，50% 异常（诱导性室性心动过速，传导异常），但意义不明确

  如果心电图异常，3%～20% 异常，如果心电图和心脏无异常，小于 1% 异常（Annals, 1997, 127：76）

- 直立倾斜试验：因其特异性、敏感性、再重复性差受到争议，如果怀疑血管迷走性晕厥，通过病史不能诊断时可考虑使用

- 心脏 MRI：对于心电图，超声提示致心律失常性右心室病或心源性猝死家族史的可应用 MRI 协助诊断心律失常性右心室心肌病

- 神经系统检查（脑血管检查，CT，MRI，脑电图）：如果有病史或体格检查怀疑，阳性率低

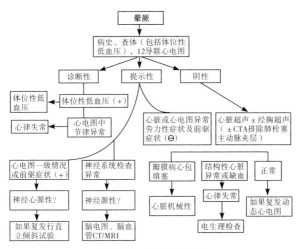

图 1-6 晕厥处理步骤

高危特征（需入院心电监测或检查；*J Emerg Med*, 2012, 42: 345）
- 年龄大于 60 岁，冠心病史，心衰/心肌病，瓣膜性或先天性心脏病，心律失常，心源性猝死的家族史
- 心源性晕厥（无前驱症状，运动可诱发，合并创伤），复发性晕厥
- 主诉为胸痛，呼吸困难，血管异常，心脏，肺动脉，神经系统检查异常的
- 心电图提示传导异常，心律失常或缺血，应用永久性起搏器，ICD 的患者

治 疗
- 心律失常，心脏机械性或神经源性晕厥：治疗原发病
- 血管迷走性晕厥：氟氢可的松，米多君或 SSRI（五羟色胺再摄取抑制剂）效果不确定（*Int J Cardiol*, 2013, 167: 1906；*JACC*, 2016, 68: 1）；丙吡胺或 β 受体阻滞剂 效果未能证实（*Circ*, 2006, 113: 1164），在出现危险情况前摄入 16 oz 水（*Circ*, 2003, 108: 2660），如果 2 年发作超过 3 次或窦性停搏 > 3s 时应用永久性起搏器，效果不确定（*Circ*, 2012, 125: 2566）；如果平板倾斜试验阳性且无心律失常时起搏器可能无效（*EHJ*, 2014, 35: 2211）
- 体位性晕厥：容量复苏（如每日上午口服 500mL 水）；如果为慢性→从平

卧位转为站立位时要慢，应用弹力袜，米多君（HTN，2014，64：1235）醋酸氟氢可的松，高钠饮食

预后（*Ann Emerg Med*，1997，29：459；*NEJM*，2002，347：878）

- 特发性总体复发率为22%，其他复发率3%
- 心源性晕厥：死亡率上升2倍，1年心愿性猝死发生率20%~40%，中位生存时间6年
- 不明原因的晕厥死亡率上升1.3倍，但非心源性晕厥或不明原因的晕厥如果心电图正常，无室速病史，无心力衰竭，年龄小于45岁→复发率低，1年心愿性猝死发生率小于5%
- 血管迷走性晕厥：患者不增加死亡，心梗，卒中的风险
- 当晕厥患者是否适合运动，操作机械或从事高危职业时（如飞行员），需考虑到美国当地驾驶法律和医生报告需要

心脏起搏装置管理

起搏器代码

第一个字母	第二个字母	第三个字母	第四个字母
起搏心腔	感知心腔	对感知节律的反应	程序特征
A 心房 V 心室，O 无感知功能；I 抑制型 D 心房心室双腔起搏，R 触发性			

常用起搏模式

VVI	单导联在右心室的心室起搏，感知心脏电活动后抑制心脏起搏，适用于慢性房颤伴有症状的心动过缓
DDD	心房和心室共同感受和起搏（右心房、右心室放置导联），感知心房起搏抑制心房搏动，同时激发心室起搏，追踪固有的心脏电活动，维持房室同步，降低房颤发生
模式转换	房性快速心律失常（如房颤），起搏器从 DDD 转换至非追踪模式的 VVI，防止起搏器以最快心率起搏以响应快速心房率

续表

磁性（放在发生器上）	PPM：固频起搏（VOO/DOO）。ICD：无休克，起搏功能可保留适应证：√捕获 手术；不适应 PPM 抑制/ ICD 休克，PM 导致的快速心律失常

无线电起搏已逐渐开始应用（*NEJM*，2015，373：1125 & 2016，374：53）

永久起搏器适应证

房室传导阻滞	有症状的二度或三度 AVB，合并心率小于 40/min 或清醒时停搏大于 3s（如果是房颤为 5s），无症状的三度或二度 2 型 AVB，交替性左/右束支传导阻滞
窦房结异常	有症状的窦缓，窦性停搏，病窦综合征，症状与变时功能障碍无明显相关
快速型心律失常	房颤合并病窦综合征，复发性室上性心动过速（药物及射频消融治疗无效），持续间歇依赖型室速，先天性长 QT 间期合并高风险
晕厥	颈动脉窦过敏伴心脏停搏大于 3s 神经性晕厥伴明显的心脏抑制反应晕厥伴有两支或三支传导阻滞，并非继发于其他疾病

起搏器并发症

问题	表现	描述及原因
穿孔	积液、填塞、疼痛	常为急性发作，血压低
不能起搏	心动过缓	电池耗竭，导联破裂/移位，因局部炎症反应/损伤起搏阈值升高，过度感知 – 不恰当起搏
不能感知	不恰当起搏	导联移位或感知阈值过高
起搏器介导心动过速	心动过速	见于 DDD，心房电极感知到心室逆传的 A 波由 A 导联感应→触发心室起搏等
起搏器综合征	心悸，房颤	见于 VVI，由于房室同步性丧失

心脏再同步化（CRT）或双心室起搏（BiV）（*JACC*，2013，61：e6）

- 3－导联起搏（右房，右室，冠状窦至左室），V_1 导联上 R＞S 提示合适的左心室夺获
- 同步化并增强左室功能（心输出量增加，心肌重塑降低）
- 指征：LVEF≤35%＋心功能 NYHA II～IV级心衰，尽管应用药物治疗效果不佳＋窦性心律＋LBBB＞150（？≥120）ms，只有当合并 LBBB（&QRS≥130ms）时，CRT-D 可降低死亡率

    对于心功能 NYHA I～III级，EF＜50%，同时因 AVB 应用起搏器的能否获益尚有争议

    对于房颤，需控制心率，房室结消融，起搏越多，CRT 效果越强
- 获益：减轻心衰症状，降低心衰住院率，增加生存率

可植入式心脏起搏器（*JACC*，2013，61：e6；*Circ*，2015，132：1613）

- 右室导联：非同步除颤位置和起搏［抗心动过速起搏（ATP）＝短阵快速起搏＞VT 比率，终止室速］；±有房导联用于双室 PPM，可穿戴和皮下 ICD，但 ø 起搏器/ATP
- 患者选择（*NEJM*，2004，350：2151&351：2481；2005，352：225；2009，361：1427；*Circ*，2012，126：1784）：

    2级预防：室颤幸存者，无可逆性病因的不稳定性室速；结构性心脏病或自发性持续性室速（即使无症状）

    1级预防：左室射血分数＜30%或心肌梗死后左室射血分数≤35%，心功能 NYHA II～III级（心梗后需等待大于 40d，NICMP≥90d）或 LVEF≤40%，可诱发的室速/室颤，预计生存率大于 1 年

    对于扩张性心肌病，肥厚性心肌病，致心律失常性右心肌病，Brugada 综合征，长 QT 间期综合征合并不能解释的晕厥时考虑应用

    先天性心脏病有猝死风险可应用穿戴式除颤器过渡到 ICD
- 风险：不恰当的除颤，3 年发生率为 15%～20%（常为错误分类的室上性心动过速），感染，导联错误
- ICD 卸除：确定设备是否合适，排除缺血性疾病，6 个月内禁止驾驶，如果为复发性室速，应用药物治疗（胺碘酮，β 受体阻滞剂，*JAMA*，2006，295：165），或室速消融治疗，植入 ICD 时射频消融治疗可降低室速风险下降 40%（*Lancet*，2010，375：31）

装置感染（*Circ*, 2010, 121: 458; *JAMA*, 2012, 307: 1727; *NEJM*, 2012, 367: 842）

- 皮下囊感染（红，肿，热，软）和/或脓毒症或菌血症
- 5年内发病率2%，如果为金黄色葡萄球菌，感染≥35%
- 超声用于辅助检查并发症（例如赘生物），但即使经食道超声阴性也不能排除诊断
- 治疗：抗生素，如果皮下囊或GPC菌血症，移除装置。移除装置之前常规静脉抗生素治疗

非心脏手术前心脏风险评估

- 目标：评估患者症状及手术的风险→选择合适的检查（结果可能影响管理）→及时干预（降低主要心血管事件风险的概率）

术前评估（*NEJM*, 2015, 373: 2258）

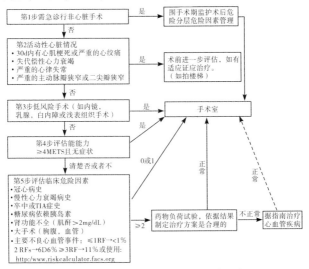

图1-7 非心脏手术围术期心血管评估

对于非心脏手术前心脏风险评估

非侵入性检查

高风险	中风险	低风险
缺血 < 4METs 伴有以下至少其中 1 项:	缺血 4 ~ 6METs, 伴有以下至少其中 1 项:	无缺血或 METs > 7, 伴有
ST 下降 ≥ 1mm 或 ST 抬高 ECG 中 5 个导联提示缺血或运动后发作 > 3min 收缩压下降 10mmHg, 典型的心绞痛	ST 下降 ≥ 1mm 3 ~ 4 个导联异常运动后发作 1 ~ 3min	ST 下降 ≥ 1mm 或 1 ~ 2 个导联异常

术前其他检查 (*Circ*, 2014, 130: e278)

- 如果合并心脏病行 ECG 检查, 所有血管手术之前检查 EEG 是合理的。低手术风险手术除外
- 上次经胸超声时间大于 12 个月, 既往有心脏症状, 不明原因呼吸困难时, 有心衰病史, 怀疑心脏病 (例如心脏听诊杂音) 或已知中度以上瓣膜病史时完善经胸超声检查

冠状动脉疾病

- 如果可能, 择期手术心肌梗死患者, 未行血运重建治疗的需延迟 60d
- 接受冠脉再血管化应依标准指导。在择期血管手术之前进行血管化, 未显示对死亡或再梗死的改善 (*NEJM*, 2004, 351: 2795)

心力衰竭 (*JACC*, 2014, 64: e77)

- 失代偿性心力衰竭在择期手术前需有效治疗
- 30d 内心血管事件发生率: 有症状的心力衰竭 > 无症状射血分数降低的心力衰竭 > 无症状射血分数正常的心力衰竭 > 无心力衰竭

瓣膜性心脏病

- 如果负荷瓣膜干预的治疗标准, 应在择期手术前行瓣膜手术治疗 (如有必要, 延迟择期手术)
- 如果瓣膜病较严重, 需急诊手术治疗, 术中及术后需血流动力学监测是合

理的（特别是主动脉瓣狭窄，即使症状不严重，手术风险高时，注意降低前负荷，避免低血压及房颤）

- 如果是严重的主动脉瓣反流或关闭不全，不能行主动脉瓣置换术，可以选择主动脉瓣球囊成形术或经皮主动脉瓣置换术（TAVR）（*JACC*，2014，64：e77）

植入性心脏电子装置

- 与手术团队讨论装置的必要性，干预可能的后果，电磁干扰的可能性；手术组对设备的需求（例如完全性心脏阻滞）和后果
- 根据需要重新考虑重新编程，磁性的使用等

术前和围手术期的药物管理

- 阿司匹林：如果有适应证继续应用，手术前应用不能降低30d缺血事件发生率，反而增加出血风险（*NEJM*，2014，370：1494），近期支架手术患者除外
- 双联抗血小板治疗：球囊成形术后应用需延迟试验14d，裸金属支架后30d，支架植入后应用6个月（最少3个月）（2016 ACC/AHA更新）

  除非出血风险大于支架血栓形成或急性冠脉综合征的风险，如果必须停用P2Y12抑制剂，继续阿司匹林，restart P2Y12 inhibitor ASAP
- β受体阻滞剂（*Circ*，2009，120：2123；*JAMA*，2010，303：551；*Am J Med*，2012，125：953）
- 长期服用β受体阻滞剂的患者继续服用。禁止突然停用（可能导致交感神经激活），如果不能口服，应用静脉制剂

  关于β受体阻滞剂启动时间证据冲突，管理决定结局。一些研究发现可降低死亡率/心肌梗死发生率；另一研究发现降低心肌梗死发生率，但增加死亡率和卒中发生率，增加窦性心动过缓和低血压发生率（*Lancet*，2008，371：1839）。

  如果中度-高风险性，负荷试验阳性，或修订心脏风险指数≥3，特别是血管手术，围手术期开始β受体阻滞剂治疗是合理的。手术前1周（不是天）开始应用，可用小剂量，短效的β受体阻滞剂，滴定心率和血压在合理目标（55～65/min），避免低血压和心动过缓
- 他汀类：降低血管手术缺血风险和心血管事件发生率，如有危险因素，非低危手术，所有心血管手术患者需应用他汀类（*NEJM*，2009，361：

980)
- ACEI/ARB：术前应用可导致低血压，如果手术前停用，尽快重新启动
- 胺碘酮：术前应用可降低术后房颤的发生率（*NEJM*，1997，337：1785）

术后监测
- 如果已知冠心病或高风险手术，监测术后心电图，考虑冠心病风险因素 > 1，及时复查 ECG
- 常规查肌钙蛋白（*JAMA*，2012，307：2295），如果症状和心电图提示急性冠脉综合征时需查肌钙蛋白

外周动脉疾病

临床特征（*NEJM*，2016；374：861）
- 流行病学：发病率随着年龄增加而上升，<40 岁发生率 <1%，≥70 岁发病率约 15%，危险因素包括：吸烟，糖尿病，高血压病，嗜酒
- 跛行（钝痛，通常影响小腿）：走路后诱发，休息后缓解（与椎管狭窄症状相反，见前文），勒里什综合征 = 跛行，股动脉搏动减弱，勃起障碍
- 严重的肢体缺血：休息痛（因灌注不足抬高后加重），溃疡，（通常在病灶部位，溃疡为干性，相比静脉导致溃疡通常为内踝，为湿性，且铁黄素沉积），坏疽，外周血管病和大于 2 周可以区分慢性与急性肢体缺血（见下文）

诊　断
- 外周脉搏减弱，其他外周血管病的慢性表现：脱发，皮肤萎缩，指甲肥大
- 踝肱指数（ABI）：正常为 1～1.4，临界值 0.91～0.99，≤0.90 不正常，如果 >1.4 则不考虑诊断，可能由于血管钙化使血管弹性差→PVR，如果踝肱指数不正常→局部 ABI 和 PVR 定位血管，如果有症状，ABI 正常，可能是活动后血压降低
- 双相动脉超声，CTA 为远端动脉径流；如果诊断有疑问或准备进行可能的干预，MRA 或血管造影

治疗（*JACC*，2013，61：1555；*JAMA*，2013，309：453 & 2015；314：1936）

- 改善危险因素：筛查 CAD，确定运动计划（*JAMA*，2013，310：57）
- 如果有症状，阿司匹林或氯吡格雷降低糖尿病，心肌梗死，卒中风险。更积极治疗（加用替格瑞洛或沃拉帕沙）降低主要不良心血管事件和肢体缺血事件（*Circ*，2013，112：679 & *JACC*，2016，67：2719）
- 西洛他唑（如果无心衰）和 ACEI 和他汀类可能会缓解症状（*Circ*，2003，108：1481）
- 如果药物治疗禁忌/顽固性症状或 CLI，血管内（血管成形术与支架）或手术血管再通

急性肢体缺血（ALI）

- 肢体灌注突然减少威胁到活动

  可以活动的（没有组织损失的威胁）：能闻及动脉声音，多普勒可见信号，可触及搏动

  感觉和运动功能存在，（需要立即治疗缓解症状）：多普勒信号消失，感觉和运动功能消失
- 病因：栓塞 > 急性血栓形成（如动脉粥样硬化，抗磷脂综合征，血栓形成），动脉创伤
- 临床表现（6 Ps）：疼痛，肢体发冷，苍白，无动脉搏动，感觉异常，麻痹
- 检查：详细脉搏和神经系统检查，动脉多普勒，血管造影，通过脚或双侧径流动脉造影术和 CTA 成像
- 急会诊/血管内科/血管外科手术
- 治疗：立即抗凝 ± 动脉内溶栓，血管成形术或手术

2 呼吸内科

呼吸困难

病理生理	病因
气道阻塞 （气道阻力↑）	支气管哮喘，COPD，支气管扩张，囊性纤维化，肿瘤，支气管异物，过敏反应
肺泡/肺实质病变	肺水肿：心源性或非心源性 ILD；肺炎；肺不张
血管 （V/Q 不匹配）	大血管：PE，肿瘤栓子 小血管：PHT，血管炎，ILD，肺气肿，PNA
胸壁 （扩张阻力↑；呼吸肌无力）	胸膜疾病：大量积液，纤维化，气胸 胸壁/膈肌：脊柱后凸侧弯，腰围↑ 神经肌肉病变（ALS，GBS，MG） 过度充气（COPD，哮喘）
感受器刺激	化学感受器：低氧血症，代谢性酸中毒 机械感受器：ILD，肺水肿，PHT，PE
携氧能力↓（但 PaO_2 正常）	贫血，高铁血红蛋白血症，CO 中毒
精神性	焦虑，惊恐发作，抑郁，躯体化障碍

评 估

- 病史：感觉的性质，进展速度，体位依赖，加重/缓解因素，劳力负荷
- 心肺检查：SaO_2，CXR（见附录/放射学插图），ECG，动脉血气，U/S（超声）

  CHF 预测指标：CHF 病史，PND（夜间阵发性呼吸困难），S_3，CXR 提示静脉淤血，房颤（*JAMA*，2005，294：1944）

  CXR 正常的呼吸困难→冠状动脉疾病，哮喘，肺栓塞，肺动脉高压，早期 ILD，贫血，酸中毒，神经肌肉病变

- 根据初步评估的结果，可进一步行：PHT，胸部 CT，TTE，心肺功能试验

- BNP & NT-proBNP 升高见于 CHF（升高也见于 AF，PE 导致的右室劳损，COPD 急性发作，PHT，ARDS）

    BNP < 100pg/mL 排除 CHF（敏感性 90%），> 400 诊断（*NEJM*，2002，347：161）

    NT-proBNP < 300pg/mL 排除 CHF（敏感性 99%）；年龄相关的排除临界值：> 450pg/mL（< 50 岁），> 900（50～75 岁），> 1800（> 75 岁）（*EHJ*，2006，27：330）

    慢性心力衰竭时升高，需要和已知的"基线 BNP"水平相比较

肺功能测试（PFTs）

- 肺量测定：评估阻塞性疾病

    流量-容量环：诊断和（或）定位阻塞

    支气管扩张剂：适用于存在基线水平的阻塞或临床怀疑哮喘

    醋甲胆碱激发：当肺量测定正常时作为哮喘的辅助诊断工具，第 1 秒用力呼气容积（FEV_1）下降 > 20% →哮喘

- 肺容量：评估过度充气或限制性疾病，包括神经肌肉性疾病

- D_LCO：评估气体交换的有效表面积；帮助区别阻塞性和限制性疾病的病因，筛查血管性疾病及早期 ILD 的病因

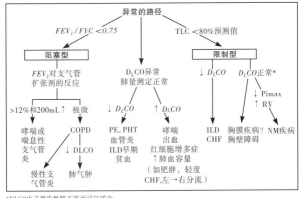

*DLCO由于继发性肺不张而可以减少

图 2-1　PFTs 异常的路径

哮　喘

定义和流行病学（*Lancet*，2013，382：1360）

- 慢性炎症性疾病伴气道高反应性＋不同程度的气道阻塞
- 患病率 5%～10%，～85% 在 40 岁前发病

临床表现（*NEJM*，2013，369：549）

- 典型三联症：喘息，咳嗽和呼吸困难；其他症状包括胸闷，咳痰；典型症状为慢性伴阵发性急性加重
- 诱发因素（触发）
  - 呼吸道刺激（烟，香水等）及变应原（宠物，尘螨，花粉等）
  - 感染（上呼吸道感染，支气管炎，鼻窦炎）
  - 药物（阿司匹林或非甾体抗炎药产生的白三烯，β 受体阻滞剂致支气管痉挛，硫酸盐产生的组胺）
  - 精神压力，冷空气，运动（增加气道干燥）

体格检查

- 喘息和呼气相延长
- 存在鼻息肉，鼻炎，皮疹→过敏因素
- 急性发作→心率增快，呼吸增快，辅助呼吸肌参与呼吸，大汗，奇脉

诊断性检查

- 呼气峰流速（PEF）：使用支气管扩张剂后 ≥60 L/min↑ 或昼夜变化 ≥20% 提示哮喘，<80% 个人最佳值提示控制不佳，<50% 提示严重急性发作
- 肺量测定法：FEV_1 下降，FEV_1/FVC 下降，呼吸流速－容量环内凹；肺容量：伴或不伴 RV 及 TLC 升高
  - ⊕支气管舒张反应（↑ FEV_1 ≥12% & ≥200 mL）高度提示哮喘
  - 如果肺量测定正常，醋甲胆碱激发（↓ FEV_1 ≥20%），敏感性 >90%（*AJRCCM*，2000，161：309）
- 可疑变态反应→考虑血清 IgE，嗜酸性粒细胞，皮试/放射变应原吸附试验

鉴别诊断（"不是所有喘息都是哮喘…"）

- 过度通气及惊恐发作
- 上呼吸道梗阻或吸入异物；喉或声带功能异常（如继发胃食管反流病）
- CHF（心源性哮喘）COPD，支气管扩张症；ILD（包括结节病）；血管炎；PE

"合并哮喘"综合征（*Lancet*，2002，360：1313）

- 特应性 = 哮喘 + 过敏性鼻炎 + 特应性皮炎
- 阿司匹林 - 过敏性哮喘（Samter's 综合征）= 哮喘 + 阿司匹林过敏 + 鼻息肉
- 变应性支气管肺曲霉菌病 = 哮喘 + 肺部浸润 + 肺曲霉菌过敏反应
  诊断：曲霉菌 & 总 IgE↑（> 1000），曲霉菌 IgG 水平↑，嗜酸性粒细胞↑，中央支气管扩张
  治疗：难治病例激素 ± 伊曲康唑/伏立康唑（*NEJM*，2000，342：756）
- Churg-Strauss = 哮喘 + 嗜酸性细胞增多 + 肉芽肿性血管炎

慢性持续期治疗

"缓解"药物（按需使用，快速缓解症状）

- 短效吸入 β_2 受体激动剂（SASB）：首选沙丁胺醇
- 短效吸入抗胆碱药物（异丙托溴铵）↑β_2 受体激动剂转运→支气管扩张

"控制"药物（每日使用持续控制）（*NEJM*，2009，360：1002）

- 吸入糖皮质激素（ICS）：选择性使用（*NEJM*，2009，360：1002）。严重的未控制的哮喘可能需要口服糖皮质激素，但因为全身性副作用尽量避免使用
- 长效吸入 β_2 受体激动剂（LABA，如沙美特罗）：与 ICS 合用安全 &↓急性发作（*NEJM*，2016，374：1822）。除了运动性哮喘，不应再与吸入 ICS 同时使用（可能↑死亡率，尤其是在非洲裔美国人中）（*Chest*，2006，129：15；*Annals*，2006，144：904）
- 长效吸入毒蕈碱样拮抗剂（LAMA，如噻托溴铵）：和吸入 ICS 同时使用（比 ICS≈加用 LABA 有效；*NEJM*，2010，363：1715）或应用 ICS + LABA（*NEJM*，2012，367：1198）症状仍无缓解的患者

- 奈多罗米/色甘酸：仅用于成人，对运动诱发支气管痉挛的年轻患者有效；在诱发或运动之前使用，否则无效
- 茶碱：用于病情难以控制的患者；口服方便；但副作用高
- 白三烯受体拮抗剂（LTRA）：部分患者反应很好，尤其是阿司匹林过敏者（*AJRCCM*，2002，165：9）或运动性哮喘（*Annals*，2000，132：97）。初始治疗可能不次于 ICS 并可与 LAMA 合用
- 抗 IgE 治疗：可用于 ICS ± LABA 未能控制的中到重度过敏性哮喘（↑IgE）（*NEJM*，2006，354：2689；*Annals*，2011，154：573）；对大多数患者而言，并不具有成本效益（*JACI*，2007，120：1146）

其他治疗（*Lancet*，2015，386：1086）

- 改变生活方式：识别并避免触发因素；PPI 无益处
- 免疫疗法，如果有明显的变态反应性因素的患者，脱敏治疗可能有效
- TNF 拮抗剂可能对难治性哮喘有效
- 抗 - IL5（美泊利单抗，瑞利珠单抗）严重哮喘急性发作次数减少（*NEJM*，2014，371：1189 & 1198）
- 抗 - IL13（来金珠单抗）↑FEV_1（*NEJM*，2011，365：1088），还没有被 FDA 批准
- 抗 - IL4（dupilumab）：↓严重哮喘急性发作次数（*NEJM*，2013，368：2455；*Lancet*，2016，388：31）
- 支气管热成形术（处于实验阶段）：射频破坏支气管平滑肌，FEV_1 无改变，但改善症状和降低急性发作次数（*NEJM*，2007，356：1327）

治疗原则

- 对患者进行教育，避免接触环境中触发因素，每年注射流感疫苗
- 对所有患者按需使用快速缓解症状的药物
- 治疗目标是获得完全控制：出现症状的天数每周≤2d，无夜间发作或活动受限，使用缓解症状药物每周≤2 次，PEF 或 FEV_1 正常；部分控制：1 周出现上述情况 1～2 次；未控制 = 1 周出现上述情况≥3 次
- 为获得控制根据需要升阶梯治疗，控制后降阶梯治疗
- 如果 PEF 下降 15% × 2d 或下降 30%，4 × ICS 剂量 减少口服糖皮质激素的需要（*AJRCCM*，2009，180：598）

哮喘阶梯治疗改编自 [Global Initiative for Asthma (GINA) 2015 更新]

1 级	2 级	3 级	4 级	5 级
	按需使用短效吸入 β₂ 受体激动剂			
	选择 1 种	选择 1 种	选择 1 种或以上	加用 1 种或两种
	低剂量 ICS	低剂量 ICS + LABA	↑ ICS 剂量（加用 LABA）	口服激素（最低剂量）
控制性药物	LTRA	低剂量 ICS + LAMA	加用 LAMA	抗 IgE 药物
		中等剂量 ICS	加用 LTRA	
		低剂量 ICS + LTRA	加用缓释茶碱	
		低剂量 ICS + 缓释茶碱		

急性发作

评　估

- 病史：基线 PEF，是否需要糖皮质激素，既往急诊治疗，住院治疗情况，既往因急性发作需气管插管提示死亡风险

  目前急性发作：持续时间，严重程度，潜在的诱因，使用的药物

  危及生命的危险因素：既往气管插管史，接近致命哮喘的病史，过去 1 年内曾因哮喘急诊就诊或住院治疗，现在或最近口服激素，无使用吸入性糖皮质激素、吸入短效 β₂ 受体激动剂、精神问题、治疗不依从史

- 体格检查：生命体征，肺，辅助呼吸肌参与，奇脉，胸腹矛盾呼吸

  评估气压伤：不对称的呼吸音，气管移位，皮下气肿→气胸，心前区摩擦音（Hamman's 征）→纵隔气肿

- 诊断性检查：PEF（根据临床症状随诊）；SaO₂；CXR 排除 PNA 或 PTX

严重时 ABG：初始 $PaCO_2$ 低；$PaCO_2$ 正常或升高提示疲劳

哮喘急性发作的严重度

特点	轻度	中度	重度
气短	步行时	说话时	休息时
讲话方式	成句	短语	单字
精神状态	± 烦躁	烦躁	烦躁
RR	↑	↑	> 30
辅助肌	∅	⊕	⊕
哮鸣音	中度，呼气末	响亮	通常响亮
HR	< 100	100 ~ 120	> 120
奇脉	正常 < 10	10 ~ 25	> 25
PEF	> 80%	60% ~ 80%	< 60%
SaO_2	> 95%	91% ~ 95%	< 90%
PaO_2	正常	> 60	< 60
$PaCO_2$	< 45	< 45	> 45

反复情况提示即将出现呼吸停止：嗜睡，腹式反常呼吸，未闻及哮鸣音（因为无气体流动），心动过缓，腹式反常呼吸消失（呼吸肌疲劳）。只要符合某一严重程度的某些指标（不需要满足全部指标），即可提示该级别的急性发作（根据 *Chest*, 2003, 123：1018；*GINA*, 2015 update）

初始处理（*NEJM*, 2010, 363：755）
- 给氧，保持 SaO_2 ≥90%
- MDI 吸入 SABA（如沙丁胺醇）4C8 喷或雾化（2.5 ~ 5mg），每 20min 一次
- 糖皮质激素：泼尼松 0.5 ~ 1mg/kg，口服，如果即将呼吸停止，静脉注射
- MDI 异丙托溴铵（4 ~ 6 喷）或严重时雾化（0.5mg），每 20min 一次
- 肾上腺素（0.3 ~ 0.5mL SC，1:1000 稀释）不优于吸入 SABA
- 孟鲁司特静脉用药可提高 FEV_1，但对住院率无影响（*J Allergy Clin Immunol*, 2010, 125：374）
- 处理后 60 ~ 90min 再评估
  轻到中度急性发作：继续每 1h 短效吸入 β_2 受体激动剂

重度急性发作: SABA 及异丙托溴铵每 1h 或持续, ± Mg 2g, 静脉注射超过 20min (*Lancet*, 2003, 361: 2114); ±氦氧混合气体 (60% ~80%)

- 症状出现 4h 后和治疗 1~3h 后考虑下一步治疗

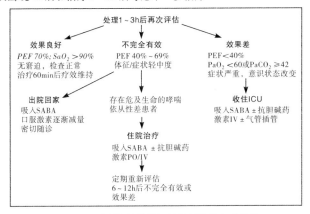

图 2-2　哮喘急性发作初始处理后的患者处置

ICU 级别的治疗

- 大剂量激素: 甲强龙 125mg, 静脉注射, 每 6h 一次 (*Archives*, 1983, 143: 1324)

- 有创机械通气:

    大口径气管导管, P_{plat} <30cmH$_2$O (比 PIP 更好的预测气压伤), 最大化呼气时间根据患者生理学个体化 PEEP

    肌松, 吸入麻醉剂, 用黏液溶解剂进行支气管肺泡灌洗, 氦氧混合气体 (60% ~80%氦) 和 ECMO 均有治疗成功的报道

- NPPV 可能改善气道阻塞 (*Chest*, 2003, 123: 1018), 但有争议, 很少使用

过敏反应

定义和病理生理学 (*Ann Emerg Med*, 2006, 47: 373)

- 严重, 迅速发作 (几分钟到几小时), 潜在威胁生命的全身性过敏反应

- IgE 介导的肥大细胞脱颗粒伴组胺、类胰蛋白酶、TNF 释放

- 过敏性系统反应 (支气管痉挛, 组织肿胀, 体液转移, 血管舒张)

- 常见的触发因素：青霉素类，头孢类，贝类，坚果，昆虫蜇伤，输液反应（不是真正的 IgE 介导的机制，但临床上类似）

诊断：下列三项标准的任意一项

- 急性起病累及皮肤伴或不伴黏膜（皮疹，皮肤潮红，荨麻疹），以及下述至少一项：
  - 呼吸障碍（喘息，喘鸣，呼吸困难，低氧血症）
  - 低血压或灌注不足（晕厥，大小便失禁）
- 暴露于可疑过敏原后出现下列至少 2 项症状：皮肤或黏膜受累，呼吸障碍，血压下降或灌注不足，胃肠道症状
- 患者暴露于已知过敏原后低血压

治　疗

- 肾上腺素：IM/SC 0.3 ~ 0.5mL（卜 1000 稀释），每 5 ~ 20min 一次，如果低血压每 5min IVB 1mg ± 静脉滴注
- 气道：给氧 ± 气管插管或环甲膜切开术（如果喉头水肿）；β_2 受体激动剂
- 用大容量晶体液液体复苏（可以外渗到第三间隙高达 35%）
- 抗组胺药缓解荨麻疹 & 瘙痒，对气道和血流动力学无效果
  H1RA（苯海拉明 50mg IV/IM）± H2RA（如雷尼替丁 50mg IV）
  肾上腺皮质激素没有立即的效果但有助于防止复发
  甲强龙 125mg IV，每 6 小时一次，严重时或泼尼松 50mg 口服
- 避免不受限制使用 α - 肾上腺素血管升压药

处　理

- 限于荨麻疹和轻度支气管痉挛的轻度过敏反应可以观察 ≥6h；其余应入院
- 注意双相反应：发生率为 23%，典型的发生在 8 ~ 10h，但不超过 72h
- 出院时：再教育，避免过敏原，指导和处方肾上腺素笔，变态反应专家随诊

血管性水肿（*Ann Allergy Immunol*，2000，85：521；*J Allergy Clin Immunol*，2013，131：1491）

- 皮肤/黏膜的局限性肿胀，包括面部，唇，舌，悬雍垂，喉头和肠道
- 病原学：肥大细胞介导（如 NSAIDs）；缓激肽介导（如 ACEI，ARNi，遗

传性血管性水肿，获得性 C1 酯酶抑制剂缺乏）；特发性

- 诊断：C4 和 C1 酯酶抑制剂水平，类胰蛋白酶（如果怀疑过敏反应）
- 处理：如果存在呼吸障碍风险应插管；变应性血管性水肿，H_1/H_2 抗组胺药，肾上腺皮质激素

  继发于 ACEI：停用 ACEI，抗组胺药，艾替班特（缓激肽受体抑制剂，*NEJM*，2015，372：418）

  遗传性血管性水肿：人 C1 酯酶抑制剂 cinryze（*NEJM*，2010，363：513）

慢性阻塞性肺疾病

定义和流行病学（*Lancet*，2014，385：1778）

- 气道和实质炎症引起的进行性加重的气道受限

肺气肿和慢性支气管炎

	肺气肿	慢性支气管炎
定义	实质的扩张/破坏（病理学定义）	咳痰、咳嗽 >3 个月/年 × ≥2 年（临床定义）
病理生理学	组织破坏 V/Q：无效腔空间分数提高→高碳酸血症，但仅有轻度低氧血症	小气道受累 V/Q：↑ 分流→严重低氧血症，高碳酸血症
临床表现	严重，持续的呼吸困难 轻度咳嗽	PHT，肺心病 间歇性呼吸困难
体格检查	"粉喘型"， 呼吸急促，无发绀，消瘦 呼吸音减低	"紫肿型"， 发绀，肥胖，水肿 干啰音 & 哮鸣音

发病机制（*Lancet*，2003，362：1053）

- 吸烟（小叶中央型肺气肿，影响 15%～20% 吸烟者）
- 反复气道感染

- α1 糜蛋白酶缺乏：早发的全小叶型肺气肿，占 COPD 1% ~ 3%。下列情况应当怀疑：年龄 <45 岁，下肺受累，胸外表现 [肝病（不包括 MZ 亚型），FMD，胰腺炎]。检查血 ATT 水平（新生儿，急性期反应物）
- 青年期 COPD 初始 FEV₁ 低起重要作用（*NEJM*，2015，373：111）
- 杂项：生物量（如密闭空间的烹饪燃料），慢性哮喘（*Lancet*，2009，374：733）

临床表现

- 慢性咳嗽，咳痰，呼吸困难；随着疾病进展→频繁发作，晨起头痛，体重下降
- 急性加重诱发因素：感染，其他心肺疾病，包括 PE（*Annals*，2006，144：390）

  感染：病毒性肺炎，肺炎链球菌、流感嗜血杆菌、卡他莫拉氏菌或定植菌改变引起的气管支气管炎、肺炎
- 体格检查：胸廓前后径增大（"桶状胸"），过清音，横隔下移，呼吸音减弱，呼气相延长，干啰音，哮鸣音

  急性加重时：呼吸急促，辅助呼吸肌参与，奇脉，发绀
- 哮喘 – COPD 叠加综合征（ACOS；*NEJM*，2015，373：1241）：所有特征都存在
- 如气道阻塞的可逆性和 COPD 中支气管扩张，嗜中性粒细胞哮喘发作（COPD 中更常见），COPD 中嗜酸性粒细胞

诊断性检查

- CXR（见放射学附录）：过度充气，横隔变平伴或不伴间质纹理 & 肺大泡
- PFTs：阻塞性：↓↓ FEV₁，↓ FVC，FEV₁/FVC <0.7（应用支气管扩张剂后无改善），流速 – 容量环呼气相呈勺型；过度通气：↑↑ RV，↑ TLC，↑ RV/TLC；气体交换异常：↓ D$_L$CO（肺气肿时）
- ABG：↓ PaO₂，伴或不伴 ↑ PaCO₂（在慢性支气管炎，通常只在 FEV₁ < 1.5L 时出现）和 ↓ PH
- ECG：PRWP，S1S2S3，右室劳损，RVH，Ⅱ 导联 P 波↑（"肺型 P 波"）

慢性治疗（*Lancet*，2015，385：1789）

- 支气管扩张剂（一线治疗）：抗胆碱药物，β₂ 受体激动剂（BA），茶碱（LA）

长效毒蕈碱样拮抗剂（LAMA，如噻托溴铵）：降低急性加重，减少入院率，减少呼吸衰竭发生（*NEJM*，2008，359：1543），优于异丙托溴铵或 LAMA 单药治疗（*NEJM*，2011，364：1093）

- LABA：减少约 11% 急性发作，减少心血管事件（*Lancet*，2016，387：1817）

- LABA + 吸入糖皮质激素：与任一种单独应用比，可能减少死亡率（*NEJM*，2007，356：775）

- LAMA + LABA：与任一种单独应用比，↑ FEV_1，缓解症状（*Chest*，2014，145：981）。优于 LABA + 吸入糖皮质激素（*NEJM*，2016，374：2222）

- 糖皮质激素（吸入，ICS）：减少约 11% 急性发作 & 减缓 FEV_1 下降；不改变肺炎的概率或死亡率（*Lancet*，2016，387：1817）

- 罗氟司特（PDE - 4 抑制剂）：当与支气管扩张剂合用，↑ FEV_1 & 减少急性发作（*Lancet*，2009，374：685，695 & 2015，385：857）

- 抗生素：每日应用阿奇霉素减少急性发作，但尚未常规应用（*JAMA*，2014，311：2225）

- 黏液溶解药：不改变 FEV_1，但可能减少急性发作率（*Lancet*，2008，371：2013）

- 氧气：当 $PaO_2 \leqslant 55$ mmHg 或 $SaO_2 \leqslant 89\%$（休息，运动，睡眠时）用于预防肺心病和降低死亡率（*Annals*，1980，93：391 & *Lancet*，1981，i：681）

- 预防：接种流感/肺炎疫苗，戒烟（如伐尼克兰，安非他酮）→减少 50% 肺功能下降（*AJRCCM*，2002，166：675）和↓长期死亡率（*Annals*，2005，142：223）

- 康复治疗：减少呼吸困难和疲劳，增加运动耐量，提高社区生活质量（*NEJM*，2009，360：1329）

- 实验性治疗：

  肺减容手术：增加运动耐量，当 $FEV_1 > 20\%$，肺上叶，运动耐量低可降低死亡率（*NEJM*，2003，348：2059）

  经支气管镜肺减容术和支气管内瓣膜或弹簧圈：↑肺功能但有显著并发症（PTX，PNA）（*NEJM*，2015，373：2325；*Lancet*，2015，386：1066；*JAMA*，2016，315：175）

  夜间双相间歇气道正压（BiPAP）：能改善生存率，可能降低生活质量（*Thorax*，2009，64：561）

- 肺移植：提高生活质量，缓解症状（*Lancet*，1998，351：24），可能生存获

益（*Am J Transplant*，2009，9：1640）

分期和预后

- COPD 评估试验（CAT）：8 个问题指标评估咳嗽、咳痰、运动耐量 & 活力，评分范围 0 ~ 40（http：//www. catestonline. org）
- mMRC 评分：≥2，由于呼吸困难比同龄人步行得慢，或者以自己的速度在平地上行走时因为呼吸困难不得不停下来呼吸
- 肺动脉/主动脉比值 >1 与急性发作率升高约 3 倍有关（*NEJM*，2012，367：913）

COPD 分期和 GOLD 标准推荐的治疗方案

分期	FEV_1	3 年死亡率	过去 1 年急性发作	CAT < 10 或 mMRC 0 ~ 1	CAT > 10 或 mMRC ≥2
Ⅰ：轻度	≥80%	?	≤1（并 0 住院）	**A** 按需使用短效支气管扩张剂	**B** 规律吸入支气管扩张剂（LAMA > LABA）
Ⅱ：中度	50% ~ 80%	约 11%			
Ⅲ：重度	30% ~ 50%	约 15%	≥2 或 ≥ 1 住院	**C** [ICS +LABA] 或 LAMA	**D** ICS + [LAMA/LA-BA] +实验性治疗
Ⅳ：极重度	<30%	约 24%		考虑在支气管扩张剂的基础上加 PDE - 4 拮抗剂	

所有患者应戒烟和接种疫苗。B ~ D 组的修复康复。考虑选择茶碱。O_2，如 SaO_2 所示（改编自 Global Initiative for Chronic Obstructive Pulmonary Disease，2016）

急性加重

COPD 急性加重治疗 (*NEJM*, 2002, 346: 988)

药物	剂量	说明
异丙托溴铵	MDI 每 1~2h 吸入 4~8 喷,每 1~2h 一次或雾化器每 1~2h 0.5mg	一线治疗 (*NEJM*, 2011, 364: 1093)
沙丁胺醇	MDI 每 1~2h 吸入 4~8 喷或雾化器每 1~2h 吸入2.5~5mg	可逆支气管痉挛时获益
糖皮质激素	最佳剂量和持续时间无一致意见 (*Cochrane*, 2009, CD001288) 考虑: 泼尼松龙 30~40mg/d × 10~14d 或平均 5d (*JAMA*, 2013, 309: 2223) 更严重急性发作时,甲泼尼龙 125mg IV 每 6h × 72h	↓治疗失败, ↓住院天数, ↑FEV₁但无死亡率获益 ↑并发症 (*Cochrane*, 2009, CD001288) 急诊出院后使用可减少复发 (*NEJM*, 2003, 348: 2618) ? 外周嗜酸性粒细胞 >2% 开始使用 (*AJRCCM*, 2012, 186: 48)
抗生素	阿莫西林、TMP-SMX、多西环素、克拉霉素、抗肺炎链球菌的喹诺酮类等,都是合理的 (无单种抗生素被证明是优先) 需考虑当地常见不病原菌并避免反复使用相同的抗生素 对轻-中度急性发作, ≤5d 的疗程可能是足够的 (*JAMA*, 2010, 303: 2035)	常见病原菌有流感嗜血杆菌、卡他莫拉菌、肺炎链球菌 ↑PEF, ↓治疗失败, 可能↓短期死亡率, ↓以后的急性发作 (*Chest*, 2008, 133: 756 & 2013, 143: 82) 当↑脓性痰或 CRP >40 考虑使用 (*Chest*, 2013, 144: 1571)

氧疗	↑ FiO_2 使 $PaO_2 \geqslant 55 \sim 60$ 或 SaO_2 90% ~93%	关注 CO_2 潴留 （由于 V/Q 不匹配加重，纠正低氧血症会减弱呼吸驱动力，Haldane 效应） 但必须维持氧合！
无创正压通气	对于中/重度呼吸困难，↓PH/$PaCO_2$↑，RR >25 者早期使用 可使插管率降低 58%，住院平均时间缩短 3.2d，降低 59% 死亡率 禁忌：意识改变，无法配合或清除气道分泌物，血流动力学不稳定，上消化道出血 (*NEJM*, 1995, 333：817；*Annals*, 2003, 138：861；*Cochrane*, 2004, CD004104；*ERJ*, 2005, 25：348)	
气管内插管	当PaO_2 <55 ~ 60，$PaCO_2$ 持续升高，pH 持续下降，RR 增快，呼吸疲劳，意识改变或血流动力学不稳定考虑气管插管	
其他措施	祛痰药的使用总的来说无数据支持 (*Chest*, 2001, 119：1190) 监测心律失常	

咯　血

定义和病理生理学

- 咳出鲜血或痰中带血丝
- 大咯血：咯血量 24 ~ 48h >600mL，气体交换比失血更重要
- 大咯血通常来自迂曲或受侵的支气管动脉

咯血病因 (*Crit Care Med*, 2000, 28：1642)

感染/炎症	支气管炎（小咯血的常见原因） 支气管扩张症包括囊性纤维化（大咯血常见原因） 肺结核或曲霉肿（可引起大咯血）；肺炎或肺脓肿

续表

肿瘤	常为原发性肺癌，有时为转移癌（可引起大咯血）
心血管疾病	PE（可引起大咯血），肺动脉破裂（继发于器械操作） CHF，二尖瓣狭窄，创伤/异物，支气管血管瘘
其他	血管性（血管炎、肺出血肾综合征、白塞病可引起大咯血）， AVM，抗凝治疗（合并基础的肺疾病），凝血病，可卡因，特 发性肺含铁血黄素沉着症

诊断性检查

- 定位出血部位（通过体格检查和病史 ± 内镜检查排除消化道或耳鼻喉来源），通过 CXR/胸部 CT ± 支气管镜确定是单侧还是双侧，局部还是弥散，实质还是气道出血
- PT，PTT，CBC 以排除凝血病
- 痰培养和染色寻找细菌、真菌和抗酸杆菌；细胞学检查除外恶性肿瘤
- ANCA，抗 GBM 抗体，尿液分析排除血管炎或肺肾综合征

治 疗

- 死亡的原因是窒息而非出血；保持气体交换，纠正凝血异常和处理基础疾病；镇咳可以增加窒息风险
- 大咯血：患者取患侧卧位，必要时对健侧肺行选择性气管插管
  血管造影术：诊断及治疗（血管球囊阻塞或选择性支气管动脉栓塞）
  硬质支气管镜：比软质支气管镜提供更多介入选择（电凝术，激光）
  外科手术

支气管扩张症

定义和流行病学（*NEJM*，2002，346：1383）

- 支气管和细支气管的阻塞性气道疾病，慢性透壁性炎症伴气道扩张和增厚，气道塌陷，黏液堵塞伴清除能力受损

初始检查

- 病史和体格检查：咳嗽，呼吸困难，大量的痰，±咯血，吸气时"吱吱声"
- CXR：散在或局限，支气管断面呈环状；"双轨征"样扩张，气道增厚
- PFTs：阻塞性；胸部 CT：气道扩张和增厚±囊样改变，浸润，淋巴结肿大

病因	其他特征	诊断性检查
慢性感染（如 MTb, ABPA）	慢性咳嗽，频繁/持续的浸润，反应性哮喘（ABPA）	痰液检查（包括 myobact，真菌）±支气管镜/支气管肺泡灌洗，IgE 和嗜酸粒细胞（ABPA）
原发性纤毛功能障碍	鼻窦炎，不育，耳炎	动力蛋白突变
免疫缺陷	儿童时反复感染	IgA, IgG, IgM, IgG 亚类
RA, SLE	呼吸症状可在关节症状之前	RF, ANA
IBD	肠切除后无缓解	结肠镜，组织活检
α_1 抗胰蛋白酶缺乏	下叶肺气肿	α1 – 抗胰蛋白酶水平
解剖学异常	右肺中叶综合征，吸入异物	支气管镜检查

治 疗

- 治疗基础疾病；祛痰药，支气管扩张剂
- 在非囊性纤维化的支气管扩张症中，预防性阿奇霉素治疗显示减少急性发作（*JAMA*, 2013, 1251）
- 抗生素：急性发作期直接覆盖可疑的或既往感染过的病原菌

囊性纤维化（*NEJM*, 2015, 372：351）

- 氯离子通道突变引起的常染色体隐性遗传疾病（CFTR 基因）
- ↑黏液厚度，↓黏液纤毛的清除，↑感染→支气管扩张
- 临床表现：复发性 PNA，体重下降，鼻窦感染，胰腺分泌不足（脂肪泻）
- 处理：气道清除（胸 PT，吸入高渗生理盐水，DNAse），急性发作时对耐药的病原菌（铜绿假单胞菌，伯霍尔德杆菌）抗生素治疗，CFTR 增强（ivakaftor），纠正（lumakaftor）的基因靶向治疗（*NEJM*, 2011, 365：1663 & 2015, 373：220），肺移植

非结核分枝杆菌（NTM，普通亲水细菌）

- 慢性咳嗽，体重下降，Lady Windermere 综合征：右肺中叶综合征老年男性的镇咳，在 HIV ⊕ 播散性疾病（见 HIV/AIDS）
- 诊断：CT（树 – 芽征，结节，空洞，支气管扩张），痰 ×3 或 BAL，AFB 染色 + 胸片
- 治疗：（克拉霉素或阿奇霉素）+ 利福霉素和乙胺丁醇 ≥ 12 个月（*Chest*, 2004, 126：566）

孤立性肺结节

原　则

- 定义：单发的，< 3cm，周围为正常的肺组织，无淋巴结肿大或胸膜渗出
- 常为"偶发瘤"，尤其随着 CT 使用的发现增多，但也可能是可治疗的早期局限性恶性肿瘤

病　因

良性（70%）	恶性（30%）
肉芽肿（80%）：TB，组织细胞增生症，球孢子菌	支气管肺癌（75%）
	腺、大细胞（周围型）
错构瘤（10%）	鳞、小细胞（中央型）
支气管囊肿，AVM，肺梗死	转移癌（20%）：乳房，头颈部肿瘤，
棘球蚴病，蛔虫病，曲霉肿	结肠癌，睾丸癌，肾癌，肉瘤，黑色
韦氏肉芽肿，类风湿结节	素瘤
脂肪瘤，纤维瘤，淀粉样瘤，肺炎	类癌，原发性肉瘤

初始评估

- 病史：肿瘤病史，吸烟，年龄（< 30 岁 = 2% 恶性，> 30 岁每 10 年增加 15%）
- CT：大小/性状，钙化，淋巴结肿大，渗出，骨破坏，并与既往的 CT 比较无钙化→恶性的可能性大；层状结果提示→肉芽肿；"爆米花样"→错构瘤

- 恶性的高危特征：大小（如直径≥2.3cm），毛刺样，肺上叶，男性，>60岁，当前吸烟>1包/天，未戒烟（*NEJM*，2003，348：2535 & 2013，369：910）

诊断性检查

- PET：检测代谢，评价肿瘤恶性程度，诊断恶性肿瘤 97% 敏感性，78% 特异性（尤其是 >8mm）

  因可发现不可预料的转移灶，故也可用于外科手术分期（*Lancet*，2001，2：659）

  有助于决定那些病灶需要活检或定期 CT 随访（*J Thor Oncol*，2006，1：71）

- 经胸壁细针穿刺活检（TTNB）：如技术可行，97% 可获得组织学诊断（*AJR*，2005，185：1294）；如不能确诊或为恶性→切除

- 视频－辅助胸腔镜手术（VATS）：适用于经皮达不到的病灶；敏感性高，可以行切除术；已取代开胸术

- 经支气管镜活检（TBB）：没有支气管内超声引导时大多数病灶太小无法可靠取样（*Chest*，2003，123：604）；支气管刷检效果差，除非侵犯支气管；导航支气管镜有 70% 检出率，提高对较大结节的敏感性（*Chest*，2012，142：385）

- PPD，真菌血清学，ANCA

处理方案（孤立 SPN >8 mm；如果 ≤8 mm，CT 随诊）（*Chest*，2013，143：840）

- 低危（<5%，见前）：CT 随诊（频率根据风险）；根据检查结果与患者共同决定治疗方案

- 中危（5% ~ 60%）：PET，如果阴性→按低危方案；如果阳性→按高危方法

- 高危（和术前评估）：TBB，TTNB，或 VAST→如恶性肺叶切除

- 磨玻璃结节：长期随诊，因为如果恶性可以缓慢生长，PET 阴性

睡眠呼吸暂停

定义和病理生理学

- 阻塞性：咽部塌陷→呼吸暂停（≥10s）或低通气（↓气流）±缺氧
- 危险因素：肥胖（见于70%患者），颈围过大，男性，↓肌张力，↑年龄，酒精
- 中枢性：↓神经系统反馈伴转换驱动，呼吸暂停无呼吸努力±继发↑呼吸频率，伴CHF和心房颤动，镇静剂使其恶化
- 混合性：阻塞性+中枢性（注意，未治疗的阻塞）→混合性
- 可能的机制：呼吸暂停/唤醒→交管神经系统激活，胸腔内负压→↑前负荷，↑后负荷继而→HTN，肺动脉高压

临床表现（*Lancet*，2002，360：237；*Lancet Resp Med*，2013，1：61）

- 打鼾，呼吸暂停/气喘，白天嗜睡
- 心血管系统：高血压（*JAMA*，2012，307：2169）；与脑卒中和死亡率增加相关（*NEJM*，2005，353：2034）或者心血管疾病和血管内皮功能障碍相关（*AJRCCM*，2001，163：19；*Circ*，2008，117：2270）
- 神经系统：认知功能下降，生活质量下降，增加机动车及工作事故（*NEJM*，1999，340：847；*AJRCCM*，2001，164：2031）

诊断和治疗（*JAMA*，2013，310：731；*Lancet*，2014，383：736）

- 多导睡眠监测（睡眠检查）：可在家中进行
- 阻塞性：CPAP明显减少呼吸暂停/低通气，降低血压（*JAMA*，2013，310：2407 & *NEJM*，2014，370：2276），减少嗜睡，提高工作能力（*AJRCCM*，2012，186：677）。提高心衰患者的射血分数（*NEJM*，2003，348：1233），降低代谢综合征（*NEJM*，2011，365：2277），减少脑卒中死亡率（*AJRCCM*，2009，180：36）
- 不愿行CPAP者可使用口腔矫治器，上呼吸道刺激仪尚在研究（*NEJM*，2014，370：139）
- 中枢性：如果合并CHF，适应性支持通气（ASV），如无CHF（注意，如有CHF增高死亡率；*NEJM*，2015，373：1095）
- 避免酒精和镇静剂
- 手术（如悬雍垂腭咽成形术，UPPP）益处有限（*Chest*，1997，111：265）

间质性肺疾病

ILD 的相关检查

主要类型

- 结节病；暴露相关（如药物，毒物，过敏，肺炎，尘肺）

  胶原血管病（如，硬皮病，GPA）；特发性 PNAs（如，IPF，COP）

  其他

排除类似 ILD

- 充血性心衰（BNP，利尿实验）
- 感染：病毒，非典型细菌，真菌，结核分枝杆菌，寄生虫
- 恶性肿瘤：淋巴管转移癌，支气管肺泡癌，白血病，淋巴瘤

病史和体格检查

- 职业，旅行，暴露（包括烟草），用药史，家庭史，诱发因素
- 进展速度（急性→感染，充血性心力衰竭，过敏性肺炎，嗜酸性细胞性肺炎，急性间质性肺炎，COP，药物诱导的肺部疾病）
- 肺外症状/体征（皮肤改变，关节痛/关节炎，杵状指，神经病变等）

诊断性检查（参见附录及影像学部分）

- CXR 及高分辨率胸部 CT：网状，结节状或磨玻璃状阴影

  肺上叶→尘肺，硅肺，过敏性肺炎，结节病，结核病，类风湿性关节炎

  肺下叶→ 特发性肺纤维化，石棉肺，硬皮病

  淋巴结肿大→结节病，铍中毒，硅肺，恶性肿瘤，真菌感染

  胸膜病变→胶原血管病，石棉肺，感染，放疗

- 肺功能测试：弥散功能下降（早期指标），限制性通气功能障碍（↓ 容量），↓ PaO_2（尤其运动时）；如同时又阻塞性通气障碍，考虑结节病，LAM，硅肺

- 血清学：ACE，ANA，RF，ANCA，抗 – GBM，HIV，± 肌炎系列及其他血清学
- 支气管肺泡灌洗：诊断感染，出现，嗜酸性细胞综合征，PAP
- 如果无明确诱因且以上检查无发现，可行活检（经支气管镜，CT 引导，VATS，开胸）

ILD 的特殊病因

结节病（*Lancet*，2014，383：1155）

- 患病情况：非洲裔美国人，北欧地区，女性，30 ~ 40 岁发病
- 病理生理学：外周免疫系统被抑制，中心免疫系统被激活

结节病的临床表现

器官系统	表现
肺	肺门 LAN；纤维化；肺动脉高压；分期：Ⅰ期 = 双侧肺门 LAN，Ⅱ期 = LAN + ILD，Ⅲ期 = 仅 ILD，Ⅳ期 = 弥漫性纤维化
皮肤（约 15%）	蜡样皮肤斑块，狼疮冻疮样皮损（脸部紫色硬结样皮损）结节性红斑（脂膜炎导致的红色疼痛性结节，典型的发生于胫部）。鉴别诊断：特发性（34%），感染（33%，链球菌，结核），结节病（22%），药物（OCP，PCNs），血管炎（白塞氏病），IBD，淋巴瘤
眼（10% ~ 30%）	前葡萄膜炎 > 后葡萄膜炎，泪腺分泌增多
内分泌系统和肾脏（10%）	肾结石，高钙血症（10%），高钙尿症（40%）巨噬细胞介导的维生素 D 羟基化导致
神经系统（10% 临床，25% 病理）	Ⅶ脑神经麻痹，周围神经病变，中枢神经系统病变，癫痫发作
心脏（5% 临床，25% 病理）	传导阻滞，室性心动过速，CMP
肝，脾，骨髓	肉芽肿性肝炎（25%），脾和骨髓肉芽肿（50%）

| 全身性 | 发热，夜间盗汗，食欲减退及体重下降（与肝病有关） |
| 肌肉骨骼 | 关节痛，关节周围肿胀，骨囊肿 |

- Löfgren 综合征：结节性红斑 + 肺门淋巴结肿大 + 关节炎（预后好）
- 诊断性检查：淋巴结活检→非干酪样坏死肉芽肿 + 多核巨细胞

  支气管内超声优于传统支气管镜（*JAMA*，2013，309：2457）

  ^{18}FDG PET 能被用于确定病变范围和潜在的诊断性活检部位

  ↑ACE（敏感性60%，活动期可达90%；特异性80%，其他肉芽肿疾病可有假阳性）
- 评估病变范围：CXR，肺功能测试，眼科检查，ECG，CBC（淋巴细胞减少，嗜酸性粒细胞增多），血钙，24h 尿钙，LFTs；根据症状/体征可选择动态心电图，心脏超声，心脏 MRI 等
- 治疗：如有症状或胸腔外器官功能障碍，使用糖皮质激素（如强的松 20 ~ 40mg/d），改善症状，但不改变长期病程；广泛皮肤病变使用羟氯喹；慢性/难治性疾病使用 TNF 单抗、MTX、AZA、麦考酚酯或环磷酰胺
- 预后：约2/3 在 10 年内自行缓解（60% ~ 80% 的 Ⅰ 期，50% ~ 60% 的 Ⅱ 期，30% 的 Ⅲ 期），复发少见；约1/3 疾病进展

暴 露

- 药物/医源性

  胺碘酮（剂量及时间依赖）；慢性间质性肺炎和 ARDS 可以相互转化

  治疗:停用胺碘酮；糖皮质激素

  其他药物：呋喃妥因，磺胺类，噻嗪类，异烟肼，肼屈嗪，金制剂

  化疗：博来霉素（高浓度氧触发），白消安，环磷酰胺，氨甲蝶呤等

  放疗：COP/BOOP，病变边界清晰呈线型，与解剖性边界无关；DAH
- 肺尘埃沉着病（无机粉尘）（*NEJM*，2000，342：406；*Clin Chest Med*，2004，467）

  煤矿工人尘肺：上叶磨玻璃影，可进展为严重纤维化

  硅肺：上叶浑浊影 ± 淋巴结蛋壳样钙化沉积；TB 的风险增高

  石棉肺：下叶纤维化，钙化的胸膜斑，DOE，干咳，体检有啰音。石棉暴露还可以→胸膜斑，良性的胸膜渗出，弥漫性胸膜增厚，肺不张，

间皮瘤，肺癌（尤其吸烟者）

铍中毒：多系统肉芽肿性疾病，类似结节病

- 过敏性肺炎（有机性尘肺）：散在的非干酪样坏死性肉芽肿

抗原：农民肺（嗜热性放线菌孢子）；养鸽人肺（鸟的羽毛和粪便中的蛋白质）；加湿器肺（嗜热性细菌）

胶原血管病（*Chest*, 2013, 143: 814）

- 风湿病

硬皮病：大约67%患者有肺纤维化；约10% CREST综合征患者合并 PHT

PM-DM：ILD 和呼吸肌无力；MCTD：PHT 和肺纤维化

SLE &RA：胸膜炎和胸膜渗出多常见于 ILD；SLE 可引起 DAH

- 血管炎（可伴 DAH）

GPA（韦格纳肉芽肿）（⊕ c-ANCA）伴坏死性肉芽肿

EGPA（Churg – Strauss 综合征）（⊕ c-或 p-ACNA）伴嗜酸粒细胞增多 & 坏死性肉芽肿

微血管炎（⊕ p – ANCA）不伴肉芽肿

- 肺出血肾综合征 = DAH + RPGN；典型病例见于吸烟者；90% 抗 GMB 阳性
- 淋巴管肌瘤病（LAM）：囊性病变，女性常见，用西罗莫司治疗（*NEJM*, 2011, 364: 1595）

特发性间质性肺炎（IIPs）（*AJRCCM*, 2013, 188: 733; *NEJM*, 2014, 370: 1820）

- 定义：原因不明的 ILD；通过影像学，病史和临床特征诊断

IIPs

类型	影像/组织学	临床
UIP/PF	网状阴影，蜂窝样，牵拉性支气管扩张；分布于两肺外周，胸膜下和基底部	症状 >12 个月 5 年死亡率约 80%
NSIP	均质磨玻璃样阴影或实变，网状不规则条索状；对称分布，两肺外周，基底部，胸膜下 类似结缔组织 ILD，分为细胞型和纤维型，晚期类似普通型间质性肺炎但为均质型	症状持续数月至数年 5 年死亡率 10% （纤维化 = 普通型间质性肺炎）

(OP/ (OOP)	双侧片状实变影，结节；分布于胸膜下和支气管周围，小细支气管内肉芽组织增生和周围肺泡感染	可继发于感染 造血干细胞移植，放疗，药物治疗敏感 5 年死亡率 <5%
AIP	弥漫性磨玻璃样阴影，实变，小叶不受累。病理改变类似 DAD	症状 <3 周 6 个月死亡率 60%
DIP	弥漫性磨玻璃样阴影，网状条索影 分布于双肺下部，外周，肺泡内巨细胞聚集	30~50 岁的吸烟者 症状持续数周到数月 很少死亡
RB-ILD	支气管壁增厚，中央小叶结节，斑片状磨玻璃样阴影，肺泡内巨细胞聚集	

UIP，普通间质性肺炎（IP）；IPF，特发性肺纤维化（*Lancet*，2011，378：1949）；NSIP，非特异性间质性肺炎；COP，隐源性机化性肺炎；BOOP，阻塞性细支气管炎伴机化性肺炎；AIP，急性间质性肺炎（Hamman-Rich 综合征）；DIP，脱屑性间质性肺炎；RB-ILD，呼吸性细支气管炎 ILD

- UIP/IPF 的治疗：供氧，肺康复，治疗胃食管反流病，等待肺移植
  吡非尼酮（抗纤维化）或尼达尼布（酪氨酸抑制剂，抑制介导致纤维化生长的因素），降低 FVC 下降率（*NEJM*，2014，370：2071 & 2083；*AJRCCM*，2015，192：3）
  大剂量糖皮质激素可能对急性发作有效
  糖皮质激素治疗其他 IIPs：NSIP（尤其细胞型）和 COP（*AJRCCM*，2000，162：571）；
  可能对 AIP 和 DIP/RB-ILD 有益（患者应戒烟）

肺浸润伴嗜酸粒细胞增多（PIE）＝支气管肺泡灌洗液嗜酸细胞增多伴或不伴外周血嗜酸细胞增多
- 变应性支气管肺曲霉病（ABPA）
- Löffler 综合征：寄生虫/药物→一过性肺部浸润伴或不伴咳嗽，发热，呼吸困难，嗜酸性细胞增多

- 急性嗜酸细胞性肺炎（AEP）：急性缺氧性发热病；治疗：糖皮质激素，戒烟
- 隐源性嗜酸细胞性肺炎：CHF 的"反转形态"；典型者见于女性

其 他

- 肺泡蛋白沉积征（PAP）：表面活性物质样磷脂集聚；男性吸烟者，白黏痰，肺泡灌洗液乳状液体（*NEJM*，2003，349：2527），治疗全肺灌洗和 GMCSF
- 肺朗格汉斯细胞肉芽肿病（LCG）：年轻男性吸烟者，肺尖部囊肿；气胸（25%）
- 淋巴细胞性间质性肺炎：多克隆 B 细胞浸润（可能为淋巴瘤）；治疗，糖皮质激素

胸腔积液

病理生理学

- 全身因素（如肺毛细血管楔压增高，胶体渗透压下降）→漏出液形成
- 局部因素（即胸膜表面通透性改变）→渗出液形成

漏出液

- 充血性心衰（40%）：80% 双侧，CXR 可见心脏扩大
  偶为渗出液（尤其是强力利尿后或慢性病程），但约 75% CHF 患者的渗出液由非充血性心力衰竭因素引起（*Chest*，2002，122：1518）
- 缩窄性心包炎（查体有心包叩击音，影像见钙化或变厚）
- 肝硬化（"肝性胸腔积液水"）：膈肌的孔隙使腹水可进入胸腔，通常为右侧（2/3），大量（甚至无明显腹水）
- 肾病综合征：常为少量，双侧，无症状（因存在高凝状态除外 PE）
- 其他：PE（通常渗出液），恶性肿瘤（淋巴管阻塞），黏液水肿，CAPD

渗出液

- 肺实质感染（25%）

细菌感染（类肺炎性）：可以按渗出性（但无菌）→纤维脓性（感染的液体）→机化（纤维化并形成坚硬的胸膜板）的病程进展

常见病原体：肺炎链球菌，金黄色葡萄球菌，米勒链球菌，克雷伯菌，假单胞菌，嗜血杆菌，拟杆菌，消化链球菌，吸入性肺炎为混合菌

分枝杆菌感染：80% 情况下淋巴细胞 >50%，ADA >40，胸膜活检敏性大约 70%

真菌，病毒（通常少量），寄生虫（如阿米巴病，棘球蚴病，肺吸虫病）

- 恶性肿瘤（15%）：原发性肺癌最常见，转移癌（尤其乳腺癌，淋巴瘤等），间皮瘤（检查血清骨桥蛋白水平；*NEJM*，2005，353：15）
- 肺栓塞（10%）：约 40% 肺栓塞有胸腔积液；渗出液（75%）>漏出液（25%）；出血性——必须高度怀疑 PE，因为临床表现具有多样性
- 胶原血管病：RA（大量），SLE（少量），韦格氏肉芽肿，Churg-Strauss 综合征
- 胃肠道疾病：胰腺炎，食管破裂，腹腔脓肿
- 血胸（胸腔积液 HCT/血 HCT >50%）：创伤，肺栓塞，恶性肿瘤，凝血病，主动脉瘤破裂，主动脉夹层，肺血管畸形
- 乳糜胸（甘油三酯 >110）：创伤、恶性肿瘤、LAM 导致的胸导管损伤
- 其他

CABG 术后：左侧；最初为血性，几周后变清

Dressler 综合征（心梗后心包炎 & 胸膜炎），尿毒症，放疗后

石棉暴露：良性，嗜酸性细胞增多

药物诱导（如呋喃妥因，二甲麦角新碱，溴隐亭，胺碘酮）：嗜酸性细胞增多

尿毒症，放疗后；结节病

Meigs 综合征 = 卵巢良性肿瘤→腹水和胸腔积液

黄指甲综合征：黄指（趾）甲，淋巴水肿，胸腔积液，支气管扩张症

诊断性检查

- 胸腔穿刺术（*NEJM*，2006，355：e16）

适应证：所有卧位时 >1cm 的胸腔积液

如怀疑充血性心力衰竭引起，可以利尿并观察胸腔积液是否消退（75% 在 48h 内消退）

不对称，发热，胸痛，或不消退→胸腔穿刺术

类肺炎性胸腔积液应尽快穿刺（临床上不能排除感染时）

诊断性检查：检查总蛋白，LDH，葡萄糖，细胞计数及分类，革兰氏染色及培养，pH；其余胸腔积液根据临床情况行其他检查

并发症：气胸（5%~10%），血胸（约1%），肺复张后肺水肿（如果抽取胸腔积液>1.5L），脾/肝破裂；穿刺后不行常规胸片检查（*Annals*，1996，124：816）

用超声及富有经验的操作者可以减少气胸的发生；即使 INR 约 1.9，使用超声及富有经验的操作者出血的概率仍低（*Chest*，2009，135：1315 & 2013，144：456；*Archives*，2010，170：332）

- 鉴别漏出液和渗出液（*JAMA*，2014，311：2422）

  Light 标准：渗出液 = 胸腔积液总蛋白/血清总蛋白 > 0.5 或胸腔积液乳酸盐脱氢酶/血清乳酸盐脱氢酶 > 0.6 或胸腔积液乳酸盐脱氢酶 > 血清乳酸盐脱氢酶正常上限的 2/3；敏感性 97%，特异性 85%；所有方法中敏感性最高；然而，仍有 25% 的漏出液错判为渗出液；如果临床怀疑漏出液而胸腔积液符合渗出液标准，使用特异性更高的检查确诊

  特异性更高的渗出液诊断标准：渗出性胸腔积液白蛋白 > 55mg/dL（95%~99% 特异性）；胸腔积液白蛋白 > 45mg/dL 和胸腔积液乳酸盐脱氢酶 > 200（98% 特异性）；渗出性胸腔积液白蛋白/血清白蛋白 > 0.3（94% 特异性）血清 - 胸腔积液白蛋白梯度 ≤ 1.2（92% 特异性）；血清 - 胸腔积液总蛋白梯度 ≤ 3.1（91% 特异性）

  CHF 胸腔积液：总蛋白可因利尿和慢性病程而升高 → "假性渗出液"；白蛋白梯度 ≤ 1.2，胸腔积液白蛋白 > 60mg/dL（敏感性 54%，特异性 92%）或根据临床判断来区别（*Chest*，2002，122：1524）

- 复杂性及非复杂性肺炎旁胸腔积液（*Chest*，1995，108：299）

  复杂性 = 革兰氏染色阳性或细菌培养阳性，或 pH < 7.2，或葡萄糖 < 60

  复杂性肺炎旁胸腔积液通常需要引流以到达缓解

  脓胸 = 胸腔积脓，也需要引流以到达缓解

- 其他胸腔积液检查（*NEJM*，2002，346：1971）

  NT-proBNP ≥ 1500 pg/mL 对 CHF 有 91% 敏感性和 93% 的特异性（*Am J Med*，2004，116：417）

  WBC 及分类：渗出液比漏出液 WBC 更高，但无特异性

  中性粒细胞 → 肺炎旁，PE，胰腺炎

  淋巴细胞（>50%）→ 肿瘤，结核，风湿病

嗜酸性细胞（＞10%）→血胸，气胸，药物反应，石棉，肺吸虫病，Churg-Strauss，肺栓塞

RBC：胸腔积液 HCT 为 1%～20%→肿瘤，PE，创伤；胸腔积液 HCT/血 HCT＞50%→血胸

AFP：结核时抗酸染色阳性率 0～10%，培养阳性率 11%～50%，胸膜活检阳性率约 70%

腺苷脱氨酶（ADA）：见于肉芽肿时，＞70 提示 TB，＜40 排除 TB

细胞学：最好抽取胸腔积液≥150mL，至少抽取 60ml 用于检查（*Chest*，2010，137：68）

葡萄糖：＜60 mg/dL →恶性肿瘤，感染，RA

淀粉酶：见于胰腺疾病，食管破裂（唾液淀粉酶）

类风湿因子，C_H50，ANA：诊断胶原血管病作用有限

甘油三酯：＞110 →乳糜胸，50～110 → 需要分析脂蛋白检查乳糜颗粒

白蛋白：＞60，见于慢性渗出（如 CHF，RA，陈旧性 TB）

肌酐：胸腔积液/血清比例＞1→尿胸

fibulin–3：血清和/或胸腔积液水平↑→间皮瘤（*NEJM*，2012，367：1417）

- 胸部 CT，胸膜活检，VATS
- 未诊断的持续性胸腔积液（*Clin Chest Med*，2006，27：309）

漏出液：最常见病因为充血性心力衰竭或肝性胸腔积液，检查有无充血性心力衰竭或肝硬化的症状/体征，胸腔积液 NT-proBNP；可考虑腹膜内注射锝–99m 硫胶体

渗出液（应使用上面提及的高特异性检查确诊）：最常见于恶性肿瘤，脓胸，TB，PE；检查有无恶性肿瘤症状/体征，胸部 CT（增强），ADA 或 IFN–γ 释放试验；考虑胸腔镜检查

胸腔积液特征（非诊断标准）

病因	外观	WBC 分类	RBC	pH	葡萄糖	注解
CHF	透明，清亮	＜1000 淋巴细胞为主	＜5000	正常	≈血清	双侧，心脏扩大
肝硬化	透明，清亮	＜1000	＜5000	正常	≈血清	右侧

续表

非复杂性肺炎旁	混浊	5~40 000 多核细胞为主	<5000	正常或↓	≈血清 (>40)	
复杂性肺炎旁	混浊到脓性	5~40 000 多核细胞为主	<5000	↓↓	↓↓ (<40)	需引流
脓胸	脓性	25~100 000 多核细胞为主	<5000	↓↓↓	↓↓	需引流
结核	血清样	5~10 000 淋巴细胞为主	<10 000	正常或↓	正常或↓	AFB阳性 ADA阳性
恶性肿瘤	混浊到血性	1~100 000 淋巴细胞为主	<100 000	正常或↓	正常或↓	细胞学阳性
肺栓塞	往往血性	1~50 000 多核细胞为主	<100 000	正常	≈血清	无梗死则为漏出液
类风湿性关节炎/SLE	混浊	约20 000 多变	<1000	↓	RA↓↓↓ SLE正常	↑RF, ↓C_H50 ↑免疫复合物
胰腺炎	血清样到混浊	1~50 000 多核细胞为主	<10 000	正常	≈血清	左侧 ↑淀粉酶
食道破裂	浑浊到脓性	<5000 >50 000	<10 000	↓↓↓	↓↓	左侧 ↑淀粉酶

治 疗

- 有症状的胸腔积液：治疗性胸腔穿刺术，治疗基础疾病
- 肺炎旁胸腔积液（*Chest*，2000，118：1158）

  非复杂性→抗生素治疗肺炎

  超过 1/2 单侧胸腔积液或复杂性或脓胸→胸腔闭式引流（否则有机化及后续需手术剥离的风险）

  包裹性胸腔积液→胸腔闭式引流或 VATS；胸膜腔内注入组织型纤溶酶原激活剂 + 脱氧核糖核酸酶降低手术介入的需要（*NEJM*，2011，365：518）

- 恶性胸腔积液：连续胸腔穿刺或胸腔闭式引流 + 胸膜固定术（成功率约 80% ~90%）或留置胸腔引流管（*JAMA*，2012，307：2383）；给予全身糖皮质激素及 pH <7.2 的患者胸腔固定术失败率增加
- 结核性胸膜炎：胸腔积液常自发消退；然而活动性结核患者应给予治疗

  肝性胸腔积液

  治疗：改变压力梯度（即，减少腹水量，NIPPV）

  避免放置胸腔引流管；必要时胸腔穿刺术，胸膜固定术，如药物治疗失败可行 TIPS 或 VATS 关闭横膈膜缺损；NIPPV 用于急性短期治疗

  可发生自发性细菌性脓胸（SBEM）（甚至在不存在 SBP 时），所以怀疑感染时行胸腔穿刺术

  肝移植是确定有效的治疗，应立即开始准备相关事宜

静脉血栓栓塞（VTE）

定 义

- 浅表血栓性静脉炎：疼痛，压痛，沿浅表静脉的红斑
- 深静脉血栓形成（DVT）：近端——髂、股或腘静脉血栓形成（注意，"表浅"股静脉也是深静脉系统的一部分）。远端——膝以下的腓静脉，PE/死亡发生率低于近端（*Thromb Haem*，2009，102：493）
- 肺栓塞（PE）：来源于静脉系统的血栓，栓塞肺动脉循环；年发病率 1/1000；每年 250 000 例（*Archives*，2003，163：1711）

危险因素

- 血栓形成的 Virchow 三要素

  血液瘀滞：长期卧床，缺乏活动，充血性心力衰竭，近 3 个月内脑血管病，飞机旅行 >6h（*NEJM*，2001，779）

  内皮损伤：外伤，手术，曾有 DVT，感染，中心静脉置管

  血栓形成倾向：遗传性疾病（见前文），HIT，OCP，HRT，他莫昔芬，雷洛昔芬

- 恶性肿瘤（占"特发性"DVT/PE 的 12%；*Circ*，2013，128：2614）

- 血栓形成的病史（VTE 复发概率高于遗传性血栓形成倾向）

- 肥胖，吸烟，急性感染，产后（*JAMA*，1997，277：642；*Circ*，2012，125：2092）

血栓预防（*Chest*，2012，141：e195S，227S，278S）

患者情况	预防
低危内科患者；手术当天；年龄 <40 岁	早期，积极下床活动
小手术可活动的患者	机械性预防
高危内科患者（无法活动，有 VTE 病史，血栓形成倾向或肿瘤），大多数手术患者	UFH 5000 U 皮下注射每天 2 次或每天 3 次，或 LMWH 或磺达肝素（如 HIT 阳性）；或机械性预防（尤其是出血概率高） 新型口服抗凝药长期预防有争议（*NEJM*，2016，375：534）
高危外科患者（创伤，卒中，脊髓损伤，有 VTE/血栓形成倾向病史）	（LMWH 或 UFH 皮下注射）＋机械性预防
矫形手术	LMWH［或磺达肝素，直接口服抗凝治疗或华法林（INR 2~3）］＋机械性预防 新型口服抗凝药总体比 LMWH 有效

对于依诺肝素，高危患者30mg，每天2次，或中危或脊椎/硬膜外麻醉患者40mg 每天1次。剂量调整：肌酐清除率 <30mL/min 时每天1次，如果 BMI > 40，↑30%（*Ann Pharmacother*，2009，43：1064）

DVT 临床表现

- 小腿痛，肿胀（比健侧周径长 >3cm），静脉曲张，红斑，皮温升高，压痛，可触及结节，Homan 征阳性（足部背曲牵拉腓肠肌引起小腿疼痛，见于 <5% 的患者）
- 股青肿（疼痛性蓝肿），大块的近端 DVT 伴水肿，发绀，疼痛，间隔室综合征
- 50% 有症状的 DVT 存在无症状的 PE
- 腘囊肿（Baker's）：压迫腘静脉可导致 DVT

"简化 Wells" DVT 预测概率评分（*JAMA*，2006，2015：199）

+1 分每项：进展期的癌症（正在接受治疗或处于治疗的前 6 个月内，或者姑息性治疗）
瘫痪、轻度瘫痪或者近期内下肢行石膏固定
近期内卧床 ≥3d 或者 12 周以内接受过大手术
沿深部静脉走行区域有局部触痛
全下肢肿胀；患侧小腿肿胀比健侧增大 3cm（于胫骨粗隆下 10cm 处测量）
凹陷性水肿仅出现于患侧腿；建立浅表静脉的侧支循环（非静脉曲张性）；有 DVT 病史
−2 分如做出其他诊断的可能性等于或大于 DVT

预发性评估（对门诊患者有效，住院患者有效性下降；*JAMA* IM，2015，175：1112）

评分 ≤0	评分 1 或 2	评分 ≥3
低概率（5%）	中等概率（17%）	高概率（53%）

- 对上肢 DVT，静脉置管、局部压痛，& 单侧水肿每项 +1 分，如有替代性诊断 −1 分。≤1——不可能；≥2——有可能。如果有可能或不大可能但 D 二聚体异常，行超声检查（*Annals*，2014，160：451）

DVT 诊断性检查

- D 二聚体：<500 有助于排除？如低风险用 1000 作为阈值（*Annals*，2013，158：93）
- 对有症状的 DVT，加压超声敏感性 & 特异性 >95%（无症状则较低）；检

查整个下肢静脉而不是仅查近端静脉

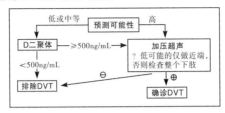

图 2-3 可疑 DVT 的诊断路径 (*Chest*, 2012, 141：e351S)

PE 临床表现

- 呼吸困难（约 50%），胸膜炎性胸痛（约 40%），咳嗽（约 23%），咯血（约 8%）
- 呼吸频率增快（>70%），湿啰音（51%），心率增快（30%），发热，发绀，胸膜摩擦音，P2 亢进
- 大块 PE：晕厥，低血压，PEA，↑JVP，右室 S3，Graham Steel（PR 肺动脉瓣舒张期杂音）杂音

"简化 Wells" PE 预测概率评分 (*Annals*, 2011, 154：709)	
既往有深静脉血栓史或肺栓塞史	DVT 的临床体征
进展期的癌症	HR >100/min
制动（卧床休息 ≥3d）或 4 周内有手术	咯血
PE 的可能性大于其他疾病	

二分类的 Wells 预测概率评分	
≤1 变量 = "不可能"（13% 概率）	≥2 变量 = "可能"（39% 概率）

PE 诊断性检查 (*EHJ*, 2014, 35：3033)

- CXR（敏感性和特异性有限）：12% 正常，肺不张，胸腔积液，偏侧横膈膜上移，Hampton 峰（靠近胸膜的楔形影）；Westermark 征（PE 远端血管纹理减少）
- ECG（敏感性和特异性有限）：窦性心动过速，房颤；右室劳损征象→RAD，肺型 P 波，右束支传导阻滞，$S_1Q_{III}T_{III}$ & $V_1 \sim V_4$ T 波倒置（McGinn-

White pattern. *Chest*，1997，111：537）

- 血气分析：低氧血症，低碳酸血症，呼吸性碱中毒，肺泡－动脉氧分压梯度增大（*Chest*，1996，109：78）

  18% 在吸入室内空气时 PaO_2 85~105mmHg，6% 肺泡－动脉氧分压梯度正常（*Chest*，1991，100：598）

- D－二聚体（*JAMA*，2015，313：1668）：高敏感性，特异性差（约10%）；ELISA 阴性 >99% NPV（阴性预测值），因此对预测概率为"不太可能"的患者可用来排除 PE（*JAMA*，2006，295：172）

  考虑年龄校正的 D－二聚体临界值：如 <50 岁为 500，如≥50 岁为 10 × 年龄（*JAMA*，2014，311：1117）

- 超声心动图：用于危险分层（右室功能不全），但不用于诊断（敏感性 <50%）

- V/Q 扫描：高敏感性（约98%），低特异性（约10%）。对于 VQ 高度可能的患者特异性可提高至 97%。用于 PE 预测概率高且 CT 不可用或禁忌时。如 PE 概率低且 VQ 低度可能时可排除 PE，但有 4% 的假阴性（*JAMA*，1990，263：2753）

- CT 血管造影（CTA，见影像学部分；*JAMA*，2015，314：74）：敏感性约 90% & 特异性约95%；如影像和临床怀疑一致时，PPV & NPV >95%；不一致时≤80%（所以需要同时考虑两方面）；约 1/4 的单支 & 子段栓塞为假阳性；CT 还可以提供其他诊断

- 在未行 CTA 时，约 9% 的患者下肢加压超声显示存在 DVT，但联合 CTA 时，不改变结果（*Lancet*，2008，371：1343）

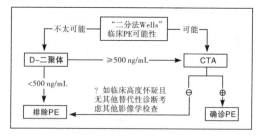

图2-4 可疑 PE 的诊断路径（*Annals*，2015，163：701）

特发性 VTE 的检查（*NEJM*，2015，373：697）

- 血栓形成倾向检查：适用于存在阳性家族史，可能有益但应考虑血栓形成

的时间，肝素和华法林会影响检查结果。对不改变治疗的患者（如计划长期抗凝治疗的患者）无益处，虽然可能对家属有用

- 恶性肿瘤检查：12%的"特发性"DVT/PE患者会被发现有恶性肿瘤；根据年龄进行适当筛查；避免过度筛查

PE患者的危险分层

- 临床：低血压和（或）心动过速（约30%死亡率），低氧血症
- CTA：右室/左室内径比>0.9（*Circ*，2004，110：3276）
- 生物学标记物：肌钙蛋白和BNP升高提示死亡率增高；肌钙蛋白阴性，分解极不可能（*Circ*，2002，106：1263 & 2003，107：1576；*Chest*，2015，147：685）
- 超声心动图：右室功能不全（即使肌钙蛋白正常）（*Chest*，2013，144：1539）

治疗（*Lancet*，2012，379：1835；*Chest*，2012，141：e419S）

- 浅表静脉血栓形成：抬高肢体，热敷，加压弹力袜，有症状的使用非甾体抗炎药。如DVT风险高（如，≥5cm，接近深静脉≤5cm，其他危险因素），考虑到约10%的患者3个月内发生VTE，故应给予抗凝治疗4周（*Annals*，2010，152：218）
- 下肢VTE：近端→抗凝治疗。如远端：如症状严重抗凝治疗，或考虑超过2周的连续影像学监测，如延长则抗凝（虽然出血风险低，但很多都会抗凝）
- 上肢VTE：抗凝治疗（原则同下肢；*NEJM*，2011，364：861）。如果与导管相关，如导管通畅且需要继续使用导管，不需要拔除
- PE：抗凝治疗

抗凝的选择（*Chest*，2012，141：e419S & 2016，149：315；*JAMA*，2014，311：717）

- 如临床上高度或中度怀疑而诊断检查正在进行时，立即开始胃肠外抗凝治疗
- 首选非维生素K口服抗凝剂（*NEJM*，2010，363：2499；2012，366：1287；2013，369：799 & 1406），因为对预防VTE复发，效果和华法林一

样或比华法林更佳，且出血更少

可以作为唯一的抗凝剂/起始负荷剂量（riva 或 apixa），或者在 ≥5d 肠外抗凝（edox 或 dabi）后启动；当停用 UFH 静脉注射时给予第一份剂量或在停用前 2h 下次 LMWH 剂量开始起作用时

- LMWH（如依诺肝素 1mg/kg 皮下注射，每天 2 次或达肝素 200U/kg 皮下注射，每天 1 次）

    优于普通肝素（尤其在肿瘤患者中），除外肾功能衰竭（CrCl <25），极度肥胖，血流动力学不稳定或有出血风险者（*Cochrane*，2004，CD001100）

    可用于门诊患者桥接长期口服抗凝药物治疗的过渡

- 在肿瘤患者，与 UFH & 华法林比较，LMWH 能降低复发和死亡率（*NEJM*，2003，349：146；*Lancet Oncol*，2008，9：577）；黑色素瘤，肾细胞癌，甲状腺癌，绒癌患者，完善头颅 CT 明确有无脑转移

- 磺达肝素：5～10mg 皮下注射每天 1 次（*NEJM*，2003，349：1695）；用于出现肝素诱导的血小板减少症患者；肾功能衰竭时避免使用

- IV UFH：80 U/kg 静脉注射 → 18U/（kg·h）→ 滴定至 PTT 1.5～2.3 × 对照（例如 60～85s）；当准备溶栓或导管相关的处理（见前文）时为首选选择

- IV 直接凝血酶源抑制剂（如阿加曲班、重组水蛭素）用于出现 HIT 患者

- 华法林（目标 INR 2～3）：与胃肠外抗凝剂同时使用，除非病情不稳定并可能需要溶栓治疗、导管相关治疗或手术；与胃肠外抗凝剂重叠 ≥5d，& 直到 INR ≥2 × ≥24 h

全身性溶栓治疗（*Chest*，2012，141：e419S & 2016，149：315）

- 一般 TPA100mg 超过 2h 或 TNK 根据体重快速静脉注射；颅内出血发生概率约 1.5%，随年龄增加

- 大面积 PE（血流动力学不稳定）：死亡率和 PE 再复发率各自降低约 50%（*JAMA*，2014，311：2414；*EHJ*，2015，36：605）& 降低长期肺动脉压力（*JACC*，1990，15：65）

- 次大面积 PE（血流动力学稳定但超声心动图提示右室功能不全或 CTA 提示右室增大，或显著的呼吸困难或严重的低氧血症）：血流动力学不稳定，失代偿，颅内出血发生增加，降低死亡率；如年龄 <75 岁和（或）低出血风险考虑使用（*NEJM*，2014，370：1402；*JAMA*，2014，311：2414）。一

些中心更喜欢导管直接治疗

- 中面积 PE 伴大血块负荷（CT 上 ≥2 肺动脉或主要动脉或 VQ 高度可能伴 ≥ 2 肺叶不匹配）：小剂量溶栓剂（50mg 如 ≥50kg 或 0.5mg/kg 如 <50kg；两者都 10mg 快速静脉注射 →维持超过 2h）↓肺 HTN，出血的风险和单独应用华法林大致相当
- DVT：适用于①急性（<14d）& 广泛的（如髂股静脉），②显著的肿胀或缺血症状，③导管相关治疗无法进行，④低出血风险

机械干预

- 导管相关（溶栓 & 血栓碎解/抽吸；*Circ*，2012，126：1917）

  广泛 DVT（见上文）和减轻血栓形成后综合征症状可考虑使用（*Lancet*，2012，379：31）

  伴血流动力学不稳定的 PE 或高危的 PE 患者，不适合全身溶栓治疗或不能手术取栓术可考虑使用（*Circ*，2011，124：2139）。优于全身溶栓治疗

  与单独抗凝相比较，超声辅助下干预可改善血流动力学 & 右室功能（*EHJ*，2015，36：597）

- 外科取栓术：大块、近端 PE + 血流动力学不稳定 + 有溶栓禁忌证；大块、近端 PE + 右室功能障碍在有经验的中心可考虑（*J Thorac CV Surg*，2005，129：1018）

- 下腔静脉滤器：如抗凝治疗有禁忌时作为替代治疗；

  联合抗凝治疗无益处（包括次大面积血栓）（*JAMA*，2015，313：1627）

  如风险是暂时考虑临时滤器

  并发症：血栓位移，急性 DVT，DVT 复发率上升及下腔静脉阻塞（5% ~18%）

长期抗凝治疗

- 浅表静脉血栓：4 周
- 首次近端 DVT 或继发于可逆/暂时性危险因素的 PE 或远端 DVT：3 ~6 个月
- 首次无诱因的近端 DVT/PE：≥3 月，然后再评估；延长治疗可获益

  制定策略时考虑血块，出血风险，患者偏好，治疗的强度：

  全剂量 NOAC：80% ~90% 降低 VTE 复发，出血风险增加 2 ~5 倍，但大出血无显著增加（*NEJM*，2010，363：2499；2013，368：699 & 709）

  1/2 剂量阿哌沙班（2.5mg，每天 2 次）：80% 降低 VTE 复发，不显著增高出血（*NEJM*，2013，368：699）

华法林，或规律（*JAMA*，2015，314：31）或低强度（*NEJM*，2003，348：1425）

阿司匹林：降低 32% VTE 再复发（*NEJM*，2012，366：1959 & 367：1979）

第二次 VTE 事件或癌症：终身（或直到癌症治愈）（*NEJM*，2003，348：1425）

并发症 & 预后

- 深静脉血栓后综合征（23% ~60%）：疼痛，水肿，静脉溃疡
- 复发性 VTE：1%/年（第一次 VTE 发作后）到 5%（复发 VTE 后）
- 急性 PE 后慢性血栓性肺动脉高压发生率约 3.8%，考虑血栓动脉内膜切除术
- 死亡率：3~6 个月内 DVT 约 10%，PE 约 10% ~15%（*Circ*，2008，117：1711）

肺动脉高压（PHT）

肺动脉高压定义为静息状态下肺动脉平均压≥25mmHg

肺动脉平均压 = 心输出量 ×肺血管阻力 + 肺动脉楔压。跨肺压差 = 肺动脉平均压 – 肺动脉楔压

病因学（修订的 WHO 分类）（Circ，2009，119：2250）

原发性肺动脉 HTN（PAH）（第一类）前毛细血管 PHT PCWP≤15 mmHg ↑跨肺压差 ↑肺血管阻力	• 特发性（IPAH）：年发生率 1 ~2/1 000 000；平均发病年龄 36 岁（男性晚于女性）；男：女约为2:1，通常 PAP 轻度升高
	• 家族性（FPAH）
	• 相关性（APAH）
	结缔组织病：CREST，SLE，MCTD，RA，PM，干燥综合征
	先天性左→右分流：ASD，VSD，PDA
	门静脉性肺动脉高压（可能由 ESLD 时未被清除的血管活性物质引起，≠肝肺综合征）
	HIV，药物 & 毒物，抑制食欲药物，L – 色氨酸
	• 肺静脉闭塞性疾病：可能继发于化疗，BMT；表现为端坐呼吸，胸腔积液，CHF，PCWP 正常；动脉扩张剂会恶化 CHF（*AJRCCM*，2000，162：1964）
	• 肺毛细血管瘤病

续表

左心疾病 （第二类）↑ PCWP	• 左房或左室（舒张或收缩）功能不全 • 左心瓣膜病（如二尖瓣狭窄或关闭不全）	
肺疾病和（或）慢性 低氧血症（第三类）	• COPD • ILD • 睡眠呼吸暂停	• 肺泡换气不足（如神经肌肉疾病） • 慢性低氧血症（如高海拔） • 发育畸形
慢性血栓栓塞性疾病 （第四类）	• 近端或远端 PE，PE 病史患者约 1/2 无临床表现 • 非血栓性栓塞（肿瘤，异物，寄生虫）	
其他 （第五类）	• 结节病，组织细胞增多病 X，LAM，血吸虫病，终末期肾病 • 肺血管受压（淋巴结肿大，肿瘤，纤维性纵隔炎，组织胞浆菌病，气胸） • 其他：甲状腺疾病，糖原蓄积症，戈谢病，HHT，镰状红细胞，慢性骨髓增生性疾病，脾切除	

临床表现

- 呼吸困难，劳力性晕厥（缺氧，↓CO），劳累性胸痛（右室缺血）
- 右室 CHF 症状（如周围性水肿，右上腹发胀，腹部膨隆）
- WHO 分级：I = 日常活动无症状；II = 日常活动有症状；III = 轻度活动有症状；IV = 休息时有症状

体格检查

- PHT：P^2 亢进，右心 S_4，RV 抬举性搏动，肺动脉瓣吹风样杂音，PR（Graham Steell），TR
- 伴或不伴有心衰竭：颈静脉怒张，肝大，四肢水肿

诊断性检查 （*JACC*，2013，62：D40；*Circ*，2014，130：1820）

- 高分辨 CT：肺动脉近端扩张，远端纤细，RA 级 RV 扩大，排除肺实质病变
- ECG：RAD，RBBB，右房增大（"肺型 P 波"），RVH（敏感性 55%，特异性 70%）
- PFTs：不成比例 ↓ DLco，轻度限制性呼吸障碍，排除阻塞性和限制性肺病
- ABG & 多导睡眠监测：↓ PaO_2 and SaO_2（尤其劳动状态时特异），↓

$PaCO_2$ ↑ 肺泡动脉氧分压梯度；排除通气不足和 OSA

- TTE：↑ 右心室收缩压（但 1/2PHT 患者高估/低估 ≥ 10mmHg；*Chest*,2011, 139: 988)

    ↑ RA, RV, & PA；↑ 压力→室间隔变平（"D"型）

    ↓ 右室收缩功能（三尖瓣环收缩期位移 < 1.6cm）；TR, PR；排除左室功能不全，MV, AoV, 先天性疾病

- 右心导管：↑ RA, RV, & 肺动脉压力，左室压力和分流；

    如PAH：PCWP 正常，↑ 跨肺压差（平均 PAP – PCWP > 12 ~ 15），↑ PVR, ± ↓ CO

    如继发于左心疾病：PCWP（或 LVEDP）> 15；如 PVR 正常 →"继发性 PHT"；PVR > 240 显示混合图像：如 ↓ PCWP → ↓ PVR, 为"反应性"PHT；如无改变，为"混合性"

- CTA（大/中血管），V/Q 扫描（小血管排除 CTEPH），如果仍不能确诊 ± 肺血管造影

- 血管炎实验室检查：ANA（PAH 中 40% 阳性），RF, 抗 Scl – 70 抗体，抗着丝粒抗体，ESR

- LFTs & HIV：排除门静脉性和 HIV 相关的 PAH

- 6 分钟步行试验（6MWT）或心肺运动实验评估功能量

治疗（*JACC*, 2013, 62: 25S & 2015, 65: 1976; *EHJ*, 2016, 37: 67)

- 原则：①预防并逆转血管活性物质失衡和血管重塑；②预防右室衰竭：降低室壁张力（降低 PVR, PAP, 右室直径）；确保足够的全身舒张压（DBP）

- 支持性治疗

    氧气：保持 SaO_2 > 90% ~ 92%（减少血管收缩）

    利尿剂：降低右室壁张力和缓解 RHF 症状；因为右室功能是前负荷依赖，利尿剂使用应温和

    地高辛：控制 AF, 可能可以抵消 CCB 的负性肌力作用

    多巴酚丁胺和吸入 NO 或 前列环素治疗失代偿 PHT

    抗凝治疗：不常规使用，降低 RHF 发生 VTE 的风险，可能预防原位微血栓形成；可能降低死亡率，甚至正常窦性心律时亦有益，无 RCT 研究（*Circ*, 1984, 70: 580; *Chest*, 2006, 130: 545）

    监护下训练；进展的呼吸暂停/通气不足使用 CPAP/BiPAP 治疗

- 血管扩张剂（理想的右心导管检查前；*NEJM*, 2004, 351: 1425）

急性血管反应性实验：使用吸入 NO、腺苷或前列环素以识别可能对口服 CCB 有长期反应的患者（反应阳性 = PAP 下降 ≥10mmHg 至 <40mmHg 的水平，伴心输出量升高或稳定）；约 10% 患者为急性反应者；无反应→认可试用其他血管舒张剂。

血管舒张剂	说明（数据主要来源于第一类 PHT，少部分证据来自继发性 PHT）
PDE – 5 抑制剂 西地那非，他达拉非， 伐地那非	↑ cGMP →血管舒张，↓平滑肌增生，↓症状，↑6MWT，不改变临床结局。常作为一线治疗，因为副作用最小：头痛，视觉异常，鼻窦充血（*NEJM*，2009，361：1864）
内皮素受体拮抗剂（ERAs） 波生坦，安立生坦， 马昔腾坦	↓平滑肌重塑，血管舒张，↓纤维化，↓症状，↑6MWT，↓PAH 恶化或前列环素的需要和↓PAH 死亡率的趋势（使用马昔腾坦）副作用：↑LFTs，头痛，贫血，水肿，有致畸性（*NEJM*，2002，346：896；*Circ*，2008，117：3010；*NEJM*，2013，369：809）
Ⅳ前列环素 依前列醇（佛罗兰）	血管舒张，↓血小板聚集功能，↓平滑肌增生，随着时间增加获益↑（可能发生血管重塑）。↑6MWT，↑生活质量提高，↓死亡率。副作用：头痛，颜面潮红，下颌/腿痛，腹部绞痛，恶心，腹泻，导管感染（*NEJM*，1996，334：296 & 1998，338：273；*Annals*，2000，132：425）
前列环素类似物 伊洛前列素（吸入） 曲前列素（静脉注射， 皮下注射）& 受体激动剂 Selexipag（口服）	机制与Ⅳ前列环素相同但使用更简单，↓副作用，且无导管感染风险，↓症状，↑6MWT；伊洛前列素倾向于减少临床事件发生但曲前列素不能 吸入治疗改善 V/Q 匹配，Selexipag 缩短病程和减少约 40% 的住院率（*NEJM*，2015，373：2522）

可溶性鸟苷酸环化酶（sGC）激动剂 利奥西呱	不依赖 NO ↑ cGMP→血管舒张，↓ 平滑肌增生，↓ 症状，↑ PHT 的 6MWT；CTEPH 中 ↓ 症状，↓ PVR，↑6MWT（*NEJM*，2013，369：319 & 330）
口服 CCB 硝苯地平，地尔硫䓬	用于急性血管反应性实验阳性者，<1/2 长期对 CCB 有反应（NYHA I/II& 血流动力学接近正常）& ↓ 死亡率。因副作用：低血压，下肢水肿，不作为一线治疗（*Circ*，2005，111：3105）

- 前期联合治疗（他达拉非 + 安立生坦与单一疗法相比）：↓ 症状，↓ NT-BNP，↑6MWT，↓ 住院（*NEJM*，2015，373：834）
- 治疗继发性 PHT 的基础病因；可使用血管舒张剂，虽然证据有限
- CTEPH：治疗同前，肺血栓动脉内膜切除术可能有效（*AJRCCM*，2011，183：1605）
- 顽固性 PHT：
  球囊房间隔造口术：左向右分流导致↑CO，↓SaO₂，↑组织净供氧量
  肺移植（单侧或双侧）；如出现艾森门格生理学改变需心肺移植

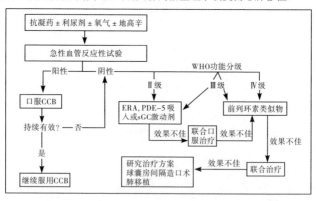

图 2-5　PHT 的治疗（修改自 *JACC*，2013，62：D60 & *EHJ*，2016，37：67）

ICU 患者的管理

- 避免心动过速、过度积极液体复苏

- 如出现左心功能不全，慎用血管扩张剂。插管可引起血流动力学崩溃
- 正性变力、变时药物可能有益
- 如出现急性，顽固性失代偿表现，考虑溶栓治疗（如 TPA 100mg 超过 2h）

预 后

- 诊断后平均存活时间约 2.8 年；PHT（所有病因）：2 年存活率 66%，5 年存活率 48%（*Chest*，2004，126：78 – S）
- 提示预后不良的因素：右室衰竭临床证据，症状快速进展，WHO（改良NYHA）Ⅳ级，6MWT <300m，最大摄氧量 <10.4mL/（kg·min），右房或右室增大或右室功能不全↑，右房 >20 或 CI <2.0，↑BNP（*Chest*，2006，129：1313）
- 肺移植：1 年存活率 66% ~ 75%；5 年存活率 45% ~ 55%（*Chest*，2004，126：63 – S）

呼吸衰竭

低氧血症→ $PAO_2 = FiO_2 \times (760 - 47) - PaCO_2/R$

- A – a 梯度 = $PAO_2 - PaCO_2$；正常值（吸入室内空气）= "4 + 年龄/4" 或 "2.5 +（0.2 × 年龄）"
- 低氧血症 + 正常 A – a 梯度：问题在于 ↓PiO_2/FiO_2 或 ↑$PaCO_2$（即通气不足）
- 低氧血症 + ↑A – a 梯度：问题在于

  左向右分流，解剖性（先天性心脏病）或严重的病理性（肺泡充满液体，如 PNA，肺水肿）；100% O_2 不能克服，因为 S 型 Hb – O_2 曲线

  V/Q 不匹配"分流"区域（↓V 和正常 Q）导致缺氧的血液混合含氧血；↑氧输送可以克服

  弥散受限：通常见于运动/↑CO

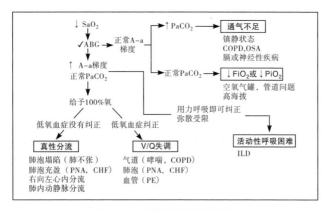

图2-6 急性呼吸衰竭的检查

- 发绀：在皮肤/黏膜血管中还原血红蛋白减少 >4g/dL 时可见

  中央型：↓SaO₂（肺疾病，分流）；血红蛋白异常［高铁血红蛋白，硫血红蛋白，COHb（非真性发绀）］

  周围型：↓血流→↑O₂摄取（如↓CO，寒冷，动脉或静脉阻塞）

细胞缺氧的化学性原因

情况	原因	典型特征	P_aCO_2	脉搏血氧饱和度	CO-氧饱和度	治疗（+100%O₂）
一氧化碳	火灾，便携式加热器，汽车尾气	樱桃红色皮肤（CO-Hb 颜色）	正常	正常	↓	高压氧
高铁血红蛋白血症	硝酸盐，磺胺，苯佐卡因，氨苯砜	巧克力样棕色血液	正常	轻度↓	↓	亚甲蓝
氧化物	硝普钠，火灾，工业	苦杏仁气味，粉红色皮肤	正常	正常（↑SvO₂）	正常	羟钴胺素（维生素B₁₂）

CO 与氧气比对 Hb 有更强的亲和力。脉搏血氧仪将 COHb 误认作 HbO₂→氧饱和度假性正常

氧化剂改变 Hb（二价铁）转变为高铁血红蛋白（三价铁），后者无携氧能力。脉搏血氧仪将 MetHb 误当作 HbO₂

氧化物抑制线粒体利用氧→细胞缺氧但皮肤呈粉红色，静脉氧饱和度升高

$$高碳酸血症 \rightarrow P_aCO_2 = k \times \frac{\dot{V}CO_2}{RR \times V_T \times \left(1 - \dfrac{V_D}{V_T}\right)}$$

$PaCO_2$ 升高的病因

"不呼吸"		"无法呼吸"	
$\downarrow$ RR	$\downarrow$ V_T		$\uparrow$ V_D 和/或 $\downarrow$ V_T
呼吸动力	神经肌肉病变	胸壁/胸膜	肺/气道
主动过度通气最大吸气压及肺泡动脉氧分压梯度正常	最大吸气压下降 最大呼气压下降	体格检查异常 CT 异常	PFTs 异常 $\downarrow$呼吸末 CO_2
代谢性碱中毒 原发神经系统疾病 脑干梗死, 肿瘤 原发肺泡低通气 继发神经系统疾病 镇静药使用, 中枢 神经系统感染, 甲 状腺机能减退	神经系统疾病: 颈 椎病变, 膈神经病 变, GBS, ALS, 脊 髓灰质炎 NMJ: MG, LE 肌病: 横膈膜病变 PM/DM, $\downarrow$ PO_4 营养不良	胸壁: 肥胖, 脊 柱 后 凸, 脊柱 侧凸 胸膜: 纤维化, 渗出	肺实质: 肺气肿, ILD/纤维化, CHF, PNA 气道: 哮喘, COPD, OSA, 支气管扩张, CF

CO_2生成量 (VCO_2) 增多是导致一过性 $PaCO_2$ 升高的常见原因; 鉴别诊断: 运动, 发热, 甲状腺功能亢进, 呼吸功增多, 摄入碳水化合物增加

机械通气

适应证

- 改善气体交换: 增加氧合, 增加肺泡通气, 纠正急性呼吸性酸中毒
- 缓解呼吸窘迫: 减少呼吸功 (可占总耗氧量的 50%), 缓解呼吸肌疲劳
- 呼吸暂停, 气道保护, 气道清理

插管前或拔管后支持策略

氧输送系统（*Lancet*，2016，387：1867）

系统或装置	O₂ 流量*	FiO₂ 范围 & 注释
低流量鼻导管	1～6	24%～40%，1L增加约3% FiO_2
标准面罩	5～10	35%～50%，最小 5 L/min
部分呼吸器面罩	>10	40%～70%
储氧面罩	>10	60%～80%（因漏气无法提供100%）
空气输送面罩（Venturi 或 Venti 面罩）	10 ～15#	24%～50%，FiO_2 保持恒定
高流量经鼻给氧（*NEJM*，2015，372：2185 *JAMA*，2015，313：2331 & 2016，315：1354）	≤40	21%～100%，在非高碳酸血症低氧性呼吸衰竭，±降低气管插管（尤其是 PaO_2/ FiO_2 ≤200）& 与标准给氧或NPPV比降低90d死亡率。在拔管后常规应用，减少再插管的需要

* L/min. # 总气流 >60L/min（改编于 Marino P. The ICU Book. 4th ed. Philadelphia：LWW，2014：431）

无创正压通气（NPPV）（*NEJM*，2015，372：e30）

适应证（*Lancet*，2009，374：250）	临床：中-重度呼吸困难，RR >24～30，呼吸功增加的体征，辅助呼吸肌参与，腹式呼吸 气体交换：$PaCO_2$ >45mmHg（& 较基础水平显著恶化），低氧血症，PaO_2/FiO_2 <200
禁忌证（*Crit Care Med*，2007，35：2402）	幽闭恐惧症，不合适的面罩，神志改变，呕吐，不能保护气道，肺外器官衰竭，血流动力学不稳定，严重上消化道出血，气道分泌物增多
持续气道正压（CPAP）	≈PEEP。患者自主呼吸，以自己的呼吸频率在整个呼吸周期内保持恒定的正气道压力 没有氧气输送方面的限制（即，可提供高流量→FiO_2 ≈1.0） 用于原发问题为低氧血症的情况（如 CHF）

续表

双相气道正压 （BiPAP）	$\approx$ PSV + PEEP。能够同时设置吸气压（常为 8 ~ 10cmH$_2$O）和呼气压（常 <5cmH$_2$O） 用于原发问题为通气不足的情况；FiO$_2$ 输送受限
面罩通气（可能头盔式更佳；*JAMA*，2016，315：2435）	患者配戴紧密贴合的面罩与标准呼吸机相连 可接受 PS20 ~ 30cmH$_2$O，PEEP 约 10cmH$_2$O，FiO$_2$ 约 1.0 用于可逆病程的短期支持（<24h）
条件和强烈证据（*Lancet*，2000，355：1931；*AJRCCM*，2006，173：164；*AMA*，2016，315：1345；*NEJM*，2001，344：481）	心源性肺水肿：可降低气管插管 & 死亡率（*JAMA*，2005，294：3124；*Lancet*，2006，367：1155），虽然最新的实验（结果具有高交叉）没有显示任何死亡率的益处（*NEJM*，2008，359：142） COPD 恶化：↑PaCO$_2$：↓插管 & 死亡率，但如 pH <7.3→插管 拔管高危人群（年龄 >65 岁，CHF，APACHE Ⅱ >12）：拔管后直接 NPPV$_2$4h→再插管，并且如 SBT 期间 PaCO$_2$ >45mmHg，↓死亡率 腹部手术后低氧性呼吸衰竭：↓再插管 免疫抑制伴肺病浸润：↓并发症 & 死亡率

机械通气管理

通气模式和原则（*NEJM*，2001，344：1986，*CHEST*，2015，148：340 – 355）

机械性控制通气（CMV）	呼吸机输送最少次数的支持呼吸 额外需要患者自主呼吸触发全部辅助呼吸
辅助/控制通气（AC）	所以呼吸机触发呼吸与患者触发呼吸相同 呼吸急促→可能出现呼吸性碱中毒，呼吸叠加 & 内源性 PEEP 可为压力定向或容量定向（qv）

压力支持通气	患者触发后以设定的吸气压 &PEEP 予支持呼吸
	因为未设定呼吸频率，是一种部分通气支持的模式
其他	同步间歇指令通气：输送最小#支持呼吸
	由患者的努力决定额外的患者自发呼吸的 V_T
	比例辅助通气（PAV）：提供可变压力，以达到定向的呼吸功的百分比

容量或压力定向

容量为目标	呼吸机以预设的 V_T 送气；压力取决于气道阻力 & 肺/胸壁顺应性
	益处：对通气的控制增加（理想初始呼吸机设置）；对 ALI/ARDS 有益；容易检测呼吸机参数（PIP, P_{plat}, 气道阻力，顺应性）
	容量控制（VC）$\oplus$：呼吸机提供不同压力而达到设定的 V_T（取决于实时肺顺应性）
压力为目标	无论 V_T 如何，呼吸机以固定的吸气压送气
	V_T 取决于气道阻力和肺/胸壁顺应性
	益处：可能增加患者舒适性（PSV）需要更少的镇静
一般原则	通气策略的选择常取决于医疗中心/医生的偏好及患者舒适度，没有任何一种通气策略是完美的
	可以分别在压力定向和容量为目标的策略设置容量报警和气道压力报警
	风险：容积伤（即如设置容量太高导致肺过度膨胀，*NEJM*，2013，369：2126）；气压伤［可以发生在设置容量相对高时（尤其是僵硬肺）或压力目标甚至太高；关键在于监测跨肺压（P_{plat} 和食道压的差），而不只是气道压］；可导致气胸，纵隔积气
	通气不足/通气过度：需调整分钟通气量和 &pH /$PaCO_2$

呼吸机的参数

FiO$_2$	吸入气体中氧气的比例
V$_T$（潮气量）	呼吸时输送的气量；肺保护通气：目标≤6ml/kg IBW
f（呼吸频率）	呼吸机设置的频率，如患者触发呼吸 f 可低于 RR 根据目标 PaCO$_2$ 而调整
呼气末正压 （PEEP）	通过呼气端口限制流量给予呼气相正压 益处：通过肺泡复张和改善顺应性防止肺泡塌陷，分流减少，O$_2$增加，允许严重阻塞的患者自主呼吸 对心脏影响：胸腔内压增加而减少前负荷→静脉回流减少；通过降心脏透壁压而减少后负荷；可以提高或降低心输出量，从而增加或减少氧输送 自发性 PEEP 或内源性 PEEP：呼气时间不足→下次呼吸开始前肺不能完全排空（即"呼吸叠加"）；如呼气末有气流，则必定有压力，即内源性 PEEP，将降低前负荷，可减少心输出量，尤其在低血容量时 呼吸功增加，因患者触发呼吸时必须克服内源性 PEEP，可阻止患者触发呼吸机，提供外源性有帮助 如下次呼吸开始前呼气末气流≠0，则可被监测到 可在呼气末通过闭合呼吸机呼气端进行测量 可通过延长呼气时间，减慢 RR，降低 V$_T$，治疗支气管痉挛和清理分泌物缓解
吸气时间	正常 I:E 约为 1:2；然而，可改变吸气时间（并随之改变流速，见后）；用于压力控制模式
吸气流速	↑流速→↓吸气时间→↑呼气时间→所以可以改善阻塞性肺病的通气，但可能影响呼吸频率和支气管扩张/收缩
吸气峰压 （PIP）	吸气时动态测量，定压模式时设置 取决于气道阻力和肺/胸壁顺应性 ↑PIP 无↑P$_{plat}$→↑气道阻力（如支气管痉挛，气道阻塞） ↓PIP→↓气道阻力或系统气体泄漏

续表

平台压（P_{plat}）	吸气末无气流时静态测量
	由呼吸系统顺应性决定（因为无气流所以不受阻力影响）
	↑P_{plat}→↓肺或胸壁顺应性（如气胸，肺水肿，肺炎，肺不张），↑PEEP 或 auto-PEEP
	P_{plat} <30cm H_2O ↓气压伤，［↓V_T，↓PEEP 或 ↑顺应性（如通过利尿剂）］

调整呼吸机参数

- 改善氧合：选择包括↑FiO_2，↑PEEP

  SaO_2 88% ~ 92%可接受（*AJRCCM*, 2016, 193：43）

  首先↑FiO_2，如 >0.6 氧合仍欠佳，尝试↑PEEP：

  > 如↑PaO_2/FiO_2 且 P_{plat} 稳定，提示可复张肺（如肺复张）。继续升高 PEEP 直到能使 FiO_2 <0.6 或 P_{plat} ≥30cmH_2O。如 PEEP 20 & FiO_2 1.0 且氧合仍欠佳，考虑复苏治疗经验性措施（见"ARDS"）

  > 如↑PEEP 氧合无改善↓PaO_2/FiO_2 或 ↑$PaCO_2$，提示另外的肺不可复张且为肺充气过度→ ↑分流 & 无效腔，所以应↓PEEP

- 改善通气：增大潮气量或吸气压，增加 RR（可能需要缩短吸气时间）。注意，在 ALI/ARDS 中（见后）只要保持 pH >7.15，允许 $PaCO_2$升高（容许性高碳酸血症）

急性通气恶化（通常吸气峰压上升）

- ↑ PIP 的反应：将患者与呼吸机脱开，改用球囊通气，听诊，吸痰，CXR &ABG

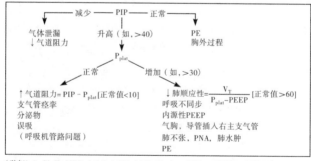

（引自Marino PL. The ICU Book. 3rd ed., Philadelphia: Lippincott Williams & Wilkins, 2007:467）

图 2-7　急性通气恶化的流程

脱机 (*NEJM*, 2012, 367: 2233; *Lancet*, 2016, 387: 1856)

- 通过自主呼吸试验 (SBT) 进行准备脱机的每日评估
- 临床筛选标准：生命体征稳定，分泌物很少，咳嗽能力足，呼吸衰竭或先前 SBT 失败的原因逆转
- 呼吸机参数：$PaO_2/FiO_2 > 200$，$PEEP \leqslant 5$，$f/V_T < 105$，$V_E < 12L/min$，$VC > 10mL/kg$，浅快呼吸指数 (f/V_T) > 105 提示失败，NPV0.95 (*NEJM*, 1991, 324: 1445)
- 每日唤醒试验 (停止所有镇静; *Lancet*, 2008, 371: 126)：睁眼且无以下症状：焦虑，$RR > 35$，$SaO_2 < 88\%$，呼吸窘迫或心律失常 (如失败，用先前 1/2 剂量重新镇静)
- SBT = CPAP 或 T 管持续 30~120min
- 如出现血气分析恶化，$\uparrow RR$，$\uparrow$ 或 $\downarrow HR$，$\uparrow$ 或 $\downarrow BP$，出汗，焦虑，则脱机失败
- SBT 耐受→拔管，SBT 失败→可能原因→给予纠正→重试 SBT，每天 1 次
- COPD & 代谢性碱中毒患者可以使用乙酰唑胺纠正 (*JAMA*, 2016, 315: 480)

并发症

- 氧中毒 (理论上有可能)：与持续时间及吸入氧浓度过高 ($FiO_2 > 0.6$) 成比例
- 呼吸机诱导的肺损伤 (见 "ARDS")
- 呼吸机相关性肺炎 (日发生率约 1%，死亡率约 30%)

    典型病原体：MRSA，假单胞菌，不动杆菌，肠杆菌

    预防策略 (*AJRCCM*, 2005, 171: 388)：洗手，半卧位，使用非经鼻气管插管，使用肠内营养而不是全肠外营养，常规声门下吸痰，避免不必要的抗生素和输血，常规口腔消毒，预防应激性溃疡与 H_2RA/PPI 相比，可选用硫糖铝 (减少呼吸机相关性肺炎，增加消化道出血的概率)，镀银导管可能有效 (*JAMA*, 2008, 300: 805)

- 喉部

    水肿：机械通气 $> 36h$ 患者，气道漏气实验阳性可能预测喉头水肿。拔管前 12h 甲强龙 20mg 静脉注射，每 4h1 次→可缓解水肿，再插管率下降 50% (*Lancet*, 2007; 369: 1003)

溃疡形成：对于预期机械通气 >14d 的患者考虑气管切开→减少机械通气时间，减少 ICU 时间（*BMJ*，2005，330：1243）；插管时 1 周气管切开与 2 周时气管切开比较无益处（*JAMA*，2010，303：1483）

- 营养不良（对所有危重患者）：早期开始肠内营养安全但并非必需（*JAMA*，2012，307：795），快速静脉注射增加呼吸机相关性肺炎和艰难梭菌感染的概率（*JPEN*，2002，26：174）；确定胃残余量无明确益处（*JAMA*，2013，309：249）；允许性肠喂养不足（计算所需卡路里的1/2）和标准肠内喂养比结局相同（*NEJM*，2015，372：2398）；肠外营养应延迟至 8d 后，可降低感染、胆汁淤积、RRT 的概率和减少通气时间（*NEJM*，2011，365：506）

- 镇静过量/谵妄：苯二氮䓬类和多种药物都是危险因素

  丙泊酚：约 25% 发生低血压，丙泊酚输注综合征（PRIS），可能尤其发生在高剂量 [>5 mg/（kg·h）] & 延长输注（ >48 h）& 联合血管升压药→AG，心功能障碍，横纹肌溶解，甘油三酯升高，& 肾功能衰竭（*Crit Care*，2009，13：R169）

  右美托咪啶：减少机械通气天数，但相比苯二氮䓬类更易心动过缓和低血压（*JAMA*，2012，307：1151 & 2016，315：1460）

急性呼吸窘迫综合征

柏林标准（*JAMA*，2012，307：2526）
- 临床 1 周内急性发作或逐渐恶化的呼吸窘迫
- 不能用其他原因解释的（如渗出，肺不张，结节）的双肺浸润
- 不能完全用液体过负荷或充血性心力衰竭解释的肺水肿
- 低氧血症：5cmH_2O PEEP 决定的 PaO_2/FiO_2（氧合指数）

  PaO_2/FiO_2（氧合指数）200 ~ 300 = 轻度 ARDS（可能应用 NPPV），100~200 = 中度，<100 =严重
- 胸部 CT：肺部密度不均，双肺下叶高密度影
- 肺组织活检：弥漫性肺泡损伤（DAD）；ø 活检不是必需的，但可能提供有用的诊断信息（chest，2004，125：197）

病理生理学

- 肺内分流增加→低氧血症（所以应用 PEEP 以防止肺泡萎陷）
- 无效腔增加（见附录），预测死亡率增加（*NEJM*，2002，346：1281）
- 肺顺应性下降：$VT/（P_{plat}-PEEP）<50mL/cmH_2O$

病因学

直接损伤		间接损伤	
• 肺炎（约 40%）	• 吸入性损伤	• 胰腺炎	• 脓毒症（约 25%）
• 误吸（15%）	• 肺挫伤	• 休克	• 创伤/多处骨折
• 溺水		• DIC	• 输血（输血相关急性肺损伤）

治疗（主要为支持治疗）（*Lancet*，2007，369：1553；*NEJM*，2007，357：1113）

- 治疗目标是保持气体交换，维持生命，避免呼吸机相关性肺损伤（VILI）

呼吸机相关性肺损伤（VILI）机制	机械通气策略（见 ARDSnet. org）
气压伤/容积伤： 肺泡过度扩张→机械损伤	潮气量 VT 6mL/kg，平台压 $P_{plat} \leqslant 30$ cmH_2O，允许 ↑$PaCO_2$（但是保持 pH >7.15），可降低死亡率（*NEJM*，2000，342：1301）
生物性损伤→急性炎性反应综合征（SIRS）	低潮气量，高水平 PEEP 开放肺组织
剪切力损伤：反复肺泡充气和萎陷	调整 PEEP 以防止肺泡萎陷 请参阅下面的选项
氧过多：可能造成损伤； 加重通气/血流失调	升高 PEEP 而不是 FiO_2（保持 $FiO_2 <$ 0.60） 高氧诱导肺损伤仅停留在理论阶段

PEEP 设置方法（最佳方法不确定）

- 如果 VT 固定，单独调整 PaO_2 作为目前调整参数，患者不获益（*NEJM*，

2004，351：327；*JAMA*，2008，299：637)

- 最佳 PEEP 试验：依据肺顺应性、O_2、血流动力学滴定 PEEP，如果升高 PEEP 时平台压未升高，提示"可复张"

  如果升高 PEEP→SaO_2 升高（目标≥88%~90%）且平台压≤30cmH_2O→可缩短机械通气时间，机械通气肺功能改善（*JAMA*，2008，299：646），可能降低死亡率（*JAMA*，2010，303：865）

  ARDSnet "高" PEEP 表，用于实现目标 SaO_2 的最佳 FiO_2/PEEP 组合（ARDSnet. org)

- 食管气囊：用于确定真正的跨肺压，根据食管压力（约胸膜腔内压）调整 PEEP，保持跨壁压正和最佳 PEEP；改善氧合和肺顺应性，但对死亡率没有影响（*NEJM*，2008，359：2095)；有助于肥胖患者或使腹内压升高

其他治疗方式

  液体平衡：目标 CVP 4~6cmH_2O（无少尿且血压正常）→减少呼吸机使用和（或）ICU 住院日期，但不改变死亡率（*NEJM*，2006，354：2564)；应用肺动脉导管指导液体复苏作用尚不明确（*NEJM*，2006，354：2213)；考虑在 BNP > 200 来启动利尿治疗［UOP 目标 4.5~9mL/（kg·h）×3 h］

- 类固醇：尚存争议。副反应包括神经肌肉性无力，血糖控制不佳，可能增加感染。受益可因 ARDS 发病时间而不同：

  发病 <72h：既往研究显示无效益（*NEJM*，1987，317：1565)；最近存有争议的研究表明可降低死亡率，减少呼吸机使用/ICU 住院日期（*Chest*，2007，131：954)

  发病 7~13d：可能获益→减少呼吸机使用/ICU 住院日期，对死亡率无改善（*NEJM*，2006，354：1671)

  发病≥14d：增加死亡率（*NEJM*，2006，354：1671)

- 肌松剂：若 PaO_2/FiO_2 < 150，使用顺阿曲库铵 48 h，可降低 32% 死亡率（*NEJM*，2010，363：1107)

- 俯卧位通气：若 PaO_2/FiO_2 < 150，俯卧位通气≥16h，可降低 50% 死亡率（*NEJM*，2013，368：2159)

- 实验性方案（*JAMA*，2010，304：2521)

  吸入 NO 或前列环素：能提高 PaO_2/FiO_2，不减少死亡率和机械通气时间（*BMJ*，2007，334：779)

肺复张：应用 CPAP 40~45cmH$_2$O×2min 进行肺复张，然后升高 PEEP 维持；提高重病患者的肺复张 (*NEJM*, 2006, 354：1775 & 1839)

驱动压 (ΔP = P$_{plat}$ - PEEP)：降低驱动压同时提高生存率；目标 < 15 (*NEJM*, 2015, 372：747)

V -V ECMO：可能用于治疗难治性 ARDS，但没有高质量的试验数据 (*NEJM*, 2011, 365：1905)

预后 (*JAMA*, 2016, 315：788)

- 死亡率：临床试验中总死亡率为 40%，9%~15% 与呼吸相关，85%~91% 为肺外原因 (MODS)
- 存活者：肺功能检查正常，D$_L$CO↓，肌肉萎缩，持续乏力 (*NEJM*, 2003, 348：683)

  运动耐量下降，生活质量下降，心理疾病发病率增高 (*NEJM*, 2011, 364：1293)

脓毒症和休克

定义 (*JAMA*, 2016, 315：801)

全身炎症反应综合征 (SIRS)	符合以下两项或以上：①温度 >38℃ 或 <36℃；②心率 > 90/min；③呼吸频率 >20/min 或 PaCO$_2$ <32；④白细胞 > 12 000 或 < 4000 或 未成熟细胞 >10%
脓毒症	由于感染导致的威胁生命的多器官功能障碍 (SOFA≥2) qSOFA≥2 有助于潜在的脓毒症患者诊断
脓毒性休克	脓毒症诱导的循环功能衰竭：经过充分液体复苏后仍需升压药维持 MAP≥65 和乳酸 >2

(脓毒症相关) 序贯性器官功能衰竭评分 (SOFA, 0~24 分)

评分	0	1	2	3	4
呼吸：PaO$_2$/FiO$_2$	≥400	< 400	< 300	< 200*	< 100*

凝血：plt (10^3/μL)	≥150	<150	<100	<50	<20
肝：胆红素 (mg/dl)	<1.2	1.2~1.9	2.0~5.9	6.0~11.9	≥12
循环：MAB[#]	≥70	<70	多巴胺≤5 或任何剂量多巴酚丁胺	多巴胺5.1~15 或去甲肾/肾上腺素≤0.1	多巴胺>15 或去甲肾/肾上腺素>0.1
神经：GCS 评分	15	13~14	10~12	6~9	<6
肾脏：肌酐清除率或尿量	<1.2	1.2~1.9	2.0~3.4	3.5~4.9 <500	>5 <200
快速 SOFA 评分（qSOFA）≥2，呼吸频率≥22，SBP≤110mmHg，精神状态改变；收缩压≤110mmHg

[*] 呼吸支持；[#] 儿茶儿茶酚胺 [μg/（kg·min）] ≥1h（*JAMA*，2016，315：762；775；&801）

休克（见"肺动脉导管和个性化性治疗"；*NEJM*，2013，369：1726）

- 组织缺氧由于组织灌注降低引起，因此降低组织氧供和（或）氧消耗增高或氧利用不足
- 典型体征包括低血压（收缩压<90 mmHg 或收缩压下降>40 mmHg），心动过速，少尿 [24h 尿量<0.5mL/（kg·h）]，特别是代谢性酸中毒±乳酸升高
- 诊断困难的是 SVR 维持收缩压正常，未出现低血压，但组织灌注差；休克指数（心率/收缩压）>0.9 和脉压 [（收缩压–舒张压）/收缩压] <25% 提示严重休克

液体复苏与早期目标导向治疗感染性休克（*JAMA*，2015，314：708）

- 早期目标导向治疗是使用静脉补液和升压药完成 MAP≥65mmHg，CVP 8~

12mmHg 和尿量≥0.5mL/(kg·h) 的目标，在最初 6h 内使用正性肌力药与输注红细胞完成 $S_{cv}O_2$≥70% 目标（*NEJM*，2001，345：1368）

- 在最近的试验中，与常规治疗相比 EGDT 没有降低死亡率（*NEJM*，2014，371：1496；2014，370：1683；2015，372：1301）；但患者已经输注 > 2L 液体和抗生素，强调这些干预措施的重要性（见下文），倘若 $S_{cv}O_2$≥70%，没有必要使用正性肌力药物
- 2h 乳酸清除率≥20% 与应用 $S_{cv}O_2$ 作为指导复苏一样有效
- 晶体与复苏胶体复苏效果无差异（*JAMA*，2013，310：1809；*NEJM*，2014，370：1412）
- 容量反应性预测：自然呼吸状态下脉压变异率 > 13%（*Chest*，2008，133：252）；IVC 直径变化，被动腿试验，静态 CVP 反应性比较差
- 除非活动性心肌缺血，Hb 的治疗目标 > 7g/dL 和 > 9g/dL 效果一样（*NEJM*，2014，371：1381）
- 早期复苏后，若出现 ALI/ARDS，目标 CVP 为 4 ~ 6mmHg，因为额外的液体负荷可能是有害的→增加呼吸机使用或 ICU 住院天数（*NEJM*，2006，354：2564；*Chest*，2008，133：252）

血管活性药（也见"ICU 药物"）

- MAP 目标 65 ~ 70mmHg 和 80 ~ 85mmHg 效果一样且降低心房颤动发生（*NEJM*，2014，370：1583）
- 去甲肾上腺素和多巴胺相比，去甲肾上腺素能降低心律失常和死亡率（*NEJM*，2010，362：779；*Crit Care Med*，2012，40：725），可在脓毒性休克中首选
- 低剂量去甲肾上腺素加用垂体加压素并不优于高剂量去甲肾上腺素，但是非严重性脓毒性休克可能获益（去甲肾上腺素 5-14）（*NEJM*，2008，358：877）；考虑在儿茶酚胺类血管升压药不能改善低血压时可考虑使用

抗生素

- 确诊严重脓毒症或脓毒性休克的 1h 内，开始经验性应用抗生素；每延迟抗生素应用 1h 死亡率增加 8%（*Crit Care Med*，2006，34：1589）
- 如果可能，在开始抗生素治疗前抽取两套血培养（但不能影响抗生素治疗）
- 抗生素应覆盖革兰阳性菌（包括 MRSA）和革兰阴性菌（包括高度耐药）± 厌氧菌

糖皮质激素 (*NEJM*，2003，348：727&2008，358：111；*JAMA*，2000，283：1038&2009，301：2362)

- 糖皮质激素兴奋试验有助于预测死亡率，但肾上腺功能不全的治疗未得到证实
- 如果 ACTH 兴奋后皮质醇改变 $\leq 9\mu g/dL$ (*JAMA*，2002，288：862)，则在 8h 内使用糖皮质激素可能会降低死亡率 (尽管使用液体复苏和升压药，SBP < 90 超过 1h) (*JAMA*，2002，288：862)
- 不考虑 ACTH 兴奋试验结果情况下，所有脓毒性休克患者早期 (< 72 h) 经验性使用糖皮质激素并不能降低死亡率，休克纠正越快，二重感染发生率越高 (*NEJM*，2008，358：111)
- 对于液体复苏及升压药无效的脓毒性休克，每次 6 ~ 8h 给予氢化可的松 50 ~ 100μg ± 每日氟氢可的松 50μg 可能有效，无论 ACTH 兴奋试验结果如何 (*Crit Care Med*，2008，36：296)

强化血糖控制 (*NEJM*，2010，363：2540)

- 对于脓毒性休克没有明显受益：使用验证方案控制血糖 < 150mg/dL 是合理的

毒理学

药物/毒素	症状、体征和诊断	管理选择
对乙酰氨基酚	呕吐，渗透压正常但 AG 升高，代谢性酸中毒，肝炎，肝功能衰竭，肾衰竭	如果剂量过大，输注 N - 乙酰半胱氨酸 (NAC)，行血液透析参见"急性肝衰竭治疗"
水杨酸	耳鸣，过度换气，abd。疼痛，呕吐，精神状态改变，渗透压正常但混合 AG。代谢酸中毒 + 呼吸性碱中毒	液体复苏 用 $NaHCO_3$ 碱化，保持呼吸性碱中毒，必要时考虑行血液透析

续表

阿片类	精神状态萎靡，呼吸频率减少，瞳孔缩小	静脉输注纳洛酮
苯二氮䓬类	精神状态萎靡，共济失调，呼吸频率降低	氟马西尼不推荐（能够诱发戒断综合征、癫痫发作）
钙通道阻断剂	心动过缓，房室传导阻滞，低血压，心力衰竭，高血糖	静脉补液，升压药，输注钙，高胰岛素血症，脂肪乳剂，起搏
β受体阻滞剂	心动过缓，房室传导阻滞，低血压，心力衰竭，高血糖	胰高血糖素，血管升压素，起搏
地高辛	恶心、呕吐，心动过缓，房室传导阻滞，谵妄，黄视症。血清地高辛水平（如果是最后一次服药 < 6h 可能是不准确），肾功能	纠正低钾血症，如果血钾过高，使用地高辛特异抗体片段，若高钾血症产生严重威胁生命的心律失常，考虑血液透析 利多卡因治疗心律失常
三环抗抑郁药	低血压，癫痫发作，心律失常，QRS 延长，QT 延长	静脉输注液体，静脉滴注钠离子和碳酸氢钠，血管升压素
锂	恶心、呕吐、头晕，震颤，反射亢进，困倦，嗜睡，癫痫发作，QT 延长，房室传导阻滞，心动过缓	静脉输注生理盐水，维持尿量 考虑血液透析
乙二醇	神经系统抑制，升高 AG 但 OG 正常的代谢性酸中毒	乙醇或替比唑，$NaHCO_3$ 考虑血液透析
甲醇	神经系统抑制，引起失明，升高 AG 但 OG 正常的代谢性酸中毒	乙醇或替比唑，$NaHCO_3$ 考虑血液透析
异丙醇	神经系统抑制，胃炎	支持治疗

续表

一氧化碳	头痛，头晕，恶心，精神状态改变，碳氧血红蛋白水平，CO-血氧定量法（指脉氧无效）	吸入100%纯氧，严重者给予高压氧
有机磷酸盐	唾液，流泪，大汗，瞳孔缩小，呕吐，支气管痉挛，精神状态改变	气管插管纠正呼吸衰竭，阿托品，氯解磷定，苯二氮䓬类
氰化物	昏迷，癫痫，代谢性酸中毒，低血压	静脉输注亚硝酸钠和硫代硫酸钠、羟钴胺素

（*Chest*，2011，140：1072）

肺移植

概　述

- 适应证：COPD，间质性肺病（特发性肺纤维化），肺动脉高压，囊性纤维化，α1-抗胰蛋白酶缺乏症，尽管经最大化药物治疗，但肺功能仍进行性下降，预期寿命<2年的肺疾病终末期
- 禁忌证：年龄>65岁（相对），未控制或未接受治疗的感染，过去2年有恶性肿瘤病史，严重非肺部疾病，BMI≥35，主动吸烟，药物依赖，存在心理疾病或不配合治疗

移植手术后护理

- 免疫抑制：依赖医疗中心；没有单一最佳方案。降低急性排斥反应方面，他克莫司>环孢菌素+类固醇+霉酚酸酯或硫唑嘌呤
- 连续肺功能实验，胸部X线检查，门诊随访，支气管镜检查或经支气管镜活检

并发症

- 吻合口：血管（狭窄，血栓形成），气道（感染，坏死，吻合口裂开，肉

芽组织，气管支气管软化，狭窄，瘘）

- 急性排斥反应：肺功能下降，咳嗽，呼吸短促，发烧。诊断：经支气管活检。治疗：免疫治疗
- 慢性排斥反应：闭塞性细支气管炎或阻塞。诊断：肺功能试验，经支气管活检。阿奇霉素，孟鲁司特，免疫抑制剂改善症状可能有限
- 感染：细菌，真菌，病毒性肺炎，全身感染，巨细胞病毒，机会性感染概率增加
- 恶性肿瘤：整体风险为增高2倍。肺癌风险增高5.5倍。移植后淋巴组织增生性疾病与EB病毒常见
- 其他：移植物抗宿主病，慢性肾病，糖尿病，冠状动脉疾病，充血性心力衰竭，中风，脑病，药物毒性

3 消化内科

食管与胃疾病

吞咽困难

定 义

- 口咽性: 无力将食物从口腔通过 UES 运送到食道
- 食道性: 吞咽困难同时通过食道进入胃腔受阻

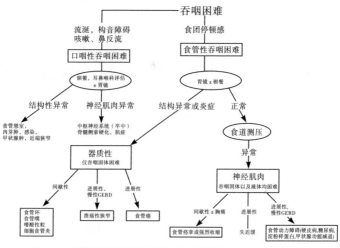

图 3-1 **吞咽障碍的病因以及诊断**(*NCP Gastrohep*, 2008, 5: 393; *Neurogastro*, 2012, 24: 57)

结构性吞咽困难(*JAMA*, 2015, 313: 18; *Gastro*, 2014, 147: 1238)

- 由咽、食管炎性或恶性病变引起; 固体 > 液体
- 口咽

 Zenker 憩室(后咽囊): 老年, 反流误吸, 诊断: 视频 X 线透视, 治疗: 内科或外科

 恶性肿瘤、放射损伤、感染、甲状腺肿、骨质增生、近端狭窄/环/蹼

- 食管

    食管环（向心性肥厚，如 Schatzki 环）：接近胃食管连接处，和（或）食物嵌塞，多考虑胃食管反流病；治疗：PPI、球囊扩张

    食管蹼（非向心性阻塞）：通常在近端，可以合并铁缺乏（Plummer-Vinson 综合征）

    消化性或放射性狭窄、异物、肿瘤、血管压迫（食管受压性吞咽困难）

- 感染性食管炎：吞咽疼痛 > 吞咽困难；常为免疫抑制状态，合并念珠菌、HSV、CMV 感染

- 药物性食管炎：吞咽疼痛 > 吞咽困难；非甾体抗炎药、氯化钾、双磷酸盐，多西环素与四环素

- 嗜酸性粒细胞性食管炎：主要发病人群为年轻或中年男性。诊断：组织活检示每个高倍镜下嗜酸性粒细胞计数大于 15，食管性吞咽困难（吞咽困难，食物嵌塞）并排除胃食管反流疾病（经验性 PPI 治疗）

- 治疗：3D 方案，改变饮食（不吃牛奶、大豆、鸡蛋、小麦、坚果、鱼类）；如果症状没有改善，使用药物（口服类固醇）；如果症状持续并出现狭窄，则采用球囊扩张

神经肌肉型吞咽困难

- 动力异常或口咽/食管神经支配异常；固体以及液体

- 口咽：考虑中枢神经系统疾病（如卒中、ALS、肌病、中枢神经系统肿瘤）

- 食道：动力障碍性吞咽困难，CP，胃食管反流疾病，经食管测压或高分辨率食管压力地形图。具体如下

    远端痉挛：不协调的蠕动和同步收缩

    收缩亢进：强力收缩；治疗：PPI，硝酸盐/CCB/苯基二乙醇，三环类抗抑郁药/选择性 5 羟色胺再摄取抑制剂

    胃肠动力不足：↓远端食管收缩；常见于硬皮病，糖尿病，甲状腺功能减退症；治疗：PPI，同时治疗基础疾病

    失迟缓：同步性，↓收缩力和食管下段括约肌松弛，钡餐显示食管扩张或远端"鸟嘴征"样狭窄，大部分属于先天性，也有因锥虫病而致；治疗：球囊扩张术和 Heller 手术（食管下段贲门肌切开术）效果相当（*NEJM*，2011，364：1868）；经口内镜下食管肌层切开术；CCB/硝酸盐/苯基二乙醇；注射肉毒杆菌（不宜手术者可用）

胃食道反流性疾病（GERD）

病理生理学

- ↑食管胃酸暴露，由于短暂的食管下括约肌松弛引起

  危险因素：腹腔内压力增高（如肥胖、妊娠），食管蠕动减弱，食管裂孔疝，除一些高泌酸状态（如 Zollinger Ellison）外很少由产酸增加引起

- 诱因：仰卧位，高脂食物，咖啡因，酒精，香烟，CCB、妊娠

临床表现

- 食管：烧心，非典型胸痛，反流，反酸，胃灼热，吞咽困难
- 食管外症状：咳嗽、哮喘（常难以控制），喉炎，口腔糜烂

诊断（*Annals*，2015，163：ITC1）

- 临床诊断基于症状与对 PPI 经验性治疗的反应（"PPI 测试"）
- 胃镜：若①PPI 治疗无效或②如出现以下警示表现：吞咽困难、呕吐、体重下降，贫血
- 若诊断未明或胃镜正常，常选择高分辨率食管测压或 24h 食管 pH 监测 ± 阻抗

治疗：（*Lancet*，2013，381：1933）

- 生活方式：避免诱因，减肥，避免进食过多或过晚，抬高床头
- 药物治疗：PPI 有效率在 80% ~ 90%，H2RA 用于症状间歇性发作者
- 顽固性：需要 pH 实验确诊（在 PPI 治疗基础上强化治疗方案或停用 PPI 以验证诊断）

  如果酸性环境和症状与反流事件相关，可行手术胃底折叠（新的治疗方法：通过植入磁性或电子射频设备增强食管胃底括约肌）

  如果 pH 正常或症状与反流无关，考虑为食道高敏反应，治疗：三环类抗抑郁药物，选择性 5 – 羟色胺再吸收抑制剂或巴氯芬

并发症（*NEJM*，2014，371：836；*Gastro*，2011，140：1084. e18 & 2015，149：1599）

- 反流性食管炎（糜烂/溃疡在胃食管连接处以上），狭窄（慢性炎性引起的）

- Barrett's 食管（BE; *NEJM*, 2014, 371: 836）：胃食管连接处以上鳞状上皮被柱状上皮所取代（通过胃镜或组织活检明确）

  如果胃食管反流病伴有以下一个危险因素可能会进展为食管腺癌：> 50 岁，男性，白人，食管裂孔疝，向心性肥胖，吸烟。这些人患食管腺癌的风险 0.1% ~ 0.3%，如果异型增生↑，则风险↑

  处理：PPI，如果异型增生，每 3 ~ 5 年行 EGD 检查（BE 异型增生筛查的有限数据）。低度异型增生：每 6 ~ 12 个月行 EGD 检查；内镜根除有潜在的好处，如射频消融（*JAMA*, 2014, 311: 1209）。高度异型增生：内镜下切除术（切除或消融治疗）

消化性溃疡（PUD）

定义及病因（*Lancet*, 2009, 374: 1449）

- 胃和十二指肠溃疡（黏膜层溃烂 > 5mm）与糜烂（黏膜层溃烂 < 5mm）
- 主要危险因素：幽门螺杆菌感染 > 非甾体抗炎药/ 阿司匹林（ASA）使用
- 幽门螺杆菌感染：造成 80% 的十二指肠溃疡（DU）和 60% 的胃溃疡（GU）

  全球 50% 的人类感染幽门螺旋杆菌，但只有 5% ~ 10% 发展为消化性溃疡

- ASA 与非甾体抗炎药：通过抑制前列腺素的合成引起黏膜损伤，是大多数非幽门螺杆菌相关的 DU 和 GU 的病因。长期使用则使消化道出血概率增加 5 ~ 6 倍
- 其他：吸烟，压力，过度饮酒，胃癌/淋巴瘤，克罗恩病，病毒感染（免疫抑制状态感染 CMV、HSV），双膦酸盐类药物，类固醇（合并用非甾体抗炎药，但没有独立危险因素）；罕见的有胃泌素瘤（Zollinger Ellison 综合征），肥大细胞增多症，特发性？→特发性肥大细胞增多症
- 应激性溃疡：危险因素 = ICU 同时存在凝血障碍，机械通气，消化道出血，使用类固醇；PPI 治疗

临床表现

- 上腹部疼痛：餐后疼痛缓解（DU），餐后疼痛加重（GU）
- 并发症：上消化道出血，穿孔与透壁，幽门梗阻，癌变

诊 断

- 检测幽门螺杆菌：粪便抗原或 EGD + 快速尿素酶试验。如果使用抗生素、铋剂、PPI 可出现假阴性，如果可以在测试前停用。血清学检查：有效性不高，只有在较少流行的地区用于排除感染（美国大部分地区）

- EGD（确诊）：如果经验性治疗失败或出现警告表现（见上文）；胃溃疡的病理提示恶性病变和幽门螺杆菌；如果 >2cm 需每 6 ~ 12 周复查，肿瘤的特点，胃癌的危险因素（有家族史，幽门螺旋杆菌阳性，萎缩性胃炎，病理提示不典型增生/化生，>50 岁），或症状持续

治疗（*NEJM*，2010，362：1597；*Gut*，2012，61：646；*BMJ*，2013，347：f4587）

- 如果幽门螺杆菌阳性，根除治疗（"检测和治疗"）（*Gastro*，2016，151：51）

   三联疗法：克拉霉素 +（阿莫西林、甲硝唑或左氧氟沙星）+ PPI bid ×
   10 ~ 14d（如果克拉霉素耐药率 <20%）

   四联疗法：甲硝唑 + 四环素 + 铋剂 + PPI（如果克拉霉素耐药率 >15%
   或阿莫西林过敏），根除率与三联疗法比为 93% *vs.* 70%；克拉霉素敏
   感率比为 95% *vs.* 85%，耐药率比为 91% *vs.* 8%（*Lancet*，2011，
   377：905）

   序贯疗法：PPI + 阿莫西林 ×7d→PPI + 克拉霉素 + 甲硝唑 ×7d（*Lancet*，
   2013，381：205）

   除了消化道溃疡，胃黏膜相关淋巴瘤、萎缩性胃炎、家族遗传性胃癌也
   需要检测和治疗

- 如果幽门螺杆菌阴性：PPI 抑制胃酸

- 改变生活方式：戒烟、戒酒，改变饮食方式似乎与 PUD 无关

- 外科手术：如果用药（最常用非甾体抗炎药）后复发，或出现并发症（上文）

如果需要使用阿司匹林/非甾体抗炎药，则需预防用药（*JACC*，2016，67：1661；*Aliment PharmRx*，2016，43：1262）

- 下列情况使用 PPI，①有消化道溃疡/上消化道出血病史；②同时服用氯吡格雷（虽然？↓抗血小板效果）；③以下 ≥2 项：年龄 >60 岁，使用类固醇药物或消化不良；服药前先检测和治疗幽门螺杆菌

- 考虑米索前列醇；若 ASA 单药治疗，考虑 H_2 受体抑制剂（*Lancet*，2009，

374：119）

- 若低心血管风险且没有使用 ASA，可考虑改用 COX - 2 抑制剂（PUD 和上消化道出血风险降低，但心血管事件风险增加）

胃肠道出血

定 义

- 从口咽部到肛门任何部位的消化道出血
- 分类：上消化道 = Treitz 韧带以上；下消化道 = Treitz 韧带以下
- 严重的消化道出血：定义失血相关性休克，直立性低血压，HCT 下降 6%（或 Hb 下降 2g/dL），或需要输血 ≥2U 浓缩红细胞，需要住院治疗

临床表现

- 吐血 = 呕吐血性胃内容物（UGIB）
- 咖啡样胃内容物 = 混合了胃酸的血（UGIB）
- 黑粪 = 黑色，柏油样便来自被消化的血液（通常是上消化道出血，但也可以来自右侧结肠）
- 便血 = 血性或酱油样变（下消化道出血或急性上消化道出血）

初步处理

- 评估严重程度：血压，包括直立性血压变化，颈静脉压。心动过速（可因使用 β 受体阻滞剂而掩盖），提示失血量达到 10%，直立性低血压提示失血量达到 20%，休克提示失血量达到 30%
- 病史：既往 GIB，当前失血速度，特异的出血表现（见上文），其他消化道出血症状（如腹部疼痛，排便习惯改变，体重下降，恶心/呕吐），非甾体抗炎药/阿司匹林使用史或饮酒，使用抗凝/抗血小板药物，或其他危险因素：肝硬化，辐射，既往胃肠道或主动脉手术
- 体检：腹部局部疼痛，腹膜刺激征，腹部包块，淋巴结肿大，肝病术前表现（肝脾肿大、腹水、黄疸、毛细血管曲张）

    直肠检查：肿块、痔疮、肛裂、大便外观、颜色、隐血
- 复苏：建立 2 条大口径（≥18 号）静脉通路

容量复苏：NS/LR 以恢复正常血容量、尿量与精神状态

- 实验室检查：HCT（在最初 24h 失代偿前可能正常），500mL 失血量下降 2%~3%，低红细胞平均容量→缺铁和慢性失血；血小板、PT、APTT、BUN/Cr（比值 > 36，因 GI 消化吸收血液 ± 肾前性氮质血症）；肝功能（LFTs）

- 输血：交叉配血后输注同型血，紧急情况下可输注 O 型血，上消化道出血（尤其是门脉高压）应限制性补液和输血（血红蛋白目标为 > 7g/dL），若为冠心病，血红蛋白目标为 > 8g/dL（*NEJM*, 2013, 368: 11）

- 纠正凝血功能：FFP 和维生素 K 纠正 PT；维持血小板计数 > 50 000

- 分诊：通知内镜医生。急诊内镜，若血压不稳或器官灌注不足考虑转入 ICU。若持续呕血、休克、呼吸状况不稳，神志改变，插管后行紧急 EGD。若 SBP≥110mmHg，HR < 100/min，Hb≥13g/dL（男），Hb≥12g/dL（女），BUN < 18 且无黑便、昏厥、心衰、肝脏疾病可考虑门诊治疗。（*Lancet*, 2009, 373: 42）

诊　断

- 鼻胃管帮助定位：鲜血或咖啡样→活动性或近期出血，无出血→并不能排除上消化道出血（15% 遗漏），隐血试验阳性无意义

- 上消化道出血：24h 内行内镜，若出血严重，可在清除胃内容物 30min 之前静脉注射红霉素 250mg，以提高诊断和治疗效率（*Am J Gastro*, 2006, 101: 1211）

- 下消化出血：结肠镜（> 70% 可以查明病因），如果出血严重，12h 内行结肠镜检查→考虑聚乙二醇灌肠（4~6h，6~8L），若便血伴直立性低血压需要考虑快速的上消化道出血→首选胃镜排除。胃镜联合小肠镜，肛门镜，胶囊镜检查可确诊 > 95% 病例（*GI Endo*, 2015, 81: 889）

- 影像：如果病情不稳定，无法行内镜检查或反复发作的出血，可以使用红外光谱法或手术标记红细胞扫描：如果出血率≥0.04mL/min，可以识别一般管腔的位置

- 动脉造影：可以精确定位出血率≥0.5mL/min 的血管，允许红外线诊断

- 紧急剖腹探查（最后方式方法）：用于以上方法未准确找到出血点和危及生命的出血

上消化道出血的病因	治疗方法
消化性溃疡 (20%~67%) (*NEJM*, 2016, 374: 2367)	治疗: PPI: 静脉注射80mg负荷量 + 8mg/h 滴注 ≈40mg 静脉注射 bid
	内镜治疗: 肾上腺素注射液 + 双极电凝或止血夹
	活检: 检测幽门螺杆菌, 如果阳性予以治疗
	高风险(再出血)溃疡: 动脉喷血, 血凝块附着, 血管暴露。内镜治疗: EGD 后 IV PPI×72 h 后改为大剂量口服 PPI。动脉造影/栓塞; 外科手术(最后方式/方法)
	中度风险溃疡: 渗血, 出血稳定的患者。内镜治疗, 可在以EGD 后口服 PPI, 观察 24~48h
	低风险的溃疡: 溃疡面干净, 平坦。口服 PPI 或? 出院
	暂停抗凝或抗血小板治疗直到止血; 可以在止血后, 在使用PPI 基础上恢复用药
糜烂性胃炎 (4%~31%)	病因: 非甾体抗炎药, 阿司匹林, 酒精, 可卡因, 肠缺血, 放射性损伤
	ICU 患者应激性黏膜损伤, 危险因素包括严重的凝血功能障碍、机械通气 >48h, 高剂量糖皮质激素
	治疗: 高剂量 PPI
侵蚀性食管炎 (5%~18%)	危险因素: 肝硬化、抗凝、危重病。治疗: 病因治疗 + 高剂量PPI; 重复 EGD 处理潜在的 Barrett's
食管胃底静脉曲张 (4%~20%) (*Hep*, 2007, 46: 922; *NEJM*, 2010, 362: 823) 见"肝硬化"	继发性门脉高压。若仅为胃静脉曲张 →排除脾静脉血栓
	药物治疗:
	奥曲肽 50µg 推注→50µg/h 输注 (84%有效)。通常×5 d, 大部分在 24~48h 内起效
	抗生素: 20% 肝硬化合并消化道出血者存在感染, 50% 感染发生在住院期间; 预防性静脉使用头孢噻肟, 环丙沙星或左氧氟沙星×7 d
	非药物治疗:
	内镜下皮圈套扎术(>90%有效)或注射硬化剂
	动脉造影/弹簧圈, 如果可行, 内镜下注射硬化剂(胶)治疗胃底静脉曲张

		覆膜食管支架或球囊压迫用于对结扎无效的顽固性出血或作为TIPS 的衔接治疗（如果 EGD 后仍持续出血的或 Child Pugh C 应早期考虑。*NEJM*，2010，362：2370） 持续性胃底静脉曲张出血：TIPS 或经静脉球囊闭塞逆行栓塞术
	门静脉高血压胃病	门静脉压力升高→静脉扩张，近端胃体充血。无法选择内镜治疗；治疗：门脉高压（奥曲肽），β受体阻滞剂
血管性 （2% ~ 8%）	静脉扩张，动静脉畸形，HHT	先天性动静脉畸形，血管扩张（扩张的黏膜下血管），与年龄增加，慢性肾脏病，肝硬化，CTD，严重的心血管疾病有关。海德综合征：消化道出血相关的血管病变＋主动脉瓣狭窄。内镜治疗
	Dieulafoy's 病	大的（1~3mm）黏膜下动脉突暴露于胃底黏膜破裂→突然大量出血。难以确诊。内镜治疗
	胃窦血管扩张	"西瓜胃"；胃血管扩张，常见于肝硬化，CTD，通常为老年女性患者。治疗：热灼止血，重复 4~8 周根除病变。TIPS 并不改善预后
	主动脉肠瘘	腹动脉瘤或主动脉移植物侵蚀到十二指肠的第 3 部分。疑似出血；如果怀疑，通过内镜或 CT 诊断
恶性肿瘤 （2%~8%）		内镜下止血是常见的暂时性措施，直到肿瘤得到有效控制
马洛里-魏斯综合征 （4%~12%）		呕吐引起贲门撕裂伤→腹腔内压力增高及剪切损伤。自行恢复或内科治疗。方法：止吐药，PPI
Camerons 病变		食管裂孔疝由于横膈膜的机械损伤导致
括约肌切开术后出血		发生率约2%，操作过程越复杂，风险越高，十二指肠出血，内镜下止血

（*GI Endosc Clin N Am*，2015，25：415）

下消化道 出血病因	评价和治疗方法（*Am J Gastro*，2015，110：1265 & 2016， 111：755）
憩室出血 （30%）	病理生理学：直肠血管内膜增厚及中膜变薄导致圆顶憩室、血管壁变薄导致动脉破裂。憩室多见于左半结肠；但憩室出血多在右结肠 临床：老年人，阿司匹林/非甾体抗炎药，无痛性便血，±腹肌痉挛 治疗：通常自行停止。75%患者可能需要数小时至数天；20%可能复发。可以通过内镜下止血，肾上腺素注射±电灼（*NEJM*，2000，342：78）、血管夹、结扎。动脉注射血管升压素或栓塞。最后手术切除（局部结肠切除）
息肉/肿瘤 （20%）	典型的缓慢渗出，患者常伴乏力、体重减轻、缺铁性贫血
结肠炎 （20%）	感染（见"急性腹泻"），炎症性肠病，缺血性结肠炎，XRT
肛肠疾病 （20%）	内、外痔疮；肛裂、直肠溃疡、直肠静脉曲张（治疗方法：降低肝硬化患者门静脉压力），XRT
血管性 （<10%）	血管扩张、动静脉畸形（见上文）。遗传性出血性毛细血管扩张症（Weber Osler Rendu）：胃肠道黏膜弥漫性动静脉畸形，毛细血管扩张（也可以累及嘴唇、口腔黏膜、指尖）
麦克尔憩室	先天性盲肠囊，因卵黄管不完全闭塞所致，发生率2%，男:女为2:1，通常发生在2岁（但可以引起成人不明原因的消化道出血）。诊断：99mTc-高锝酸盐显像。治疗：血管栓塞，手术切除

不明原因的消化道出血（*Gastro*，2007，133：1694；*GIE*，2010，72：471）

- 定义：持续出血（黑便、便血），结肠镜与EGD⊖，占5%
- 病因：Dieulafoy's病，GAVE，小肠血管发育畸形，溃疡和肿瘤，克罗恩病，主动脉肠道瘘，Meckel憩室，胆道出血等
- 诊断：若活动性出血，重复EGD并联合小肠镜/结肠镜。若阴性，胶囊内镜评估小肠（*Gastro*，2009，137：1197），若仍阴性，考虑99mTc - 高锝酸

盐扫描（梅克尔扫描），肠镜检查（单气囊，双气囊或者螺旋小肠镜），RBC 标记核素扫描，动脉造影

腹 泻

急性腹泻（病程 < 4 周）

急性感染性病因（*NEJM*, 2014, 370: 1532; JAMA, 2015, 313: 71）

病原体		流行病学 & 临床表现
非炎症性		**主要影响小肠吸收和分泌功能，腹泻量大，N/V，大便 WBC 与潜血⊖**
食源性毒素		"食物中毒"，< 24h 发病，金黄色葡萄球菌（肉与乳制品），蜡样芽孢杆菌（炒饭），产气荚膜梭菌（解冻肉）
病毒	轮状病毒	爆发流行，人传人（PTP），托管所，持续 4 ~ 8d
	诺如病毒	全部腹泻的 50%，冬季爆发，PTP 与食物/水；无免疫力。持续 1 ~ 3d。呕吐症状突出
细菌	大肠杆菌（产毒素）	> 50% 为旅行者腹泻，霍乱样毒素，< 7d
	霍乱弧菌（*Lancet*, 2012, 379: 2466）	污染的水，鱼，贝壳，美国墨西哥沿岸每年约 50 例；严重脱水与电解质丢失
寄生虫（治疗数月后 ± 吸收不良性腹泻）	贾第鞭毛虫	漂流/户外运动，旅行，爆发，胀气
	隐孢子虫（*NEJM*, 2002, 346: 1723）	水源传播爆发；通常自限，若免疫抑制可引起慢性感染。腹痛（80%），发热（40%）
	环孢子虫	污染的农产品

续表

	炎症性	**主要侵犯结肠，腹泻量小，左下腹绞痛，里急后重，发热，典型的大便 WBC 或隐血（+）**
细菌	弯曲杆菌	未熟透的家禽，未消毒的牛奶，亚洲旅行，狗 & 猫携带。前驱症状：腹痛→"假性阑尾炎"；伴发吉兰 - 巴雷综合征（GBS），反应性关节炎
	沙门菌（非伤寒）	蛋，家禽，牛奶。5% ~ 10% 菌血症；> 50 岁的菌血症患者中 10% ~ 33% 发展成动脉炎
	志贺杆菌	突然发病，大量脓血便，↑↑ WBC
	大肠杆菌（O157：H7 & 侵袭性/出血性 非 - O157：H7）	未熟透的牛肉，未消毒的牛奶，生的农产品。PTP。O157：H7 & 非 - O157：H7 细菌种群（40%）合成志贺毒素→溶血性尿毒综合征（HUS，儿童典型）。肉眼血便
	难辨梭状芽孢杆菌	参见下文
	副霍乱溶血性弧菌	未熟透的海鲜
	伤寒沙门菌	亚洲旅行。全身性中毒，相对心动过缓，玫瑰疹，肠梗阻→米汤样腹泻，菌血症
	其他	耶尔森菌：未熟透的猪肉，未消毒牛奶，腹痛→"假性阑尾炎"（又称为肠系膜淋巴炎）气单胞菌，邻单胞菌属，李斯特菌属（肉 & 奶酪）
寄生虫	溶组织内阿米巴	污染的食物/水；旅行（美国少见）；肝脓肿
病毒	CMV	免疫抑制，结肠活检组织培养（shell vial culture）诊断

评估（*NEJM*，2014，370：1532）

- 病史：大便次数、血便、腹痛，症状持续时间（病毒、细菌约 1 周，艰难梭状芽孢杆菌除外，寄生虫 > 1 周），旅行、食物、近期使用抗生素，免疫

抑制

- **体格检查**：血容量减少（生命体征、尿量、腋窝、皮肤肿胀、精神状态），发热，腹痛，肠梗阻，皮疹

- **实验室检查**：大便 WBC（高假阳性或阴性）或粪便乳铁蛋白和钙卫蛋白（PMN 产物；敏感性/特异性 >90%），粪便培养，血培养，电解质，艰难梭状芽孢菌（如果最近住院/使用抗生素），大便虫卵 & 寄生虫（如果 >10d，疫区旅行，饮用不洁水，社区暴发感染，托管所，艾滋病病毒阳性或男同性恋）；± 粪便 ELISA（病毒，加密，贾第鞭毛虫），血清学（大肠阿米巴）

- **影像学/内镜检查**：如果出现警告症状，发热，严重腹痛，粪便中有血液或脓液，大便每天 >6 次，严重脱水，免疫抑制，老年人，持续时间 >7d，需要住院。若怀疑中毒性巨结肠需要 CT/KUB 检查，若免疫抑制或培养阴性需要结肠镜检

治疗（*Am J Gastro*，2016，111：602）

- 若患者无上述报警症状且能够口服→仅支持治疗：口服补液水合，洛哌丁胺，碱式水杨酸铋（避免使用抗胆碱能药物）

- 若中度脱水：口服溶液为 50 ~ 200mL/d（1/2 茶匙盐，1 茶匙小苏打，8 茶匙糖，8 盎司橙汁加水稀释至 1 升）或佳得乐等。如果严重，静脉补液

- 高度怀疑旅行者腹泻：氟喹诺酮或利福昔明

- 若高度怀疑原虫感染，可以考虑使用甲硝唑或硝噻醋柳胺

- 非医院获得性炎症性腹泻可经验性使用抗生素：针对志贺氏菌，霍乱弧菌，贾第鞭毛虫，阿米巴病，沙门氏菌。如果患者 > 50 岁，或免疫抑制或住院，或怀疑弯曲菌（症状出现 4d 内），予氟喹诺酮类 ×5 ~ 7d。若怀疑 E. coli O157：H7，避免使用抗生素，可能增加溶血性尿毒综合征风险

难辨梭状芽孢杆菌相关性腹泻（CDAD）

发病机制和流行病学（*NEJM*，2015，372：825）

- 摄入难辨梭孢菌孢子→抗生素或者化学药物使结肠菌群失调后定植→

释放毒素 A/B→结肠黏膜炎症和坏死→伪膜形成

- 许多报道的病例都是院内感染，社区获得性感染的病例占新发病例的 1/3，与所有的抗生素相关（尤其是 β 内酰胺类，克林霉素，喹诺酮类）
- 附加的风险因素包括：年龄、疗养院居住者、炎性肠病、质子泵抑制剂（*CID*，2011，53：1173）

临床表现（疾病谱）

- 无症状的定植：<3% 健康成人；约 20% 使用抗生素的住院患者
- 急性水样腹泻（潜血）± 黏液便，常伴随下腹疼痛，发热和白细胞明显增高
- 伪膜性结肠炎：以上症状 + 伪膜形成 + 肠壁增厚
- 暴发性结肠炎（2% ~ 3%）：中毒性巨结肠（腹部 X 线检查结肠扩张≥6 cm，结肠无张力，全身中毒症状）和（或）肠穿孔

诊　断

- 只有出现症状（腹泻，结肠炎）需要检验；对水样粪便检验（除非出现肠梗阻）
- 粪便酶联免疫测定：检验毒素 B/A（1% ~ 2% 菌株产生毒素 A）；快速（2 ~ 6 h）；阳性的灵敏度很高
- 粪便 PCR：敏感性高，如果是定植，而无活动性 CDAD，也可以出现阳性；如果 PCR 阳性，但是毒素监测是阴性则不需要处理（*JAMA IM*，2015，175：1792）
- 若诊断不明确，或标准治疗无好转，可考虑纤维乙状结肠镜检查

治疗（*NEJM*，2015，372：1539；*JAMA*，2015，313：398）

- 如果可能尽早停用抗生素，停用肠动力抑制剂
- 非重度：万古霉素 125mg PO q6h 或甲硝唑 500mg PO q8h 10 ~ 14d，两者治愈率无明显差别，但甲硝唑耐受性更差
- 重度：（以下任何一项：每天便次 > 12 次，体温 > 39.5℃，WBC > 25，HoTN，需要 ICU 监护治疗，肠梗阻）万古霉素 125mg PO q6h + 甲硝唑 500mg IV q8h
- 如果情况恶化（肠梗阻，WBC 升高，乳酸升高，休克，中毒性巨结肠，腹膜炎）：腹部 CT，紧急外科手术咨询，结肠切除术（结肠造口改道可能有

用或结肠灌洗）；或可以考虑万古霉素直肠给药

- 如果患者需要继续使用抗生素，停药后继续治疗艰难梭状芽孢菌≥7d
- 症状缓解后3~6周仍可能发现粪便的艰难梭状芽孢菌，但无须进一步治疗（在此期间，重复检测梭状芽孢菌的意义有限）
- 复发感染：停用抗生素后15%~30%复发风险，大多数发生在停药后2周内

  首次复发：万古霉素125mg PO q6h ×10~14d 或非达霉素200mg PO bid × 10d

  再次复发：万古霉素口服脉冲式→锥式，咨询ID医生，考虑粪便微生物移植（*NEJM*，2013，368：407；*JAMA*，201，315：142）非达霉素（200mg bid×10d）。有口服无毒性的梭状芽孢杆菌孢子的试验报道（*JAMA*，2015，313：1719）

  益生菌益处尚不明确（*Lancet*，2013，382：1249）

慢性腹泻（ >4 周；*JAMA*，2016，315：2712）

整体评估

- 临床上可以分为水样便，脂肪便或感染性粪便
- 附加病史：发生时间（频次；与进餐关系；夜间腹泻的原因多为 IBD 而不是 IBS），腹痛，体重下降，手术史，化疗/放疗，饮食（包括咖啡因和难以吸收的碳水化合物/糖），感染的症状，免疫抑制，旅行，泻药等
- 用药史：PPI，秋水仙碱，抗生素，H2-RA，抗抑郁药，ARBs，非甾体抗炎药，化疗，咖啡因
- 查体：总体情况（BMI），系统性疾病的体征，外科瘢痕，直肠指检
- 实验室检查：血常规、代谢分析、白蛋白、TSH、铁、血沉；具体参考各个章节
- 影像/内镜检查：不明原因的慢性腹泻行结肠镜检查，怀疑系统性疾病时行腹部 CT/MRI

渗透性腹泻（水样泄；粪脂 –；↑渗透压差；↓禁食后腹泻）

- 摄入难以吸收的阴离子和（或）阳离子所造成（泻药中发现的 Mg^{2+}，硫酸盐，磷酸盐）或者摄入难以吸收糖类（如甘露醇；山梨醇；咀嚼口香糖；

或乳糖，如果乳糖不耐受），停止摄入这些物质后，腹泻会缓解

- 诊断：↑渗透压差（见上文）；如果是不吸收的碳水化合物，粪便 pH <6
- 乳糖不耐受：（75% 有色人种和 25% 白种人乳糖酶缺乏）：可因胃肠炎，药源性疾病，胃肠手术而导致。临床表现：腹胀，胃肠胀气，不适，腹泻。诊断：H^+ 呼气试验或经验性无乳糖饮食。治疗：无乳糖饮食和乳糖酶片

分泌性（水样泄，正常渗透间隙，禁食后腹泻不停止，常发生夜间腹泻）

- 由分泌的 K^+ 或阴离子进入肠腔或者阻止了 Na^+ 的吸收而导致→↑粪便中 H_2O，通常是由于感染后细菌毒素所造成，其他原因见下文
- 内分泌：阿迪森病，血管活性肠肽瘤，类癌，卓艾综合征，肥大细胞病，甲亢（↑蠕动），血清肽水平（如胃泌素，降钙素，血管活性肠肽瘤）和尿组胺
- 胃肠道肿瘤：癌，淋巴瘤，绒毛状腺瘤
- 显微镜下结肠炎：常发生腹泻但并没有明确的原因，常见于自身免疫功能障碍的中年妇女，服用 NSAIDS，抗抑郁药物，值得注意的是 PPI 可以激发病变。结肠变化极其复杂，但大都可以见到黏膜的淋巴和浆细胞渗透增加 ± 黏膜下层胶原增厚。治疗：止泻药，考来烯胺，铋剂，布地奈德，如果难治可考虑 TNFS 拮抗剂
- 胆酸所致腹泻：回肠切除或病变（如克罗恩病）等→胆酸进入结肠→导致电解质和水渗出。治疗：胆酸螯合剂（如考来烯胺）

肠易激综合征

- 水样泄；正常渗透压间隙；禁食后腹泻↓：见肠蠕动功能障碍

吸收不良（脂肪泄；↑粪脂，↑渗透压，禁食后腹泻↓）

- 黏膜表面（外科切除）或系统性肠黏膜病（乳糜泻，IBD）。腹胀，臭味，漂浮的粪便（脂肪痢）
- 乳糜泻（*NEJM*，2012，367：2419；*Gastro*，2015，148：1175）

    遗传基因易感患者（约 1%）对麸朊蛋白（小麦蛋白成分之一）免疫反应→小肠炎性渗出→吸收障碍

    其他症状/体征：铁/叶酸缺乏性贫血；骨质疏松；疱疹样皮炎；↑ ASL/ALT

诊断：IgA 抗组织谷氨酰胺转移酶抗体（大多数敏感），IgA 抗脱氨基麦胶蛋白自抗体；IgA α - 内膜抗体，小肠炎性渗出（绒毛萎缩，隐窝过度增殖，炎性渗出），但如果患者血清学检查阳性或者症状明显，这些检查就不是必需的。HLA-DQ2/Q8 阴性预测值对于患者很有价值，尤其是对于已经采用无谷蛋白饮食而血清测试仍然阴性的患者

治疗：无谷蛋白饮食，如 7% ~ 30% 对饮食无反应→评估是否错误诊断或依从性差

并发症：5% 顽固性症状，罹患 T 细胞淋巴瘤和小肠腺癌风险

- Whipple 病：T, whipple 感染（*NEJM*, 2007, 365: 55）

  其他症状/体征：发热，淋巴结肿大，水肿，关节炎，CNS 改变，皮肤灰褐色色素沉着，主动脉瓣关闭不全以及二尖瓣狭窄，眼和咀嚼肌节律性收缩（眼球震颤，咀嚼肌收缩）

  治疗：青霉素 + 链霉素或三代头孢 × 10 ~ 14d→复方新诺明 ≥ 1 年

- 小肠细菌过度生长（SIBO）：大肠细菌到达小肠→脂肪痢，维生素 B_{12} 和铁缺乏，蛋白丢失性肠病。常伴随动力障碍（糖尿病神经病变，硬皮病），解剖改变（克罗恩病，外科手术，瘘管），免疫缺陷，乳糜泻疾病，囊性纤维化。诊断：根据 H^+ 或 ^{14}C - 木糖呼吸试验或经验性抗生素治疗。治疗：7 ~ 10d 抗生素（利福昔明，甲硝唑，氟喹诺酮）

- 其他：短肠切除（短肠综合征），慢性肠系膜缺血，嗜酸性粒细胞性胃肠炎，小肠淋巴瘤，热带口炎性腹泻，贾第鞭毛虫感染

消化不良（肥胖；↑脂肪泻，↑渗透压差，↓禁食后腹泻）

- 肠腔内营养素水解功能缺陷，2 种类型，胰腺/肝胆疾病
- 胰腺功能障碍：多见于慢性胰腺炎和胰腺肿瘤
- 检验粪便弹力蛋白酶，糜蛋白酶水平或经验性的胰酶置换
- 由于合成减少（肝硬化），胆汁淤积（原发性胆汁性肝硬化），或行结肠切除导致胆汁酸水平下降，可通过经验性的胆汁酸置换治疗进行检测

炎症（便白细胞阳性/乳铁蛋白/钙卫蛋白/大便隐血 +，发热，腹痛）

- 感染：慢性 C. diff，阿米巴痢疾，耶尔森杆菌，巨细胞病毒感染，结核，尤其是在免疫功能障碍的宿主
- 巨细胞病毒感染和 C. diff 是造成 IBD 加重的主要原因
- 炎症性肠病（克罗恩病，溃疡性结肠炎）

- 放射性肠炎，缺血性结肠炎，肿瘤（结肠癌，淋巴瘤）

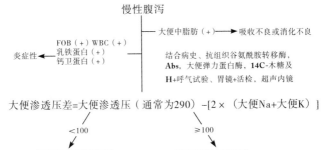

慢性腹泻

炎症性 ← FOB（+）WBC（+）乳铁蛋白（+）钙卫蛋白（+）

大便中脂肪（+）→ 吸收不良或消化不良

结合病史、抗组织谷氨酰胺转移酶，**Abs**，大便弹力蛋白酶、**14C**-木糖及 **H**+呼气试验、胃镜+活检、超声内镜

大便渗透压差=大便渗透压（通常为290）−[2×（大便Na+大便K）]

<100 → 分泌性或动力性

≥100 → 渗透性

Ct检查，肠镜，激素水平   查**H**+呼气试验或经验型无乳糖饮食，泻药筛查

图3−2　慢性腹泻流程

肠蠕动障碍和营养

功能性胃肠疾病

- 反复发生的胃肠道症状与肠−脑相互作用有关，而不是由结构病变所引起的
- Rome Ⅲ 的诊断标准中有 >20 种功能性胃肠疾病，现在已经更新至 Rome Ⅳ（*Gastro*，2016，150：1257）
- 肠易激综合征（IBS）（*JAMA*，2015，313：949）

  腹部不适，同时满足以下两项以上标准：排便增加，大便频次增加，大便性状改变

  IBS-C（便秘为主要症状）*vs.* IBS-D（腹泻为主要症状）*vs.* IBS-M（两者均有）*vs.* IBS-U（不能分类的）。症状可能与压力，饮食，生活方式以及微生物有关

  治疗：锻炼，认知行为治疗，调整饮食，益生菌，薄荷油？

  IBS-C：泻药（如鲁比前列醇，利那洛肽，聚乙二醇），生物反馈

  IBS-D：利福昔明或洛派丁胺；伊卢多啉，μ&κ 激动剂，δ 抑制剂（*NEJM*，2016，374：242）

- 周期性呕吐症状：急性反复发作呕吐的刻板症状；食用大麻，偏头痛家

族史

急诊处方：止吐药、静脉输液、舒马曲坦、苯二氮䓬类药物；预防：三环类抗抑郁药物/抗癫痫药物；避免食用大麻

胃轻瘫 (*Gastro Clinics of NA*，2015，44：1；*World J Gastro*，2015，21：6842)

- 迟发性胃排空障碍，典型患者具有恶心（>90%），呕吐（>80%），早期饱腹感（60%），餐后饱胀/疼痛
- 病因：糖尿病，外科手术后，甲状腺疾病、危重病、帕金森、阿片类药物、钙通道阻滞剂、抗胆碱能药物
- 诊断：胃排空闪烁显像
- 治疗：促胃肠动力剂（甲氧氯普胺、红霉素），对症止吐药；若顽固难治，考虑置管肠内营养；幽门内肉毒杆菌和胃刺激试验

急性假性结肠梗阻 (*ANZ J Surg*，2015，85：728)

- 定义：肠蠕动丧失但不存在机械性梗阻
- 腹部不适或腹胀，肠鸣音消失±恶心/呕吐，呃逆
- 比较典型发生在老年住院患者中。诱发因素：腹腔病变（手术、胰腺炎、腹膜炎、肠缺血），严重疾病（如脓毒症）、药物（阿片、钙通道阻滞剂、抗胆碱能药物），代谢/内分泌异常（甲状腺、糖尿病、肾衰竭、肝衰竭），脊髓压迫/创伤、神经系统障碍（帕金森，阿尔茨海默病，多发性硬化）
- KUB 或 CT 检查：结肠扩张，机械性肠梗阻；盲肠直径>14cm，则穿孔风险高
- 治疗：保守治疗（禁食、避免使用使病情加重的药物）通常是有效的；静脉注射新斯的明（监测心动过缓），甲基纳曲酮；经胃管胃肠减压，肛管、结肠镜检查；如果顽固难治，结肠造口术或结肠切除术

便秘 (*Annals*，2015，162：ITC1)

- 定义为排便不适或（Rome Ⅲ）：最近 3 个月期间至少 25% 时间满足以下情况≥2 项：排便费力，干球粪/硬便，排便不尽感，肛门直肠梗阻感，排便需要手法辅助，大便次数<3 次/周
- 次要病因（4M）

  机械梗阻：恶性肿瘤、压迫、脱肛、狭窄

药物：阿片类药物，三环类抗抑郁药、抗胆碱药、钙通道阻滞剂、非甾体抗炎药，利尿剂，钙，铁

代谢/内分泌：糖尿病，甲状腺功能减退，尿毒症，妊娠，全垂体功能低下、卟啉病、$\uparrow Ca^{2+}$、$\downarrow K^+$、$\downarrow Mg^{2+}$

肌病/神经：帕金森、先天性巨结肠病、淀粉样变、多发性硬化、脊髓损伤、自主神经功能障碍

- 诊断：幽门螺旋杆菌/直肠指检，实验室检查：考虑血常规、电解质/Ca^{2+}、促甲状腺激素；若出现警告症状行结肠镜检

  肛门直肠测压/气球排出试验；结肠运输试验；排便造影
- 治疗：改变饮食并增加液体摄入量，补充纤维素

  容积性泻药（车前草、甲基纤维素、聚卡波非）：$\uparrow$结肠残渣，$\uparrow$蠕动

  渗透性泻药［镁、磷酸钠（如果慢性肾衰应避免使用），乳果糖］：$\uparrow$结肠含水量

  刺激性泻药（番泻叶、蓖麻油、比沙可啶、多库酯钠）：增加肠道蠕动和肠液分泌

  灌肠和栓剂（磷酸盐、液状石蜡、自来水、肥皂水、比沙可啶）

  鲁比前列醇（$\uparrow$分泌）；甲基纳曲酮和爱维莫潘用于阿片类引起的便秘

  利那洛肽使大便频率增加，减少重吸收/腹胀（*NEJM*，2011，365，6：527）

危重病的营养（见"机械通气"）（*NEJM*，2014，370：1227）

- 理论上，为维持胃肠道的完整性和功能，肠内营养优于肠外营养，然而两种途径的结果相似（*NEJM*，2014，371：1673）
- 肠内营养（EN）：入住ICU24～48h开始EN，感染和病死率下降。禁忌证包括：梗阻，胃肠道出血。并发症：内脏血流量的需求增加导致肠缺血损伤，尤其是血流动力学不稳定患者；吸入性肺炎（如果空肠喂养，可能降低风险，但结果尚未统一），管饲可能出现鼻咽溃疡/出血/疼痛
- 肠外营养（PN）：如果不能耐受肠内营养，7d后开始PN，早期（*JAMA*，2013，309：2130）；晚期（ICU停留＞8d）PN补充EN的不足，可降低感染和机械通气时间（*NEJM*，2011，365：506）。禁忌证包括：高渗状态，严重电解质紊乱，严重高血糖，脓毒症是相对禁忌证。并发症：高血糖（由于葡萄糖），导管脓毒症/血栓，再喂养综合征，肝功能异常（脂肪肝，胆汁淤积，由于缺乏肠道刺激导致胆囊淤积）

结肠功能障碍

憩室病

定义与病理生理（*Lancet*，2004，363：631）
- 结肠黏膜和黏膜下层突出结肠壁形成的后天性疝
- 认为是由肠道异常运动或管腔内压力增加产生

流行病学
- 危险因素：↓纤维，↑红肉、肥胖、吸烟、缺乏体力活动、乙醇/酒精、非甾体抗炎药
- 患病高风险因素：↑年龄（年龄＜40岁约10%；年龄＞80岁约50%～66%）；"西化"的社会
- 左侧（90%，主要是乙状结肠）＞右侧结肠（亚洲除外，75%～85%位于右侧）

临床表现
- 通常无症状，但5%～15%表现为憩室出血（见"胃肠道出血"）和＜5%表现为憩室炎
- 对于无症状的憩室炎，有限的数据证据提示可以通过↑纤维饮食或避免坚果/果仁食用（*JAMA*，2008，300：907）

憩室炎

病理生理（*NEJM*，2007，357：2057；*Gastroenterol*，2015，147：1944）
- 未消化的食物和细菌滞留在憩室→粪石形成→梗阻→影响憩室血供→感染，穿孔
- 无并发症：微穿孔→局部感染
- 并发症（15%）：大穿孔→脓肿、腹膜炎、瘘（65%为憩室膀胱炎），梗

阻，狭窄

临床表现
- 左下腹痛，发热，恶心、呕吐，腹泻或便秘
- **查体**：可表现为左下腹压痛 + 触及包括腹膜炎体征和脓毒性休克
- 鉴别诊断包括：炎症性肠病（IBD），感染性结肠炎，（盆腔炎 PID），输卵管妊娠（宫外孕），膀胱炎，结直肠肿瘤

诊　断
- 腹部平片检查排除游离气体、肠梗阻或梗阻
- 腹部 CT（I^+O^+）：>95% 敏感性和特异性；评估复杂的疾病（脓肿，瘘）
- 结肠镜禁忌证，急性期↑穿孔高风险；6 周后进行，以排除恶性肿瘤

治疗（*JAMA*，2014，311：287；*Dis Colon Rectum*，2014，57：284）
- **轻度**：若患者无并发症且可以口服药物，门诊治疗
- 口服抗生素：（甲硝唑 + 氟喹诺酮）或阿莫西林/克拉维酸钾 7～10d；流质饮食直到临床改善
- 不复杂的憩室炎可能不需要抗生素（*Cochrane*，CD009092）
- **重度**：若不能口服药物，需麻醉剂止痛或有并发症，住院治疗
- 禁食，静脉补液，胃管（如果肠梗阻）
- 静脉用抗生素（覆盖 GNR 和厌氧菌；如头孢噻肟/甲硝唑或哌拉西林他唑巴坦
- 脓肿 >4cm 需要经皮或手术穿刺引流
- **手术**：如果药物治疗不能控制病情，脓肿无法引流，游离穿孔
- 切除优于腹腔镜灌洗（*JAMA*，2015，314：1364）
- 在控制感染源后，4d 抗生素治疗就足够了（*NEJM*，2015，372：1996）
- 切除术后复发的憩室炎，需要具体分析
- 对于免疫抑制患者需急诊或择期手术的标准可考虑降低

预　防
- 马沙拉嗪 ± 利福昔明可能减轻慢性/复发性患者症状（*Dig Dis Sci*，2007，52：2934）
- 首次发作 10 年内复发概率为 10%～30%，第二次复发可能更复杂

息肉和腺瘤

病理生理学及流行病学（*NEJM*, 201,; 374: 1065）

- 结肠上皮细胞 DNA 累积的突变对癌基因和抑癌基因造成影响→肿瘤形成（形成腺瘤；*APC* 失去 fxn）→肿瘤进展（腺瘤→癌；K-ras 基因获得 FXN，DCC, *p*53 失去 fxn）
- 危险因素：↑年龄，家族史（1 级亲属散发，遗传性非息肉病性结直肠癌，家族性腺瘤性息肉病）、IBD、↑膳食脂肪、腹型肥胖、↑乙醇，↓纤维，↑红肉,? 吸烟，糖尿病
- 保护因素：↑体能锻炼，ASA /非甾体抗炎药，摄入钙，激素替代疗法，↓BMI；↑纤维、维生素 D、鱼油、他汀类药物、硒可能为保护因素
- 肿瘤性息肉：腺瘤（管状，绒毛状，绒毛状发育不良），无蒂锯齿状腺瘤/息肉（间隔期 CRC），癌
- 非肿瘤性息肉：增生，幼年性，黑斑息肉综合征（Peutz Jeghers），炎症

检 测

- 结肠镜检是金标准
- 推荐所有患者从 50 岁开始，每 10 年检查一次，病理发现除外
- 如果有家族史（FHX），40 岁开始，或最小的患病家庭成员，被诊断疾病的年龄 10 年之前开始，每 5 年一次

炎症性肠病

定 义

- 溃疡性结肠炎（UC）：原发性结肠黏膜的炎症，始于直肠
- 克罗恩病［Crohn 病（CD）］：原发性胃肠道任何部位均可发生的透壁性炎症，跳跃式分布

流行病学 & 病理生理（*NEJM*，2009，361：2066；*Gastro*，2011，140：1785；*Lancet*，2016，387：156）

- 美国 140 万患者；UC 患病率 1/1000，CD 患病率 1/3000，具种族差异，白种人和犹太人发病率上升
- UC 和 CD 发病高峰 15 ~ 30 岁；CD 呈双峰状，在 50 ~ 70 岁呈第二峰
- 吸烟人群罹患 CD 风险增高，而不吸烟者和曾经吸烟者罹患 UC 风险增高
- 遗传易感性 + 环境风险因素→T 细胞失调→炎症

溃疡性结肠炎（*NEJM*，2011，365：1713；*Lancet*，2012，380：1606）

临床表现

- 严重血性腹泻，下腹部痉挛疼痛，尿急，里急后重
- 结肠外表现（> 25%）：结节性红斑，坏疽性脓皮病，口疮性溃烂，葡萄膜炎，巩膜外层炎，血栓栓塞事件（复发期间发生血栓栓塞的风险明显增加；*Lancet*，2010，375：657），自身免疫性溶血性贫血，血清阴性关节炎，慢性肝炎，肝硬化，PSC（胆管癌风险升高，CRC）

诊　断

- 结肠镜检查：95% 病变累及结肠 & 病变由向近端扩展，连续性分布于结肠
- 根据部位分类：直肠炎（25% ~ 55%），左半结肠炎（50% ~ 70%）和全结肠炎（20%）
- 大体：黏膜呈颗粒状，质脆、易碎，伴弥漫性溃疡；假性息肉
- 病理：浅表的慢性炎症改变；可有隐窝脓肿或结构紊乱
- 钡灌肠和结肠管状外观特征（铅管外观）
- 耀斑：↑ ESR、CRP（不是 Se 或 Sp）；⊕ 粪便钙卫蛋白（*Se* 77%，*Sp* 71%）

并发症

- 中毒性巨结肠（5%）：腹部平片上可见结肠扩张 ≥6cm，肠壁张力减退，全身中毒症状，& 穿孔风险升高。治疗：静脉注射类固醇 & 广谱抗生素；必要时手术治疗

- 狭窄（5%）：直肠乙状结肠反复炎症发作所致
- 结肠癌和异型性（见下文）
- 对于 s/p 手术与回肠袋的患者，可能发展为袋炎（回肠袋炎，高达 1/2 的 pts），治疗抗生素（MNZ，cipro），益生菌

预　后

- 50% 患者处于缓解期；90% 间歇性加重；约 18% 疾病持续活动。10 年结肠切除率为 24%
- 重型 UC 复发的病死率 <2%，&UC 患者总体预期寿命 ＝非 UC 患者

Crohn's 病（*Lancet*，2012，380；D：1590）

临床表现

- 隐匿起病伴腹痛，大便松散/频繁（50% + FOBT），发热，不适，体重下降
- 含黏液，非肉眼血性腹泻
- N/V，胀气，顽固性便秘；结肠外表现如 UC

诊　断

- 纤维结肠镜 + 病理是诊断金标准；小肠成像（与内镜检查相比较，核磁小肠造影诊断克罗恩病的准确率高达 91%）；胶囊内镜检查
- 根据位置分类：小肠发病率（47%），回结肠发病率（21%），结肠发病率（28%）；上消化道罕见
- 蒙特利尔分类：发病年龄，疾病位置和行为（严格对比非限制性、穿透性与非穿透性），有无应用上消化道疾病或肛周疾病调节剂
- 组织学变化：非脆性黏膜，鹅卵石样，浅表溃疡，深长的裂缝
- 镜下：黏膜全层炎症伴单核细胞浸润，非干酪性肉芽肿（ <25% 的黏膜组织活检可见）、纤维化、溃疡、裂隙
- 追踪疾病的严重程度和 Crohn 病活动指数（CDAI），问卷调查

并发症

- 肛周疾病：肛裂，肛瘘，皮肤标签，直肠周围脓肿（24% 的脓胸；肛周病先于肠道症状）

- 狭窄：小肠，餐后腹痛；可导致完全 SBO& 需要手术
- 瘘：肠 – 肠瘘，直肠阴道瘘，肛周瘘，肠膀胱瘘，肠外瘘
- 脓肿：发热，腹部痛性包块，↑WBC；因为类固醇激素可以掩盖疾病表现，诊断时应高度怀疑是否是该疾病，∴ 需要高度的怀疑
- 吸收不良：回肠疾病/回肠切除术；↓胆汁吸收→胆结石；↓脂肪酸吸收→草酸钙肾结石；↓脂溶性维生素的吸收→维生素 D 缺乏→骨质疏松

预 后
- 1 年内预后多样：缓解约 50%，约 20% 复发，约 20% 低活动性，约 10% 慢性活动性
- 患病 20 年内，大多数人需要进行手术；总体预期寿命略有↓

处理（*Gastro*，2013，145：1464）

初步评价
- H&P（√肠道 & 肠外表现如前所述），诊断见上文
- 实验室：ESR，CPR，CBC，LFTS，B12，叶酸，铁，维生素 D，CD 检查抗酿酒酵母抗体（ASCA）&UC 检查 P-ANCA，敏感性低，特异性高，故不能诊断
- 排除其他病因：感染性/缺血性结肠炎，消化道淋巴瘤/癌症，药物不良反应，IBS 血管炎，白塞病，口炎性腹泻，小肠细菌过度增殖
- 使用免疫抑制剂及生物制剂治疗前应先排除感染（尤其是巨细胞病毒）

治疗目标
- 急性发作诱导缓解→维持缓解；黏膜愈合为第一目标
- 实行传统递进疗法（从毒性最小的药物用起，逐渐过渡到毒性作用大的药物），近来主张的早期联合免疫抑制剂的观点尚未被广泛接受，如果病情非常严重则可以考虑（*Lancet*，2015，386：1825）

IBD 的医学治疗（按步骤顺序）

溃疡性结肠炎

轻度　5 – ASA：许多制剂（柳氮磺吡啶，美沙拉嗪，奥沙拉嗪，巴柳氮），取决于疾病所在位置。用于诱导缓解和维持。并发症：腹泻，腹痛，胰腺炎

轻度 – 中度　MMX 布地奈德：布地奈德的口服制剂通过整个结肠释放发挥作用。首过通过代谢降低激素类药物的全身副作用

中度 – 严重　泼尼松口服制剂：每周总量 20 ~ 40mg，几周后逐渐减量至维持量，用于缓解症状 AZA/6 – MP：0.5 ~ 1mg/kg，并且在几周内加量用于维持

并发症：BM 抑制，淋巴瘤，胰腺炎，肝炎；硫代嘌呤甲基转移酶（TPMT）在剂量之前的水平可降低毒性代谢产物产生的风险。在选择的病例可以添加别嘌呤醇来促进无应答反应者的活动

在入选病例可添加别嘌呤醇促进非应答者的活动

严重或难治疗的疾病　Ⅳ类固醇：如 100mg 氢化可的松 q8h 或 16 ~ 20mg 甲基泼尼酸 q8h，诱导缓解/计划减量和切换到非类固醇维持

环孢菌素：对于类固醇难治的严重发作，2 ~ 4mg/kg 输注 × 7d w/目标为维持药物（如 AZA/6 – MP）

抗TNF（英夫利昔单抗，阿达木单抗和戈利木单抗）：15% ~ 20% 缓解率（*Gastro*，2012，142：257）。用于类固醇激素治疗顽固性的复发病例或者维持缓解作用。并发症：TB 被重新激活（注意治疗之前的 PPD 试验结果）；排除病毒性肝炎

小剂量增加 NHL 风险↑；输注及狼疮样风湿药物，牛皮癣，MS，CHF

维多珠单抗（见下文）

研究：托法替尼（*NEJM*，2012，367：616），粪便移植（*Gastro*，2015，149：102）

克罗恩病

轻度　5 – ASA：柳氮磺吡啶 4 ~ 6g/d 可用于诱导缓解

抗生素：FQ /甲硝唑或阿莫西林/克拉维酸治疗化脓性并发症（瘘、会阴等）

轻度至中度　布地奈德：口服制剂能到达回肠

续表

中度至 重度	PO 泼尼松：与 UC 相同，用于诱导缓解，而不是维持
	AZA/6 – MP：与 UC 相同，用于维护
	MTX：15～25mg IM / SC 或 PO qwk 用于维持；1～2 个月生效
严重或 顽固性 疾病	抗肿瘤坏死因子：英夫利昔单抗，阿达木单抗或塞妥珠单抗（聚乙二醇化）
	如果使用英夫利昔单抗，注意低谷期和英夫利昔抗体存在。如果发现抗体效价低或者效价阴性，应该增加药物剂量或增加用药频率。如果抗体阳性，注意对其他药物的生物学效应（*Am J Gastro*，2011，106：685）
	维多珠单抗（抗 α4β7 整联蛋白）和 ustekinumab（抗 IL12 / 23）如果抗 TNF 抗体 SMAD7 反义寡核苷酸（*NEJM*，2015，372：1104）

手 术

- UC：结肠切除术，如果症状无法改善或药物治疗副反应难以耐受，CRC，穿孔，中毒性巨结肠，出血难以控制，通常选择回肠袋肛门吻合术（IPAA）
- CD：难治性肠病选择手术切除；狭窄选择内镜扩张术或者外科手术；会阴疾病选择分流回肠造口术
- 癌症筛查（*NEJM*，2015，372：1441）
- 结肠癌：UC 风险 10 年内约 2%，20 年约为 8%，30 年约为 18%。与结肠型 CD 疾病，但小肠也可能罹患肿瘤。判断是否为肿瘤的最佳标志物是细胞发生异型性改变。其他风险因素包括：PSC，家族史，病变范围扩大，狭窄 & 假性息肉
- 监测：诊断后 8 年结肠镜/随机活检评估是否存在异型增生，此后根据危险因素每 1～3 年检查一次。使用染料对高危病灶进行染色的内镜检查靶向技术是新兴技术。如果发现是高级别异型增生或异型增生相关病变/肿块→结肠切除术。药物预防：5 – ASA 和熊去氧胆酸（若有 PSC）可获益（*AJG*，2011，106：731；*Aliment Pharmacol Ther*，2012，35：51）

肠缺血

急性肠系膜缺血

定义及成因

- 肠系膜血管的栓塞使流入小肠的血液减少或缺乏，通常由动脉引起（即 SMA 或其分支闭塞或短暂性缺血）或少部分通常通过静脉闭塞引起

- 肠系膜上动脉血栓形成，SMAT（约 60%）：通常由于起源 SMA 动脉粥样硬化；其他风险因素包括来自腹部创伤、炎症、肠系膜剥离、肠系膜动脉瘤引起的血管损伤

- 肠系膜上动脉栓塞，SMAE（约 30%）：肠系膜上动脉主干口径较大，与腹主动脉呈倾斜夹角，栓子易于进入。常伴房颤、心脏瓣膜病及感染性心内膜炎，主动脉粥样硬化斑块形成

- 非阻塞性肠系膜缺血，NOFI（约 10%）：短暂的肠道低灌注所致的心输出量下降，动脉粥样硬化，脓毒症，或应用降低胃肠道灌注的药物如升压药、可卡因和安非他命

- 肠系膜静脉血栓（MVT，约 5%）：A/W 高凝状态，门静脉高压，鸡传染性法氏囊病、恶性肿瘤、炎症（胰腺炎、腹膜炎、妊娠、外伤、手术）

- 小肠局灶节段缺血（< 5%）：小血管闭塞的小肠段（血管炎、动脉栓塞，绞窄性疝，XRT）；减少或缺乏血液流入小肠，通常由动脉引起（即 SMA 或其分支闭塞或短暂性低灌注或较少静脉阻塞）

临床表现

- 总动脉或静脉阻塞：突发腹痛但与腹部查体的触痛并不相符，如果未能及时治疗，则可迅速发展成梗死，伴或不伴腹膜刺激征

- 非阻塞性肠系膜缺血：腹肌紧张、触痛，N/V，由于黏膜脱落引起的下消化道出血；通常发生于心脏意外和休克等引起的血流灌注不足之后

体格检查

- 可不明显或仅表现为腹肌紧张到腹膜刺激征（肠梗阻）；⊕ FOBT，约75%患者可见

诊断相关研究

- 诊断应建立在高度怀疑的基础上；快速诊断可以避免肠梗阻的发生（通常几小时之内即可发生）
- 一旦发生肠梗阻，死亡率为20%~70%。急性肠系膜缺血的诊断较梗阻更能强有力地预测患者是否能够存活
- 实验室诊断：常正常；约75%患者WBC↑；淀粉酶、乳酸脱氢酶、PO4，D–二聚体↑；50%患者乳酸↑
- KUB：梗死出现，KUB图像正常；后期出现"指压痕迹"，肠梗阻，肠积气 CT血管成像（动脉期）：无创检查；静脉期诊断肠系膜静脉血栓
- 血管造影术：金标准；潜在治疗方法；怀疑血管闭塞时适用

治疗（*NEJM*，2016，374：959）

- IVF，NPO，优化血流动力学（升压药物剂量最小化），广谱抗生素，抗凝剂：肝素±组织纤溶酶原激活剂tPA（对于闭塞性疾病），IV罂粟碱（血管扩张剂；全部）
- 如果发现腹膜炎存在证据：急诊行血管内介入治疗或坏死肠管切除手术
- SMA血栓形成：经皮（支架置入术）或手术血运重建
- SMA栓塞：胆囊切除术（基于导管的吸引与手术）
- 非闭塞性肠系膜缺血：消除病因（特别是心源性）
- 肠系膜静脉血栓形成：先应用肝素初始化后华法林用3~6个月。对于Pts和血流动力学不稳定或顽固症状病例，可以保留纤维蛋白降解或血栓切除术
- 局灶性节段性缺血：通常为手术切除

慢性肠系膜缺血

- 定义和病因：通常是因为肠系膜动脉粥样硬化引起肠血流的下降
- 症状："肠绞痛" = 餐后、腹痛、早饱、由于恐惧进食引起体重下降

如果疼痛变得恒定→可能是急性血栓形成（见上文）

- 诊断：血管造影（金标准）≈胃张力计测试＋双相超声（如果有的话）
- 治疗：手术血运重建（一线治疗）；也可考虑血管成形术±支架

缺血性结肠炎

定义及病理生理

- 继发于体循环变化或局部肠系膜血管结构性、功能性改变的非闭塞性疾病，潜在病因不明，多见于老年人
- "分水岭"地区（脾曲＆直肠乙状结肠）最具易感性，25％累及右半结肠

临床表现、诊断与治疗

- 疾病谱：可逆性结肠病（35％）、一过性结肠炎（15％），慢性溃疡性结肠炎、溃疡性结肠炎（20％），导致狭窄（10％）、坏疽（15％）、暴发性结肠炎（＜5％）
- 通常 P/W 抽筋 LLQ 疼痛和明显血便；出现发热及腹膜刺激征迹象应提高临床对梗死的怀疑
- 诊断：排除感染性结肠炎，若症状持续且无其他明确病因（除非无腹膜炎。否则需避免结肠过度膨胀），可行纤维乙状结肠、结肠镜或腹部、骨盆 CT 进行诊断
- 治疗：肠道休息，静脉输液，广谱 ABX、连续观察腹部体征的变化，当出现梗死，暴发性结肠炎，出血，保守治疗无效，复发性脓毒症，肠道狭窄时，需要手术治疗
- 超过 50％ 患者发病 48h 内行保守治疗有效

胰腺炎

急性胰腺炎（AP）

发病机制

- 胰腺导管和腺泡通过直接或间接的毒性作用→分泌受损和消化酶的过早激活→自身消化和急性炎症

病因（*Lancet*，2015，386：85）

- 胆石症（40%）：女 > 男，通常由小结石（<5mm）或微结石/淤泥引起
- 酒精因素（30%）：男 > 女，大量饮酒约 10 年后的首次发作；通常为慢性急性发作
- 解剖学因素：分支，环形胰腺，十二指肠假性囊肿、Oddi 括约肌功能失调
- 自身免疫：可以 p/w 慢性病，胰腺肿瘤或胰腺狭窄，IgG4↑，⊕ ANA
- 药物：5-ASA，6-MP/AZA，ACEI，胞嘧啶，二脱氧肌苷，氨苯砜，雌激素，呋塞米，异烟肼，甲硝唑，喷他脒，他汀类药物，磺胺类，噻嗪类，四环素，丙戊酸盐
- 家族因素：*PRSS*1，*CFTR*，*SPINK*1 基因突变相关；若早发（发病年龄低于 20 岁）考虑家族因素
- 感染因素：蛔虫病，痢疾，柯萨奇病毒，巨细胞病毒，HIV，腮腺炎，支原体，结核分枝杆菌、弓形虫感染
- 缺血：血管炎，胆固醇栓塞，低血容量性休克，体外循环
- 代谢：高甘油三酯血症（TG > 1000；Ⅰ型和Ⅴ型家族性高脂血症），高钙血症
- 肿瘤：胰腺/壶腹肿瘤，mets（RCC 最常见，乳腺肿瘤，肺肿瘤，黑色素瘤）
- ERCP 术后（5% 有胰腺炎的表现）：Ppx w / PR 吲哚美辛（*NEJM*，2012，366：1414），胰腺支架，可能风险更高
- 创伤：钝性腹部创伤，胰腺/胆道手术
- 毒素：有机磷酸盐，蝎毒素，甲醇

临床表现

- 上腹部疼痛（90%），只有50%的 P/W 经典带状疼痛放射到背部
- 10% 无疼痛（由于使用止痛剂/类固醇，免疫抑制剂，ΔMS，ICU，术后），所以在胰腺炎和不明原因的休克中出现淀粉酶/脂肪酶（*Am J Gastro*，1991，86：322）
- 恶心和呕吐（90%）
- 腹部压痛/肌紧张，↓肠鸣音（肠梗阻），胆道梗阻时出现黄疸
  腹膜后出血体征（Cullen = 脐周；Grey Turner = 侧面）罕见
- 鉴别：急性胆囊炎、内脏穿孔、梗阻、肠系膜缺血，IMI，AAA 泄漏，远端主动脉夹层动脉瘤，异位妊娠破裂

诊断研究

- 诊断需要满足下列三项中的两项：特征性腹痛；脂酶和淀粉酶超过正常值上限的 3 倍；影像学改变
- 实验室（*Am J Gastro*，2013，108：1400）
  淀粉酶和脂肪酶的水平与疾病的严重程度不相关
  淀粉酶升高：↑超过正常值上限 3 倍的敏感性 > 90%，对急性胰腺炎的特异性 > 70%
  　　假阴性：慢性疾病急性发作（如酒精）；高甘油三酯血症（淀粉酶活性↓）
  　　假阳性：其他涎腺或唾液腺过程，酸血症，肾功能衰竭，巨淀粉酶血症等
  脂肪酶升高：↑超过正常值上限 3 倍的敏感性 > 99%，对急性胰腺炎的特异性 > 99%
  　　假阳性：肾衰竭、其他腹部疾病、糖尿病酮症酸中毒、HIV 感染、巨血小板症
  　　脂肪酶较淀粉酶的半衰期更长：对于胰腺炎有益，症状出现后，脂肪酶↑延迟出现。脂肪酶 >10,000 对单支诊断具 80% 的阳性预测价值，对酒精具 99% 的阴性预测价值（*Dig Dis Sci*，2011，56：3376）
  ALT 超过 3 倍的正常最大上限值，对于诊断胆石胰腺炎具 95% 的阳性预测价值（*Am J Gastro*，1994，89：1863）
- 成像研究（*Am J Gastro*，2013，108：1400）
  腹部超声：通常对于可视化胰腺（被肠内气体遮挡）无用，但是应该对

所有胰腺炎患者均按顺序进行 r/o 胆道病因学分析（即胆结石，BD 扩张）

腹部 CT：通常对于可视化胰腺（被肠内气体遮挡）无用，但是应该对所有胰腺炎患者均按顺序进行 r/o 胆道病因学分析（即胆结石，BD 扩张）

MRI/MRCP：可检测坏死；也用于评估胆石和导管受损

内镜超声（EUS）：作用有限；对隐匿性胆道疾病（微石）有用

严重性 (*Am J Gastro*, 2009，104：710)

- 胰腺炎的严重程度取决于是否存在器官衰竭（急性肾衰，呼衰，GIB，休克）局部或全身并发症（胰腺坏死、积液）

  轻度：80% 的病例。无器官衰竭或局部/系统并发症，低死亡率

  中度：短暂（<48 h）器官衰竭 ± 局部/全身并发症，高死亡率

  严重：持续性（>48 h）的器官功能衰竭，极高死亡率

预 后

- 评分系统（*Crit Care Med*, 1999，27：2272；*Am J Gastro*, 2009，104：966）

  Ranson 的/ APACHE Ⅱ：应用多项生理指标在 48h 时预测疾病的严重性的最早评分系统；可能对于重度急性胰腺炎的阳性预测值不高

  BISAP：在 24h 内和 24h 后对于 AP 的简单 5 项评分系统［BUN > 25，受损的 MS，全身炎症反应综合征（SIRS），年龄 > 60 岁，胸腔积液］；评分 ≥3 预测器官功能衰竭风险 ↑，死亡率 ↑

  CTSI：使用 48～72h 的 CT 结果（积液，坏死）预测死亡率

- 其他标准：SIRS > 48 h，BUN / Hct↑，肥胖，合并其他疾病预测↑死亡率

治疗 (*Clin Gastro Hepatol*, 2011，9：710；*Am J Gastro*, 2012，107：1146；*NEJM*, 2014，370：150)

- 早期侵袭性 IVF，滴速限定至 UOP≥0. 5mL /（kg·h），目标是在 12～24h↓BUN&Hct。林格氏液可能优于生理盐水（↓SIRS，24h 时 CRP；如果 Ca↑，应尽量避免输液）

- 营养（*Clin Gastro Hepatol*, 2007，5：946；*Intern Med*, 2012，51：523；*Crit Care*, 2013，17：R118）

  尽管新的数据表明早期（72h 内）肠内营养可能并不优于口服，但仍鼓励

进行早期肠内营养（维持肠道屏障作用，↓细菌移位）（*NEJM*，2014，317：1983）

轻度：一旦肠梗阻缓解（无痛）时即可开始喂养。低脂低渣饮食与流质饮食一样安全

严重：早期（重量/在 48～72h）肠内营养，并优于 TPN B/C ↓感染并发症，器官衰竭，手术干预，和死亡率。鼻饲证明是不劣于鼻空肠喂养

重度：在早期（在 48～72h 之内）行肠内营养结果表明，其优于全胃肠外营养（TPN b/c），↓感染并发症，器官衰竭，手术干预和死亡率。鼻饲作用不逊于鼻空肠营养

- 镇痛：IV 阿片样物质（监测呼吸状态，如果↑肾损伤，调整剂量）
- 胆石胰腺炎：急诊（≤24h）行 ERCP，如果存在胆管炎，败血症或总胆红素≥5，行括约肌切开术。对于轻度患者，胆囊切除术在患者住院初始期间可降低复发风险；如果发生坏死性急性胰腺炎，建议炎症和积液改善后再行手术治疗（*Lancet*，2015，386：1261）；推迟手术如果坏死 AP 直到改善炎症，流体收集
- 高甘油三酯血症：滴注胰岛素（激活脂蛋白脂肪酶）；给予贝特类药物降脂，必要时行血液成分离术
- 无感染并发症，使用预防性抗生素无意义（*World J Gastroenterol*，2012，18：279）

并发症

- 全身性：ARDS，腹腔综合征，AKI，GIB（假性动脉瘤），DIC
- 代谢：低血钙，高血糖，高甘油三酯血症
- 积液：

  急性积液：早期可见，无包裹，大部分在 1～2 周后缓解

  假性囊肿：首次发病 4 周后出现包裹性积液。如果没有症状，无须治疗（不论囊肿的大小/位置）；如果出现症状，则可以行腹腔镜手术或腹腔/手术引流（*Gastro*，2013，145：583）

- 胰腺坏死：非活性胰腺组织。一旦怀疑感染，可行 CT 引导下的细针抽吸穿刺检查

  无菌坏死：如果无症状，可以期待治疗，无须预防性抗生素

  感染性坏死（占所有病例的 5%，严重者占比 30%）：高死亡率。碳青霉烯或 MDZ + FQ。阶梯治疗，腹腔引流和微创外科清创术或内镜下坏

死病灶切除术优于开放性腹腔坏死病灶清除术（*NEJM*，2010，362：1491）

胰腺脓肿：脓液积聚（通常不含胰腺组织），通常在病程≥4周内可见。

治疗：抗生素+穿刺引流术（如果可能，应在CT引导下进行）

慢性胰腺炎

发病机制和病因

- 通常，但不总是反复发作的急性发作→炎性浸润→纤维化→胰腺功能不全〔需要减少90%的胰腺纤维来形成糖尿病（脂肪/蛋白质代谢障碍）〕
- 毒素（60%~80%归因于酒精；吸烟也是重要的危险因素），特发性、遗传性、自身免疫性，急性胰腺炎反复发作，梗阻性因素等

临床表现

- 症状：包括上腹部疼痛，随着时间推移，疼痛逐渐消失，出现脂肪泻和体重下降

诊断研究

- 实验室：早期淀粉酶/脂肪酶↑，后面可能降为正常。粪脂（+）。粪便弹性蛋白酶和糜蛋白酶↓

  √糖基化，如果患者年轻或FHx（+），考虑行IgG4/ANA和基因（CFTR，SPINK1，PRSS1）的检测
- 影像学：腹部平片（KUB）/CT可发现胰腺钙化灶。ERCP/MRCP/EUS对于诊断胰腺导管狭窄，扩张具高度敏感性

治疗（*Lancet*，2016，387：1957）

- 胰酶替代（可通过减少CCK来减轻疼痛）
- 疼痛控制：戒烟戒酒，镇痛药，导管结石行体外冲击波碎石（ESWL）、腹腔神经丛阻滞、胸腔镜下内脏神经切断术

并发症

- 假性囊肿，假性动脉瘤，胰腺腹水或胸腔积液，↑胰腺癌危险

自身免疫性胰腺炎

发病机制

- 淋巴浆细胞硬化性胰腺炎：胰管致密纤维化和 IgG4 阳性细胞↑(1 型)，或极少 IgG4 阳性细胞的粒细胞上皮损害（2 型）

临床表现

- 腹痛，可以是梗阻性黄疸和类似胰腺癌的肿块
- 胰腺外：干燥综合征，间质性肾炎，自身免疫性甲状腺炎，UC／PSC，RA

诊　断

- 实验室：胆汁淤积性肝功能（↑Aφ > AST／ALT），↑γ–球蛋白和 IgG4，RF，ANA（＋），RF
- 组织学＋其他标准：病理、影像学改变（香肠胰腺、胆管狭窄）、血清学改变、累及其他脏器、患者对治疗的反应

治　疗

- 皮质类固醇为一线用药。如果复发，选择免疫调节剂（AZA，MMF，环磷酰胺）

肝功能异常

肝细胞损伤或胆汁淤积的检查

- 氨基转移酶（AST，ALT）：继发于坏死或炎症后释放的细胞内酶。对于肝脏疾病而言，ALT 的特异性比 AST 高；而 AST 对于心脏，骨骼肌肉，肾脏，脑及 RBC／WBC）↑水平高于大多数类型的肝细胞损伤、骨骼肌肉受损，心肌梗死（AST > ALT）
- 碱性磷酸酶（Aφ）：AKP 在肝细胞小管膜结合，胆道梗阻或肝内胆汁淤积时 AKP↑，也可见于骨骼，小肠，肾脏，胎盘；证实源于肝脏：GGT↑（或 5′–NT↑）

- 胆红素：血红素代谢的产物（未结合的，"间接胆红素"）通过 ALB 运送到肝脏，被肝脏摄取吸收转变为结合胆红素（"直接胆红素"），可溶，然后代谢至胆汁

  直接胆红素↑：见于胆汁淤积，酶学紊乱（例如 Dubin-Johnson，Rotor's）

  间接胆红素↑：见于溶血、酶学紊乱（例如 Crigler-Najjar，Gilbert's）

  当胆红素 > 2.5mg/dL 时，出现黄疸（尤其是巩膜或舌下位置）；若高结合胆红素血症，可致尿胆红素↑

肝功能检查

- 白蛋白：肝脏蛋白质合成标志物，肝功能衰竭时下降缓慢（$t_{1/2}$ 15～18d）
- 凝血酶原时间（PT）：PT 时间取决于肝脏的凝血因子合成（FⅧ除外）；一些凝血因子（例如 V，VII）的 b/c 半衰期很短，肝功能不全时数小时之内可发生 PT↑

肝功能检测项目

项目	ALT	AST	Aφ	胆红素
肝细胞性	↑↑	↑↑	± ↑	± ↑（直接）
病毒性肝炎	常常 ALT > AST		± ↑	± ↑（直接）
酒精性肝炎	ALT: AST≥2:1		± ↑	± ↑（直接）
缺血性损伤	↑↑↑	↑↑↑	↑↑	↑↑（直接）
Wilson 病	↑	↑	Aφ:胆红素 <4	
胆汁淤积性	± ↑	± ↑	↑↑	↑↑（直接）
浸润性	接近 nl	接近 nl	↑↑	± ↑
非肝细胞性				
骨骼肌受损	AST >> ALT		nl	nl
骨病	nl	nl	↑（w / nl GGT）	nl
溶血	nl	nl	nl	± ↑（间接）

- R 值 = ALT：每个标准化的碱性磷酸酶（Aφ）正常上限值（ULN）=（ALT / ULN）÷（Aφ/ ULN）

  R > 5 表示肝细胞损伤，< 2 表示胆汁淤积性损伤，2～5 表示混合性

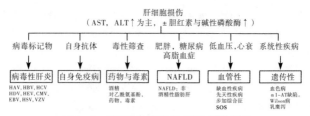

图 3-3 肝细胞异常肝脏功能检测流程图

- 急性肝酶升高（经常伴随症状）
- 严重的 ALT 和 AST 升高（>1000）：

  毒素（通常为对乙酰氨基酚）→√筛查乙醇、乙酸水平。其他毒素：异烟肼，双硫仑，吡嗪酰胺，OTC 类/草药，非诺贝特，烟酸，胺碘酮，摇头丸缺血（如脓毒症、低血压、Budd Chiari）→√行多普勒超声检查。病因通常导致↑LDH、ALT：LDH 的比值 <1.5（毒素/病毒 >1.5）

  病毒 ALT：LDH 的比值 <1.5（毒素/病毒 >1.5）

  其他（AIH，急性 Wilson 病，急性胆源性梗阻）→查看急性肝功能衰竭（ALF）和肝硬化章节

  急性轻、中度 ALT 和 AST 升高：如上所述，考虑为毒素或药物所致（请查看本章结束部分），住院病人的病毒感染、缺血/血管性问题、梗阻（如果混有图片）、全身性疾病查看 "Workup for chronic enzyme elevation" 部分，见下文

- 慢性肝酶升高（常无症状）

  筛查常见病因：肝炎血清学检查，酒精肝，肝脏超声，（NAFLD，肝硬化），药物等

  如果怀疑潜在全身性疾病：行铁元素的相关检查（血色素沉着病）；ANA，ASMA，免疫球蛋白水平（AIH）；血浆铜蓝蛋白，尿铜（Wilson 病）；α1-AT（可引起肝病甚至肺部受累）；腹腔筛选（肝病罕见原因）；甲状腺功能检查；见 "肝硬化章节"

  如果评估阴性→生活方式改变（如体重下降、控制糖尿病），3~6 月后复查

  如果存在慢性肝病或持续性实验室检查异常，考虑行肝脏活检

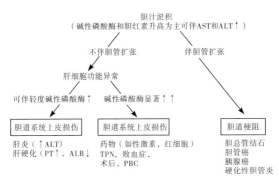

图 3-4 淤胆性肝功能异常处理方法

- 胆汁淤积型的检查：查右上腹（RUQ）超声评估导管是否扩张

  如果发生肝外梗阻→患者可能需要 ERCP ± 影像学检查（MRCP，CT）用于 dx/Rx

  如果超声提示无导管扩张→查 AMA（用于 PBC）和病毒血清学检查（Hep A-E，EBV，CMV）

  如果检查结果阴性，考虑 MRCP 和肝脏活检，详情见下面诊疗程序

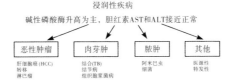

图 3-5 浸润性疾病所致肝功能异常的处理方法

- 对浸润模式的检查：√GGT 水平确保胃肠来源的碱性磷酸酶↑

  如果存在（↑GGT↑ & 碱性磷酸酶↑）证据→经常首选影像学检查（右上腹超声或 CT；如果这些检查结果为阴性，则考虑 MRCP）；√若血清蛋白电泳（SPEP）出现淀粉样蛋白，往往需要行肝活检以明确诊断

引起肝脏检查异常的常见药物 (http：//livertox. nlm. nih. gov)

肝细胞性		胆汁淤积性		混合性
阿卡波糖	泼尼松	ACE 抑制剂	6－巯基嘌	阿米替林
对乙酰氨	蛋白酶	合成代谢	呤 OCP	硫唑嘌呤
基酚	抑制剂	类固醇	青霉素类	卡马西平
别嘌呤醇	利培酮	硫唑嘌呤	蛋白酶	克林霉素
胺碘酮	他汀类药物	氯丙嗪	抑制剂	米氮平
硫唑嘌呤	磺胺类药物	雌激素	磺胺类药物	呋喃妥因
克林霉素	他莫昔芬	大环内酯	特比纳芬	青霉素类
贝特类药物	四环素类抗	甲基咪唑	三环类抗抑	苯巴比妥
肼屈嗪	生素		郁药	苯妥英钠
异烟肼	TNF－α			蛋白酶抑
酮康唑	抑制剂			制剂
氨甲蝶呤	吡唑酮			磺胺类药物
米氮平	三环类抗抑			吡唑酮
呋喃妥因	郁药			三环类抗抑
(一些) 非甾	丙戊酸			郁药
体抗炎药				丙戊酸
苯妥英钠				维拉帕米

肝 炎

病毒性

甲型肝炎 (ssRNA；占美国急性病毒性肝炎的 30%~45%)

- 传播途径：粪口途径；被污染的食物、水及贝壳类动物；常常爆发于日托中心
- 潜伏期：2~6 周；无慢性携带状态
- 临床表现：食欲↓，萎靡，发热，恶心/呕吐，右上腹疼痛，黄疸；罕见爆发性 (伴有慢性丙型肝炎时↑)

- 诊断：急性肝炎＝抗甲型肝炎 IgM 抗体（＋）；曾经暴露＝抗甲型肝炎 IgG 抗体⊕［IgM⊖］
- 急性甲型肝炎治疗方案：支持治疗；如果为爆发性肝炎则转至肝移植中心
- 病毒暴露后预防：1～40 岁→疫苗；＜1 岁或＞40 岁，免疫抑制，肝脏疾病 →免疫球蛋白

乙型肝炎（dsDNA；占美国急性病毒性肝炎的约 45%；*Lancet*，2014，384：2053）

- 传播途径：血液传播（静脉注射吸毒，输血），性传播，围生期
- 潜伏期：6 周至 6 个月（平均 12～14 周）
- 急性感染：70% 亚临床，30% 黄疸，＜1% 为爆发性肝炎（死亡率高达 60%）
- 慢性感染：在＜5% 的成人获得性中（如果免疫抑制↑）乙型肝炎病毒表面抗原（＋）＞6 个月，＞90% 围生期；约 40% 慢性乙型肝炎患→肝硬化（合并丙型肝炎、丁型肝炎或人类免疫缺陷病毒共同感染及酗酒风险↑）
- 肝细胞癌：如果存在肝硬化、肝细胞癌家族史（＋）、非洲人＞20 岁、亚洲男性＞40 岁或女性＞50 岁或＞40 岁并 ALT↑±乙型肝炎病毒脱氧核糖核酸＞2000 则风险↑。每 6 个月筛查甲胎蛋白及超声检查
- 肝外综合征：结节性多动脉炎（＜1%），膜性肾病，膜增生性肾小球肾炎，关节炎
- 血清学及病毒学检测（筛查指南见 *Annals*，2014，161：58）

  乙型肝炎病毒表面抗原（HBsAg）：临床表现前出现；用于筛查献血；持续＞6 个月＝慢性乙型肝炎

  乙型肝炎病毒 e 抗原（HBeAg）：病毒复制证据及传染性↑

  乙型肝炎核心抗体 IgM：感染后出现的第一个抗体；提示急性感染

  窗口期＝HBsAg 转阴，乙型肝炎表面抗体尚未（＋），乙型肝炎核心抗体仅提示感染

  乙型肝炎核心抗体 IgG：表明先前 HBsAg（－）或持续 HBsAg（＋）乙型肝炎病毒感染

  乙型肝炎 e 抗体（抗－HBe）：表明逐渐减弱的病毒复制，传染性↓

  乙型肝炎表面抗体（抗－HBs）：提示急性感染已解决与获得免疫力（疫苗接种后唯一标志）

  乙型肝炎病毒 DNA（HBV DNA）：血清中产生则与肝脏病毒活动复制有关

诊断	HbsAg	抗 – HBs	抗 – HBc	HBeAg	抗 – HBe	HBV DNA
急性肝炎	+	–	IgM	+	–	+
窗口期	–	–	IgM	±	±	+
恢复	–	+	IgG	–	±	–
免疫	–	+	–	–	–	–
慢性肝炎 HBeAg ⊕	+	–	IgG	+	–	+
慢性肝炎 HBeAg ⊖	+	–	IgG	–	+	± *

*前核心区突变：不合成 HBeAg，但是抗 HBe 可由乙型肝炎核心抗原某种反应发展而来；依据 HBV DNA↑

• 急性乙型肝炎治疗方案：支持治疗；√MS 或 INR↑则需住院治疗（肝移植中心）；如果病情严重可考虑抗病毒治疗

慢性乙型肝炎分期

分期	ALT （正常上限 *）	HBV DNA （1U/mL）	HBeAg	肝脏组织学 （炎症/纤维化）	进展至肝硬化
免疫耐受	正常	$\geq 10^6$	+	少量	每年 <0.5%
免疫活化 HBeAg ⊕	≥2 倍	≥ 20 000	+	中等至重度	每年 2% ~ 5.5%
不活动	正常	≤2000	–	少量坏死性炎症；各种纤维化	每年 0.05%
免疫再活化；HBeAg – 前核心区突变	≥2 倍	≥2000	–	中等至严重	每年 8% ~ 10%

*ALT 正常上限，男性 <30U/L，女性 <19U/L。改编自 *Hepatology*，2016，63：261

• 慢性乙型肝炎治疗方案：对于免疫活化期或免疫再活化期或肝硬化期伴有 HBV DNA 水平增高进行治疗。如果 ALT1 ~ 2 倍正常上限或年龄 >40 岁并

处于免疫耐受阶段，则可考虑活肝组织检查；如果活检提示中等至重度炎症或纤维化，则给予治疗

- 恩替卡韦或替诺福韦：核苷类似物，具有良好耐受性，较低的耐药性；5年 HBeAg 血清转化率 30% ~ 40% &HbsAg，消失率 5% ~ 10%（*Gastro*，2012，142：1360；*Lancet*，2013，381：468）。如果既往存在拉米夫定不耐受病史则优先选择替诺福韦

- 聚乙二醇干扰素 - α2a：两年 HBeAg 血清转化率 27%；如果存在自身免疫性疾病，未控制的精神疾病，癫痫，失代偿性肝硬化等情况则禁用

- 治疗持续时间：①乙型肝炎 e 抗原（＋）免疫活化期且无肝硬化：如果血清转化 HBeAg（－），抗 - HBe 抗体（＋），如果 ALT 正常及 HBV DNA 抑制则 1 年后停止治疗，或直到 HBsAg 清除后停止治疗；②HBeAg - 免疫再活化：不确定；（＋）肝硬化：不确定

- 如果经历肝移植：乙型肝炎免疫球蛋白（＋）核苷酸类似物治疗有助于预防再感染

- HIV/HBV 同时感染：联合使用两种主动抗 HBV 和 HIV 的药物（*NEJM*，2007，356：1445）

- 免疫抑制：开始用抗 TNF，类固醇（＞20mg，＞1 月）之前需筛查 HBV；如果中至高危再活化风险则予治疗

- 暴露预防（感染风险约 30%）：乙型肝炎免疫球蛋白→疫苗（如果未接种疫苗或原有治疗无效）

丙型肝炎（ssRNA；美国急性病毒性肝炎约 10%；*Lancet*，2015，385：1124）

- 传播途径：血液（静脉注射吸毒，输血罕见原因）＞性传播；20% ~ 30% 没有明确原因

- 潜伏期：1 ~ 5 月；平均 6 ~ 7 周

- 急性感染：80% 亚临床状态；10% ~ 20% 肝炎具有黄疸症状；爆发性肝炎罕见；自主清除率与白介素 - 28B 及第二型人类白细胞抗原基因型有关（*Annals*，201，158：235）

- 慢性：多达 85%→慢性肝炎，其中 20% ~ 30% 发展为肝纤维化（20 岁后男性、酗酒及 HIV 感染患肝硬化风险↑；每年 1% ~ 4% 肝硬化患发生肝细胞癌）

- 肝外综合征：混合性冷球蛋白血症，迟发性皮肤卟啉症，扁平苔藓，白细

胞破碎性血管炎，甲状腺炎，膜增生性肾小球肾炎，特发性肺纤维化，非霍奇金淋巴瘤及球蛋白增多症

- 血清学、病毒学及基因检测：

  丙型肝炎病毒抗体（Anti-HCV）（ELISA）：6 周内（＋），不等于痊愈或具有免疫力；痊愈后可（－）

  丙型肝炎病毒核糖核酸（HCV RNA）：2 周内（＋），表明为活动性感染

  丙型肝炎基因型（1～6）：提示持续时间及对治疗的反应性；基因 3 型与肝细胞癌风险↑有关

- 诊断：急性肝炎 = HCV RNA（＋），Anti HCV±；转阴 = HCV RNA－，Anti HCV±；慢性 = HCV RNA（＋），Anti HCV（＋）

- 治疗适应证（www. hcvguidelines. org）

  急性：如果 12～16 周内没有自主清除，可以采取与慢性肝炎相同的治疗方法

  慢性：治疗方案推荐给所有人，除外期望寿命减少的

- 治疗：NS3/4A 蛋白酶抑制剂（"预知"；蛋白酶抑制剂），NS5a 抑制剂（"活动性"；NS5ai），RNA 聚合酶抑制剂（"潜在的"；RNAPi），利巴韦林（RBV），聚乙二醇干扰素（PEG-IFN）

批准的 HCV 初治方案

蛋白酶抑制剂	NS5ai	RNAPi	RBV	PEG-IFN	基因型
	达卡他韦	索非布韦	±		1a, 1b, 2, 3
	雷迪帕韦	索非布韦			1a, 1b, 4, 5, 6
	维帕他韦	索非布韦			1, 2, 3, 4, 5, 6
帕利瑞韦 *	翁比他韦	达萨布韦	±		1a, 1b
帕利瑞韦 *	翁比他韦		±		4
司美匹韦		索非布韦	±		1a, 1b
		索非布韦	+	±	2, 3, 4, 5, 6
格佐匹韦	艾尔巴韦		±		1, 4

* 与利托那韦联合可提高疗效；www. hcvguidelines. org；*NEJM*，2014，370：211，220，1483，1574，1879，1889，1973，1983，1993&2015，373：2608&2618；*Lancet*，2014，384：1756

- 治疗中监测：全血细胞计数，国际标准化比值，肝功能试验，肾小球滤过率，丙型肝炎病毒载量及促甲状腺激素（如果使用干扰素）于治疗前优先检查。如果肝功能不全失代偿（腹水，脑病）或 CTP 评分≥7 则禁忌使用蛋白酶抑制剂。如果出现黄疸、恶心或呕吐、虚弱、ALT 10 倍↑，或 4 周后胆红素、碱性磷酸酶、INR 明显↑则停止治疗
- 目标是持续病毒学应答（SVR）＝治疗完成后 12 周无病毒血症。成功取决于基因型，但当前的治疗方案可是 SVR > 90%
- 特殊人群（HCV/HIV 同时感染，失代偿性肝硬化，肝移植后状态，肾损害）：可至www.hcvguidelines.com查看有关处理的推荐进展
- 没有免疫力的所有慢性 HCV 患均应接种 HBV 和 HAV 疫苗
- 暴露后（针刺伤风险约 3%）预防：无；如果丙型肝炎病毒核酸→（＋），考虑 3 个月内治疗

丁型肝炎（RNA）

- 传播途径：血液或性传播；非洲及东欧地方性流行。通常宿主已感染 HBV，也能导致同时感染或二重感染；在很少的（肝脏移植后免疫抑制状态）可自我复制
- 自然病程：急性 HBV-HDV 同时感染缓解 > 80%；然而，多数急性 HDV 二重感染可转为慢性 HBV-HDV（进展为肝硬化、肝细胞癌可能性↑）

戊型肝炎（ssRNA；*NEJM*，2012，36：1237；*Lancet*，2012，379：2477）

- 在流行区最为常见的导致急性病毒性肝炎的原因
- 传播途径：粪 – 口途径；至中亚及东南亚、非洲及墨西哥的旅游
- 自然病程：急性肝炎患死亡率↑。妊娠（10% ~20%）；移植患罕见发展为慢性肝炎
- 诊断：HEV IgM 抗体（疾病防治中心鉴定），HEV RNA
- 肝外表现：关节炎，胰腺炎，贫血，神经系统疾病（吉兰 – 巴雷综合征，脑膜脑炎）

  其他病毒（人 pegivirus，巨细胞病毒，埃博拉病毒，单纯疱疹病毒及水痘带状疱疹病毒）

自身免疫性肝炎（AIH）

分类（*J Hep*，2011，55：171；*Hep*，2010，51：2193）

- 1 型：抗平滑肌抗体（ASMA），抗核抗体；抗可溶性肝细胞抗原（anti-SLA），与许多危重症及疾病复发有关
- 2 型：抗肝/肾脏 μ 粒体 1（anti-LKM1）；抗肝细胞浆 1 型抗原抗体（ALC－1）
- 重叠综合征：自身免疫性肝炎（＋）原发性胆汁性肝硬化［如果抗线粒体抗体（＋）或既往史（＋）→"自身免疫性胆管炎"时可怀疑该病］或原发性硬化性胆管炎［如果碱性磷酸酶↑，炎症性肠病，瘙痒，或影像学/组织病理（＋）可怀疑该病］
- 药物诱导所致：米诺环素，呋喃妥因，英夫利昔，肼屈嗪，α 甲基多巴，他汀类

诊断及治疗（*Lancet*，2013，38：1433）

- 70% 为女性；40% 合并严重的自身免疫性肝炎（3% 为爆发性），且 ALT > 10×正常上限；34% ~ 45% 为无症状
- 肝外综合征：甲状腺炎，关节炎，溃疡性结肠炎，Sjögren's 病，Coombs 试验（＋），溶血性贫血
- 诊断：血清学结合评分系统，IgG↑，无病毒性肝炎，及肝组织活检（界面性肝炎及淋巴浆细胞性浸润）具有高度特异性及中度敏感性（*Hep*，2008，48：169）
- 治疗：ALT10 倍正常上限；（＋）ALT5 倍正常上限及 IgG2 倍正常上限；或（＋）桥接/多腺泡性坏死
- 诱导治疗：①单一泼尼松治疗；②（＋）泼尼松（＋）硫唑嘌呤，或③（＋）布地奈德（如非肝硬化性）（＋）硫唑嘌呤→65% ~ 80% 缓解（无症状，肝功能检查、胆红素及 IgG 正常，无或少量界面性肝炎）；类固醇逐步撤药；复发率 50% ~ 80%（*J Hep*，2015，62：S100）
- 治疗无反应或不能耐受硫唑嘌呤：环孢霉素，他克莫司，甲基甲酰胺，利妥昔单抗，英利昔单抗
- 肝细胞癌筛查及肝移植参照终末期肝病

其他原因导致的肝炎或肝中毒

酒精性肝炎（*J Hep*，2012，57：399；*Hep*，2010，51：307）

- 症状：持续性黄疸，肝肿大，发热，腹水，消化道出血，脑病
- 实验室检查：ALT 通常 <300～500 及 AST：ALT >2∶1，血小板↓，总胆红素及 INR↑提示严重肝炎
- 预后：评分系统包括 Maddrey's 判别函数（MDF），Lille 模型，终末期肝病（MELD）模型

  MDF：[4.6×（PT－对照）（+）总胆红素] >32，如未治疗则 30%～50% 于 1 月内死亡（*Gastro*，1996，110：1847）

  Lille 模型：用于预测类固醇治疗第 1 周无反应程度；评分 >0.45 预测进一步胆固醇治疗反应差并与 6 个月生存率下降有关（*Hep*，2007，45：1348）

  联合应用 Lille（+）MELD 模型评分系统预测病死率最好（*Gastro*，2015，149：398）

  治疗：如果 MDF >32，终末期肝病模型 >18，存在脑病考虑治疗

  类固醇（如甲泼尼龙 32mg/d 或泼尼松龙 40mg/d×4 周→4～6 周逐渐减量）死亡↓，但感染发生率↑（*NEJM*，1992，32：507&2015，372：1619）

  类固醇额外应用 N－乙酰半胱氨酸可使 1 月死亡率↓，但 6 月死亡率无明显变化（*NEJM*，2011，365：1781）

对乙酰氨基酚肝毒性（*NEJM*，2008，359：285；*BMJ*，2011，342：2218）

- 病理生理：>90% 对乙酰氨基酚（对乙酰氨基酚 APAP）通过新陈代谢成为无毒物质，但约 5% 通过 CYP2E1 代谢成为苯醌亚胺，肝毒素通过谷胱甘肽共轭作用解毒；大剂量对乙酰氨基酚（>10g）耗尽储存的谷胱甘肽→损伤
- CYP2E1 可由禁食、酗酒及某些抗惊厥药物及抗结核药物诱发，即使较低剂量（2～6g）对乙酰氨基酚可导致"治疗灾难"
- 2～6d 肝功能损伤可能不明显
- 治疗：如果在 4h 内可鼻饲洗胃，活性炭，可考虑早期转至移植中心

  N－乙酰半胱氨酸；摄入 72h 后仍能有效，如果摄入时间不详或慢性摄入 >4g/d，可以降低阈值；如果 APAP 水平较低或不能检测则，可降

低 N – 乙酰半胱氨酸使用阈值

PON – 乙酰半胱氨酸（首选）PO：140mg/kg 负荷剂量→70mg/kg，每日 4 次 ×17 次额外剂量

静脉 N – 乙酰半胱氨酸：150mg/kg×1h→50mg/kg×4h→100mg/kg×16h；本药具有过敏风险（使用12h疗法风险↓；*Lancet*，2014，383：697）；如果不能耐受 PO 药物、消化道出血、妊娠及急性肝衰竭时考虑静脉给药

缺血性肝炎

- "休克肝"，伴有 AST 与 ALT > 1000（+）LDH ↑↑；总胆红素延迟 L 高 (↑↑)

- 见于低血压及充血性心力衰竭，一般需静脉压 ↑（+）门静脉/动脉压 ↓（+）组织缺氧

非酒精性脂肪肝病（*Hep*，2012，55：2005）

- 定义：肝脏脂肪浸润但缺乏酒精或其他原因引起的脂肪变性

  非酒精性脂肪性肝病 = 脂肪变性，无炎症；非酒精性脂肪性肝炎 = 脂肪变性（+）炎症 ± 组织切片检查示纤维化

  非酒精性脂肪性肝病：占 10% ~ 30% 美国人口，2 型糖尿病及肥胖超过 60%

- 非酒精性脂肪性肝炎：占 2% ~ 5% 非酒精性脂肪性肝病，10 年继发肝硬化且组织切片检查提示纤维化的风险为 30%

- 临床表现：80% 无症状，ALT ↑ > AST，但是 ALT/AST 正常不能排除非酒精性脂肪性肝炎的可能（组织学切片检查）

- 诊断：肝组织切片检查一直是金标准。非酒精性脂肪肝病纤维化评分 = 临床因素预测非酒精性脂肪性肝炎及纤维化进展，阳性预测值 > 80%（www. nafldscore. com）

- 治疗：体重下降（理想≥10%；*Gastro*，2015，149：367），运动，控制糖尿病（利拉鲁肽；*Lancet*，2016，387：679 或吡格列酮），他汀类药物 (*Lancet*，2010，376：1916)；维生素 E↓脂肪变性但无纤维化的非糖尿病患（*NEJM*，2010，362：1675）。肝细胞癌是非酒精性脂肪肝病持续进展为非酒精性脂肪性肝炎肝硬化的并发症，但亦可见于无进展期肝病的患者

急性肝衰竭

定 义

- 肝急性打击（＋）凝血功能障碍（＋）脑病；通常不存在肝脏病史
- 如果黄疸 8 周内出现脑病则为暴发型；如果是 8 周到 6 个月出现则为亚暴发型
- 慢性肝衰竭急性发作：慢性肝病患出现的急性肝脏打击损伤

病因（*Lancet*，2010，376：190）

- 药物/毒物（美国占 80%；*Hepatology*，2010，52：2065）

  药物：对乙酰氨基酚（最常见；美国占比 > 40%，一般为剂量意外超量）；抗结核药物（异烟肼，利福平，吡嗪酰胺）；抗癫痫药（苯妥英钠，丙戊酸钠，卡马西平）；非甾体抗炎药（异质性，与剂量无关）；抗菌药物（如氟喹诺酮，大环内酯类）；二亚甲基双氧苯丙胺（摇头丸）

  毒物：毒鹅膏（特见于美国西海岸的蘑菇），某些中草药制剂

- 病毒（美国占 12%）：HAV，HBV，HCV（罕见），HDV（＋）HBV，HEV（尤其是妊娠时）。免疫抑制时：单纯疱疹病毒（50% 具有皮肤损害），埃博拉病毒，水痘带状疱疹病毒，巨细胞病毒，人类疱疹病毒 6 型
- 血管：布加综合征，缺血性肝炎，肝窦阻塞综合征
- 其他：Wilson's 病，妊娠相关急性肝衰竭（急性脂肪肝，子痫前期，HELLP 综合征），首发以自身免疫性肝炎为表现的；特发性

临床表现

- 早期表现通常为非特异性的：恶心、呕吐、萎靡不振；然后出现黄疸及多器官衰竭
- 神经系统：脑病，1 级 = 注意力不集中，手震颤；2 级 = 扑翼样震颤，昏睡，思维混乱，共济失调；3 级 = 嗜睡，僵化，阵挛，反射减退；4 级 = 昏迷

  脑水肿，星形细胞肿胀似与氨水平 L 高有关
- 心血管：低血压并低体循环血管阻力、休克
- 肺部：呼吸性碱中毒，外周氧摄取受损，发绀性水肿，急性呼吸窘迫综合征

- 消化道：出血（归因于自发性出血倾向），胰腺炎（归因于缺血？药物？感染？）
- 肾脏：急性肾小管坏死，肝肾综合征，低钠血症，低钾血症，低磷血症
- 血液：血小板减少，PT/PPT↑，纤维蛋白原↓，出血倾向（蛋白 C/S↓导致凝血因子合成↓；出血最常归因于血小板数量减低），DIC
- 感染（约90%患者）：特别是感染葡萄球菌，链球菌，革兰氏阴性杆菌及真菌（免疫功能↓，有创操作）；32%患可见腹膜炎；可无发热和白细胞↑
- 内分泌：低血糖（血糖合成↓），代谢性酸中毒（乳酸↑），肾上腺功能不全

辅助检查（*Hepatology*, 2012, 55：965）

- 所有患者需检查白细胞，PT/PPT，肝功能检查，电解质，血尿素氮（BUN）/肌酐（Cr），血 pH，乳酸，氨，对乙酰氨基酚水平，病毒血清学检查，如果怀疑存在如下情况可增加实验室检查
- 自身免疫玫瑰红血清学检测及 IgG 水平，血浆铜蓝蛋白及血清/尿铜水平，妊娠试验
- 影像学检查（右上腹超声或腹部 CT，多普勒超声检查门静脉及肝静脉）
- 如果在最初的检查后仍有潜在的疾病未能明确的话可以考虑肝组织活检

治疗（*NEJM*, 2013, 369：2525）

- 肝移植中心 ICU 内血流动力学及通气支持；连续血液净化治疗用于急性肾损伤
- 针对选择性患者早期列入肝移植等候（见后文）
- 脑水肿：如果考虑 3/4 级脑病可考虑颅内压（ICP）监测；如果 ICP↑→甘露醇 0.5～1.0mg/kg；如果动脉血氨＞150，3/4 级脑病，急性肾损伤或在使用血管升压素→预防性应用 3% 氯化钠使得钠达到 145～155mEq/L；如果出现难治性 ICP↑可给予巴比妥类药物及低体温疗法
- 脑病：3 级或 4 级给予气管插管；乳果糖作用甚小
- 凝血功能障碍：活动性出血或有创检查前可给予维生素 K，新鲜冰冻血浆、血小板、冷沉淀；预防性应用质子泵抑制剂
- 感染：如果怀疑感染可降低抗菌药物使用阈值（广谱，如万古霉素与三代头孢菌素）；抗真菌治疗用于覆盖那些高危险患者。日常血培养检查
- 病因治疗：如果为与对乙酰氨基酚相关可用 N 乙酰半胱氨酸；HBV 抗病毒

药物（如恩替卡韦）；血浆交换可被用于 Wilson 病；HSV 给予 IV 阿昔洛韦；盘尼西林 – G 用于 A. phalloides；妊娠相关分娩；TIPS；抗凝用于布加综合征；缺少类固醇用于治疗自身免疫疾病的数据，但是经常使用（*Hepatology*，2014，59：612）

- N – 乙酰半胱氨酸可能有利于非对酰氨基酚急性肝衰竭患，但是数据结果不确定（*Gastro*，2009，137：856）
- 如果预后不良但预计手后生存考虑肝移植

预 后

- 非乙酰氨基酚急性肝衰竭病死率约 80%，对乙酰氨基酚诱导的急性肝衰竭病死率约 30%
- 预后不良的预测（英国英皇学院医院）：

对乙酰氨基酚诱导：pH < 7.25，INR > 6.5 或 PT > 100，Cr > 3.4 或 3/4 级肝性脑病

非对乙酰氨基酚诱导：INR > 6.5 或 PT > 100；或下列标准 ≥ 3 个：病因检查不明确（血清反应阴性肝炎或药物相关性）；年龄 < 10 岁或 > 40 岁；INR > 3.5 或 PT > 50；总胆红素 > 17.5；脑病发作前持续性黄疸 > 7d

- 25% ~ 30% 的患者肝移植后 5 年存活率 70%
- BMI > 30，Cr > 2，年龄 > 50 岁，需要 L 压药及通气支持这些因素与急性期移植不良预后相关

肝硬化

定义（*Hep*，2011，54：1864 & 2012，56：1983；*J Hep*，2012，56：S13）

- 定义：起因于肝细胞损伤的纤维化及再生结节
- 失代偿 = 黄疸，静脉曲张出血，脑病，腹水；预后差

病 因

- 酒精（60% ~ 70%）及其他毒物（如三氧化二砷）
- 病毒性肝炎（约 10%）：慢性 HBV、HCV、HDV 感染

- 自身免疫性肝炎：女性，IgG↑，抗核抗体（+），抗平滑肌抗体，抗肝肾μ粒体抗体1，抗-LC1
- 代谢性疾病（约5%）：血色病，Wilson's病，α1-AT缺陷
- 胆道疾病（约5%）：原发性胆汁性胆管炎，继发性胆汁性肝硬化（结石，肿瘤，胆道狭窄，胆道闭锁），原发性硬化性胆管炎
- 血管疾病：布加综合征，右心衰竭，缩窄性心包炎，窦状腺闭塞综合征
- 非酒精性脂肪肝（NAFLD，10%~15%）最常引发"隐匿性肝硬化"
- 药物：胺碘酮，氨甲蝶呤，维生素A，丙戊酸钠

临床表现
- 非特异性症状（厌食，疲劳）或黄疸，脑病，腹水，静脉曲张出血

体格检查
- 肝脏：最初增大，可触及（左叶明显），硬化；最终缩小，结节样
- 肝衰竭体征：黄疸（胆红素 > 2.5），蜘蛛痣及肝掌（雌二醇↑），Dupuytren's挛缩，白甲线（Muehrcke's线）及邻近甲床（Terry's甲），腮腺及泪腺↑，男性乳房发育症，睾丸萎缩，扑翼样震颤，脑病，肝病性口臭，杵状指，肥大性关节炎
- 门脉高压体征：脾肿大，腹水，腹壁静脉曲张（脐周静脉曲张），上腹部 Cruveilhier-Baumgarten 静脉嗡鸣

实验室检查
- 肝功能检查：胆红素↑，PT/INR↑（与出血弱相关；Ⅷ因子正常因非肝脏合成），白蛋白↓，±转氨酶↑（如果晚期 AST > ALT）和碱性磷酸酶↑（可变）
- 血液学检测：贫血（骨髓抑制，脾功能亢进，铁±叶酸缺乏），嗜中性白细胞减少症（脾机能亢进），血小板减少（脾机能亢进，血小板生成素生成↓，酒精中毒）
- 化学检查：钠↓（抗利尿激素↑归因于有效动脉容量↓）；铁/总铁结合力↑，铁蛋白↑（肝细胞释放）
- 实验室指标预测肝硬化：AST/血小板 > 2；Lox 指数；Bonacini 评分（*JAMA*，2012，307：832）

辅助检查 (*Lancet*, 2014, 383: 1749)

- 腹部超声及多普勒：肝脏外形及回声特性，排除肝细胞癌，腹水，脉管系统开放√
- 确定病因：肝炎血清学检查（HBsAg, anti-HBs, anti-HCV），自身免疫性肝炎检查（IgG，抗核抗体，抗平滑肌抗体），铁和铜检测，α1-AT，抗线粒体抗体
- 评估纤维化：生物标志物（FibroSURE = 5 组 HCV 标志物，纤维化预测评分↑）；弹性成像技术（基于超声或磁共振；测量肝脏硬度）
- 肝组织活检（金标准）：经皮或经颈静脉（考虑如果有腹水或凝血功能障碍），常常用于确定纤维化及明确病因

预 后

改进肝功能评分系统（CPS）

	分值		
	1	2	3
腹水	无	易于控制	控制不佳
脑病	无	1 或 2 级	3 或 4 级
胆红素（mg/dL）	<2	2~3	>3
白蛋白（g/dL）	>3.5	2.8~3.5	<2.8
PT（第二个 > 对照组）或 INR	<4 <1.7	4~6 1.8~2.3	>6 >2.3
	分级		
	A	B	C
总分	5~6	7~9	10~15
1 年生存率	100%	80%	45%

- 终末期肝病模型（Model for End-Stage Liver Disease，MELD）：常常用于肝脏移植分层及预测具有肝硬化及一些其他急性肝病患 3 个月生存率。基于 Cr，INR 及总胆红素。计算器：www. mayoclinic. org/meld/mayomodel6. html（*Gastro*，2011，14：1952）。如果 MELD <21 则额外病死率预测指标包

括钠 <130 （*NEJM*，2008，359：1018；*Clin Gastroenterol Hepatol*，2009，7：1236），顽固性腹水，肝静脉压力梯度（HVPG）↑及生活质量评分↓

腹水（见"腹水"诊断评估；*Am J Gastro*，2009，104：1802）

- 归因于门脉高压（定义为 HVPG >5mmHg）
- 10 年内发生率 60%；5 年病死率约 50%
- 治疗：钠摄入↓（1~2g/d）如果钠 <125 需限制摄入自由水
  利尿剂：利尿目标约 1L/d。使用螺内酯 ± 呋塞米 5：2 比例（如 100&40 mg/d）；如果患依从低钠饮食，尿钠/钾 >1 提示有效的尿钠排泄
  避免肝硬化患使用非甾体抗炎药，因其干扰利尿作用且具有肾毒性
  难治性腹水：见于 5%~10% 患者；2 年生存率 25%
  利尿剂抵抗 2g 钠饮食，给予最大剂量利尿剂体重下降较少，或利尿剂诱导并发症（急性肾损伤，钠 <125，钾↑，脑病）
  药物处理：β 受体阻滞剂证据相矛盾（*Hep*，2016，63：1968）；如果存在低血压，可加用米多君
  大量腹腔穿刺抽腹水（LVP）：（移除超过 >5L 液体）：每放出 1L 液体给予 6~8g 白蛋白（超过 5L），因使用胶体液替代与 LVP 后循环衰竭风险↓及病死率↓有关（*Hep*，2012，55：1172）。如果自发性细菌性腹膜炎对于 AKI 风险↑则避免大量放腹水
  经颈静脉肝内门体静脉分流术（TIPS）（*Clin Gas Hep*，2011，9：936）
  腹水↓75%；Cr 清除率↑，脑病↑，生存获益是否优于 LVP 存在争议
    禁忌证：Ⅱ级脑病，慢性充血性心力衰竭，发绀性高血压，活动性感染或胆道阻塞
    并发症：出血，瘘管；支架血栓（药物涂层支架 1 年通畅率 80%）；感染（"endotipsitis"）；新发或脑病↑20%~30%，溶血反应（Hep，2010，51：306）
  如果上述所有措施失败考虑肝移植
- 肝性胸腔积液：2o 横膈缺损；通常为单侧，右侧 >左侧，±腹水
  治疗：避免胸腔置管（并发症↑）；治疗同腹水（如果为顽固性可行 TIPS）
  可发生自发积脓（即使没有自发性细菌性腹膜炎）→胸腔穿刺可诊断；抗菌药物治疗

自发细菌性腹膜炎（SBP；详见"腹水"；*J Hep*，2010，53：397）

- 约 20% 发病；病死率 20%；危险因素：腹水总蛋白 <1g/dL，自发性腹膜炎病史，出现有消化道出血
- 可表现为脑病，腹痛，发热，但通常（25%）无症状；所有住院肝硬化并发腹水患者进行腹腔穿刺术
- 微生物：革兰氏阴性杆菌（大肠杆菌，克雷伯氏菌）> 革兰氏阳性球菌（肺炎链球菌，肠球菌）（见"腹水"）
- 治疗：三代庆大霉素或阿莫西林/克拉维酸×5d；如果为单纯性（无脑病或急性肾损伤）可应用氟喹诺酮，但如果已使用预防性抗菌药物或氟喹诺酮耐药↑时应避免使用该药物

    治疗时静脉给予第 1 天人血白蛋白 1.5g/kg 及第 3 天时 1g/kg→生存率↑（*NEJM*，1999，341：403）

    如无改善，48h 时重复穿刺：如果治疗有效则预期中性粒细胞↓25%

- 自发性腹膜炎病史或腹水总蛋白 <1.5 及钠≤130 或 Cr≥1.2 或 BUN≥25 或 [CPS≥9 + 总胆红素≥3]（*Am J Gastro*，2009，4：993）时的预防→环丙沙星 500mg qd 或复方新诺明 qd

    短期预防：如果有消化道出血则给予环磷酰胺 1g IV ×7d；如果腹水总蛋白 <1.5 则环丙沙星 500mg PO qd ×1 年

胃食管静脉曲张 ± 上消化道出血（参见"消化道出血"；*Lancet*，2014，389：1749）

- 出现静脉曲张与肝脏疾病严重程度相关（40% 的 Child A 患中→85% Child C）
- 静脉曲张大小↑，Child B/C 级，伴有红色水疱出血风险↑
- 消化道出血 1 级预防：行食管胃十二指肠胃镜筛查；对伴有较大静脉曲张的数据最有价值

    非选择性 β 受体阻滞剂：较大静脉曲张应用则出血风险↓约 50% 且病死率↓

    一般使用纳多洛尔或普萘洛尔，滴定到最大耐受剂量；卡维地洛可用于治疗无反应或系统性高血压病患（α1 阻滞→肝内血管抵抗；*Gut*，2013，62：1634）。食管胃十二指肠胃镜未被文献证明能够改善

    食管曲张静脉套扎术（EVL）：在降低首次出血上优于 β 受体阻滞剂，但病死率无差异（*Ann Hep*，2012，11：369）；严重并发症风险（食道穿

孔，溃疡）

每1~2周重复治疗直至静脉曲张消失，随后在3个月时食管胃十二指肠镜检查，直至每6~12个月

β受体阻滞剂与EVL的选择取决于患/医生选择，β受体阻滞剂常常作为一线治疗（*Hepatol*，2008，47：1764）；目前不推荐联合使用β受体阻滞剂与EVL作为一级预防

- 2级预防：所有患经历经过首次出血后，基于可能有约50%再出血风险及30%病死率，β受体阻滞剂 + EVL 益处 > 单一治疗（*Annals*，2008，149：109）；如为难治性，或72h内出现食道静脉曲张出血的Child B级或C级患，可行 TIPS（1年生存率↑；*NEJM*，2010，362：2370）

门体脑病（PSE）（*Clin Gas Hep*，2012，10：1208）

- 发病机制：肝脏对血氨 + 其他成分解毒功能衰竭（如二甲基精氨酸；*J Hepatol*，2013，58：38）导致脑水肿，氧消耗↓，活性氧↑→脑功能不全
- 诱因：出血，感染，治疗依从性差，钾↓，钠↓，脱水，组织缺氧，门体静脉分流（如 TIPS），药物（如镇静剂），急性肝损伤（如门静脉血栓形成）
- 分级：参见"急性肝衰竭"
- 诊断：血氨水平诊断敏感性低，可用于治疗监测；仍为临床诊断
- 治疗：识别/纠正诱发因素；乳果糖（结肠酸化：$NH_3 \rightarrow NH_4^+$），目标每2~4次大便（聚乙二醇可能更有效；*JAMA IM*，2014，174：1727）；或利福昔明550mg bid（肠道细菌↓→氨产生↓；利福昔明 + 乳果糖可能比单用乳果糖效果要好；*Am J Gastro*，2013，108：1458）；阿卡波糖及益生菌是有益的
- 2级预防：乳果糖或利福昔明550 mg bid（*Gastro*，2009，137：885；*NEJM*，2010，362：1071）

肝肾综合征（HRS）　[*NEJM*，2009，361：1279；*Crit Care*，2012，16：R23（1）]

- 病理生理：内脏血管舒张及肾血管收缩并伴有肾血流↓
- 标准：①肝硬化伴腹水；②急性肾损伤（48h内血 Cr↑≥0.3mg/dL 或血 Cr 由基线水平↑≥50%；*Gut*，2015，64：531）；③停止利尿与容量扩张 [1g/（kg·d）白蛋白×2d] 后 Cr 无改善。④排除休克（肾前性氮质血症/

急性肾小管坏死）；⑤排除肾毒性药物；⑥排除肾本身疾病

  1 型：发病 <2 周；通常发生于严重肝功能衰竭，常发生于促发因素作用后（见后文）；中位生存时间 2 周

  2 型：进展更缓，中位生存时间 6 月；肝衰竭 <1 型

- 诱因：消化道出血，多尿，感染，连续侧脑室引流，药物（氨基糖式类，非甾体抗炎药）

- 治疗：如果危重症→血管加压药（如去甲肾上腺素或血管升压素）＋白蛋白（1g/kg，最大量 100g，每日冲击量），使平均动脉压↑10mmHg。如果非危重症→奥曲肽（100~200μg SC tid）＋米多君（最大 15mg PO tid）＋1g/kg（最大 100g）白蛋白，随后 20~60g 白蛋白 qd，以↑平均动脉压（*Hep*，2010，51：576）

- 可能需要透析或 TIPS 作为等待肝移植的桥接治疗

肝细胞癌（HCC）　（*Hep*，2011，53：1020；*Lancet*，2012，379：1245）

- 流行病学：世界范围，排名第六位的癌症，最常见的癌症相关死亡占第三位。80% 归因于 HCV/HBV 肝硬化，其中每年发生肝细胞癌风险为 3%~8%（*Gastro*，2012，142：1264）任何类型肝炎形成肝硬化风险↑，除了病毒性、HFE、原发性胆汁性肝硬化、α1-AT

- 临床：无症状与肝功能失代偿（如腹水，门体分流性脑病），瘤栓造成门静脉血栓

- 诊断：每 6 个月通过超声±甲胎蛋白筛查肝硬化，尽管很多中心使用时相 CT/MRI（如果动脉增强，静脉期或延迟期消退，诊断无须生物学组织检测）

- 治疗：肝细胞癌 <3cm 可进行射频消融（RFA）；如果单一病损 <2cm、Child-Pugh A 级而没有门脉高压可以考虑切除；动脉化疗栓塞（TACE）首先用于大肿瘤（无疗效的）或无法用于射频消融的（靠近下腔静脉/肺）；如果多达 3 个肝细胞癌≤3cm 或 1 个病灶 <5cm（Milan 标准）可以考虑肝移植

其他并发症

- 肝肺综合征（HPS）（*Dig Dis Sci*，2015，60：1914）

  肺内血管扩张引起肺内分流，从而造成气体交换异常（肺泡–动脉氧分

压差≥15 或 PaO_2 <80)

症状和体征：直立性低氧血症，杵状指，发绀

诊断需要进行对比超声，提示"延迟的"动脉-静脉分流（右心房 3~6 个循环后对比左心房）

治疗：吸氧；如 CT 示大血管则予栓塞，TIPS?，肝移植仅为治疗最后方法

- 门脉性肺动脉高压症（POPH）(*Expert Rev Gastro Hepatol*，2015，9：983)

肺动脉高压患具有门脉高压而没有其他病因。终末期肝病→内皮素↑→发绀性水肿

治疗与特发性肺动脉高压相同，包括前列环素类似物，内皮素受体拮抗剂，西地那非；肝移植常为治愈

- 肝硬化性心肌病：变力及变时性反应↓，心脏收缩及舒张功能↓，QT 间期延长，高动力循环；肌钙蛋白↑，脑利钠肽（*JACC*，2010，56：539）

- 感染：需注射 HAV、HBV、PCV13 及 PPSV23 疫苗（除非已经产生免疫）；每年注射流感疫苗

蜂窝组织炎发生于约 20% 肝硬化住院患，常常发生于腹壁或皮肤水肿相关的红斑狼疮

- 内分泌：糖尿病（15%~30%），肾上腺机能不全发生频率↑（*Hep*，2012，55：1282）

- 凝血功能障碍：凝血失衡伴凝血因子合成↓，纤溶亢进，血小板↓；同样，抗凝因子（蛋白 C/S）合成↓，纤溶酶因子缺陷，血管性血友病因子水平↑。不支持常规使用新鲜冰冻血浆、血小板、冷沉淀，除非出现 DIC

- 营养：监测和补充脂溶性维生素，锌

- 治疗：对乙酰氨基酚可用到 2g/d；避免阿司匹林/非甾体抗炎药；禁忌氨基糖苷类；如果代偿口服降糖药，如果失代偿则予胰岛素治疗

肝脏移植

- MELD≥15 时进行评估，如有肝细胞癌则加分

- 适应证：复发性/难治性脑病，难治性腹水，复发性静脉曲张出血，肝肾综合征，肝肺综合征，肺动脉高压，肝细胞癌（如果没有单个病灶 >5cm 或 ≤3cm 且最大 ≤3cm），急性肝衰竭

- 禁忌证：没有充分的社会支持，滥用药物（6 个月内酗酒），脓毒症，进展期心肺疾病，肝外肿瘤，胆道肿瘤，血管内皮瘤，持续依从性差，艾滋病，

爆发性肝功能衰竭并伴有持续 ICP > 50mmHg 或脑灌注压（CPP）<40mmHg

- 生存率：1 年生存率高达 90%；5 年生存率高达 80%，合并 HCV 则稍低；同种异体移植后自身免疫性肝病，如自身免疫性肝炎/原发性胆汁性肝硬化/原发性硬化性胆管炎可能存在 10%～30%（可能更多）复发可能

其他肝硬化病因

血色沉着病及铁超载综合征（*Lancet*，2016，388：706）
- 隐性遗传性铁信号或铁转运紊乱导致组织铁超载
- HFE 突变（85%）：典型为 C282Y 纯合突变（约 0.5% 北欧人），罕见为 C282Y/H63D 杂合突变。C282Y 纯合突变：28% 男性及 1% 女性有症状（隐铁过载↓月经延迟）。C282Y/H63D 突变：仅仅 1.5% 显性发病
- 非 HEF 突变：铁调素调节蛋白，铁调素，转铁蛋白受体 2 及转铁蛋白
- 继发性铁过载原因：铁负荷性贫血（如重型地中海贫血，铁粒幼细胞性贫血，再生障碍性贫血），肠外铁过载（输注红细胞，长期血液透析），慢性肝脏疾病（归因于酒精，HBV，HCV，非酒精定脂肪性肝炎等），铁过负荷饮食
- 症状：疲劳及关节痛，男性性欲减退。进展期疾病（罕见）：青铜色皮肤（黑色素＋铁），性腺机能减退（特别是幼年发病），糖尿病，关节病（掌骨），充血性心力衰竭，感染（弧菌、李斯特菌及耶尔森氏鼠疫杆菌感染风险↑），肝硬化（酒精/脂肪肝疾病风险↑；15% 肝细胞癌可能性）。疾病可能与脊髓侧索硬化症（H63D 纯合子）及卟啉症有关
- 诊断：铁测试 >45%（铁/总铁结合力×100%）；铁蛋白↑（急性期反应物，特异性差；青年患中常见）。如果铁监测↑→HFE 基因检测可确诊√，影像学 MRI（肝低密度）
- 治疗：每周放血（250mL＝1U，约 250mg 铁）直到铁检测 <50% 并铁蛋白 50～100μg/L，然后每 3～4 个月治疗 1 次；质子泵抑制剂降低肠道铁吸收并减少放血需求；避免摄入维生素 C 和未加工的海产品；如果放血禁忌可给予去铁胺；遗传咨询

Wilson's 病 (*J Hep*, 2012, 56: 671)

- 隐性遗传性铜转运失常 (ATP7B 突变) →铜过载；原发性肝损害，可能也会影响其他器官 (脑，眼)
- 流行病学：1/30 000，多为 5～35 岁，只有 3% 患者 >40 岁
- 肝外表现：神经系统疾病，震颤麻痹并运动障碍 (肝豆状核变性)，Kayser-Fleischer 环 [神经疾病 99% (+)，肝脏病 <50%]，Coombs (−) 溶血性贫血，肾脏疾病
- 诊断：24h 尿铜↑，血浆铜蓝蛋白↓ (敏感性 90%)，罕见青霉胺激发尿铜排泄↑，肝活组织检查可见铜成分。在急性肝衰竭，碱性磷酸酶/总胆红素 <4 + AST/ALT >2.2，比尿铜或血浆铜蓝蛋白具有更好的敏感性和特异性 (*Hepatology*, 2008, 4: 1167)
- 治疗：螯合物与 D−青霉胺 (补充维生素 B6 由于青霉胺未激活)；二线曲恩汀 (毒性↓≈功效↓，但花费↑↑)。锌：肠道铜转运↓并有助于延缓疾病；最佳用于与螯合剂协同使用 (必须和螯合剂相隔 4～5h)。避免富铜饮食。移植可用于爆发性肝衰竭或慢性疾病对治疗无反应

α1−抗胰蛋白酶缺乏症 (α1-AT) (*J Hepatol*, 2016, 65: 413)

- 非正常 α1−AT→肝内多聚体 (硬化) 及肺内未抑制的蛋白酶活性 (肺气肿)。涉及 1/3000 欧洲血统。表现多样：新生儿肝炎，儿童胆汁淤积性黄疸，儿童/成人 AST/ALT↑或肝硬化
- 肝外疾病表现：肺气肿，坏死性脂膜炎，ANCA 血管炎
- 诊断：血清 α1−AT 水平 (急性反应期)，水平 <50% 典型诊断；金标准 = 蛋白酶抑制剂 (Pi) 表型。肝脏疾病最相关的等位基因：Z (63% 的 ZZ 成年患被发现患肝脏疾病) 及 M (malton) (*Am J Respir Crit Care Med*, 2013, 137: 502)。肝组织活检示特异性 PAS (+) 细胞内容物
- 治疗：肝硬化/慢性肝病标准治疗，包括肝移植

原发性胆汁性胆管炎 (PBC) (*Lancet*, 2015, 386: 1565)

- 肝内胆管自身免疫性损伤 (既往叫 "原发性胆汁性肝硬化")
- 流行病学：女性 40～60 岁，与 Sjögren's，Raynaud's，硬皮病，腹腔及甲状腺疾病有关；可能因某些某种感染或毒物诱发；与 X 单倍体及 IL12α 与 IL12R 基因变异有关
- 症状 (晚期)：疲劳/睡眠障碍，瘙痒，脂肪泻，睑黄疣，黄疸，肝硬化

- 鉴别诊断：原发性硬化性胆管炎，自身免疫性肝炎，肝结节病，药物性肝病，先天性成年人胆道缺失症，胆道狭窄/肿瘤
- 诊断：碱性磷酸酶↑，胆红素↑，IgM↑，胆固醇↑，95%抗线粒体抗体（AMA）（+）。如果AMA（+）则不需行肝组织活检，因其灵敏度及特异性较高。0.5%的人群AMA（+）及肝功能检查正常→10%患者6年发展为PBC。如果AMA（-），肝活组织检查［患常常抗核抗体及平滑肌抗体（+）；预后价值同AMA（+）］
- 治疗：熊去氧胆酸［13～15mg（kg·d）］（不论阶段）

  25%完全反应，生存率↑及组织病理改变及并发症↓（如静脉曲张）（*Gastro*，2005，128：297）；布地奈德可能短期有效

  瘙痒：考来烯胺（熊去氧胆氨后2～4h给予）；如果症状顽固：纳曲酮，利福平

  脂溶性维生素；筛查/治疗骨质疏松症（维生素D缺乏的独立危险因素）

  如果终末期肝病：肝移植，约20%复发但不影响长期生存

原发性硬化性胆管炎（PSC）（*Lancet*，2013，382：1587；*World J Hepatol*，2016，8：265）

- 肝内外胆管弥漫性炎症导致肝硬化与胆管系统狭窄。与HLA-B8、HLA-DR3或HLA-DR4有关，自身免疫抗体常常（+）
- 流行病学：男性>女性（20～50岁），约70% PSC患存在炎症性肠病（通常为溃疡性结肠炎）；仅1%～4%的溃疡性结肠炎患伴有PSC
- 临床表现：疲乏，瘙痒，黄疸，发热，右上腹痛，合并炎症性肠病，终末期肝病
- 鉴别诊断：肝外性梗阻，PBC，可能与自身免疫性肝炎具有重叠，与IgG4自身免疫性胆管炎表现相似（类固醇反应）（*Gastro*，2008，134：706）
- 诊断：MRCP±ERCP→多病灶串珠样肝胆管狭窄，但如果仅限于小的肝内胆管可能漏诊（约2%"小胆管PSC"：预后更好，属不同疾病?）。肝组织活检可见"洋葱皮样"纤维化包绕胆管但诊断不是必须
- 治疗：支持治疗，脂溶性维生素；没有药物可以提高生存率

  熊去氧胆酸对于那些患有溃疡性结肠炎及肝功能改善而没有溃疡性结肠炎患者，可以↓结肠癌风险

  胆管严重狭窄：内镜下扩张术，短期支架植入或外科手术切除

  胆管癌（20%）：每年2次检查ERCP/右上腹超声及CA19-9

肝移植：虽然溃疡性结肠炎行结肠切除术可使复发率↓，约30%可再发

肝血管疾病

门静脉血栓形成（PVT）（*Hepatology*，2009，49：1729 & 2015，61：660）

- 定义：血栓形成，门静脉收缩或侵犯→门静脉高压→静脉曲张

  孤立性脾静脉栓塞（如，继发性胰腺炎）→孤立性胃静脉曲张

- 流行病学：肝硬化，肿瘤（胰腺，肝细胞癌），腹腔感染，低凝状态，胰腺炎，胶原血管病，Behçet's 病，炎症性肠病，手术，创伤，有机磷农药，妊娠

- 临床表现

  急性：可能腹部疼痛或腰痛；通常无症状，偶然于超声、CT 检查时发现。如果涉及肠系膜静脉可能表现为肠梗死；如果发热考虑门静脉炎

  慢性：无症状/偶然发现；可能表现为门静脉高压的症状/体征→呕血 2° 静脉曲张出血，脾大，脑病；腹水少见，除非肝硬化

- 诊断：肝功能检查通常正常；超声及多普勒，MRA，CT（I⁺），血管造影；慢性 PVT 患"海绵状血管瘤样"入肝静脉丛很少造胆管梗阻及淤积性胆汁肝功能表现 = 肝门胆管疾病（可能需手术治疗）

- 治疗

  急性：如果非肝硬化，低分子肝素→华法林 × 6 个月，如果病因不确定则疗程不定。如果肝硬化，初步研究支持如果无禁忌证可以使用抗凝药物；应该在开始治疗前筛查高风险静脉曲张（*Nat Rev Gastroenterol Hepatol*，2014，11：435）

  慢性：如果无肝硬化或低凝状态可以使用抗凝剂；抗凝治疗前筛查静脉曲张

  食管静脉曲张：推荐 1 级预防；如果出血，给予内镜治疗及 β 受体阻滞剂治疗。如果为难治性出血考虑予 TIPS 治疗

  孤立性胃底静脉曲张 2o 脾静脉血栓：脾切除术是有效的

布加综合征（*Hepatology*，2009，49：1729）

- 肝静脉或下腔静脉闭塞→肝窦淤血及门静脉高压

- 流行病学：约 50% 归因于与 JAK2 突变有关的骨髓增殖紊乱（尤其是 P. vera），其他低凝状态，肿瘤浸润（肝细胞癌，肾，肾上腺），下腔静脉蹼，创伤，25% 为特发性
- 症状：肝大，右上腹痛，腹水，静脉丛扩张，急性肝衰竭
- 诊断：±转氨酶及碱性磷酸酶↑；肝静脉多普勒超声（敏感性及特异性 85%）；CT（I$^+$）或 MRI/MRV→静脉阻塞或尾状叶↑（单独静脉回流）；肝静脉造影提示"蜘蛛网"样改变；肝组织切片检查可见淤血（排除右心充血性心力衰竭）
- 治疗：治疗基础疾病，抗凝（低分子肝素→华法林）；考虑紧急溶栓；如果存在狭窄，可使用血管内支架扩张；考虑 TIPS（闭塞风险↑端－端门脉分流）；如果急性肝衰竭或分流失败考虑肝移植（*J Gastro Surg*，2012，16：286）

肝窦阻塞综合征（SOS）（*Hepatology*，2009，49：1729）
- 肝小静脉和肝血窦闭塞（既往叫静脉闭塞性疾病）
- 病因：造血干细胞移植，化疗（特别是环磷酰胺），放疗，牙买加灌木茶
- 临床表现：肝肿大，右上腹痛，腹水，体重增加，胆红素↑
- 诊断：超声可见门脉逆向血流，但常常无助于诊断；诊断主要基于临床（胆红素↑，体重增加/腹水及右上腹痛）或必要时行肝组织活检或肝静脉压力梯度监测（>10mmHg）
- 治疗（病死率 20%）：支持治疗；? 去纤维蛋白多核苷酸（腺苷酸激动剂，拮抗苯二甲酸水平↑）
- 预防：去纤维蛋白多核苷酸；熊去氧胆酸用于高风险造血干细胞移植人群;? 使用低剂量肝素

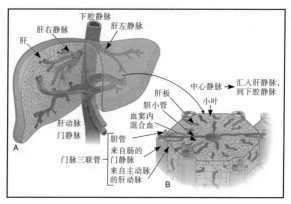

图 3-6 改编自 The Nature of Disease Pathology for the Health Profrssions, 2007. *Hepatology*, 2009；49：1729

腹 水

病理生理

- 门静脉高压→系统性血管舒张（归因于一氧化氮的释放？）→动脉有效容量↓→肾钠潴留→容量过负荷及腹水
- 恶性或炎性腹水的病理生理与肿瘤蛋白释放或与炎性/感染/破坏的腹腔结构有关

病 因

门脉高压相关（血清腹水白蛋白梯度 ≥1.1）	非门脉高压相关（血清腹水白蛋白梯度 <1.1）
窦前性阻塞 门静脉或脾静脉血栓形成，血吸虫病，结节病	**恶性**：腹膜种植转移，恶性淋巴瘤来源的乳糜样腹水，Meigs' 综合征（卵巢肿瘤）
窦性阻塞 肝硬化（81%），包括自发性腹膜炎，急性肝炎，恶性肿瘤（肝细胞癌或转移癌）	**感染**：结核，衣原体/淋病（如菲-休-柯三氏综合征）
	炎症：胰腺炎，胰腺/胆管/淋巴管破裂；肠梗阻

续表

窦后性阻塞	低白蛋白血症状态：肾病综合征，蛋
右侧充血性心力衰竭，包括收缩及 　三尖瓣反流 布加综合征，SOS	白丢失性肠病

症　状

● 腹围↑，体重增加，新发腹部疝气，腹痛，呼吸困难，恶心，早饱感

评估 （*JAMA*，2008，299：1166；*Hepatology*，2009，29：2087）

● 体格检查：叩诊浊音（阴性预测值约90%；需 >1500mL），移动性浊音
（敏感性约83%）

● 影像学：超声可查出 >100mL；磁共振/CT（有助于诊断）

● 腹腔穿刺 （*Hep*，2013，57：1651）：对新发腹水患者所有医院均应行此检
查。肝硬化伴腹水低并发症发生（约1%血肿形成）。预防使用新鲜冰冻血
浆或血小板不能使出血并发症↓。最有效的检验：细胞计数，白蛋白，总
蛋白，细菌培养

● 血清 - 腹水白蛋白梯度 （SAAG）：血清白蛋白（g/dL）—腹水白蛋白（g/
dL）

　　如果≥1.1g/dL→腹水原因倾向于门脉高压（准确性约95%；*Annals*，
　　1992，117：215）

　　如果 <1.1g/dL→非门脉高压相关性

　　如果门脉高压 + 其他原因（见于约5%），SAAG 仍可≥1.1

● 腹水总蛋白 （AFTP）：常常用于当 SAAG≥1.1 时区肝硬化性腹水（AFTP <
2.5g/dL）与心源性腹水（AFTP≥2.5g/dL）。低 AFTP（ <1g/dL）与自发
性腹膜炎风险↑有关（见"肝硬化"内容中基于 AFTP 的自发性腹膜炎的
鉴别诊断）

● 细胞计数：腹水中性粒细胞（PMN）数正常上限为 250/mm³。血性腹水
（如创伤后）可使细胞计数出现偏差；按每 250 个红细胞减去一个 PMN 的
策略校正 PMN 计数。腹水 PMN 计数≥250 提示感染（见下文）

● 其他化验：淀粉酶（胰腺炎，肠道穿孔）；胆红素（深棕色液体中检测，
提示胆漏或近端肠穿孔）；甘油三酯（乳糜性腹水）；脑利钠肽（心力衰

竭）；细胞学（腹膜种植转移，3 个样本，敏感性约 95）。自发性腹膜炎与腹水血糖↓及 LDH↑相关

治疗（详见"肝硬化"）

- 门脉高压采用 2 级治疗：钠摄入↓＋利尿剂；如为难治性→LVP 或 TIPS
- 非门脉高压相关：治疗取决于基础疾病（结核，恶性肿瘤等）

细菌性腹膜炎（*Gut*，2012，61：297）

类型	腹水细胞数/mm³ 及培养
自发性腹膜炎（SBP）：细菌从肠道至腹水自发性移位。肝硬化腹水时调理素↓（尤其是 AFTP 偏低时），导致感染风险↑	≥250 多形核细胞；培养（＋）（1 org.）大肠杆菌（37％），克雷伯氏菌（17％），肺炎链球菌（12％），混合性 G⁺ 球菌（14％），混合性 G⁻ 杆菌（10％）
培养阴性的中性粒细胞性腹水（CNNA）：细胞数提示感染但培养阴性。近期未用抗菌药物，没有其他原因解释的细胞数。罕见原因为培养敏感性问题	≥250 多形核细胞；培养（－）
无症状细菌性腹水（NNBA）：培养（＋）但无白细胞↑。可能自愈不需要治疗或可能进展为自发性腹膜炎	＜250 多形核细胞；培养（＋）（1org.） 混合性 G⁺ 球菌（30％），大肠杆菌（27％）， 克雷伯氏菌（11％），混合性 G⁻ 杆菌（14％）
继发性：因腹部脓肿或穿孔所致，AFTP＞1g/dL，血糖＜50mg/dL，LDH＞225U。治疗：三代头孢＋甲硝唑	≥250 多形核细胞；培养（＋）（多种微生物）
腹膜透析相关：浑浊液体，腹痛，发热，恶心。治疗：万古霉素＋庆大霉素（静推负荷剂量，然后 PD）	≥100，主要为多形核细胞。培养（＋）（1 型 org.）。混合性 G⁺ 球菌（50％），混合性 G⁻ 杆菌（15％）

胆道疾病

胆囊结石

流行病学及发病机制（*J Hep*，2008，48：S124）

- >10%美国成年人患有胆石症；与整体病死率↑有关（*Gastro*，2011，140：508）
- 胆汁＝胆盐，磷脂，胆固醇↑；胆汁中胆固醇饱和度↑＋加速的成核现象＋胆囊运动减弱→胆结石
- 危险因素：女性，美国南、中部地区，印第安人；年龄（>40岁），肥胖，妊娠，全胃肠外营养，体重快速↓；药物（有机磷农药，雌激素，氯贝丁酯，奥曲肽，头孢曲松）；回肠疾病
- 他汀类使用>1年可减轻胆结石症状及减少胆囊切除术风险？（*JAMA*，2009，302：2001）

胆结石类型

- 胆固醇型（90%）：2个亚型

  混合型：胆固醇>50%；典型表现为体积小的多发结石

  完全型：100%胆固醇；体积大，黄白色外观
- 胆色素结石（10%）

  黑色：非结合胆红素及钙；见于慢性溶血，肝硬化，囊性纤维化，Gilbert综合征

  棕色：胆管内淤积及感染→细菌水解结合胆红素→钙沉积；见于十二指肠憩室，胆管狭窄，寄生虫

临床表现

- 80%无症状；每年胆道疼痛约2%；一旦出现症状，每年并发症约2%
- 胆道疼痛（"绞痛"）＝偶发右上腹痛或上腹部痛突然发作，持续性、难于缓解，可持续30min至3h；±放射至肩胛部；恶心
- 可能由进食脂肪性食物而诱发
- 体格检查：无发热，±右上腹痛或上腹部痛

诊　断

- 右上腹超声：结石直径 >5mm 者敏感性及特异性 >95%；可发现附带并发症（胆囊炎）；只有禁食后 ≥8h 才可进行检查，以确保胆囊充分扩张并积满胆汁

治疗（*J Hepatol*，2016，65：146）

- 胆囊切除术，如果伴有症状，常常行腹腔镜检查
- 无症状患者出现胆囊钙化（约 7% 癌变风险）（*Surgery*，2001，129：699），胆囊息肉 >10mm，印第安人，结石 >3cm 或肥胖症手术或待心脏移植时可行胆囊切除术
- 熊去氧胆酸（罕见）可用于伴有单纯性胆道疼痛的胆固醇结石或无手术条件者；同时还可降低体重快速下降者结石形成风险
- 胆道疼痛：非甾体抗炎药（如，双氯芬酸 50mg IM），功效 ≈阿片类并 ↓ 并发症（*Aliment Pharmacol Ther*，2012，35：1370）

并发症

- 胆囊炎：20% 的症状性胆道疼痛→2 年内出现胆囊炎
- 胆总管石病→胆道炎或胆石性胰腺炎
- Mirizzi 综合征：通常肝总管被胆囊管结石压迫所致→黄疸，胆道阻塞
- 胆肠瘘：结石侵蚀胆囊壁至肠腔
- 胆石性肠梗阻：小肠梗阻（通常发生于回肠末端），归因于通过瘘管的结石进入肠内所致
- 胆囊癌：美国占约 1%

胆囊炎（*NEJM*，2008，358：2804）

发病机制

- 急性胆囊炎：结石嵌入胆囊管→阻塞后感染→胆囊肿大 ± 胆汁继发感染（50%）
- 无结石胆囊炎：胆囊淤滞和局部缺血→炎症反应；主要发生于住院危重患者〔大手术后，全胃肠外营养，脓毒症，创伤，烧伤，麻醉剂，免疫抑制

剂，感染（如巨细胞病毒，隐球菌，弯曲杆菌，伤寒热）]

临床表现

- 病史：右上腹/上腹痛 ± 放射至右肩/背，恶心，呕吐，发热
- 体格检查：右上腹压痛，墨菲征 = 深吸气时触诊右季肋区出现右上腹痛↑及屏气，±胆囊可触及
- 实验室评估：白细胞↑，±胆红素轻度↑，碱性磷酸酶，ALT/AST 及淀粉酶；AST/ALT >500U/L，胆红素 >4mg/dL，或淀粉酶 >1000U/L→胆总管石病

诊　断

- 右上腹超声：对结石高度敏感性及特异性，但仍需要胆囊炎的特殊体征：胆囊壁增厚 >4mm，胆囊周围液体及超声墨菲征
- HIDA 扫描：对急性胆囊炎诊断敏感性最高（80% ~ 90%）。静脉注射 HIDA（选择性分泌入胆管系统）。急性胆囊炎时，HIDA 进入胆管而非胆囊。10% ~ 20% 失败 +（慢性胆囊炎造成胆管阻塞，长期禁食，肝脏疾病）

治　疗

- 禁食，静脉补液，如果难治性呕吐可予鼻胃管，镇痛
- 抗菌药物（大肠杆菌，克雷伯杆菌，肠杆菌为常见病原体）
- [（2 代或 3 代头孢菌素或氟喹诺酮）＋甲硝唑] 或哌拉西林 - 他唑巴坦
- 胆囊切除术（一般选择腹腔镜）：24h 内手术与等待 7 ~ 45d 手术相比可使病死率↓（*Ann Surg*，2013，258：385）
- 如果病情不允许，可选择超声引导穿刺引流、ERC 引导的引流或经皮胆囊切开术（如果无腹水或凝血功能障碍）（*NEJM*，2015，373：357）
- 对伴有黄疸、胆管炎或超声发现胆囊内结石者，使用术中胆管造影或 ERCP 排除胆总管结石病

并发症

- 坏疽性胆囊炎：坏死，存在化脓及穿孔风险
- 气肿性胆囊炎：由产气微生物感染所致（气在胆囊壁内）
- 胆囊切除术后：胆管瘘，胆囊损伤或残余结石，胆囊管残余，oddi 括约肌功能障碍

胆总管结石

定 义
- 胆石嵌于胆总管内（CBD）

流行病学
- 发生于 15% 的胆囊结石患者；可直接在胆总管生成

临床表现
- 无症状（50%）
- 右上腹痛/上腹痛 2° 胆汁流动受阻→胆总管压力↑，黄疸，瘙痒，恶心

诊 断
- 实验室检查：胆红素↑，碱性磷酸酯酶↑；ALT 或淀粉酶瞬时峰值提示胆石移动
- 右上腹超声：约 50% 可见胆管结石；胆总管扩张（>6mm）
- 可能性较高时 ERCP 为首选诊断方式；当 ERCP 不能实施或未成功时，可选择经皮胆管造影；可能性较低时可选择超声内镜/MRCP 以排除胆管结石

治 疗
- ERCP 及乳头切开取石术（±碎石术）
- 胆囊切除术：一般在 6 周内进行，除非有禁忌证（如果不治疗，>15% 患者将进展至有胆囊切除手术指征）

并发症
- 胆管炎，胆囊炎，胰腺炎，狭窄

胆管炎

定义和病因

- 胆管阻塞→阻塞近端感染
- 病因：胆管结石（约85%）
  恶性（胆，胰腺）或良性狭窄
  意外感染（华支睾吸虫，泰国肝吸虫）

临床表现

- Charcot's 三联征：右上腹痛，黄疸，发热/寒战；见于约70%患者
- Reynolds' 五联征：Charcot's 三联征 + 休克及神志改变；见于约15%患者

诊　断

- 右上腹超声
- 实验室检查：白细胞，胆红素，碱性磷酸酶，淀粉酶↑；血培养（+）
- ERCP；如果 ERCP 失败，可行经皮肝穿刺胆管造影

治　疗

- 使用广谱抗菌药物以覆盖常见胆道病原体（见前文）
  氨苄西林 + 庆大霉素（或左氧氟沙星）± 甲硝唑（如果病情严重）；碳青霉烯类；哌拉西林 – 他唑巴坦
- 约80%对保守治疗和抗菌药物有反应
- 约20%需行 ERCP 下紧急胆管减压（乳头切开，取石/支架植入）。如果括约肌切开术不能实施（结石过大），可行置入胆道支架解压或鼻胆管引流；此外，可选择经皮经肝穿刺胆道引流或手术

4 肾脏内科

酸碱平衡紊乱

概　述

定　义

- 酸血症→pH < 7.36，碱血症→pH > 7.44
- 酸中毒→H^+ 浓度增加；碱中毒→H^+ 浓度减少
- 原发性紊乱：代谢性酸中毒或碱中毒（简称代酸或代碱），呼吸性酸中毒或碱中毒（简称呼酸或呼碱）
- 代偿

    呼吸：肺过度通气或通气不足可改变 $PaCO_2$ 以抵消原发性代谢性酸碱平衡紊乱

    肾脏：排泄或重新吸收 H^+/HCO_3^- 以抵消原发性呼吸性酸碱平衡紊乱

    呼吸代偿发生在数分钟内；肾脏代偿需要几小时到几天

    代偿通常不能完全纠正 pH；如 pH 正常，则考虑存在复合型酸碱平衡紊乱

严重酸碱平衡紊乱各器官表现（*NEJM*，1998，338：26&107）

器官系统	酸血症（pH < 7.20）	碱中毒（pH > 7.60）
心血管	收缩性↓，小动脉血管扩张 MAP&CO↓；对儿茶酚胺反应性↓ 心律失常风险↑	小动脉血管舒张 冠状动脉血流↓ 心律失常风险↑
呼吸	肺过度通气，呼吸肌强度↓	肺通气不足
代谢	K↑（呼吸性 > 代谢性），胰岛素抵抗	K，ICa，Mg^{2+}，PO_4^{3-}↓
神经	神志改变	神志改变，癫痫，抽搐

检查（*NEJM*，2014，371：1434）

- 传统或生理的方法（Brønsted-Lowry 酸碱的定义）

确定是否为原发性紊乱：√检查 pH，$PaCO_2$，HCO_3^-
确定代偿程度是否合适

原发性代谢紊乱

原发性紊乱	原因	pH	HCO_3^-	$PaCO_2$
代谢性酸中毒	H^+ 过多或 HCO_3^- 丢失	↓	↓↓	↓
代谢性碱中毒	HCO_3^- 过多或 H^+ 丢失	↑	↑↑	↑
呼吸性酸中毒	肺通气不足	↓	↑	↑↑
呼吸性碱中毒	肺过度通气	↑	↓	↓↓

酸碱平衡紊乱代偿（*JASN*，2010，21：920）

原发性紊乱	期望补偿
代谢性酸中毒	$↓PaCO_2 = 1.2 × ΔHCO_3^-$
	或 $PaCO_2 = (1.5 × HCO_3^-) + 8 ± 2$（Winters 公式）
	（同时，$PaCO_2 ≈ pH$ 数值最后两位）
代谢性酸中毒	$↑PaCO_2 = 0.7 × ΔHCO_3^-$
急性呼吸性酸中毒	$↑HCO_3^- = 0.1 × ΔPaCO_2$
	（同时，$↓pH = 0.008 × ΔPaCO_2$）
慢性呼吸性酸中毒	$↑HCO_3^- = 0.35 × ΔPaCO_2$
	（同时，$↓pH = 0.003 × ΔPaCO_2$）
急性呼吸性碱中毒	$↓HCO_3^- = 0.2 × ΔPaCO_2$
	（同时，$↑pH = 0.008 × ΔPaCO_2$）
慢性呼吸性碱中毒	$↓HCO_3^- = 0.4 × ΔPaCO_2$

• 替代方法

　　碱剩余/不足（*Curr Opin Crit Care*，2006，12：569；*Am J Emerg Med*，2016，34：626）

　　强离子差或"Stewart 方法"（*NEJM*，2014，371：1821）

混合性酸碱平衡紊乱（同时存在一种以上原发性紊乱）

- 如果代偿较预期不足或过度，可能存在两种紊乱：
  - $PaCO_2$ 过低→合并原发性呼吸性碱中毒
  - $PaCO_2$ 过高→合并原发性呼吸性酸中毒
  - HCO_3 过低→合并原发性代谢性酸中毒
  - HCO_3 过高→合并原发性代谢性碱中毒

- pH 正常，但……
  - $\uparrow PaCO_2 + \uparrow HCO_3^-$ →呼吸性酸中毒+代谢性碱中毒
  - $\downarrow PaCO_2 + \downarrow HCO_3^-$ →呼吸性碱中毒+代谢性酸中毒
  - $PaCO_2$ 和 HCO_3 正常，但 AG↑→AG 升高型代谢性酸中毒+代谢性碱中毒
  - $PaCO_2$，HCO_3 和 AG 正常→无紊乱或 AG 正常型代谢性酸中毒+代谢性碱中毒

- 呼吸性酸中毒（肺通气不足）或呼吸性碱中毒（肺过度通气）不会同时存在

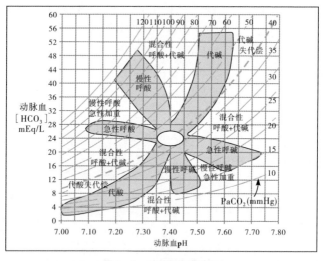

图 4－1　酸碱平衡紊乱图

（摘自 Brenner BM. *Brenner&Rector's The Kidney*. 8th ed，2007；Ferri F. *Practical Guide to the Care of the Medical Patient*. 7th ed，2007）

- 动脉血气与静脉血气相比，pH（～0.04）和 HCO_3（～2mEq）一致性尚

可，但 PCO_2（ $\sim 8 \pm 17mmHg$ ）一致性较差。以 $PCO_2 \geqslant 45mmHg$ 为截断值，静脉血气可用来筛选高碳酸血症（敏感性 100% ），但不能准确的评估高碳酸血症程度（*Am J Emerg Med*，2012，30：896）

代谢性酸中毒

初始检查（*NEJM*，2014，371：1434）

- √检查阴离子间隙（AG） $= Na^+ - (Cl^- + HCO_3^-)$ = 无法测量的阴离子 − 无法测量的阳离子

  如葡萄糖↑，使用测量 Na 而不是校正 Na

  预期 AG = 白蛋白×2.5（白蛋白是 4g/dL，AG 是 10；白蛋白是 3g/dL，AG 是 7.5）

  AG↑→无法测量的阴离子↑，例如有机酸，磷酸盐，硫酸盐

  AG↓→白蛋白↓或无法测量的阳离子↑（ Ca^{2+} ， Mg^{2+} ， Li^+ ，溴化物，碘化物，免疫球蛋白）

- 如 AG↑，√检查 ΔΔ（ΔΔ = ΔAG/ΔHCO₃₋），评估是否存在额外的酸碱平衡紊乱

  ΔAG = 计算 AG − 预期 AG，ΔHCO₃₋ = 24 − HCO₃₋

  ΔΔ = 1 ~ 2→单纯 AG 增高型代谢性酸中毒

  ΔΔ < 1→AG 增高型代谢性酸中毒合并非 AG 增高型代谢性酸中毒

  ΔΔ > 2→AG 增高型代谢性酸中毒合并代谢性碱中毒

AG 增高型代谢性酸中毒病因

酮症酸中毒	**糖尿病**，酒精中毒，饥饿（*NEJM*，2014，372：546）
乳酸酸中毒 （*NEJM*，2014， 371：2309）	**A 型**：组织氧合受损，如循环和呼吸衰竭，脓毒症，肠缺血，一氧化碳中毒，氰化物中毒
	B 型：非组织氧合受损，清除↓（肝功能受损）或生成↑［恶性肿瘤，EtOH，硫胺素缺乏，药物（二甲双胍类，NRTIs，水杨酸类，丙二醇，丙泊酚，异烟肼，利奈唑胺）］
	D − 乳酸酸中毒：短肠综合征→进食葡萄糖→由结肠细菌代谢为 D − 乳酸；常规乳酸检测方法无法检测

肾衰竭	有机阴离子聚集, 如磷酸盐, 磷酸盐, 尿酸盐等
摄入因素	**甲醇** (玻璃水, 防冻液, 溶剂, 燃料): 代谢为甲酸
	乙二醇 (防冻液): 代谢为乙醇酸和草酸
	丙烯 (药物溶剂, 如静脉注射安定, 劳拉西泮, 苯巴比妥; 防冻液): 乳酸酸中毒
	水杨酸类: 代谢性酸中毒 (来自乳酸, 酮体) + 刺激中枢神经系统呼吸中枢引起的呼吸性酸中毒
	谷胱甘肽: 对乙酰氨基酚→易患人群中 (营养不良, 女性, 肾衰竭) 内源性有机酸 5 – 羟脯氨酸↑

AG 增高型代谢性酸中毒检查

- √检查尿酮体 (尿试纸检测乙酰乙酸) 或血浆 β 羟基丁酸 (βOHB)。

  注意, 酮症酸中毒早期, 因乙酰乙酸转化为 βOHB, 乙酰乙酸通常不能在尿液中检测出

  随后尿液中乙酰乙酸 + , 但这并不意味着病情恶化

- 如尿酮体⊖, √检查肾功能, 乳酸, 筛查毒物, 渗透压间隙

  渗透压间隙 (OG) = 测量数 – 计算数

  计算数 = $(2 \times Na)$ + (葡萄糖/18) + (BUN/2.8)

  (如可获得 EtOH 水平并想检测是否有其他摄入因素影响, 可在上述公式中加上 [+ EtOH/4.6])

  OG >10→提示存在摄入因素 (见下文), 但缺乏特异性 (在乳酸酸中毒, DKA 和酒精性酸中毒中均可增高)

  摄入甲醇/乙二醇: 早期 OG 变化较 AG 早, 晚期 OG 恢复正常, AG ⊕

摄入因素

AG	OG	摄入因素	其他临床表现
↑	正常	对乙酰氨基酚	肝炎
		水杨酸盐类	发热, 心动过速, 耳鸣; 代谢性酸中毒 + 呼吸性碱中毒

续表

↑	↑	乙醇	酒精中毒，神志改变，肝炎，酮症 + 乳酸酸中毒 ± 代谢性碱中毒（呕吐）
		甲醇	神志改变，视力模糊，瞳孔放大，视神经盘水肿
		乙二醇	神志改变，心肺衰竭，低钙血症。草酸钙结晶→AKI。紫外线下可见尿液荧光
正常/↑	↑	乙醇	AKI
		异丙醇	神志改变，呼气中可闻及烂苹果味（丙酮酸）

非 AG 增高代谢性酸中毒病因

胃肠道丢失 HCO_3^-	腹泻，肠瘘、胰瘘或引流
RTAs	见下文肾小管酸中毒部分
早期肾衰竭	氨生成功能障碍
摄入因素	乙酰唑胺，司维拉姆，考来烯胺，甲苯
稀释性	由于快速输注不含碳酸氢盐液体
低碳酸血症后	呼吸性碱中毒→肾脏排出 HCO_3；快速纠正呼吸性碱中毒→一过性酸中毒直至 HCO_3 重新生成
输尿管转流术	结肠 Cl^-/HCO_3^- 交换，氨重吸收

非 AG 增高型代谢性酸中毒检查（*CJASN*, 2012, 7：671）

- 评估既往史，寻找可能的病因（见上文）
- √检查尿阴离子间隙（UAG）$= (U_{Na} + U_K) - U_{Cl}$

  UAG = 未测量阴离子 – 未测量阳离子；NH_4^+ 作为最主要未测量的阴离子，UAG 是以 NH_4^+ 作为间接测定肾脏排泄 H^+ 的方法（*NEJM*, 1988, 318：594）

- UAG –→肾排泄 NH_4^+ ↑→肾脏对酸中毒反应正常

鉴别诊断：胃肠道原因，近端 RTA，摄入因素或稀释性

- UAG + →肾脏无法分泌 NH_4^+

  鉴别诊断：近端或远端 RTA，早期肾功能衰竭

  注：在远端 RTA 血浆 $K \downarrow$，近端 RTA 血浆 $K \uparrow$

- UAG 评估需假定患者血容量充足（$U_{Na} > 25$），$U_{pH} < 6.5$ 和无 AG 增高型代谢性酸中毒（因有机阴离子分泌导致 UAG +）

肾小管酸中毒（RTAs） （*JASN*，2002，13：2160；*Int J Clin Pract*，2011，65：350）

- 近端型（Ⅱ型）：近端肾小管重吸收 $HCO_3 \downarrow$

  原发性（Fanconi 综合征 = 远端肾小管重吸收 HCO_3，PO_4，葡萄糖，氨基酸↓），异常蛋白（多发性骨髓瘤，淀粉样变性），药物（乙酰唑胺，重金属，异环磷酰胺），肾移植，$VitD \downarrow$，NRTIs

- 远端型（Ⅰ型）：远端肾小管 H^+ 分泌缺陷

  原发性，自身免疫性疾病（干燥综合征，RA），肾钙质沉着症，药物（两性霉素，锂剂，异环磷酰胺）

  通常伴随 $K \downarrow$；如存在 $K \uparrow$ →镰状细胞贫血，尿路梗阻，SLE，肾移植

- 低醛固酮型（Ⅳ型）：$K \uparrow$ → NH_3 合成/输送↓→尿携酸能力↓

  肾素↓：糖尿病肾病，NSAIDs，慢性间质性肾炎，HIV

  肾素正常，醛固酮合成↓：原发性肾上腺功能紊乱，ACEI，ARBs，肝素对醛固酮反应能力↓

  药物：保钾利尿药，TMP-SMX，喷他脒，钙调磷酸酶抑制剂

  肾小管间质疾病：镰状红细胞，SLE，淀粉样变，糖尿病

- 复合型（Ⅲ型）：很少研究或与临床相关，也称作为青少年 RTA，具有近端和远端肾小管酸中毒的表现，可由碳酸酐酶Ⅱ缺乏导致

肾小管酸中毒

位置	类型	酸中毒程度	UAG	尿 pH	Fe_{HCO_3}[#]	血清 K^+
近端	Ⅱ	中度	±	< 5.3[*]	> 15%	↓
远端	Ⅰ	重度	+	> 5.3	< 3%	↓ △
低醛固酮	Ⅳ	轻度	+	< 5.3	< 3%	↑

[*]给予 HCO_3 负荷量后，尿 pH 应升至 5.3 以上

[#]给予 HCO_3 负荷量后，应重新检测 Fe_{HCO_3}

△远端 RTA（Ⅰ型）相关高钾血症的原因见上文

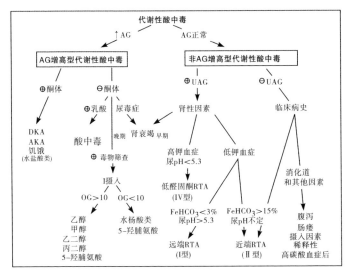

图 4-2 代谢性酸中毒诊断流程图

严重代谢性酸中毒（pH < 7.2）的治疗（*Nat Rev Nephol*, 2012, 8: 589）

- DKA：胰岛素和 IVF；AKA：右旋葡萄糖，IVF，按需补充 K，Mg，PO_4

- 乳酸酸中毒：治疗原发病，避免使用缩血管药物，避免使用"B 型"药物

- 肾衰竭：血液透析

- 甲醇和乙二醇：早期给予甲吡唑治疗，维生素 B_6（乙二醇），叶酸（甲醇），血液透析（尤其是就诊时间较晚）（*NEJM*, 2009, 360: 2216）

- 碱治疗：$NaHCO_3$（如 1L 5% 葡萄糖溶液中加入 3 只 50mmol/L 的安瓿），使血浆 $HCO_3 > 8$ 和 pH < 7.2 [HCO_3 的预估量为 $8 - (HCO_3)_{serum} \times wt \times 0.5$]

  副作用：容量↑，Na↑，ICa↑，$PaCO_2$↑（∴细胞内酸中毒），碱过量尚无证据表明可使乳酸酸中毒和 DKA 患者获益（*Annals*, 1986, 105: 836&1990, 112: 492）

- 三羟甲基氨基甲烷治疗 $PaCO_2$↑的患者（质子受体可产生 HCO_3^- 和消耗 CO_2）

代谢性碱中毒

病理生理

- 盐水反应性碱中毒病因需存在诱发因素和维持因素
- 诱发因素：HCO_3 吸收或酸性物质丢失

  胃肠道或肾脏丢失 H^+

  外源性碱摄入：医源性摄入，乳碱综合征

  浓缩性碱中毒：多尿→排出几乎不含 HCO_3 的尿液→细胞外液"浓缩"，而 HCO_3 总量固定→HCO_3 浓度↑

  高碳酸血症后：呼吸性酸中毒→肾通过保留 HCO_3 代偿；

  快速纠正呼吸功能紊乱（如气管插管）→一过性 HCO_3 过量

- 维持因素

  容量消耗→近端肾小管重吸收 $NaHCO_3$↑和醛固酮↑（见下文）

  高醛固酮血症（原发或继发）→远端 Na 重吸收，K^+ 和 H^+ 排泄（导致 HCO_3 潴留）

  低钾血症→K^+/H^+ 跨细胞交换；肾近端肾小管促进碳酸氢盐重吸收和产生氨，导致细胞内酸中毒

代谢性酸中毒病因

盐水反应性碱中毒	胃肠道丢失 H^+：呕吐，鼻胃管引流，绒毛状腺瘤
	使用利尿剂
	高碳酸血症后，使用泻药，囊性纤维化
盐水抵抗性碱中毒	高血压（盐皮质激素过量）
	原发性高醛固酮血症（如 Conn 综合征）
	继发性高醛固酮血症（如肾血管疾病，肾素分泌性肿瘤）
	非高醛固酮血症（Cushing 综合征，Liddle 综合征，外源性盐皮质激素，甘草）
	血压正常
	严重低钾血症；外源性碱过量
	Bartter 综合征（类似袢利尿剂）；Gitelman 综合征（类似噻嗪类利尿剂）

检　查

- 确认容量状态和 U_{Cl}

  $U_{Cl} < 20mEq/L \rightarrow$ 盐水反应性碱中毒

  $U_{Cl} > 20mEq/L \rightarrow$ 盐水抵抗性碱中毒（除非目前正在使用利尿剂）

  （U_{Na} 评估容量状态并不可靠，因碱血症 $\rightarrow HCO_3$ 排泄 $\uparrow \rightarrow Na$ 排泄 $\uparrow$；带负电荷的 HCO_3 会"拖拽" Na^+ 一同排出）

  如 $U_{Cl} > 20mEq/L$ 和存在容量充足，√检查血压

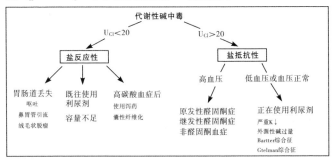

图 4-3　代谢性碱中毒诊断流程图

严重代谢性碱中毒（pH > 7.60）的治疗

- 如容量不足：停用利尿剂并用等渗盐水纠正血容量不足

  如存在心肺疾病不适合扩容，可使用 KCl，乙酰唑胺，HCl

- 如不能停止鼻胃管引流：PPI

- 原发性醛固酮增高症：治疗原发病

呼吸性酸中毒

病因（参见"高碳酸血症"）

- CNS 抑制：镇静药物，CNS 创伤，慢性高碳酸血症患者氧疗（低氧驱动能力↓），中枢性睡眠呼吸暂停综合征

- 神经肌肉失调：重症肌无力，吉兰-巴雷综合征，脊髓灰质炎，ALS，严重高磷血症，高位脊髓损伤，药物（瘫痪）

- 上呼吸道异常：急性气道梗阻，喉痉挛，阻塞性睡眠呼吸暂停综合征，食

道插管

- 下呼吸道异常：哮喘，COPD
- 肺实质异常（通常造成缺氧→RR↑→呼吸性碱中毒，但最终造成肌肉疲劳→呼吸性酸中毒）：肺炎，肺水肿，限制性肺病
- 胸廓异常：气胸，连枷胸，脊柱后弯
- 酸血症患者输注碳酸氢盐后增加分钟通气量能力有限

呼吸性碱中毒

病因（*NEJM*，2002，347：43）

- 缺氧→肺过度通气：肺炎，肺水肿，PE，限制性肺病
- 原发性肺过度通气

    CNS 刺激，疼痛，焦虑，发热，创伤，中风卒中，自发性

    药物：水杨酸类，黄体酮，茶碱类，尼古丁

    妊娠，脓毒症，肝衰竭，发热

- 假性呼吸性碱中毒：血流灌注↓，但保留通气功能（如 CPR，严重低血压）→将 CO_2 运送至肺进行气体交换能力↓；$PaCO_2$ 降低但组织 CO_2↑

水钠平衡

概　述

基本概念（*NEJM*，2015，372：55&373：1350）

- 血钠紊乱通常是由于体液总量改变，而不是钠总量改变所致
- 高渗或低渗→液体快速转移→脑细胞容量改变→神志改变，癫痫

重要激素

- 抗利尿激素（ADH）：调节钠浓度最主要的激素

    刺激因素：高渗，有效动脉容量（EAV）↓↓，血管紧张素 II

    作用：作用于集合小管水通道蛋白 - 2→水被动重吸收

尿渗透压可间接评估 ADH – 肾轴功能

U_{osm} 范围：60mOsm/L（无 ADH）至 1200mOsm/L（最高浓度 ADH）

- 醛固酮：调节总钠量最主要的激素（∴ 容量）

  刺激因素：血容量减少（通过肾素和血管紧张素 II），高钾血症

  作用：通过 Na-K 或 Na-H 交换等渗重吸收 Na

低钾血症

病理生理 (*NEJM*, 2015, 372: 1349)

- 体内的水相对钠过多；几乎全是由 ADH 分泌↑引起
- ADH 适当↑（如低血容量或高血容量合并 EAV↓）
- ADH 不适当↑（SIADH）
- 极少的情况下，ADH↓（适当抑制），但肾脏不能维持正常的血 Na 浓度

  水摄入↑（原发性多饮）：摄入大量自由水（通常 >12L/d）超过肾脏稀释能力（正常溶质负荷约为 750mOsm/d，最小 U_{OSM} 为 60mOsm/L→排泄约 12L；当摄入水超过 12L→水潴留）

  溶质摄入↓（"茶""烤面包"和"暴饮啤酒"）：每日溶质负荷↓↓→无充足的溶质以促进摄入水排出（如只有当血浆渗透压为 250mOsm/d，最小 U_{OSM} 为 60mOsm/L→可排泄 4L 水；当摄入水超过 4L→水潴留）

检查 (*JASN*, 2012, 23: 1140; *CritCare*, 2013, 17: 206; *NEJM*, 2015, 372: 55)

- 病史：①急性 *vs.* 慢性（>48h）；②症状严重；③存在神经系统并发症风险（酗酒，营养不良，肝硬化，使用利尿剂的老年女性，缺氧，低钾血症）
- 测量血浆渗透压

  低渗性低钠血症是最常见的类型；体内自由水相对 Na^+ 真性过剩

  等渗性低钠血症：罕见，高脂血症或高蛋白血症造成的假性低钠血症

  高渗性低钠血症：其他有效渗透压物质过剩（如葡萄糖，甘露醇），将水转移至血管内；葡萄糖 >100mg/dL，每增加 100mg/dL→Na^+ 增加 2.4mEq/L

- 对低渗性低钠血症，√评估容量状态（生命体征，体位，JVP，皮肤弹性，黏膜，外周水肿，BUN，Cr，尿酸）

- U_{osm} 诊断价值有限，因为通常 >300

  例外：水摄入↑和溶质摄入↓时，$U_{osm} < 100$

  此外，$U_{osm} > 300 \neq SIADH$，必须确定 ADH 增高是否适当

  但是，U_{osm} 在决定治疗方案时非常重要（见下文）

- 如容量正常或 U_{osm}↑，需评估患者是否存在糖皮质功能不全和甲状腺功能减退

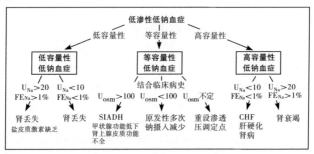

图 4 - 4　低钾血症诊断流程图

低血容量性低渗性低钠血症（即总钠量↓↓，总水量↓）

- 肾丢失（$U_{Na} > 20mEq/L$，$FE_{Na} > 1\%$）：利尿剂（特别是噻嗪类利尿剂，而祥利尿剂通过↓髓质间液渗透压从而抑制尿液浓缩功能），失盐性肾病，脑性耗盐综合征，盐皮质激素不足

- 肾外丢失（$U_{Na} < 10mEq/L$，$FE_{Na} < 1\%$）：出血，胃肠道丢失（腹泻），液体分布在第三间隙（胰腺炎），摄入减少，不显性丢失

等容量性低渗性低钠血症（即体内总水量相对于总 Na 量↑）

- SIADH（等血容量或轻度高血容量，U_{osm} 不适当↑，U_{Na} 适当↓，BUN 和 UA↓）

  恶性肿瘤：肺，脑，胃肠道，胃溃疡，淋巴瘤，白血病，胸腺瘤，间皮瘤

  肺部疾病：肺炎，肺结核，曲霉病，哮喘，COPD，PTX，正压通气

  颅内病变：创伤，中风，SAH，癫痫，感染，脑积水，吉兰－巴雷综合征

  药物：抗精神病药，抗抑郁药（特别是 SSRIs），化疗，AVP，MDMA，NSAIDs

其他：疼痛，恶心，术后状态

- 内分泌疾病：ADH↑可见于糖皮质激素不足（ADH 和 CRH 共分泌增加）和严重甲状腺功能减低/黏液性水肿（CO↓和 GFR↓）
- 精神性多饮（$U_{osm} < 100$，UA↓）：通常摄入 >12L/d
- 摄入不足（U_{Na}↓，U_{osm}↓）"茶""烤面包" & "暴饮啤酒"
- 重设渗透压调定点：慢性营养不良（细胞内渗透压↓）或妊娠（激素效应）→ADH 调定点重设以维持血钠在一个较低的水平

高容量性低渗性低钠血症（即总钠量↑，总水量↑↑）

- EAV↓→RAAS 激活→醛固酮↑和 ADH↑↑
- CHF（CO↓和肾静脉淤血→EAV↓；$U_{Na} < 10mEq/L$，$FE_{Na} < 1\%$）
- 肝硬化（内脏动脉舒张 + 腹水→EAV↓；$U_{Na} < 10mEq/L$，$FE_{Na} < 1\%$）
- 肾病综合征（低蛋白血症→水肿→EAV↓；$U_{Na} < 10mEq/L$，$FE_{Na} < 1\%$）
- 进行性肾功能衰竭（排水能力逐渐减弱；$U_{Na} > 20mEq/L$）

治疗（*CritCare*，2013，17：206；*NEJM*，2015，372：55）

- 目标：取决于容量状态，低钠血症程度和是否有症状

  急性症状：早期快速纠正血浆钠直至症状缓解〔最初 2～3h 血浆钠纠正速度为 2mEq/（L·h）〕

  急性或慢性症状：血浆钠纠正速度为≤0.5mEq/（L·h）

  为避免脑桥中央髓鞘溶解/渗透性脱髓鞘症状（CPM/ODS：截瘫，发音困难，吞咽困难），血浆钠纠正速度不应超过 6（慢性）～8（急性）mEq/（L·h）

  如存在严重低钠（<120）和神经症状：给予 3% NaCl + dDAVP（避免快速纠正）（*AJKD*，2013，61：571）

- 反复的实验室检查和调整静脉输液速度是治疗的基础
- 纠正过快：可能导致 CPM/ODS。应紧急使用 dDAVP 和 5% 葡萄糖逆转；部分神经功能可能恢复（*CJASN*，2014，9：229）
- 静脉补液的作用（http：//www.medcalc.com/sodium.html）

  每输入 1L 液体引起血浆最初 Na 浓度变化 $= \dfrac{输入\ Na\ 浓度 - 血浆\ Na\ 浓度}{TBW + 1}$

  TBW = wt（kg）×0.6（男性）或（女性）

  如为老年人，公式使用 0.5（男性）或 0.45（女性）

以体重70kg男性，血浆钠浓度为110mEq/L为例

IVF 类型	Na$^+$含量	1LIVF 可提高血浆 Na$^+$	以 0.5mEq/（L·h）升高血浆 Na$^+$ 时输液速度
5% NaCl	856mEq/L	17.3mEq/L	~25ml/h
3% NaCl	513mEq/L	9.4mEq/L	~50ml/h
0.9% NaCl	154mEq/L	1mEq/L	~500ml/h
LR	130mEq/L	0.5mEq/L	~1000ml/h

但上述成立的条件是静脉输注的液体全部保留在体内，没有 Na 和水的排泄

如患者血容量正常，如 SIADH，则静脉输入的 Na$^+$ 会被排泄

例如，给 U_{osm} = 616 的 SIADH 患者输入 1L 生理盐水（154mEq/L 钠或 308mOsm 溶质溶于 1L 自由水）→308mOsm 溶质溶于 0.5L 自由水→体内净增加水 0.5L→血钠↓

∴ 当尿渗透压＞输入液时，输入生理盐水会加重 SIADH 所致的低钠血症

- 低血容量性低钠血症：缓慢以生理盐水补充血容量

  一旦容量补充充足→刺激 ADH 分泌因素解除（ADH 半衰期很短）→肾脏排泄出自由水→血浆 Na 迅速纠正（如纠正过度，使用 dDAVP ±5% 葡萄糖）

- SIADH（*NEJM*，2007，356：2064；*AJKD*，2015，65：435）：限制水摄入 + 治疗原发病

  高渗生理盐水（±袢利尿剂）如限水后症状不缓解或血 Na 无明显↑

  1L 高渗盐水（3% NaCl）可以增加血浆 Na 约 10mEq（见上文）

  当输液速度为 50mL/h 时，升高血钠的速度为 0.5mEq/（L·h）；当输液速度为 100~200mL/h，升高血钠的速度为 1~2mEq/（L·h）

  公式仅用于预估，∴ 需定期复查血 Na（至少 q2h）

  盐片：尤其适用于慢性低钠血症和无 CHF 患者

  Aquaresis：使用考尼伐坦（血管升压素受体拮抗剂）治疗难治性 SIADH

  地美环素：会导致肾源性尿崩症（DI），U_{osm}↓（很少使用）

- 高血容量低钠血症：限制水摄入

  移除过多的 Na$^+$ 和水（使用袢利尿剂，避免噻嗪类利尿剂）和↑EAV

（对 CHF 使用血管舒张剂↑CO，对肝硬化患者输注胶体）

Aquaresis：有时使用托伐普坦；但是，无证据表明可改善病死率，停药后高钠会再次出现，存在过度纠正的风险，肝硬化患者有使用禁忌和价格昂贵（*NEJM*，2015，372：2207）

高钠血症

病理生理（*CritCare*，2013，17：206；*NEJM*，2015，372：55）

- 水相对钠缺乏；根据定义，所有高钠血症患者均是高渗性低钠血症
- 通常丢失低渗性液体（即"脱水"），偶尔注射高渗性液体
- 自主获水能力受损（如气管插管患者，神志改变患者，老年人）：高钠血症是一种强烈的口渴刺激，∴通常发生在患者无法自主获取水时

检 查

- $\sqrt{}$ U_{osm}，U_{Na}，容量状态（生命体征，体位，JVP，皮肤弹性，BUN，Cr）

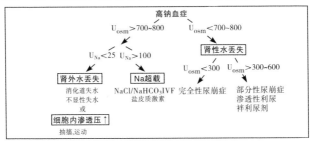

图4-5 高钠血症诊断流程图

肾外水丢失（$U_{osm} > 700 \sim 800$）

- 消化道水丢失：呕吐，鼻胃管引流，渗透性腹泻，瘘
- 不显性失水：发热，运动，机械通气

肾性水丢失（$U_{osm} < 700 \sim 800$）

- 利尿剂：渗透性利尿（葡萄糖，甘露醇，尿素），袢利尿剂
- 尿崩症（*J Clin Endocrinol Metab*，2012，97：3426）

ADH 缺乏（中枢性）或 ADH 抵抗（肾源性）

中枢性：下丘脑或垂体后叶疾病（先天性，创伤/手术，肿瘤，浸润性/IgG4）；还有特发性，缺氧性脑病，神经性厌食症，EtOH

肾源性（*Annals*，2006，144：186）

先天性（ADH 受体 V2 突变，水通道蛋白 – 2 突变；*PedNephrol*，2012，27：2183）

药物：锂剂，两性霉素，地美环素，膦甲酸钠，西多福韦

代谢性：高钙血症，严重低钾血症，蛋白营养不良，先天性

肾小管间质性疾病：尿路梗阻解除后，ATN 恢复期，PKD，镰状细胞贫血，干燥综合征，淀粉样变，妊娠（placentalvasopressinase）

DI 通常表现为重度多尿和轻度高钠血症

其他因素（$U_{osm} > 700 \sim 800$）

- Na$^+$ 超载：高渗性盐水（如使用 NaHCO3 进行液体复苏），盐皮质激素过多
- 癫痫，运动↑：细胞内渗透压↑→水由细胞外向细胞内转移→一过性血钠↑

治 疗

- 恢复饮水或提供日常需水量（≥1L/d）
- 补充自由水缺失（可同时补充容量）

  自由水缺失量（L）= $\dfrac{\text{血浆 Na 浓度} - 140}{140} \times TBW$

  TBW = 体重（kg）× 0.6（男性）或 0.5（女性）；

  如为老年人，公式使用 0.5（男性）或 0.45（女性）

  速算：标准 70kg 男性，自由水缺失量（L）约为（血浆 Na 浓度 – 140）/3

  每输入 1L 液体引起血浆 Na$^+$ 浓度变化 = $\dfrac{\text{血浆 Na}^+\text{浓度} - \text{输入液 Na}^+\text{浓度}}{TBW + 1}$

  如 70kg 男性，血钠为 160mEq/L，给予 1L5% 葡萄糖后可降低 3.7mEq 血钠

  注：如同时存在高血糖，不要忘记纠正血钠

- 为避免脑水肿，血钠↓速度不应超过 0.5mEq/（L·h）

  速算：70kg 男性，以 125ml/h 输注自由水，血钠的↓速度约为 0.5mEq/（L·h）

- 1/2NS（77mEq/L）或 1/4NS（38mEq/L）可同时提供容量和自由水（每液体分别提供 500mL 和 750mL 自由水）；可通过鼻胃管/口胃管补充水分
- 公式仅用于预估，∴ 需定期复查血 Na
- DI 和渗透性利尿：见下文"多尿症"章节
- Na^+ 超载：5% 葡萄糖 + 利尿剂

多尿症

定义和病理生理

- 多尿症定义为每天尿量 >3L
- 由于渗透性利尿或水利尿，住院患者几乎均为渗透性利尿

检 查

- 收集一段时间的尿液（6h 已足够），然后测量 U_{osm}
- 24h 渗透压排泄率 = 24h 尿量（实际或预估）× U_{osm}

>1000mOsm/d→渗透性利尿

<800mOsm/d→水利尿

渗透性利尿

- 病因

未控制的糖尿病

甘露醇

尿素：AKI 恢复期，蛋白摄入↑，高分解代谢（烧伤，激素），GI 出血

摄入氯化钠

丙二醇

水利尿

- 病因：尿崩症（DI）（血浆钠 >143）或原发性多饮（血浆钠 <136）

见上文"高钠血症"部分列举的中枢性和外周性 DI 原因

- DI 的检查：U_{osm} <300（完全）或 300～600（局部）

禁水试验（早晨开始，√检查血浆钠，P_{osm}，U_{osm}，尿量，频率为 q1～2h）

禁水至 $P_{osm} > 295$，随后√检查 U_{osm}。如 $U_{osm} < 300$，则给予血管升压素（5U，皮下注射）或 dDAVP（10μg，经鼻），随后在 1~2h 内复查 U_{osm}

$U_{osm} \uparrow > 50\%$ = 中枢性 DI

U_{osm} 无改变 = 外周性 DI

在禁水试验前后要测定 ADH 浓度，以评估 ADH 对该刺激的反应

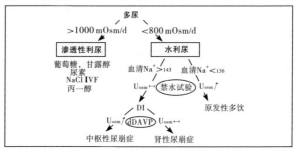

图 4-6 多尿症诊断流程图

治 疗

- 原发性多饮：治疗精神病，核对药物，限制饮水
- 渗透性利尿：治疗原发病，补充自由水缺失（见"高钠血症"中计算公式）和继续丢失量
- DI：

    中枢性 DI：去氨加压素（dADVP）

    外周性 DI：尽可能治疗原发病；限钠 + 噻嗪类利尿剂（容量轻度减少→运送至稀释功能异常肾小管的原尿↓），给予阿米洛利治疗锂剂相关 DI（*KidInt*，2009，76：44）

    妊娠相关性 DI：由于胎盘分泌血管升压素酶，∴ dADVP 治疗

钾稳态

概述（*NEJM*，2015，373：60）

- 肾：远端肾单位调节钾排泄（集合小管）

    Na^+ 随尿液运送至远端肾单位：Na^+ 重吸收→内腔带负电荷→K^+ 分泌

代谢性碱中毒和醛固酮：增加 Na^+ 重吸收和 K^+ 排泄

注：每日尿 K^+ 排泄（白天 > 夜晚），24h 标本由于随机标本

- 跨细胞转运：引起血浆 K^+ 急性变化最常见的原因（98% 为细胞内）

  酸碱紊乱：K^+/H^+ 跨膜交换

  胰岛素→激活 Na-K^+ ATP 酶→低钾血症（减轻餐后 $K\uparrow$）

  儿茶酚胺→激活 Na-K^+ ATP 酶→低钾血症；β 受体阻滞剂可逆转

  大量坏死（如溶瘤综合征，横纹肌溶解，肠缺血）→细胞内钾释放

  低钾和高钾周期性麻痹：很少由离子通道突变导致

- 饮食：几乎不能单独造成 $K^+\uparrow$ 或 $\downarrow$（全身储存 K^+ 大约 3500mEq，每日摄入 K^+ 大约 100mEq）

低钾血症

跨细胞转运（$U_{K:Cr} < 20mEq/g$）

- 碱血症，胰岛素，儿茶酚胺，降钾药/甲亢性周期性麻痹，造血作用引起急性 $\uparrow$（B_{12} 治疗巨幼细胞性贫血，AML 危象），低体温，氯喹，钡剂/铯剂中毒，抗精神病药物过量（利培酮，喹硫平）

GI 钾丢失（$U_K < 20mEq/d$，$U_{K:Cr} < 20mEq/g$，TTKG < 3）

- GI 丢失 + 代谢性酸中毒：腹泻，泻药过量，绒毛状腺瘤

- 呕吐和鼻胃管引流因存在继发性醛固酮增多症和代谢性碱中毒，通常表现为肾丢失

肾性钾丢失（$U_K > 30mEq/d$，? $U_{K:Cr} > 20mEq/g$，TTKG > 7）

- 低血压或正常血压

  酸中毒：DKA，RTA［近端 RTA（II 型）和一些远端 RTA（I 型）］

  碱中毒：利尿剂，呕吐/鼻胃管引流（导致继发性醛固酮增多症）

  Batter 综合征（髓袢功能障碍→呋塞米样效应；*NEJM*，1999，340：1177）

  Gitelman 综合征（远曲小管功能障碍→噻嗪类样效应）

  $\downarrow Mg$：? 释放 Mg 介导的 ROMK 通道抑制剂，∴ $\uparrow K^+$ 分泌（*JASN*，2007，18：2649）

- 高血压：盐皮质激素过多

  原发性醛固酮增多症（如 Conn 综合征，糖皮质激素可治原发性醛固酮增多症）

  继发性醛固酮增多症（如肾血管疾病，分泌肾素肿瘤）

  非醛固酮性盐皮质激素增多症（如 Cushing 综合征，Liddle 综合征，外源性盐皮质激素，甘草，先天性肾上腺畸形）

临床表现

- 恶心，呕吐，肠梗阻，乏力，肌肉痉挛，横纹肌溶解，多尿症
- ECG：可无改变，U 波，QT 间期↑，室性异位心律（室性早搏，室速，室颤）

检查（*Nat Rev Neph*，2011，7：75）

- 除外跨细胞转移
- √检查 $24hU_K$ 和跨肾小管钾浓度梯度（TTKG）= $(U_K/P_K)/(U_{osm}/P_{osm})$

  $U_K > 30mEq/d$，$U_{K:Cr} > 20mEq/g$，或 TTKG >7→提示肾丢失

  $U_K < 25mEq/d$，$U_{K:Cr} < 20mEq/g$，或 TTKG <3→提示肾外丢失

- 如是肾丢失，√检查 BP，酸碱，U_{Cl}（碱血症时 U_{Na} 不能准确评估容量状态）

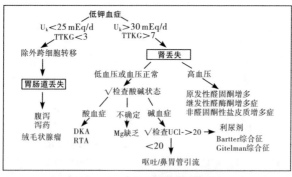

图 4-7　高钾血症诊断流程图

治 疗

- 如是真性钾缺失：补钾（每下降 1mEq/L 相当于身体丢失 200mEq）

  如非紧急情况，KCl 40mEq，PO，q4~6h，如情况紧急，KCl 10mEq/h，

IV，严密监测血钾
- 如是跨细胞转运引起的低血钾，注意避免补钾过量
- 治疗原发病（如需要补液，避免使用含葡糖糖溶液，因为含糖溶液→胰岛素↑→钾跨细胞转运）
- 治疗低镁血症：$Mg-SO_4 1 \sim 2g$，IV，q2h（因腹泻口服补镁无法耐受）

  低镁血症原因：GI 丢失（腹泻，分流，胰腺炎，营养不良，PPI）；肾丢失（利尿剂，肾毒性药物，EtOH，Ca↑，原发性消耗综合征，容积扩张）

高钾血症

跨细胞转移（*BMJ*，2009，339：1019）
- 酸血症，胰岛素缺乏（DM），β 受体阻滞剂，洋地黄中毒（阻断 Na-KATP 酶），大量细胞释放（溶瘤综合征，横纹肌溶解，肠缺血，溶血，输血，血肿吸收，高热，复温），高钾周期性麻痹，琥珀胆碱

GFR 下降
- 任何原因造成的少尿和无尿性 AKI，或任何原因造成的终末期肾病

GFR 正常，但肾排钾能力↓
- 正常醛固酮功能

  EAV↓（流经远端肾小管的 Na 和尿液↓，限制钾排泄）：CHF，肝硬化

  K 摄入过量：合并肾脏排钾减少和跨细胞转运

  输尿管空肠造口术（空肠吸收尿 K）
- 醛固酮减少症：与低醛固酮 RTA 病因相同（Ⅳ型）

  肾素↓：糖尿病肾病，NSAIDs，慢性间质性肾炎，HIV

  肾素正常，醛固酮合成下降↓：原发性肾上腺疾病，ACEI，ARBs，肝素

  对醛固酮反应性↓

  药物：保钾利尿药，TMP-SMX，喷他脒，钙调蛋白抑制剂

  肾小管间质疾病：镰状红细胞性贫血，SLE，淀粉样变，糖尿病

临床表现
- 乏力，恶心，感觉异常，心悸
- ECG：T 波高尖，PR 间期↑，QRS 宽度↑，P 波低平，正旋波形

PEA/VF（ECG：敏感性低，心搏骤停是最早出现的心电图表现！）

检查（*Crit Care Med*，2008，36：3246）

- 排除假性高钾血症（含钾液体 IVF，静脉穿刺时出现溶血，plt 或 WBC↑）
- 排除跨细胞转移
- 评估 GFR，如正常，考虑流经远端肾小管的 Na 和尿液↓。√检查 TTKG = $(U_K/P_K)/(U_{osm}/P_{osm})$ <6 符合醛固酮减少症（*JASN*，2008，19：424）

低钾血症的治疗

治疗方式	剂量	起效时间	备注
葡萄糖酸钙 氯化钙*	1~2 瓶 IV	<3min	一过性效应（30~60min） 稳定细胞膜
胰岛素	常规胰岛素 10UI V + 1~2 瓶 5% 葡萄糖	15~30 min	一过性效应（30~60min） 促进 K^+ 转移至细胞内
碳酸氢盐 （尤其是酸血症时）	1~2 瓶 IV	15~30 min	一过性效应（60min） 通过 K^+/H^+ 交换，促进 K^+ 转移至细胞内
β_2 受体激动剂	沙丁胺醇 10~20mg inh 或 0.5mg IV	30~90 min	一过性效应（大约 2h） 促进 K^+ 转移至细胞内
K 结合树脂	聚磺苯乙烯# 30~90g PO/PR 钠锆环硅酸盐 1.25~10g tid PO Patiromer8.4~25.2g tid PO	数小时 数小时 数小时至 几天	通过与肠道内阳离子交换 （Na^+，Ca^{2+}，H^+）；K^+ 总量↓；（*NEJM*，2015，372：211&222）
利尿剂	呋塞米≥40mg IV	30min	K^+ 总量↓
血液透析			K^+ 总量↓

* 氯化钙含钙量较高，故只用于紧急情况（组织坏死风险↑）

很少并发肠道坏死，除非合并肠梗阻术后或阻塞性肠道疾病

- 在确定治疗方案之前，注意治疗方法的起效时间十分重要
- 钙剂有助于预防/治疗心脏并发症，∴ 应作为起始治疗，特别是心电图有改

变时

- 使用胰岛素，碳酸氢钠（特别是存在酸血症时）和 β2 受体激动剂后会出现血 K^+ ↓

- 减少钾总量的治疗措施十分有必要，而其他治疗效果或随着治疗时间延长而下降；

    在多数情况下，钠锆环硅酸盐 ± 利尿剂可能是有效的，但在危及生命的情况下应考虑紧急血液透析

- 患者饮食教育信息，http://www.kidney.org/atoz/content/potassium.cfm

肾衰竭

急性肾衰竭（AKI）

定义（*CJASN*，2008，3：844；*KISuppl*，2012，2：19）

- AKI：急性（＜48h），Cr↑≥0.3mg/dL，Cr↑≥50%，或 UOP＜0.5mL/（kg·h），持续时间≥6h

    进一步分级基于 Cr 和 UOP 进一步的上升或下降，但临床上很少使用

- 在 AKI 或 Cr 动态变化的情况下，不能使用 Cr 预测 GFR（需要状态稳定）

检查（*NEJM*，2007，357：797；*Lancet*，2012，380：756）

- H&P：近期操作史和药物史；生命体征和容量状态；尿路梗阻的症状和体征，血管或系统性疾病；缺血（肾前性和 ATN）占院内 AKI 患者的比例＞50%

- 尿评估：尿量，尿常规，尿沉渣，电解质和渗透压

- 尿钠排泄分数（FE_{Na}）＝（U_{Na}/P_{Na}）/（U_{Cr}/P_{Cr}）

    ＜1%→肾前性，造影剂，HRS 或肾小球肾炎或；＞2%→ATN

    如使用利尿剂，√检查 FE_{UN}＝（U_{UN}/P_{UN}）/（U_{Cr}/P_{Cr}）；＜35%→肾前性

- 肾脏超声或 CT：排除尿路梗阻和评价肾脏大小以评价慢性肾脏疾病程度

- 血清学检查（如有指征）：参见"肾小球疾病"

- 肾活检（光镜，IF 合电镜）：如病因不明，可能是有效的［特别是存在血

尿和（或）蛋白尿]。相对禁忌证：SBP > 150，使用 ASA/NASID 或抗凝药物。考虑对严重尿毒症患者给予 dDAVP（优先给予 0.3μg/kg 30 ~ 60min）

急性肾损伤的病因和诊断（*Lancet*, 2012, 380：756）

病因		尿常规，尿沉渣，尿指数
肾前性	**有效动脉血容量↓**（*NEJM*, 2007, 357：797） 血容量减少，心肌收缩力↓（如 CHF），全身性血管舒张（如脓毒症）	清亮 透明管型 $FE_{Na} < 1\%$ $BUN/Cr > 20$ $U_{Na} < 20$ $U_{osm} > 500$
	肾脏血管收缩：NSAIDs，ACEI/ARB，造影剂，钙调蛋白抑制剂，肝肾综合征，高钙血症	
	大血管病变：RAS（双侧 + ACEI），血管炎，夹层，腹腔间隙综合征，肾脏静脉充血，VTE	
肾性	**急性肾小管坏死（ATN）** 缺血：肾前性疾病进展 中毒 　药物：AG，两性霉素，顺铂，羟乙基淀粉（淀粉） 　色素：Hb，肌红蛋白（*NEJM*, 2009, 361：62） 　抗体：Ig 轻链（*Blood*, 2010, 116：1397） 　晶体：UA，ACV，MTX，英地那韦，IgG4，SLE 造影剂相关 AKI（CIAKI）：RBF↓ + 中毒	约75% 患者可见褐色粗颗粒管型（±CIAKI） ±RBCs 和肾小管损害造成的蛋白尿 $FE_{Na} > 2\%$，$BUN/Cr < 20$，$U_{Na} > 20$（除外色素和 CIAKI） $U_{osm} < 350$

续表

肾性	急性间质性肾炎（AIN）	WBCs，WBC 管型，RBCs
	过敏：β-内酰胺，磺胺类药物，NSAIDs，PPIs	尿培养阴性 尿嗜酸性粒细胞 + 见于抗生素治疗
	感染：肾盂肾炎，军团菌感染，TB，钩端螺旋体病	
	浸润性：结节病，淋巴瘤，白血病	尿淋巴细胞 + 见于 NSAIDs
	自身免疫：Sjögren 综合征，TINU 综合征，IgG4，SLE	
	小血管病变：胆固醇栓塞，PAN，TMAs（TTP，HUS，非典型性 HUS，DIC，子痫前期，APS，恶性高血压，硬皮病肾危象）	± RBCs 尿嗜酸性粒细胞 + 见于胆固醇栓塞
	肾小球肾炎（见"肾小球疾病"）	异性 RBCs，RBC 管型
肾后性	膀胱颈：BPH，前列腺癌，神经源性膀胱，抗胆碱能药物	清亮 ± 非异性 RBCs
	输尿管（双侧或单个肾单侧）：恶性肿瘤，LAN，腹膜后纤维化，淋巴结肿大	FE_{Na} 变异

一般治疗（*CJASN*，2008，3：962）

- 肾前性：等张液体 IVF 与白蛋白作用相似（*NEJM*，2004，350：22），HES（淀粉有肾毒性）（*NEJM*，2012，367：124）
- 避免使用肾毒性药物；分析经肾清除药物的剂量
- 优化血流动力学（MAP 和 CO）
- 使用多巴胺（*Annals*，2005，142：510），利尿剂（*JAMA*，2002，288：2547），甘露醇不能获益

并发症处理

- ATN 通常需要 1~3 周恢复；提前关注容量过负荷，K↑，PO_4↑，酸中毒
- AKI 的发作增加进展为 CKD 风险，甚至在康复之后也有可能发生（*NEJM*，2014，371：58）
- 紧急透析指征（当传统治疗方法无效时）

酸碱紊乱：难治性酸血症

电解质紊乱：多为高钾血症；少数为高钙血症，溶瘤综合征

中毒（http：//www.extrip-workgroup.org/）：联系中毒控制中心（1 - 800 - 222 - 1222）

指征：甲醇，乙二醇，二甲双胍，锂剂，丙戊酸，水杨酸类，巴比妥类，茶碱，铊类

同时要考虑：卡马西平，对乙酰氨基酚，地高辛（可给予地高辛抗体），达比加群（可给予达比加群逆转剂）

容量过负荷（CHF）

尿毒症：心包炎，脑病，出血

- 目前无证据表明早期实施 RRT 可获益（*NEJM*，2016，375：122&*JAMA*，2016，315：2190）

特定疾病处理

心肾综合征（CRS）（*Nat Rev Neph*，2009，5：641&2013，9：99；*CJASN*，2013，8：1800）

- 多因素病理生理过程，包括①CO↓；②肾静脉充血；③RAAS↑
- 双向性：急性 CHF→AKI，同时无尿型 AKI 会使 CHF 加重（*JACC*，2008，52：1527）
- 治疗：袢利尿剂 IV（分流可能的肠道水肿，剂量见下文）；高剂量与低剂量，单次注射和持续注射相比，无差别（*NEJM*，2011，364：797）。使用托伐普坦（ADH 受体激动剂；*JAMA*，2007，297：1319），多巴胺或奈西立肽（*NEJM*，2011，365：32；*JAMA*，2013，310：2533）或超滤（*NEJM*，2012，367：2296），无临床受益
- 预后：在 ADHF 患者中，eGFR 每下降 10mL/min，死亡率增加 7%。

造影剂相关急性肾损伤（CIAKI；*Circ*，2015，132：1931）

- 危险因素：CKD，DM，CHF，年龄，低血压，造影剂剂量↑（*JACC*，2004，44：1393）
- 临床表现：使用造影剂 48h 内出现 AKI，3～5d 达到高峰，7～10d 缓解（如未缓解，考虑胆固醇栓塞或其他病因）

- 预防：当 eGFR < 60 或糖尿病时需考虑（*CJASN*，2013，8：1618）

  等张液体注射（有禁忌除外，如 CHF）

  门诊患者：造影前给予 3mL/（kg·h）×1h，造影后给予 1～1.5mL/（kg·h）× 6h（*JAMA*，2004，291：2328）

  住院患者：造影前给予 1mL/（kg·h）×6～12h，造影过程中持续给予，造影后继续给予 1mL/（kg·h）×6～12h

  如有心导管监测，根据 LVEDP 调节 IVF 速度

  如 LVEDP < 13，13～18 或 > 18mmHg，IVF 速率分别为 5，3 或 1.5（*Lancet*，2014，383：1814）

  $NaHCO_3$ 的效果与 NaCl 相似（*CJASN*，2015，10：1519）

  避免使用 ACEI/ARB（*AJKD*，2012，60：576），NSAIDs 利尿剂，? 高剂量他汀类药物（*Circ*，2012，126：3008）

  尽量较少造影剂剂量，并选用等渗造影剂（*JACC*，2006，48：692）

  N－乙酰半胱氨酸造影前一天及造影当天 600～1200mgPObid；在一些研究中发现可让患者获益（*Annals*，2016，164：406）；因安全性较高，可考虑对高风险患者使用

  没有证据表明预防性 RRT 作为上述的补充可使患者获益，还有可能是有害的（*AmJMed*，2012，125：66）。

- 钆剂：在 CKDIV 患者中可引起 AKI（*Neph Dial Trans*，2006，21：697），无有效预防措施

  肾源性系统纤维化：中度－重度 CKD 患者在使用钆剂 2～4 周后会出现皮肤，关节，眼和内脏器官纤维化（*JACC*，2009，53：1621）；虽然目前尚无数据支持，但鼓励在使用钆剂后进行血液透析，物理治疗不能逆转纤维化

肝肾综合征［HRS；参见"肝硬化"章节；*AJKD*，2013，62（6）：1198］

- 白蛋白＋奥曲肽和米多君或血管加压药 IV

横纹肌溶剂（*NEJM*，2009，361：62）

- 多因素病理生理过程：肌红蛋白诱导的氧化应激损伤，血管收缩，肌红蛋白沉淀和肾前因素（外渗），可导致 Ca^{2+}↓，K^+↑和 PO_4^{3-}↑

- 诊断：尿常规可见亚铁血红素＋，未发现红细胞（即肌红蛋白尿）

- 通常 CK < 5000，出现 AKI 的风险较低，但相关性不强。横纹肌溶剂和 AKI/死亡风险计算公式，http：//www. brighamandwomens. org/research/rhab-do/default. aspx
- 激进的 IVF 复苏和增加尿量（调整 IVF，使尿量达到约 3mL/kg，确保 CK ↓）。如尿 pH <6.5，可给予 $NaHCO_3$ 并监测 pH
- 反复复查 K^+ 和 Ca^{2+}，注意骨筋膜室综合征

急性间质性肾炎（AIN；*KI*，2008；73：940&2010，77：956）

- 通常是由药物引起：β 内酰胺类，磺胺类药物，NSAIDs，PPIs
- 如怀疑时 AIN，立即停止使用药物，如 7d 内确诊，可考虑早期给予类固醇

血栓性微血管病变（TMAs）：请参见"血液学"

梗阻性疾病

- 诊断：如是未分化肿瘤，行影像学和肾脏超声，或如怀疑肾结石，行腹部/骨盆 CT（I^-）
- 治疗：通过留置导尿管和经皮肾造口术减压
- 解压后，存在以下风险：

  低渗性利尿（继发性 BUN 积聚，肾小管损伤）；静脉输液治疗（如 1/2NS）

  出血性膀胱炎（膀胱血管大小快速改变）：可通过缓慢减压避免

慢性肾脏病（CKD）

定义和病因（*Lancet*，2012，379：165；*JAMA*，2015，313：837）

- GFR 下降（<60）≥3 月和/或肾损害（病理，标志物，影像学）
- 美国患病率为 13%
- Cr 预测 GFR 能力较低，常用公式预测（www. kidney. org/professionals/KDOQI/gfr_ calculator. cfm）

  在肾功能正常患者，与 MDRD 比较，CKD-EPI 低估 GFR 的可能性较小

  基于胱抑素 C 的公式较基于 Cr 的公式准确性更高

- 病因：DM（45%），HTN/RAS（27%），肾小球疾病（10%），肾间质疾病

(5%)，PKD（2%）（*NEJM*，2008，359：1477），先天性，药物，骨髓瘤，AKI进展期（*JAMA*，2009，302：1179）

- 蛋白尿及其程度与不良预后相关，并且独立于GFR
- 随着CKD分期和蛋白尿进展，死亡率和心血管事件发生率也随之增加，远远超过进展为肾衰竭的发生率（*NEJM*，2004，351：1296）

CKD分期［*KidInt*，2013，3（Suppl）：5］

GFR分期	GFRmL/(min · 1.73m^2)	目标
1（正常或GFR↑）	>90	诊治原发病和合并症，减缓疾病进展，降低心血管疾病风险
2（轻度）	60~89	评估疾病进展
3a（轻度－中度）	45~59	评估和治疗并发症
3b（中度－重度）	30~44	评估和治疗并发症
4（重度）	15~29	准备肾脏替代治疗（RRT）
5（肾衰竭）	<15或透析	尿毒症患者需行透析治疗

蛋白尿分期基于24h尿蛋白含量（mg/d）或随机尿蛋白含量（µg）和Cr（mg）比值：正常或轻度↑（<30）；中度↑或微量蛋白尿（30~299）；严重↑或大量蛋白尿（≥300）

尿毒症症状和体征（*NEJM*，2007，357：1316）

一般情况	恶心，食欲不振，乏力，口臭，金属味觉，易发生药物过量，体温下降
皮肤	尿素霜（皮肤和皮下的白色结晶），瘙痒，钙过敏症，NSF
神经系统	脑病（神志改变，记忆力和注意力↓），抽搐，神经病变，睡眠障碍，不宁腿综合征

续表

心血管系统	心包炎,动脉粥样硬化进展,高血压,高脂血症,容量过负荷,CHF,心肌病(特别是 LVF)
血液系统	贫血,出血(由于血小板功能异常和 EPO 不足)
代谢	$K^+\uparrow$,$PO_4^{3-}\uparrow$,酸中毒,$Ca^{2+}\downarrow$,继发性甲状旁腺功能亢进,骨营养不良

并发症和治疗(*Annals*,2009,150:ITC2 – 1;*NEJM*,2010,362:57)

- 一般治疗:GFR < 30 时请肾内科会诊,开通血管通路(避免锁骨下通路;通过避免采血,血压测量,静脉输液保护一侧上肢血管);处理心血管风险危险因素(如吸烟,LDL-C;*Lancet*,2011,377:2181),疫苗(流感,PNA,HBV)

- 饮食限制:Na^+(如果是 HTN),K^+(如少尿或高钾血症),PO_4^{3-},? 中度蛋白限制,糖尿病患者严格控制血糖,避免中草药和使用来源不明 OTCs

- 血压控制:目标 < 130/80mmHg,? 如可耐受,目标为 < 120/80mmHg(*NE-JM*,2015,373:2103);初始使用 ACEI(或 ARB),可使 DM 和非糖尿病 CKD 患者获益(*NEJM*,2004,351:1952);联合使用 ACEI 和 ARB 不能获益,并与不良事件相关(*NEJM*,2013,369:1892)。对门诊患者,√1~2 周检查 Cr 和 K^+,如 Cr↑30% 或 K^+>5.4,则停药(限制饮食和使用袢利尿剂后)。

- 代谢性酸中毒:如 HCO_3 较低,给予碳酸氢钠和柠檬酸钠(*JASN*,2015,26:515)

- 高钾血症(qv)

- 贫血:目标 Hb10g/dL 左右,如目标过高,预后更差(*NEJM*,2009,361:2019)

  红细胞生成素(开始每周皮下注射 80~120U/kg,分 3 次注射)或达贝泊汀(0.45µg/kg,qwk)

  补充铁剂,维持转铁蛋白饱和度 > 20%(血透患者通常静脉给药)

- 尿毒性出血:去氨加压素(dDAP)0.3µg/kg IV 或 3µg/kg 滴鼻

- 继发性甲状旁腺功能亢进:$PO_4^{3-}\uparrow$,$Ca^{2+}\downarrow$,骨化三醇↓,FGF – 23→PTH↑→肾性骨营养不良

CKD 分期	3	4	5
PTH 目标（pg/mL）	35 ~ 70	70 ~ 110	150 ~ 300

磷酸盐结合剂（与饭同服）（*NEJM*, 2010, 62: 1312）

如 PO_4^{3-} ↑ 和 Ca^{2+} ↓ →乙酸钙（醋酸钙）或碳酸钙

如是难治性 PO_4^{3-} ↑ 或 Ca^{2+} ↑ →司维拉姆（磷结合剂），镧（碳酸镧）

使用非基于钙结合剂与基于钙结合剂相比，死亡率↓

如 PTH 高于目标值，在给予 1, 25 -(OH) 类似物治疗前，首先给予维生素 D 治疗 [如 25 - (OH) D < 30]；如 Ca^{2+} ↑，停止使用（*AJKD*, 2009, 53: 408）

如应用磷酸盐结合剂 ± 维生素 D 类似物后，PTH 仍持续升高，使用西那卡塞（甲状旁腺钙敏感受体激动剂）；甲状旁腺切除

- 钙过敏症（钙性尿毒症性小动脉病）

    病理生理学：小血管和中等血管皮肤和皮下脂肪钙化→缺血和皮肤坏死伴皮损部位疼痛（*NEJM*, 2007, 356: 1049）

    危险因素：终末期肾病尿毒症（PO_4^{3-} ↑, Ca^{2+} ↑, PTH ↑），女性 > 男性，DM，肥胖，华法林

    诊断：皮肤活检是金标准；骨扫描用来支持诊断

    治疗：多学科伤口护理，控制高 PTH，避免补充维生素 D 和 Ca^{2+}，静脉和局部使用硫代硫酸钠，西那卡塞；使用 NOAC 替代华法林

    预后：ESRD 患者一年死亡率大约为 60%［*AJKD*, 2015, 66 (1): 133］

- 移植评估

利 尿

总 述

- 通过增加 Na^+ 的排泄治疗 CHF，肾衰竭和肝硬化所致的 HTN 和水肿
- 监测每日体重变化是评估利尿是否成功最有效的办法

袢利尿剂（*NEJM*, 1998, 339: 387）

- 药物：呋塞米（速尿），托拉塞米，布美他尼（Bumex），依他尼酸

    机制：抑制髓袢升支粗段 Na-K-2Cl 转运体；20% ~ 25% Na^+ 会被重吸收

短暂直接的静脉扩张作用可能会缓解肺充血（*NEJM*，1973，288：1087）

滤过至肾小球的药量决定药效；∴肾功能不全，CHF 患者需↑剂量

S 型剂量反应曲线；∴↑剂量直至产生利尿效果，但当↑↑剂量超过该点时，与↑给药频率相比，不能增加利尿效果

- 剂量：口服速尿的生物利用度大约为 50%，∴静脉注射同等剂量速尿的利尿效果约为口服的 2 倍

  托拉塞米和布美他尼的生物利用度大约为 90%；如对磺胺类药物过敏，则使用依他尼酸

  呋塞米 40mg PO ≈ 呋塞米 20mg IV ≈ 托拉塞米 20mg PO ≈ 布美他尼 1mg

  呋塞米给药可 bid ~ qid；qd 给药可诱导最初的利尿→尿钠排泄抑制

  持续给药与分次团注给药相比：在急性 CHF 患者中效果相似（*NEJM*，2011，364：797）

  如存在低蛋白血症，同时给予白蛋白可↑利尿效果（*Crit Care Med*，2005，33：1681）

噻嗪类利尿剂（*NEJM*，2009，361：2153）

- 药物：氢氯噻嗪（HCTZ），氯噻嗪（Diuril），美托拉宗（Zaroxolyn）
- 机制：抑制远曲小管（DCT）中 Na-Cl$^-$ 协同转运体；5% Na$^+$ 会被重吸收

  与袢利尿剂具有协同作用，特别是长期使用袢利尿剂者

  如 GFR < 30，利尿效果↓，但美托拉宗在肾功能不全患者中依然有效
- 剂量：在袢利尿剂给药前提前给药，通常提前约 30min

保钾利尿剂

- 药物：螺内酯（安体舒通），阿米洛利，氨苯蝶啶，依普利酮
- 机制：集合管中 Na 重吸收↓（约 1%）［阿米洛利/氨苯蝶啶抑制主细胞 Na 通道（ENaC）；螺内酯/依普利酮抑制盐皮质激素受体］

  排钠效果相对较弱，与噻嗪类利尿剂合用，在肝硬化患者中有效

利尿措施（如利尿效果不充分，前往下一步）

步骤	方法
1	**袢利尿剂 PO**：3h 后确认治疗反应，如需要再次给予两倍剂量
2	**加用噻嗪类利尿剂 PO**（增加袢利尿剂效果）

续表

3	**袢利尿剂 IV**：分次团注 bid ~ tid ± 噻嗪类（住院患者可直接从这里开始） Cr↑患者其治疗剂量也需↑；呋塞米最初有效 IV 剂量≈30×Cr（即 Cr = 4→呋塞米剂量为 120mg IV）
4	**袢利尿剂静脉泵入**：分次团注 + 持续静脉泵入 ± 噻嗪类利尿剂（PO 或 IV）
5	**RRT**：考虑超滤，CVVH 或 HD

疾病个性化治疗方案

- 肾功能不全：袢利尿剂（↑剂量以达到髓袢升支粗段的有效浓度）±噻嗪类
- CHF：袢利尿剂（↑频率优于↑剂量）+ 噻嗪类（监测 K^+ 和 Mg^{2+}）
- 肾病综合征：尿白蛋白可结合分泌的袢利尿剂，利尿剂剂量需提高 2~3 倍
- 肝硬化：螺内酯（抑制继发性醛固酮增多症）+ 呋塞米的比例为 2.5∶1
- 严重代谢性酸中毒：乙酰唑胺和治疗原发病

不良反应

- 袢利尿剂：± Na^+↑，K^+↓，Mg^{2+}↓，Ca^{2+}↓，高尿酸血症，耳毒性，过敏（磺胺类）
- 噻嗪类：Na^+↓，K^+↓，Mg^{2+}↓，Ca^{2+}↑，高脂血症，胰腺炎，血糖↑，过敏
- 保钾利尿剂：K^+↑（特别是同时使用 ACEI），代谢性酸中毒，男性乳房发育症（螺内酯）

肾脏替代治疗和透析

一般情况

- 替代肾脏清除溶质和液体
- 紧急透析：参见 "AKI"；在 CVVH 和 HD 两种模型中选择

- 长期透析：需综合患者生存质量，尿毒症症状，进展为紧急透析的风险因素决定 RRT 启动时间；在 PD 和 HD 两种模型中选择

血液透析（HD）（*NEJM*，2010，363：1833）

- 原理：血液在半透膜一侧流动，透析液在半透膜另一侧流动

  液体清除（即 $Na^+ + H_2O$）通过跨膜压力（TMP）梯度

  溶质清除通过跨膜浓度梯度，并且与溶质大小成反比（∴ 可有效清除 K^+，尿素和 Cr，但不能清除 PO_4^{3-}）

- 设置：透析时间，目标清除量，透析液中 K^+ 和 Ca^{2+} 含量，抗凝

- 6 次/周与 3 次/周相比，可改善高血压，左心室质量，生存质量，但↑心血管事件（*NEJM*，2010，363：2287）；3 次/周血液透析患者，2d 间隔后不良预后↑（*NEJM*，2011，365：1099）

- 并发症：低血压，心律失常，血管通路事件（管路凝结，狭窄，感染，再循环），失衡综合征（透析清除血浆尿素氮之后，水转移至脑细胞，出现脑水肿的症状，特别是 BUN↑↑新透析患者，高输出心力衰竭）

- 管路相关性发热：经验性抗生素治疗（万古霉素 + 覆盖革兰阴性杆菌 qHD）。GPC > GNR > 混合感染/真菌。移除导管，更换导管，或抗生素"封存疗法"。检查转移性感染（*AJKD*，2004，44：779；*JASN*，2014，25：2927）

血管通路

	优点	缺点
AVF	通畅率最高菌血症风险最低病死率最低（*JASN*，2013，24：465）	成熟时间长（2~6 个月）无功能（20%）
AVG	操作较 AVF 简单成熟所需时间短（2~3 周）	低通畅率，通常需要进行血栓清除术和血管成形术
中心静脉通路	可立即使用是 AVF/AVF 可使用前的过度方法	菌血症风险最高血流↓→HD 效能↓

静脉血液滤过（CVVH）（*NEJM*, 2012, 367: 26）

- 原理：血液滤过而不是血液透析，血液在压力驱动下从高通量滤过膜一侧向另一侧移动，水和溶质沿 TMP 梯度移动（对流清除），丢弃滤过液。补充置换液（置换液中不含 K^+，尿素，Cr 和 PO_4^{3-}，其余溶质浓度与血浆相近）。通过调节滤过液和置换液的量维持体液平衡

- 血管通路：双腔中心静脉置管

- 设置：容量目标，置管缓冲液：HCO_3（需使用肝素抗凝，尽管也可进行无肝素治疗）*vs.* 枸橼酸 [肝脏代谢（∴ 肝硬化/肝衰竭患者不能使用）为 HCO_3；需加钙螯合剂抗凝]

- 并发症：低血压，$PO_4^{3-}↓$，通路相关并发症；$ICa↓$（肝功能受损者出现枸橼酸中毒→$ICa↓$，但血清钙正常/↑，合并 AG 升高型代谢性酸中毒）

- 与 HD 相比的潜在优势：较少出现低血压，容量控制更好，清除炎症介质；但是，并不能提高生存率（*Lancet*, 2006, 368: 379）

- 高强度 CVVH 与标准强度 CVVH 相比无优势（*NEJM*, 2008, 359: 7）

腹膜透析（PD）（*Perit Dial Int*, 2001, 21: 25; *Perit Dial Int*, 2009, 29: S59）

- 原理：以腹膜作为滤过膜。通过选择透析液（葡萄糖）（高浓度透析液将很多液体转移至腹腔）控制液体平衡；透析液长时间留置在腹腔，腹膜两侧葡萄糖浓度组间平衡，所以刚开始清除水分很多，随后越来越少

- 血管通路：在手术室内置入长期腹膜透析管

- CAPD（持续不卧床腹膜透析）设置：
  PD 液体 = 葡萄糖（1.5%，2.5%，或 4.25%），缓冲液（乳酸），Na^+，Ca^{2+}，Mg^{2+}
  透析液入腹注射 10min，留置腹腔 1.5~5.5h，排出 20min

- 可用夜间循环装置在患者睡眠时进行腹膜透析，透析液输入和引流更快，并且时间更短，这种方法为自动或连续循环腹膜透析（APD，CCPD）

- 并发症：低蛋白血症；右侧胸腔积液
  腹膜炎：腹痛，压痛，引流液浑浊（WBC >100 和 PMNs >50%）
    光学频谱：60%~67% GPC，15%~20% GNR，其余为非细菌或真菌
    治疗：抗生素静脉或腹腔给药，出现一些特定的病原菌时应拔管（如酵母菌，葡萄球菌）
  高血糖：炎症，透析液腹腔留置时间长，高糖渗透液

肾移植 (*MedClinNAm*, 2016, 100: 435)

- ESRD 的治疗方案；禁忌证：恶性肿瘤，感染，缺血，不配合，替代疗法
- 免疫抑制：钙调磷酸酶抑制剂（他克莫司，CsA）或 CTLA4 抑制剂（*NEJM*, 2016, 374: 333），抗代谢物（AZA, MMF），泼尼松，± mTOR 抑制剂（西罗莫司）（*NEJM*, 2004, 351: 2715）
- 晚期移植肾功能不全：通常病因是 AKI + 钙调磷酸酶中毒，排斥（*NEJM*, 2010, 363: 1451），BK 病毒，原发性疾病复发；常规检查 + 免疫抑制水平，BK 病毒过负荷，U/S，如仍未发现原因，则进行活检
- 感染风险（包括机会性感染，如 CMV，JV，BK 病毒；*CJASN*, 2012, 7: 2058）和恶性肿瘤风险（包括 PTLD）↑
- 高血压引起的 CVD 风险↑（钙调磷酸酶抑制剂，RAS），糖尿病和血脂异常（免疫抑制药物）

肾小球疾病

肾小球肾炎 (GN)

定义（*Lancet*, 2016, 387: 2036）

- 病理生理：肾小球内炎症［从局灶性增生（<50% 肾小球）到弥漫性增生，到新月体性］（*Lancet*, 2006, 368: 404）
- 临床表现：血尿伴异形红细胞或红细胞管型，± 蛋白尿
  常伴有 AKI，HTN，水肿
- 进展：急性 GN 约数天；快速进展型 GN（RPGN）约 6 周；慢性 GN 约数月；可能仅表现为无症状性血尿
- 新月体性 GN（病理学描述）和 RPGN（临床描述）类似

ANCA + 血管炎（寡免疫性），占总数 40% ~45%

疾病	肉芽肿	肾脏	肺	哮喘	ANCA 类型*	ANCA +
肉芽肿性血管炎#	+	80%	90%（+ENT）	–	抗–PR3（c-ANCA）	90%

续表

| 显微镜下多血管炎 | – | 90% | 50% | – | 抗 – MPO（p-ANCA） | 70% |
| 嗜酸性肉芽肿性血管炎[#] | + | 45% | 70% | + | 抗 – MPO（p-ANCA） | 50% |

病因：细菌感染，药物（水合氯醛，别嘌呤醇，污染可卡因）（*CJASN*，2011，6：2799）

* 主要 ANCA 类型；p-ANCA 和 c-ANCA 在三种疾病中均可见（*NEJM*，2012，367：214）

#GPA 是以前的韦氏肉芽肿病，EGPA 是以前的变反应性肉芽肿血管炎

抗 – GBM 疾病（线样沉积），占总数 <15%

疾病	肾小球肾炎	肺出血	抗基底膜抗体
Goodpasture 综合征	+	+	+
抗 – GBM 疾病	+	–	+

免疫复合物（IC）疾病（颗粒状沉积），占总数 40% ~ 45%

局限于肾脏疾病	系统性疾病
感染相关 GN（葡萄球菌和链球菌；C3↓，±ASLO）	SLE（ANA +，抗 – dsDNA +，C3↓，C4↓）
膜增生性 GN（MPGN）（C3↓）	冷球蛋白血症（冷球蛋白 +，RF +，HCV +，SPEP↓，C3↓，C4↓）
纤维样和免疫触须样 GN（C3 正常）	心内膜炎（发热，血培养 +，瓣膜疾病，C3↓）
IgA 肾病（C3 正常）（*NEJM*，2013，368：2402）	Henoch-Schonlein 紫癜（IgA 肾病 + 系统性血管炎伴 IgA 沉积，C3 正常）

肿瘤相关性肾病（*KidInt*, 2013, 84: 34; *CJAS N*, 2012, 7: 1701）

- GN，肾病综合征和血栓性微血管病（TMA）与恶性肿瘤（实体瘤和血液系统肿瘤）和/或治疗方式（HSCT 和化疗）相关
- 最常见的相关因素：膜性肾病（实体瘤，HSCT），MCD（Hodgkin 淋巴瘤，实体瘤），MPGN（CLL，MM），TMA（HSCT，VEGF，抗 – EGFR，CNIs，TKIs，mTOR）

检查 [*Archives*, 2001, 161: 25; *AJKD*, 2014, 63（4）: 656]

- 急进性 GN/RPGN ± 肺出血是急症→需要早期诊断，早期治疗
- √检查 ANCA（*Lancet*, 2006, 368: 404），抗 – GBM，补体水平
- 根据临床病史：ANA，ASLO，BCx，冷球蛋白测定，肝脏血清学，皮肤活检
- 考虑类 GN 疾病：血栓性微血管病（qv），骨髓瘤，AIN，胆固醇栓塞
- 肾活检：免疫荧光（IF）±电镜（EM）

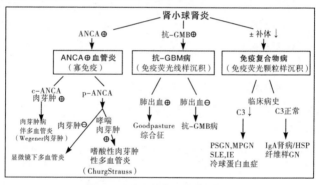

图 4 – 8　肾小球肾炎诊断流程图

治疗 [*KidIntSup*, 2012, 2: 143; *AJKD*, 2014, 63（4）: 656]

- 如怀疑急进性 GN/RPGN，但等待血培养结果时，立即甲强龙 500 ~ 1000mg IV qd × 3d。考虑血浆置换和基于原发病的进一步治疗
- 狼疮性肾炎：类固醇 + 环磷酰胺（CYC）或 MMF（*JASN*, 2010, 21: 2028）
- ANCA + 或抗 – GBM：类固醇脉冲治疗 + CYC（或利妥昔单抗）± 血浆置换（*JASN*, 2007, 18: 2180; *NEJM*, 2010, 363: 221; *AJKD*, 2011, 57: 566）

- 更多疾病特殊治疗方案参见"血管炎"章节

无症状性肾小球血尿

定义和病因

- 血尿 ± 肾小球来源的蛋白尿，不伴有肾功能不全和系统性疾病（非肾小球来源血尿更常见；参见"血尿"）
- 鉴别诊断：任何导致 GN 的原因（特别是 IgA）；Alport 综合征（X 连锁，耳聋，肾衰竭），薄基底膜肾病（常染色体显性遗传，良性血尿；*JASN*，2006，17：813）

IgA 肾病（*NEJM*，2013，368：25；*KISuppl*，2012，2：143；*CJASN*，2014，9：617）

- CN 最常见原因；男性多见，20 ~ 30 岁为高发年龄，也可以是感染后表现
- 临床表现多样：无症状血尿（30% ~ 40%），URI 后 1 ~ 3d 出现肉眼血尿（30% ~ 40%），慢性 GN（10%），肾病综合征（5%），RPGN（<5%）
- 虽然临床表现高度怀疑，确认仍需肾活检
- 预后：20% ~ 40% 将会在 20 年左右进展为 ESRD
- 治疗：ACEI/ARB（*JASN*，1999，10：1772）；如有蛋白尿给予类固醇（*JASN*，2012，23：1108；*NEJM*，2015，373：2225）；± 细胞毒性药物治疗新月体性 GN 和肾病综合征，慢性进展性 GN 也可考虑使用

肾病综合征

定义（*NEJM*，1998，338：1202）

- 病理：肾小球足细胞对蛋白通透性异常
- 临床表现：蛋白尿 >3.5g/d，白蛋白 <3.5g/dL；水肿，胆固醇↑，高脂血症

原发性肾小球疾病（根据病理学分类）

- 局灶性阶段性肾小球硬化（占40%；*NEJM*，2011，365：2398）：原发性（可溶性尿激酶受体↑；*NatMed*，2011，17；952），HIV（塌陷型），NSAIDs，淋巴瘤，帕米膦酸二钠，海洛因，先天性，既往肾单位缺失导致的滤过↑，肥胖，膀胱输尿管返流，合成类固醇，ApoL1 AA 位点突变（*JASN*，2015，26：1443）
- 膜性肾病（占30%；*CJASN*，2014，9：609；*Lancet*，2015，385：1983）：特发性（磷脂酶 A2 和血小板反应蛋白自身抗体；*NEJM*，2009，361：11&2014，371：2277），感染（特别是 HBV，也包括 HCV，梅毒），自身免疫性疾病（如 SLE），癌症，药物（NSAIDs，青霉胺）
- 微小病变型肾病（占20%，儿童较常见；*NDT*，2003，18：vi52）：特发性，NSAIDs，霍奇金病和其他淋巴组织增生性疾病
- 膜增生性肾小球肾炎（占5%，表现为混合性肾病和肾炎；*CJASN*，2014，9：600）

    免疫复合物介导：感染（特别是 HCV ± 冷球蛋白血症，IE，HBV，"分流性"肾炎，其他慢性感染），SLE，冷球蛋白血症，Sjögren 综合征，淋巴瘤，异常蛋白血症，特发性

    补体 – 介导（少见）：C3 转化酶活性异常，致密沉积物病，C3GN
- 纤维样 – 免疫触须样肾小球病（占1%；*KidInt*，2003，63：1450）
- 系膜增生性肾小球肾炎（？非典型性 MCD/FSGS，占5%）IgM，C1q 肾病

系统性疾病引起的继发性肾小球疾病

- 糖尿病：结节样肾小球硬化症（Kimmelstiel-Wilson 病变）；肾脏体积增大，超滤增加→微量蛋白尿→尿常规蛋白 +→肾病水平蛋白尿（10～15 年）

    90%1 型糖尿病和60%2 型糖尿病同时伴有视网膜增生性病变
- 淀粉样变性：AL 或轻链淀粉样蛋白或感染继发的 AA 淀粉样沉积
- SLE：典型为膜性肾病（WHO V级）
- 冷球蛋白血症：典型为膜增生性 GN

检查（*Archives*，2001，161：25；*BMJ*，2008，336：1185）

- 尿沉渣：通常为良性；± 椭圆形脂肪体（"马耳他十字"；*NEJM*，2007，357：806）
- 测量蛋白尿：检测 24h 尿蛋白或计算随机尿蛋白/Cr 比值（在 AKI 患者中

不准确）
- 除外继发原因：HbA1C ↑ + 视网膜病变→初步诊断为糖尿病肾病；√检查 ANA，抗 – dsDNA，C3/C4，SPEP/轻链，脂肪垫活检，冷球蛋白测定，HBV/HCV，HIV，RPR，磷脂酶 A2 受体抗体
- 肾活检

治疗（*KidIntSup*，2012，2：143；*NEJM*，2013，368：10）
- 一般治疗：补充蛋白；利尿消肿；治疗高脂血症，限 Na^+（$<2g/d$）
- ACEI 或 ARB：减少蛋白尿→减缓非免疫性肾病进展
- 原发性肾小球疾病：类固醇 ± 细胞毒药物治疗，如为膜性肾病，需进行癌症筛查
- 继发原因：治疗原发病
- 注意营养不良（蛋白丢失），血栓形成（约25%，特别是肾静脉，由于 AT Ⅲ 和其他内源性抗凝物质丢失所致），感染（尤其是荚膜微生物，由于 Ig 丢失所致）

尿液分析

尿液试纸检查

指标	意义和用途
比重	估测 U_{osm}：SG 每上升 0.001，U_{osm} 上升约 30osm（SG1.010→ Uosm≈300） SG 和 U_{osm} 对评估以下疾病非常有用：AKI，血钠异常，多尿症 大分子物质（葡萄糖，造影剂）↑SG 的程度↑U_{osm} 的程度
pH	范围：4.5～8.5；评估结石，肾小管酸中毒和感染有效
蛋白	检测白蛋白（肾小球功能障碍的标志物）；参见"蛋白尿"
红细胞	参见"血尿"；对肌红蛋白尿（横纹肌溶剂）的沉淀物进行分析，少量红细胞也可表现为 + 假 +：精液，稀释尿（→渗透性细胞溶菌作用），pH↑，阴道出血

白细胞	提示感染（UTI，间质性肾炎，GN）
酮体	检测乙酰乙酸盐（即酮症酸中毒），而不是 β - 羟基丁酸
亚硝酸盐	提示存在硝酸还原酶，细菌 +（多见于革兰氏阴性肠科杆菌）
胆红素	↑提示胆源性和肝源性疾病
葡萄糖	+见于高血糖（>180mg/dL），妊娠，Fanconi 综合征

尿沉渣（显微镜检查）(*Am J Kidney Dis*, 2008, 51：1052)

方法：	离心新鲜样品（如使用导尿管，留取近端口尿液），3 ~ 5min，1500 ~ 3000 转/分；弃上清液；振荡试管底部溶解沉渣制成悬浊液，涂于玻片上，盖上盖玻片，用高倍镜观察，并用相差显微镜观察红细胞形态
细胞	RBC：评估数量和形态（异形红细胞多→肾小球来源）
	WBC：PMNs（UTI）*vs.* 嗜酸性粒细胞（AIN；可能需要特殊染色）
	上皮细胞：管状（ATN），移行（膀胱或输尿管），鳞状
管型	蛋白在肾小管管腔内被塑形 ± 裹入细胞成分
（参见	RBC→GN
附录中	WBC→AIN，肾盂肾炎，GN
尿液分	颗粒（"土褐色"）：退变细胞管型→ATN
析插图）	肾小管细胞→ATN
	透明→Tamm-Horsfall 蛋白（非特异性）
	蜡样和宽大→慢性肾病进展期
结晶	一水草酸钙：纺锤形，椭圆形或哑铃形
（参见	二水草酸钙：信封形或八面体形
附录中	尿酸：形状多样，在偏振光下呈多色样
尿液分	胱氨酸：六边形
析插图）	磷酸镁铵：棺材盖样；见于能分解尿素的病原菌所致的慢性 UTI
	药物：磺胺类，蛋白酶抑制剂 "shocks of wheat"；阿昔洛韦：细针状体

蛋白尿

蛋白尿病因

分类	描述	病因
肾小球性 （蛋白尿可 >3.5g/d）	滤过屏障受损→白蛋白丢失	肾小球肾炎 肾病综合征
肾小管间质性 （蛋白尿通常 <1～2g/d）	自由滤过的蛋白质重吸收↓→球蛋白丢失	ATN，AIN Fanconi 综合征
溢出性	自由滤过的蛋白质生成↑	多发性骨髓瘤 肌红蛋白尿
孤立性	根据定义：无症状，肾功能、尿沉渣、肾脏影像学正常，无肾病史	功能性（发热，运动，CHF） 直立性（只发生于直立位） 特发性（一过性或持续性）

- 尿试纸

  1 + ≈30mg/dL，2 + ≈100mg/dL，3 + ≈300mg/dL，4 + >2mg/dL；结合 SG 分析；如尿液严重浓缩，尿蛋白 3 + 并不代表严重蛋白尿

  对微量蛋白尿和骨髓瘤轻链不敏感（本周蛋白）

- 随机尿：蛋白（mg/dL）/肌酐（mg/dL）≈尿蛋白（g/d）（*NEJM*，1983，309：1543）

  与尿试纸不同，可准确测量骨髓瘤轻链

  可替代 24h 尿，特别是清晨第一次尿样（*JASN*，2009，20：436）；如 AKI 取决于 Cr 的生成，则该检测方法不准确，∴ 如患者肌肉发达，则有可能低估随机尿蛋白，如患者消瘦，则可能高估随机尿蛋白

- 微量蛋白尿（Cr 为 30～300mg/24h，或 mg/L，或 30～300μg/L）：肾小球血管疾病早期表现；是心血管不良反应风险↑的标志物（*JAMA*，2001，286：421）

- 直立性蛋白尿：在成年人中多见；有孤立蛋白尿的成年男性中有 90% 存在直立性蛋白尿；可自行缓解

血 尿

血尿病因

肾外因素（更普遍）	肾内因素
肾结石 肿瘤：移行细胞，前列腺 感染：膀胱炎，尿道炎，前列腺炎 尿管所致创伤 BPH 埃及血吸虫	肾结石或结晶尿 肿瘤 创伤/运动（？肾外部分） 血管：肾梗死，肾静脉血栓，镰状细胞贫血，血管瘤破裂 肾小球：IgA，薄 BM > 其他;？腰痛综合征 PKD（*NEJM*，2008，359：1477）

- 不同年龄患者的病因有较大重叠，常见病因如下：

    <20 岁：GN，UTI，先天性；20 ~ 60 岁：UTI，肾结石，癌症

    >60 岁男性：前列腺炎，癌症，UTI；>60 岁女性：UTI，癌症

检查（*JAMA*，2015，314：1865&2016，315：2726；*Annals*，2016，164：488）

- 尿常规：如≥3RBCs +；尿常规 + 和尿沉渣 – →肌红蛋白尿或血红蛋白尿
- 尿沉渣：异形 RBCs 或 RBCs 管型→GN→考虑肾活检
- 如无肾小球肾炎证据：

    除外 UTI 和非胃溃疡原因（GI 或阴道出血）

    尿细胞学（敏感性约 70%，特异性约 95%），不能完全替代膀胱镜检查

    肾脏影像学：螺旋 CT ± 增强 CT（除外肾结石和上尿路肿瘤），细胞学（除外膀胱肿瘤，尤其是年龄≥35 岁），± MRI，逆行性肾盂造影，超声

肾结石

结石的类型和危险因素 (*J Clin Endocrinol Metabol*, 2012, 97: 1847)

- 含钙结石 (草酸钙 > 磷酸钙):占肾结石的 70% ~ 90%

    尿液特点:Ca^{2+}↑,草酸↑ (仅见于草酸钙结石),pH↑ (仅见于磷酸钙结石),柠檬酸盐↓,容量↓

    继发性高钙尿:原发性甲状旁腺功能亢进,远端肾小管酸中毒,肉状瘤病

    继发性高草酸尿症:克罗恩病,回肠疾病伴结肠完整,胃分流术,胰腺功能不全

    饮食:动物蛋白↑,蔗糖↑,Na^+↑,K^+↓,液体↓,水果/蔬菜↓,维生素 C↓,Ca^{2+}↓

- 尿酸结石:占肾结石 5% ~ 10%,X 平片不显影

    尿液特点:尿酸↑,pH↓ (如慢性腹泻)

- 磷酸镁铵结石 ("鸟粪石"或"三磷酸盐")

    能分解尿素的病原菌 (如变形杆菌,克雷伯菌) 所致的慢性上尿路 UTI
    →尿 NH_3↑,pH > 7

- 胱氨酸结石:遗传性肾小管尿酸重吸收缺陷

临床表现

- 血尿 (无血尿也不能排除结石诊断),腰部疼痛,恶心、呕吐,排尿困难,尿频

- 输尿管梗阻 (结石 > 5mm 不易自行排出) →若为孤立肾则易导致 AKI

- UTI:结石近端感染风险增加↑;远端尿液分析可能正常

检 查

- 非增强螺旋 CT 平扫 (输尿管扩张但不伴结石,提示结石近期排出) 敏感性为 97%,特异性为 96% (*AJR*, 2008, 191: 396),与超声检查结果类似 (*NEJM*, 2014, 371: 1100)

- 过滤尿液分析结石成分；尿液检查和尿培养；电解质，BUN/Cr，Ca^{2+}，$PO4^{3-}$，PTH
- 24h 尿×2 周（急性发作后至少 6 周），检查 Ca^{2+}，$PO4^{3-}$，草酸，柠檬酸，Na^+，Cr，pH，K^+，尿量

急性期治疗 (*NEJM*, 2004, 350: 684)

- 镇痛（麻醉药 ±NSAID；联合应用更优；*Ann Emerg Med*, 2006, 48: 173），确保充足补液，若存在 UTI 则使用抗生素
- 与 CCB 相比，优先使用 α 受体阻滞剂促进输尿管扩张 (*Lancet*, 2006, 368: 1171)
- 提示立即进行泌尿科评估和（或）住院：梗阻（尤其是孤立肾和移植肾），尿脓毒症，顽固性疼痛和（或）呕吐，典型 AKI
- 泌尿科处理：碎石术 (*NEJM*, 2012, 367: 50)，输尿管支架植入，肾造瘘，经输尿管镜取石

慢性期治疗 (*J Clin Endocrinol Metabol*, 2012, 97: 1847)

- 增加液体摄入量（>2L/d），目标尿量 2L/d
- 含钙结石：通过 24h 尿液分析，识别并治疗尿路结石特殊的危险因素
  ↓ Na 和摄入肉类 (*NEJM*, 2002, 346: 77)，噻嗪类利尿剂：降低尿 Ca^{2+}
  根据 24h 尿：柠檬酸钾，限制草酸盐摄入，别嘌呤醇
  摄入含钙高食物可能通过↓草酸重吸收而获益，但补钙是否有益尚不清楚
- 尿酸结石：碱化尿液（枸橼酸钾），别嘌呤醇
- 磷酸镁铵结石：使用抗生素治疗 UTI，泌尿科干预
  醋羟胺酸：脲酶抑制剂，为临床经验丰富医生准备，耐受性差
- 胱氨酸结石：碱化尿液（枸橼酸钾），D 青霉胺，硫普罗宁

5 血液内科与肿瘤内科

贫 血

红细胞数↓：血细胞比容 <41% 或者血红蛋白量 <13.5g/dL（男性）；血细胞比容 <36% 或者血红蛋白量 <12g/dL（女性）

临床表现

- **症状**：氧气输送↓→疲劳、劳力性呼吸困难、心绞痛（如果患有冠状动脉性疾病）
- **体征**：苍白（皮肤黏膜，掌纹），心动过速，直立性低血压
- **其他发现**：黄疸（溶血），脾大（地中海贫血，肿瘤，慢性溶血），瘀点/紫癜（出血性疾病）、舌炎（铁、叶酸及维生素 B_{12} 缺乏）、匙状甲（铁缺乏）、神经精神障碍（维生素 B_{12} 缺乏）

诊断标准

- **病史**：出血，系统性疾病，药物，暴露，酗酒，饮食（包括异食癖），家族史
- **全血细胞计数（CBC）与白细胞分类计数；红细胞（RBC）计数**，包括网织红细胞、红细胞平均体积（MCV）（新生儿，复杂疾病→正常红细胞平均体积），红细胞分布宽度（RDW）
- **网织红细胞指数（RI）** ＝［网织红细胞计数×（患者血细胞比容/正常血细胞比容）］/成熟因子

  相应血细胞比容的成熟因子：45% ＝ 1，35% ＝ 1.5，25% ＝ 2，20% ＝ 2.5

  网织红细胞指数 >2%→适当的骨髓反应；网织红细胞指数 <2%→红系增殖低下
- **外周血涂片**：选择红细胞分布均匀且互不重叠的区域；√红细胞大小、形态以及内容物（见附录及外周血涂片），白细胞形态，血小板计数
- **附加实验室检查**：溶血实验室检查（如果网织红细胞指数 >2%，图 5 - 1），血清铁/总铁结合力，铁蛋白，叶酸，维生素 B_{12}，肝功能检查

（LFT）、尿素氮（BUN）及肌酐（Cr）、甲状腺功能检查（TFT），血红蛋白（Hb）电泳试验，酶/基因突变筛查

- 骨髓（BM）穿刺与活组织检查（bx）进行细胞遗传学检查

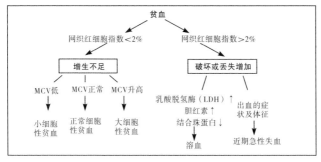

图 5-1　贫血诊断方法

小细胞性贫血

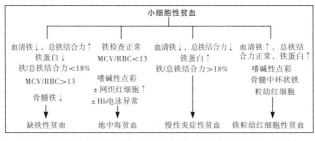

图 5-2　诊断小细胞性贫血方法（*NEJM*，2014，371：1324）

缺铁（*NEJM*，2015，372：1832；*Lancet*，2016，387：907）

- 骨髓铁↓，机体铁储备耗尽→血红素合成↓→小红细胞血症→贫血
- 特殊临床表现：口角干裂、萎缩性舌炎、异食癖（进食无营养的物质，如冰、土），匙状甲（反甲）

普鲁默-文森综合征（缺铁性贫血，食管蹼及萎缩性舌炎）

- 病因：慢性失血（胃、肠——包括肿瘤、月经、寄生虫、非甾体抗炎药等），供给↓（营养不良；吸收↓→口炎性腹泻，克罗恩病，胃液酸碱度↑，胃大部切除术），需要↑（妊娠、促红细胞生成素）。难治性缺铁性贫血（顽固性缺铁性贫血；罕见难治性铁基因紊乱导致铁调素调解异常；*Nat Genet*，2008，40：569）

- 诊断（理想检验结果应在检验前）：血清铁↓，总铁结合力↑，铁蛋白↓（尤其是 <15），转铁蛋白饱和度↓（铁/总铁结合力；尤其是 <15%），可溶性转铁蛋白受体↑；血小板↑

  除非病史与其病因有关，应首先进行消化道出血的检查，包括幽门螺杆菌（Hp）血清学检查

  ？口炎性腹泻实验室检查［抗－酶抗体（TTG）、抗麦胶蛋白抗体、抗肌内膜抗体］

  细胞遗传学及生物学检测

- 治疗：口服铁剂每天 3 次（6 周左右纠正贫血；6 个月左右补充铁储备；新生儿口服补铁不会出现潜血检测试纸⊕）。过多或持续的胃肠道丢失或者透析、肿瘤、充血性心力衰竭，在应用红细胞生成素治疗前，可以考虑静脉补铁（蔗糖铁、葡糖糖酸铁、右旋糖酐铁）

地中海贫血（*Lancet*，2013，379：373）

- 血红蛋白 α 或 β-球蛋白链合成↓→亚基合成障碍→红细胞及前体破坏；贫血由于溶血及产生无效红细胞造成的

- α-地中海贫血（*NEJM*，2014，371：1908）：缺失 α-珠蛋白基因复合体（正常人共有 4 个 α-基因），可见于东南亚、地中海、非洲、中东地区

  3 个 α 基因→α-地中海贫血-2 基因型性状为静止性携带者；2α→α-地中海贫血-1 基因型性状或 α-地中海贫血轻型性状为轻度贫血

  1 个 α 基因→血红蛋白 H（β4）病为严重贫血、溶血及脾脏肿大

  0 个 α 基因→胎儿水肿综合征（γ4）为子宫内缺氧及胎儿水肿

- β-地中海贫血：β-珠蛋白基因突变→基因产物缺乏或↓

  可见于地中海（特别是希腊或意大利）、非洲或亚洲

  1 个 β 基因突变→轻型地中海贫血（或表现），为轻型贫血（不需要输血）

  2 个 β 基因突变→中间型地中海贫血（偶尔需要输血）或由于严重突变而造成重型地中海贫血（*Cooley* 贫血；输血依赖型）

- 严重临床表现：花栗鼠面容、病理性骨折、肝脾肿大（骨髓外造血导致）、高输出型充血性心力衰竭、胆红素性胆结石、铁超载
- 诊断：红细胞平均体积 < 70，血清铁正常，MCV/RBC < 13 ［Mentzer 指数（MI），灵敏度 60%，特异度 98%；*Ann Hem*，2007，86：486］，±网状细胞及嗜碱性点彩颗粒↑；血红蛋白电泳：β-地中海贫血中 HbA_2（$\alpha_2\delta_2$）↑；α-地中海贫血正常，所以聚合酶链反应（PCR）或体外活体染色可用于诊断
- 治疗：叶酸，输血 + 铁螯合剂 ［去铁胺（静脉点滴）或地拉罗司（口服）］；
  - ？ 如果输血≥50%↑，可行脾切除；儿童及严重 β-地中海贫血可考虑造血干细胞移植

慢性感染所致贫血（见下文）

铁粒幼细胞性贫血

- 红细胞前体合成血红素障碍
- 病因：遗传/X 染色体（ALAS2 突变），先天的，骨髓增生异常综合征 – 环形铁粒幼红细胞性难治性贫血（MDS-RARS），可逆的（酗酒，铅中毒，异烟肼，氯霉素，铜缺乏，体温过低）
- 特殊临床表现：肝脾肿大，铁过载综合征
- 诊断：回顾生活，工作及结核史；可以是小细胞性，正常细胞性或大细胞性贫血；各种 Hb 偏低的人群；血清铁↑，总铁结合力正常，铁蛋白↑，嗜碱性点彩红细胞，红细胞含铁小体（含铁包涵物），骨髓中环状铁粒幼红细胞（铁负荷线粒体）
- 治疗：治疗可逆性因素；针对重型贫血患者给予维生素 B_6 试验性治疗及输血支持治疗；对一些遗传性疾病给予大剂量维生素 B_6 治疗

正常红细胞性贫血

全血细胞减少症（见下文）

慢性炎症性贫血（ACI；*NEJM*，2012；366：4）

- 由于铁调素↑导致功能性铁缺乏及铁利用减少，引起红细胞生成↓；细胞因子［白介素－6（IL-6），肿瘤坏死因子-α（TNF-α）］导致红细胞生成素生成及反应性↓
- 病因：自身免疫性疾病、慢性感染、炎症反应、人类免疫缺陷病毒（HIV）、恶性肿瘤
- 诊断：血清铁↓，总铁结合力↓（通常转铁蛋白饱和度正常或略低），±铁蛋白↑；通常为正色素性、细胞大小正常（约70%的病例），但如果时间延长则可能为小细胞性贫血
- 通常与铁缺乏并存。诊断依据包括血清铁蛋白水平↓，骨髓活检铁染色缺乏，口服铁制剂反应⊕和（或）可溶性转铁蛋白受体/铁蛋白指数↑（*Blood*，1997，89：1052）
- 治疗：治疗基础疾病±铁和（或）红细胞生成刺激剂（ESA；例如红细胞生成素）。如果铁蛋白<100或铁/总铁结合力<20%可补铁治疗。如果红细胞生成素<500考虑ESA。如果肿瘤患者的治疗目标是治愈的话应避免使用ESA（*Lancet*，2009，373：1532）。如果治疗的是具有明显症状的患者，将Hb目标定为10～12g/dL时效果是不明确的；要权衡形成血栓的风险

其他慢性疾病所致贫血

- 慢性肾脏疾病所致贫血：红细胞生成素↓；使用红细胞生成素治疗（见"慢性肾病"）
- 激素缺乏：基础代谢率减退和甲状腺、脑垂体、肾上腺或甲状旁腺疾病所致氧需↓→红细胞生成素↓；可见于正细胞性贫血或大细胞性贫血

铁粒幼红细胞性贫血（见上文）

纯红细胞再生障碍性贫血

- 破坏性抗体或淋巴细胞→无效红细胞造血
- 与胸腺瘤、慢性淋巴细胞性白血病、细小病毒感染、自身免疫性疾病及药物相关
- 诊断：骨髓穿刺内容物缺乏红色前体细胞，其他细胞系正常
- 治疗：如果胸腺增大可行胸腺切除术；如果细小病毒感染可以静脉注射免疫球蛋白；如果慢性淋巴细胞性白血病或者先天性疾病可以应用免疫抑制/化疗；支持治疗和悬浮红细胞输注

  ? 如果因为抗红细胞生成素抗体所致可用红细胞生成素受体激动剂（*NEJM*，2009，361：1848）

  考虑造血细胞移植

大细胞性贫血
包括巨幼细胞和非巨幼细胞性贫血

巨幼细胞性贫血

- 脱氧核糖核酸合成受损→细胞质成熟早于细胞核→无效红细胞造血和巨红细胞症；叶酸或维生素 B_{12} 缺乏所致；亦可见于骨髓增生异常综合征
- √叶酸和维生素 B_{12}；乳酸脱氢酶及间接胆红素↑（归因于无效红细胞的生成）
- 血涂片：多叶中性粒细胞，大卵形红细胞，红细胞大小不均，异形红细胞

叶酸缺乏

- 叶酸存在于多叶的绿色蔬菜和水果中；人体内全部储备可使用 2～3 个月
- 病因：营养不良（酗酒、厌食、老年人），吸收↓（口炎性腹泻），新陈代谢受损（氨甲蝶呤、乙胺嘧啶、甲氧苄啶；*NEJM*，2015，373：1649），需求↑（慢性溶血性贫血、妊娠、恶性肿瘤、透析）
- 诊断：叶酸↓；红细胞内叶酸↓，同型半胱氨酸↑。但甲基丙二酸正常（与维生素 B_{12} 缺乏不同）
- 治疗：口服叶酸 1～5mg/d，治疗 1～4 个月或直到血液学检查彻底恢复正

常；关键是首先排除维生素 B_{12} 缺乏（见下文）

维生素 B_{12} 缺乏 (*NEJM*，2013，368：149)

- 目前维生素 B_{12} 仅来源于动物源性食物；体内全部储备可供人体使用2~3年
- 维生素 B_{12} 与由胃壁细胞分泌的内因子（IF）结合；于回肠末端吸收
- 病因：营养不良（酗酒者，纯素食主义者）、恶性贫血（PA，拮抗胃壁细胞的自身免疫性疾病，多伴有内分泌腺体功能不全以及胃癌风险↑）、其他原因导致吸收↓（胃切除术，口炎性腹泻，克罗恩病）、竞争↑（肠道细菌过度生长，阔节裂头绦虫）
- 临床表现：神经病学改变（亚急性联合变性）累及周围神经、脊髓后索及侧索，以及大脑皮层→麻木、感觉异常、振动觉及位置感↓，共济失调，痴呆
- 诊断：维生素 B_{12}↓；同型半胱氨酸及甲基丙二酸↑；抗内因子抗体；Schilling 试验；非小细胞肺癌胃泌素↑
- 治疗：肌肉注射维生素 B_{12} 1mg，每天 1 次 ×7d→每周 1 次 ×（4~8）周→每月 1 次至终生

  神经病学异常若在 6 个月内，经过治疗可能得到恢复

  叶酸可以治疗维生素 B_{12} 缺乏导致的血液学异常但不能逆转神经病学改变（可导致维生素 B_{12} 储备消耗→使得神经系统并发症进一步恶化）

  在 IF 缺乏时也可行口服补充（2mg/d）（Cochrane Rev CD004655）

非巨幼细胞性巨细胞贫血

- 肝病：经常可见巨红细胞，可见靶形红细胞或刺细胞贫血以及溶血
- 酗酒：与叶酸/维生素 B_{12} 缺乏或肝硬化无关的骨髓抑制及巨红细胞症
- 网状细胞增多症
- 其他原因：甲状腺功能减退、骨髓增生异常综合征、药物所致脱氧核糖核酸合成障碍（齐多夫定、5-氟尿嘧啶、羟基脲、阿糖胞苷）、遗传性乳清酸尿症、莱施-奈恩综合征

全血细胞减少症

病　因

- 骨髓细胞减少（正常细胞 = 100 – 年龄）：再生障碍性贫血、低增生性骨髓增生异常综合征（MDS）
- 骨髓细胞：骨髓增生异常综合征、非白血性白血病、阵发性睡眠性血红蛋白尿、严重巨幼细胞贫血
- 骨髓替代（骨髓痨）：骨髓纤维化、实体瘤转移、肉芽肿
- 系统性疾病：脾功能亢进、脓毒症、酗酒、中毒

临床表现

- 贫血→疲劳
- 嗜中性粒细胞减少症→反复感染
- 血小板减少症→黏膜出血及容易出现淤血

再生障碍性贫血 = 干细胞功能衰竭（*NEJM*，2015，373：35）

- 流行病学：每年（2~5）/10^6；两相性（主要高峰发生于青少年，第 2 个高峰发生于老年人）
- 诊断：全血细胞减少伴网状细胞↓，骨髓组织活检及细胞遗传学检查显示细胞数量减少
- 病因：特发性（1/2~2/3 病例）

  骨髓干细胞破坏：辐射、化学疗法、化学制剂（如苯）

  特异性药物反应（如氯霉素、非甾体抗炎药、磺胺类药物、金制剂、卡马西平、抗甲状腺药物）

  病毒（人类疱疹病毒-6、人类免疫缺陷病毒、埃博拉病毒、细小病毒B19）；病毒性肝炎后肝衰竭（非甲/乙/丙型肝炎）

  免疫失调［系统性红斑狼疮（SLE）、造血干细胞移植后移植物抗宿主病、胸腺瘤］

  阵发性睡眠性血红蛋白尿（见后文）；范科尼贫血（先天性疾病伴血细胞减少，巨细胞贫血，骨髓增生异常综合征风险↑，急性髓性白血病，

头及颈部鳞状细胞癌以及多种躯体异常)

染色体缩短；可见端粒体酶（端粒体逆转录酶，端粒酶基因）突变。10% 再生障碍性贫血，先天性角化不良/DKC1 突变与特发性肺纤维化、肝硬化（*NEJM*，2009，361：2353）有关

体细胞突变：阵发性睡眠性血红蛋白尿克隆可见于 50% 的再生障碍性贫血（*Haematologica*，2010，95：1075）

- 治疗及预后

同种异体骨髓造血干细胞移植：对于年轻患者→可以达到约 80% 的长期存活率，且病情恶化的风险显著↓，但具有移植相关性疾病发生及死亡风险；如有可能应避免移植前输血（及同种异体免疫反应）

免疫抑制（环孢菌素 A/他克莫司、抗胸腺球蛋白）：70%～80% 产生应答，应答者的 5 年存活率达到 80%～90%（使用马及兔抗胸腺球蛋白比例为 96% *vs.* 76%；*NEJM*，2011，365：430）

克隆疾病 10 年发生率为 15%～20%（常见于骨髓增生异常综合征，急性髓性白血病，阵发性睡眠性血红蛋白尿）

拟血小板生成素（如艾曲波帕）是难治性疾病的一种选样（*Blood*，2014，123：1818）

支持治疗：输血，抗生素，如果红细胞生成素 <500，粒细胞集落刺激因子和红细胞生成素可能有效

骨髓增生异常综合征（MDS）

阵发性睡眠性血红蛋白尿（PNH）（*Blood*，2009，113：6522）

- 获得性克隆骨髓干细胞障碍 = 含有含磷脂酰肌醇聚糖 A 类基因的钝化体细胞突变→缺乏糖蛋白 Ⅱb/Ⅲa 抑制剂对 CD55 和 CD59 的锚（抑制免疫介导）→免疫介导红细胞溶解、血小板聚集及高凝状态
- 临床：血管内溶血性贫血，高凝状态（静脉 > 动脉，特别是腹内及颅内的血管），平滑肌肌张力障碍，血细胞生成减少（血细胞减少）；与再生障碍性贫血、骨髓增生异常综合征有关，可进展至急性髓性白血病
- 诊断：应用流式细胞仪（↓CD55 及 CD59）检测红细胞及粒细胞；尿含铁血黄素
- 治疗：支持治疗（铁、叶酸、输血）；考虑抗凝

对于基因发育不全或严重血栓症患者可使用同种异体造血干细胞移植

艾库组单抗（应用抗体使 C5s 补体终末成分失活）：溶血↓，提高生活质量并稳定血红蛋白水平（*NEJM*，2004，350：552；*NEJM*，2006，355：1233；*Lancet*，2009，373：759）

孕期有效（*NEJM*，2015，373：1032）；必须进行流行性脑炎疫苗接种

骨髓病性贫血（见"原发性骨髓纤维化"）

- 因肿瘤、白血病、感染、纤维化（原发性骨髓纤维化）、肉芽肿、溶酶体储存障碍导致骨髓浸润

溶血性贫血

溶血性贫血发生机制（*Lancet*，2000，355：1169，1260）

部位	机制	举例	方式
血管内溶血	酶缺乏	葡萄糖 – 6 – 磷酸脱氢酶（G6PD）缺乏症	遗传性
	血红蛋白病	镰状细胞贫血、地中海贫血	
	膜异常	遗传性球形红细胞症	
		阵发性睡眠性血红蛋白尿（PNH），肝脏疾病中的棘刺红细胞贫血	
血管外溶血	免疫介导	自身免疫疾病；药物介导，治疗反应	获得性
	创伤性	溶血性贫血（MAHA）；假体（瓣膜，经静脉肝内门体静脉分流术）	
	直接感染，毒素	疟疾、巴贝虫病；蛇与蜘蛛毒液；肝豆状核变性；低渗性输液	
	截留	脾功能亢进	

诊断标准

- 网织红细胞计数↑（网织红细胞指数＞2%），乳酸脱氢酶↑，血清结合珠蛋白↓（灵敏度83%，特异度96%），间接胆红素↑
- 自身免疫性溶血：抗人球蛋白检测（Coombs试验）=直接抗人球蛋白检测（DAT）→当血清抗体球蛋白或补体C3提供给患者红细胞时其凝集反应为⊕
- 血管内表现：乳酸脱氢酶↑↑，血清结合珠蛋白↓↓；血红蛋白血症，血红蛋白尿，含铁血黄素尿
- 血管外表现：脾肿大
- 贫血家族史；个人或家族胆石症史

葡萄糖-6-磷酸脱氢酶缺乏（G6PD）（*Lancet*，2008，371：64）

- X染色体代谢缺陷（G6PD突变），伴氧化损伤敏感性↑
- 多见于非洲或地中海血统男性（疟疾流行区域）
- 药物（磺胺类药物、氨苯砜、呋喃妥因、拉布立酶、伯氨喹、多柔比星、亚甲基蓝）、感染、糖尿病酮症酸中毒（DKA）或食物（蚕豆）诱导溶血
- 诊断：涂片可见红细胞内海因茨小体（氧化血红蛋白），如被脾清除可形成噬细胞；G6PD水平↓（急性溶血后由于较老红细胞已经溶解而年轻红细胞的G6PD可能接近正常水平，故G6PD水平可能正常）

镰状细胞贫血（*Lancet*，2016，387：2545，2554，2565）

- 隐性β球蛋白突变→血红蛋白结构异常（HbS）。约8%非裔美国人杂合子（"镰刀特性"；通常没有症状）；约1/400纯合子（镰状细胞贫血症）
- O_2↓→血红蛋白结构异常发生聚合→红细胞呈镰刀状，红细胞变形能力↓→由于内皮细胞活性及中性粒细胞黏附导致溶血及微血管闭塞（*Blood*，2013，122：3892）
- 贫血：慢性溶血±急性再生障碍性贫血（细小病毒B19）或脾脏血管栓塞危象
- 血管闭塞及梗死：疼痛危象、急性胸痛综合征、脑血管意外、脾脏隔离、手足综合征、肾乳头坏死、无菌性坏死、阴茎异常勃起
- 感染：脾梗死→荚膜包裹体不可逆转的感染；骨血管梗死→骨髓炎（沙门菌、金黄色葡萄球菌）
- 诊断：血涂片可见镰刀样红细胞和Howell-Jolly小体；血红蛋白电泳

- 治疗：羟基脲导致胎儿血红蛋白 F↑→疼痛危象，急性胸痛发作↓而且死亡率可能↓（*NEJM*，2008，358：1362）；同种异体造血干细胞移植在年轻危重患者（*Blood*，2000，95：1918）及成年患者（*NEJM*，2009，361：2309；Blood，2012，120：4285）中有治疗作用
- 支持治疗：每日补充叶酸；接种肺炎球菌、脑膜炎链球菌、H 型流感及乙型肝炎病毒疫苗；使用水化、氧及镇痛剂治疗疼痛危象；针对短暂脑缺血及卒中患者、严重急性胸痛综合征或术前可以给予单纯输血或换血治疗（血红蛋白目标水平 10g/dL；*Lancet*，2013，381：930）

遗传性球形红细胞增多症（HS）（*Br J Hematol*，2004，126：455）

- 红细胞膜骨架蛋白缺陷→细胞膜缺失
    已证实锚蛋白、α 及 β-膜血影蛋白、带 3 蛋白及苍白蛋白发生基因突变
- 最常见于北欧人群（1/5000 新生儿）；家族史⊕（75% 患者）
- 贫血、黄疸（主要见于新生儿）、脾大、色素性胆结石
- 诊断：涂片可见球形红细胞，红细胞渗透脆性试验⊕（灵敏度约 80%），伊红 – 5 – 马来酰亚胺（EMA）结合（灵敏度 93%，特异度 99%；*Blood*，2012，97：516），甘油酸溶解试验（灵敏度 95%）
- 治疗：对于稳定及严重遗传性球形红细胞增多症的患者可以采用补充叶酸、输血及脾切除手术（要权衡其血栓形成及感染风险；*J Thromb Haemost*，2008，6：1289）

阵发性睡眠性血红蛋白尿（见上文）

自身免疫性溶血性贫血（AIHA）

- 获得性抗体介导的红细胞破坏
- 温抗体型自身免疫性溶血性贫血：IgG 抗体根据身体温度可促进红细胞调节作用→通过脾脏消除
    病因：特发性，淋巴组织增生的［慢性淋巴细胞性白血病（CLL），非霍奇金淋巴瘤（NHL）］，自身免疫性疾病（系统性红斑狼疮），药物，人类免疫缺陷病毒（HIV）
- 冷抗体型自身免疫性溶血性贫血：IgM 抗体于体温 <37℃ 时与红细胞结合→固定补体→暴露于低温时出现血管内溶血和手足发绀
    病因：特发性，淋巴增生性障碍（如瓦尔登斯特伦病；单克隆），支原

　　　　体肺炎感染及传染性单核细胞增多症（多克隆的）
- 诊断：外周血涂片可见球形红细胞，抗人球蛋白⊕；√冷凝集素滴度，脾大
- 治疗：治疗原发病

　　　　温抗体型自身免疫性溶血性贫血：皮质类固醇±脾切除术，静脉注射免疫球蛋白，细胞毒性药物，利妥昔单抗

　　　　冷抗体型自身免疫性溶血性贫血：避免冷环境，类固醇无效；利妥昔单抗（*Blood*，2004，103：2925）

药物诱导溶血性贫血

- 获得性，抗体介导，药物导致红细胞破坏：

　　　　抗生素：头孢菌素类，磺胺类药物，利福平，利巴韦林

　　　　心血管类药物：甲基多巴，普鲁卡因胺，奎尼丁，噻嗪类利尿剂

　　　　三环抑郁药，吩噻嗪类药物，非甾体抗炎药，磺脲类药物，氨甲蝶呤，5-氟尿嘧啶，拉布立酶（G6PD 缺乏）

- 诊断：抗人球蛋白检测（Coombs 试验）通常为阴性，乳酸脱氢酶↑
- 治疗：停用致敏性药物

微血管病性溶血性贫血（*MAHA*）（*NEJM*，2014，371：654）

- 小动脉内纤维蛋白损伤红细胞→获得性血管内溶血
- 病因：溶血性尿毒症综合征（HUS），血栓性血小板减少性紫癜（TTP），弥散性血管内凝血（DIC），恶性肿瘤，严重高血压，子痫/HELLP 综合征，机械心脏瓣膜，人工血管感染
- 诊断：红细胞碎片±血小板减少±畸形及特殊疾病（如 DIC 时凝血酶原时间↑，HVS 时肌酐↑，HELLP 综合征时肝功能检测↑）
- 治疗原发病：血栓性血小板减少性紫癜时紧急血浆置换（替代较低的蛋白聚糖酶 13）

脾功能亢进

- 脾大→红细胞淤积或被脾脏捕捉→巨噬细胞攻击红细胞，引起红细胞表面重构→球形红细胞增多→溶血

脾大原因

病因	注释
网状内皮系统增生	溶血性贫血、镰状细胞病、重症地中海贫血
免疫过度	感染〔人类免疫缺陷病毒、埃博拉病毒、巨细胞病毒、肺结核、疟疾、黑热病（内脏利什曼病来源的黑水热）、鸟结核分枝杆菌复合物〕、自身免疫性疾病（系统性红斑狼疮、类风湿性关节炎及 Felty 综合征）、结节病、血清病
充血	肝硬化、充血性心力衰竭、门静脉/脾静脉血栓形成、血吸虫病
浸润（良性）	溶酶体贮积病（戈谢病、尼曼－皮克病）、糖原贮存疾病、组织细胞增多症 X、脾囊肿
恶性增生	骨髓增殖性肿瘤（慢性粒细胞性白血病、原发性骨髓纤维化、脊髓灰质炎病毒、内毒素）、慢性骨髓单核细胞白血病、白血病、淋巴瘤（非霍奇金淋巴瘤、霍奇金淋巴瘤、毛细胞白血病、慢性淋巴细胞性白血病、视网膜剥离、原发性巨球蛋白血症）、T 淋巴细胞白血病、多发性骨髓瘤、淀粉样变

凝血障碍

出血性疾病的临床特征

特点	血小板/血管缺陷	凝血不良
部位	皮肤，黏膜	深部软组织（肌肉、关节）
损伤	瘀点，瘀斑	关节血肿，脑血肿
出血	小切口后：出血 手术后：立刻，轻度	小切口后：不常见 手术后：延迟，严重

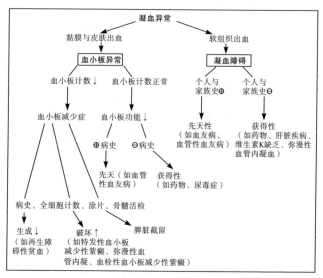

图 5-3 诊断凝血异常方法（*NEJM*，2014，370：846）

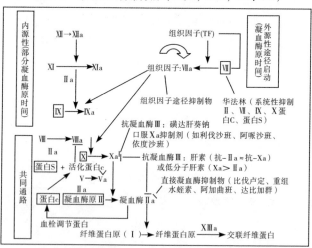

图 5-4 凝血级联反应（*NEJM*，2008，359：938）

APC：活化蛋白 C；AT：抗凝血酶；PrC：蛋白 C；PrS：蛋白 S；TF：组织因子；TFPI：组织因子旁路抑制剂

紫癜（由于红细胞渗出至皮肤而非烫成的紫色或红色损伤）

- 触诊阴性（斑点状，直径≤3mm = 瘀点；>3mm = 瘀斑）

  血小板紊乱：血小板减少症，血小板蛋白缺陷

  血栓性栓塞：弥散性血管内凝血，血栓性血小板减少性紫癜，胆固醇或脂肪栓塞

  创伤或血管脆性改变：淀粉样变性，艾勒斯 - 当洛综合征，维生素 C 缺乏症

- 可触及的（丘疹）；血管炎：白细胞碎裂性血管炎，过敏性紫癜，结节性多动脉炎，落基山斑点热

  感染性菌栓：脑膜炎球菌血症，细菌性心内膜炎

- 出血性紫癜（网状抗角蛋白抗体紫癜）：紫癜 + 低血压 + 弥散性血管内凝血

  典型者可由感染/脓毒症、蛋白 C 或 S 缺乏或硫酸铵所致（参见"弥散性血管内凝血"一节）

血小板疾病

血小板减少症（血小板计数 < 150 000/μL）

血小板减少症及出血风险

血小板计数（细胞数/微升）	风险
50 000 ~ 100 000	多发性创伤导致出血风险；可继续进行普通手术
20 000 ~ 50 000	小创伤或一般手术导致出血风险
< 20 000	自发出血风险（低于此数值即为特发性血小板减少性紫癜）
< 10 000	严重、威胁生命的出血风险

病　因

- 生成↓

  骨髓细胞减少：再生障碍性贫血（qv）、骨髓增生异常综合征（MDS）

的罕见类型、药物（如噻嗪类利尿剂、抗生素）、酗酒、肝硬化

骨髓细胞过多：骨髓增生异常综合征、白血病、重症巨幼细胞性贫血

骨髓替代：骨髓纤维化、血液及实体恶性肿瘤、肉芽肿

- 破坏↑

免疫介导（区分原发与继发性破坏；*Blood*，2009，113：2386）

原发（先天）：特发性血小板减少性紫癜（ITP，见后文）

继发：感染（人类免疫缺陷病毒、丙型肝炎病毒、生殖器单纯疱疹病毒）、胶原血管病（系统性红斑狼疮）、抗磷脂抗体综合征、淋巴组织增生性疾病（慢性淋巴细胞性白血病、淋巴瘤）、药物（多见，包括肝素、阿昔单抗、奎尼丁、磺胺类药物、万古霉素）、同种免疫（输血造成）

非免疫介导：溶血性贫血（弥散性血管内凝血、溶血性尿毒综合征、血栓性血小板减少性紫癜）、噻氯匹定/氯吡格雷、血管炎、子痫前期/HELLP综合征、心肺分流术、连续性静脉血液滤过治疗、主动脉内球囊反搏、海绵状血管瘤

- 分布或集中异常：脾脏滞留、稀释性低钠血症、低体温
- 未知原因：埃里希体病/边虫病、巴贝虫病、落基山斑点热

诊 断

- 病史及体格检查：药物、感染、潜在病因、脾肿大、淋巴结、出血性病史
- 全血细胞计数差别：孤立血小板减少症及多系统受累
- 外周血涂片

破坏↑→寻找大血小板，细胞碎片（参见"外周血涂片"一节）

生成↓→罕见，限于血小板→寻找原始细胞，中性分叶核粒细胞，幼红白细胞增多；可见包涵体（边虫）、寄生虫（巴贝虫）

排除血小板凝聚造成的假性血小板减少（非 EDTA 试管血小板计数√，如柠檬酸或含肝素试管）

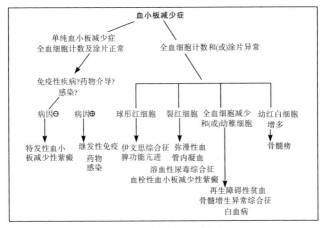

图5-5 诊断血小板减少症

- 其余实验室评价（如病毒滴度、流式细胞技术、抗核抗体、抗磷脂抗体）

  如果存在贫血：选择网织红细胞计数、乳酸脱氢酶、结合珠蛋白、胆红素用于监测溶血

  如果是溶血性贫血：选择凝血酶原时间、部分凝血酶原时间、纤维蛋白原、D-二聚体、Coombs试验、抗核抗体

  骨髓检测可用于原因不明的血小板减少症，特别是存在脾大时

原发性免疫性血小板减少性紫癜（ITP）（*Blood*，2010，115：168）

- 原发性免疫性血小板减少性紫癜：单纯血小板减少症归因于免疫性血小板破坏及生成↓（巨核细胞自身抗体）；（继发性血小板减少性紫癜与疾病或药物暴露有关；治疗潜在疾病）
- 原发性免疫性血小板减少性紫癜是排除诊断；仅仅有典型表现而没有强有力的临床或实验室参数：

  全血细胞计数：单纯血小板↓（＜100 000/μL）；10%具有原发性免疫性血小板减少性紫癜＋自身免疫性溶血性贫血＝伊文思综合征

  外周血涂片：大血小板

  骨髓检查：巨核细胞↑；用于在60岁以上的人群排除骨髓发育不良

  排除其他病因：病毒血清学表现（人类免疫缺陷病毒，丙型肝炎病毒，乙型肝炎病毒，埃博拉病毒）、H型幽门螺杆菌抗体、抗核抗体、妊娠试验、抗磷脂抗体、促甲状腺激素、细小病毒及抗血小板抗体监测无效时巨细胞病毒聚合酶链反应

- 临床表现：起病隐匿的皮肤黏膜出血；女∶男 = 3∶1
- 治疗：目标依患者具体情况而定

  如果血小板 > 50 000 不伴出血、创伤/外科手术、抗凝药物、并发症，很少需要处理

  初步治疗使用类固醇、静脉注射免疫球蛋白及脾切除；如果是难治性，可给予罗米司亭/艾曲波帕

成人单纯性特发性血小板减少性紫癜的治疗

方法	治疗	注释
一线	类固醇：口服泼尼松 0.5 ~ 2mg/(kg·d)	巨噬细胞 Fc 受体↓及血小板抗体↓ 70% ~90% 初始即有反应
	逐渐减量 4 周，或地塞米松 40mg 口服×4d	约 20% 的患者持续缓解
	抗Rh（D）免疫球蛋白 75μg/（kg·d）静脉	用于 Rh（D）⊕脾脏疾病患者 具有抗体包被的红细胞抑制巨噬细胞 Fc 受体
	静脉注射人免疫球蛋白 [1 mg/(kg·d) 静脉×（2~3）d]，考虑如果需要快速提高血小板数量时使用	巨噬细胞 Fc 受体封闭，血小板抗体↓ 高达 80% 初期即有反应
二线	脾切除术（特发性血小板减少性紫癜 >6 个月？）	约 65% 长期缓解
	利妥昔单抗（抗 CD20）± 地塞米松	抗 B 细胞抗体
	罗米司亭或艾曲波帕	血小板生成素受体激动剂→刺激血小板↑
	硫唑嘌呤，环磷酰胺	免疫抑制剂
	达那唑，长春新碱	血小板清除↓
出血	氨基己酸	抑制纤溶酶活化
	甲泼尼龙 1g/d 静脉×3d	见上文
	静脉注射用免疫球蛋白	见上文
	输血小板	给予静脉注射免疫球蛋白或抗 Rh（D）免疫球蛋白
难治性	罗米司亭或艾曲波帕	见上文
	自体造血干细胞移植	数据有限，研究中

NEJM，2003，349：831；*NEJM*，2010，464：1889；*NEJM*，2011，365：734；*Blood*，2013，121：537

肝素诱导血小板减少症的概述

特征	Ⅰ型（历史上的）	肝素诱导血小板减少（原来Ⅱ型）
机制	肝素直接作用（非免疫）	免疫（抗体）-介导 IgG 抗血小板因子 4（PF4）——肝素复合物
发病率	10%~20%	肝素 1%~3%，低分子肝素 0~0.8%
起病时间	肝素治疗 1~4d 后	治疗 4~10d 后；但如果之前 100d 内肝素暴露（持续存在抗体），可以发生于 24h 内；术后风险最高；可发生于肝素停药后
血小板最低值	>100 000/μL	60 000/μL，↓ >50%
后遗症	无	血栓形成事件（HITT）发生率 30%~50% 出血性并发症罕见
处理	继续给予肝素并观察	停止给予肝素 选择其他抗凝治疗

Chest，2012，141：e495s；*NEJM*，2015，373：252

- 病理生理（Ⅱ型）：抗体结合血小板因子 4→免疫复合物与血小板结合→血小板活化，促进血小板因子 4 释放→血小板聚集并自循环中清除→血小板减少；HIT 抗体损伤导致血小板释放促凝剂以及内皮细胞组织因子→血栓前状态

- 诊断（临床+病理）

　　临床：血小板 <100 000 或基线下降超过 50%；或者静脉（深静脉血栓形成/肺栓塞）或动脉（肢体缺血、脑血管意外、心肌梗死）血栓形成（4:1）；皮肤坏死；肝素抵抗↑？

　　病理：血小板因子 4 - 肝素 ELISA 法检测 HIT 抗体⊕（灵敏度 ≥90%，IgG 特异性 ELISA 法检测特异度 94%）及血小板功能性聚集（5 - 羟色

胺释放）化验（灵敏度/特异度＞95％）可以确认

临床方面重要性：10％～20％使用肝素/低分子肝素的患者中肝素诱导血小板减少症抗体（特别是 IgG ELISA 法）可能⊕（*Am J Hem*，1996，52：90），心脏搭桥患者可升至50％（*Circ*，1997，95：1242）

运用"4T法"预测（*Blood*，2012，120：4160）：≤3 分→阴性预测值99％，调查其他原因；4～5 分阳性预测值22％及 6～8 分阳性预测值64％，实验室检测及替代肝素√

疑似肝素诱导血小板减少症评估（4 分法）

因素	2 分	1 分	0 分
血小板减少症	↓＞50％ 而且最低 ≥ 20 000	↓30％～50％ 或最低 10 000～19 000	↓＜30％ 或最低 ＜10 000
时间	5～10d 或 ≤1d 如果 ≤30d 使用过肝素	？5～10d（但不明确），＞10d 或 ≤1d 如果 30～100d 使用过肝素	≤4d 近期没有使用肝素
血栓形成	静脉注射肝素后迅速出现新血栓，皮肤坏死	形成进行性或周期性血栓，血栓或非坏死性皮肤损害	无
其他原因	不明显	可能	潜在

- 肝素诱导血小板减少症（Ⅱ型）治疗（*Chest*，2012，141：e495s；*Blood*，2012，119：2209；*NEJM*，2013，368：737）

  停止使用肝素（包括肝素冲洗，预防性低分子肝素治疗，肝素浸渍线）。

  避免输注血小板（与血栓形成事件相关联）；如果曾使用华法林，给予维生素 K 预防华法林所致皮肤坏死

  非肝素抗凝剂（阿加曲班，比伐卢定；*NEJM*，2013，368：737），无论血栓有无形成；当血小板＞150 000 时，重叠使用≥5d 开始给予华法林（显色染色体 Xa 滴定√）

  血栓形成（HITT）：抗凝≥3～6 个月

无血栓（肝素诱导血小板减少症 HIT）：筛查深静脉血栓；后续抗凝药物应用时间不明确（直到血小板计数恢复，如果没有凝血可持续 2 ~ 3 个月）；30d 内血栓发生率为 25% ~ 50%

- 肝素诱导血小板减少症病史时肝素的使用：如果抗血小板抗体 4（PF4）或过敏慢反应物质（－）（典型者多为诊断后 > 100d）→可以考虑重新使用肝素（如外科手术）；肝素诱导血小板减少症复发率低但可见（*Blood*，2014，123：2485）

血栓性微血管病（*NEJM*，2014，371：654）

- 包括溶血性尿毒综合征（HUS）及血栓性血小板减少性紫癜（TTP）
- 定义：血管闭塞性疾病伴系统性（TTP）或肾内血小板聚集（HVS）→血小板减少及机械性红细胞损伤（溶血性贫血）（*NEJM*，2002，347：589）

  溶血尿毒综合征三联征 = 血小板减少 + 溶血性贫血 + 肾衰竭

  血栓性血小板减少性紫癜五联征（只有 5% 的患者同时具备 5 个体征）= 血小板↓ + 溶血性贫血（100%）± 神经精神症状变化（65%）± 肾衰竭（50%，最后的表现）± 发热（25%）

- 病理生理学：大部分溶血性尿毒综合征的机制不同于血栓性血小板减少性紫癜（*NEJM*，1998，339：1578）

  溶血性尿毒综合征：痢疾杆菌外毒素结合并激活肾内皮细胞及血小板→肾内血栓形成

  血栓性血小板减少性紫癜：蛋白聚糖酶 13（ADAMTS13）蛋白酶活性↓或使用抑制剂→持续大量抗血管性假性血友病因子存在于内皮细胞表面→黏附并聚集流经的血小板→血栓形成

- 临床与相关表现

  溶血性尿毒综合征：通常发生于儿童；出血性腹泻的前驱症状归因于肠道出血性大肠杆菌

  血栓性血小板减少性紫癜（蛋白聚糖酶 13 低）：常发生于成年人；自发性，自身免疫性疾病，家族性，孕妇

  类血栓性血小板减少性紫癜（蛋白聚糖酶 13 正常）：药物（环孢素，他克莫司，吉西他滨，丝裂霉素 C，噻氯匹定，氯吡格雷，奎尼丁）、人免疫缺陷病毒、造血干细胞移植、恶性肿瘤

- 诊断：原因不明的血小板减少（典型 ≤20 000）+溶血性贫血→足以诊断
  裂红细胞⊕（>2~3/高倍视野），Coombs 试验（-），凝血酶原时间/部
  分凝血酶原时间及纤维蛋白原正常，蛋白聚糖酶 13↓↓，乳酸脱氢酶
  ↑↑（组织缺血+溶血），间接胆红素↑，结合珠蛋白↓↓，肌酐↑
  （特别是溶血性尿毒综合征）

  活组织检查：微血管充满血小板透明血栓

  鉴别诊断：弥散性血管内凝血、血管炎、恶性高血压、子痫前期/HELLP
  综合征

- 治疗方案：如果怀疑血栓性血小板减少性紫癜，可紧急血浆置换±糖皮质
  激素；如果血浆置换延迟，可给予新鲜冰冻血浆（*Blood*，2010，116：
  4060）;? 依库丽单抗用于溶血性尿毒综合征及? 纳米抗体用于血栓性血小
  板减少性紫癜（*NEJM*，2013，368：2169；*NEJM*，2016，374：511）；输
  血小板禁忌证→微血管血栓↑（*NEJM*，2006，354：1927）

弥散性血管内凝血（DIC）：见"凝血病"

血小板功能紊乱

血小板功能异常的机制及病因

功能	遗传性	获得性
黏附	巨血小板综合征（Bernard-Soulier）；血管性血友病（vWD）	尿毒症；获得性血管性血友病（vWD）
聚集能力	纤维蛋白原缺乏症 Glanzmann 血小板无力症	噻氯匹定、氯吡格雷、糖蛋白 GP Ⅱb/Ⅲa 蛋白异常血症（骨髓瘤）
颗粒释放	Chediak-Higashi 综合征 Hermansky-Pudlak 综合征	药物（阿司匹林，非甾体抗炎药）；肝脏疾病；骨髓增殖性肿瘤；心肺分流术

血小板功能测试

- 血小板聚集试验：监测血小板对于激动剂（如二磷酸腺苷）的聚集反应

血管性血友病（vWD）　（*NEJM*，2004，351：683；*NEJM*，2012，367：1954）

- 血管性血友病因子（vWF）功能 = 血小板黏附及因子Ⅷ血浆载体
- 血管性血友病是最常见遗传性（通常自体显性遗传）出血性疾病；1型患者（85%）是部分血管性血友病因子数量缺乏，2型（15%）血管性血友病因子质量下降
- 获得性血管性血友病：与很多疾病相关联（恶性肿瘤，骨髓增殖性肿瘤合并血小板计数↑；自身免疫性疾病；甲状腺功能减退症；药物）以及不同机制导致（抗 - 血管性血小板因子抗体，清除↑，合成↓）；Heyde综合征 = 血管性血友病因子被严重的主动脉瓣狭窄所破坏，及胃肠道动静脉畸形/出血
- 诊断：血管性血友病抗原↓，血管性血友病因子活性↓（通过瑞斯托菌素辅因子检测），因子Ⅷ↓，±凝血酶原时间↑，±血小板↓；应用血管性血友病因子多聚体分析确诊
- 临床条件，因子Ⅷ水平及瑞斯托菌素辅因子检测通常用于指导治疗方案选择
- 治疗：去氨加压素（精氨酸加压素，IV/IN）→内皮细胞释放血管性血友病因子↑；功能由类型决定（避免用于2型），所以在随后的出血或操作前有阳性反应

  血管性血友病因子替代治疗：冷沉淀，富含因子Ⅷ的血管性血友病因子，注射用重组人粒细胞集落刺激因子

尿毒症性出血

- 尿毒症→血小板失活包括聚集↓，黏附性受损
- 治疗：去氨加压素，冷沉淀，纠正贫血（通过提高内皮细胞增加血小板交联作用而增加血小板聚集和黏附性），考虑持续抗血小板药物

凝血病

筛查异常遗传性及获得性凝血病

凝血酶原时间	部分凝血酶原时间	因子	遗传性	获得性
↑	←→	Ⅶ	因子Ⅶ缺乏	维生素 K 缺乏；肝脏疾病；因子抑制剂
←→	↑	Ⅷ或Ⅸ	血友病，血管性血友病	抗磷脂抗体；因子抑制剂
↑	↑	Ⅰ、Ⅱ、Ⅴ或Ⅹ	FBGN，因子Ⅱ或因子Ⅴ缺乏	弥散性血管内凝血；肝脏疾病；因子抑制

其他凝血试验

- 血浆混合试验：如果凝血酶原时间或部分凝血酶原时间↑，有效；血小板与正常的血浆比例 1:1 混合后再标准化检测正常血浆及凝血酶原时间/部分凝血酶原时间→因子缺乏；凝血酶原时间/部分凝血酶原时间维持上升→因子抑制剂

- 凝集因子水平：在血浆混合试验指示因子缺乏时有效

  弥散性血管内凝血→所有因子消耗；所以，因子Ⅴ和Ⅷ↓

  肝脏疾病→除因子Ⅷ外其余因子均↓；所以，因子Ⅴ↓，因子Ⅷ正常维生素 K 缺乏→因子Ⅱ、Ⅶ、Ⅸ、Ⅹ（及蛋白 C、S）↓；所以，因子Ⅴ和Ⅷ正常

- 弥散性血管内凝血筛查：纤维蛋白原（消耗），纤维蛋白降解产物（纤维蛋白降解产物，由于强烈的纤维蛋白降解），D–二聚体（发现 X 连锁的纤维蛋白降解较纤维蛋白降解产物试验特异性更高）

血友病 (*Lancet*，2016，388：187)

- X 连锁因子Ⅷ（血友病 A）或因子Ⅸ（血友病 B）缺乏

- 分类：轻度（5%～25% 正常因子活性）、中度（1%～5%）或重度（＜1%）
- 临床表现：血肿，关节出血，瘀斑，出血（黏膜、消化道、胃部溃疡）
- 诊断：部分凝血活酶时间↑（血浆混合实验可以纠正），凝血酶原时间及血管性血友病因子正常，因子Ⅷ或Ⅸ↓
- 治疗：纯化/重组因子Ⅷ或Ⅸ（*NEJM*，2016，374：2054）；去氨加压素（轻度）；氨基己酸；冷沉淀（因子Ⅷ）；重组因子Ⅷ或Ⅸ－纤维蛋白融合蛋白半衰期↑，所以 1～2X/周剂量用于预防（*NEJM*，2013，369：2313）；emicizumab（结合因子Ⅸ及Ⅹ；*NEJM*，2016，374：2044）

凝血因子抑制剂（最常见的抗因子Ⅷ）

- 病因：血友病、产后、淋巴组织增生性及自身免疫性疾病、肿瘤
- 诊断：部分凝血活酶时间↑（血浆混合试验不能纠正）；Bethesda 分析量化效价
- 治疗：如果滴度高→重组因子Ⅷa，猪因子浓缩，活化凝血酶原混合物；其他→高纯度人因子，血浆置换，免疫抑制剂及类固醇，环磷酰胺和（或）利妥昔单抗（*Curr Opin Hematol*，2008，15：451）

弥散性血管内凝血（DIC）（*NEJM*，2014，370：847）

- 病因：创伤、休克、感染、恶性肿瘤（特别是早幼粒细胞性白血病）、产科并发症
- 发病机制：大量活化凝集物击垮了微血管内血栓形成控制机制→缺血＋微血管病性溶血性贫血

  急性消耗凝集因子及血小板→持续出血

  慢性弥散性血管内凝血→可以通过凝血因子及血小板数量↑得到弥补→血栓形成
- 诊断：凝血酶原时间↑，部分凝血活酶时间↑，纤维蛋白原↓（急性阶段血培养可能正常），纤维降解产物/D－二聚体⊕，血小板↓，裂红细胞⊕，乳酸脱氢酶↑，结合珠蛋白↓；慢性弥散性血管内凝血：纤维降解产物/D－二聚体⊕，血小板数量不定，其他实验室检查正常
- 治疗：治疗潜在性疾病；支持治疗使用新鲜冷冻血浆，冷沉淀（目标纤维

蛋白原 >100mg/dL）及血小板治疗

维生素 K 缺乏

- 病因：营养不良，吸收↓（抗生素抑制肠菌维生素 K 生成或吸收），肝脏疾病（贮存↓），华法林

抗凝剂及纤维蛋白溶解药特性及作用（*Circ*，2016，134：248）

抗凝药	半衰期	实验室检查	药物过量及严重出血（ + 停止排出抗凝药）
普通肝素	60 ~90min，网状内皮系统（RES）	部分凝血活酶时间↑	鱼精蛋白 1mg/100U 普通肝素（最大量 50mg）静脉注射。每小时给予逆转 2 倍肝素剂量
低分子肝素	2°~7°，肾	抗 Xa*	鱼精蛋白逆转60%
比伐卢定	25min，肾	部分凝血活酶时间↑	透析
阿加曲班	45min，肝	部分凝血活酶时间↑	透析？
磺达肝素	24°，肾	抗 Xa*	透析？
华法林	36°，肝	凝血酶原时间↑	无出血：国际标准化比值4.5 ~10，不治疗或口服维生素 K 2.5mg；国际标准化比值 >10，给予5mg 口服（优于皮下给药，≈静脉注射 24h）出血：维生素 K10mg 静脉注射 + 每 6 ~8h 静脉输注新鲜冰冻血浆 2 ~4U；快速 PCC（如人凝血酶复合物 KCentra），转铁蛋白↓（*Circ*，2013，128：360）

续表

纤维蛋白溶解药	20min，肝肾	纤维蛋白原↓	冷沉淀，新鲜冰冻血浆，±氨基己酸	
达比加群	12°，肾	部分凝血活酶时间↑*	Idarucizumab（*NEJM*，2015，373：511）	
利伐沙班阿哌沙班依度沙班	8°~12°，肾>肝	凝血酶原时间↑*抗Xa*	抗纤维蛋白溶解药物，考虑凝血酶原复合物聚集；研究中的特殊拮抗剂（如 andexanet）（*NEJM*，2015，373：2413；*J Thromb Haemost*，2015，13：S187）	

*常规检测未执行。排泄方式：肾脏；肝脏；网状内皮系统。PCC：凝血酶原复合物聚集（因子Ⅱ、Ⅶ、Ⅸ、Ⅹ；蛋白C、S）。抗纤维蛋白原溶解抗体：氨甲环酸、氨基己酸

高凝状态

怀疑患者年轻时存在静脉或动脉血栓，或发生于罕见部位、反复发生血栓或妊娠不良史，或家族史⊕

遗传性高凝状态

危险因子	患病率	深静脉血栓栓塞症	注释
凝血因子Ⅴ	3%~7%	4.3×	活化蛋白C（APC）抵抗
凝血酶原突变	2%	2.8×	G20210A→凝血酶原水平↑
高同型半胱氨酸血症	5%~10%	2.5×	遗传性或获得性
蛋白C缺乏	0.02%~0.05%	11×	华法林诱导皮肤坏疽风险
蛋白S缺乏	0.01%~1%	32×	可能存在肝素抵抗
抗凝血酶Ⅲ缺乏	0.04%	17.5×	

高加索人流行病学研究（*NEJM*，2001，344：1222；*JAMA*，2005，293：2352）

遗传性及获得性高凝状态对血管床的影响

	静脉	静脉和动脉
遗传性	凝血因子 V 凝血酶原突变 蛋白 C、S 或抗凝血酶Ⅲ↓	? 凝血因子 V + 吸烟 高同型半胱氨酸血症（遗传性或获得性） 纤维蛋白原异常血症
获得性	淤滞：制动、手术、心力衰竭 恶性肿瘤 激素相关：口服避孕药，激素替代疗法，他莫昔芬、妊娠 肾病综合征	血小板缺陷：骨髓增殖性疾病、HIT、阵发性睡眠性血红蛋白尿（虽然静脉＞动脉） 高黏血症：真性红细胞增多症、瓦氏巨球蛋白血症、镰状红细胞、急性白血病 血管壁缺陷：血管炎、创伤、植入物 其他：抗磷脂抗体综合征、炎性肠病

诊断标准（针对初始静脉血栓形成没有统一要求）

- 活化蛋白 C 抵抗筛查；凝血酶原聚合酶链反应检测；蛋白 C 及 S、抗凝血酶Ⅲ功能检测；同型半胱氨酸水平；因子Ⅷ水平；抗心磷脂抗体和狼疮抗凝物抗体。也需考虑肾病综合征，阵发性睡眠性血红蛋白尿症（特别是出现肠系膜血栓时）
- 如果怀疑骨髓增殖性肿瘤或内脏血栓可以考虑 *JAK2* 突变检测
- 蛋白 C、S 和抗凝血酶Ⅲ水平受急性血栓及抗凝作用影响
    所以，最好在充分抗凝≥2 周后评估蛋白水平
- 年龄相关恶性肿瘤筛查（隐匿性肿瘤在起始为不明原因深静脉血栓形成中占 4%；常规检查腹主动脉/骨盆 CT 无益；*NEJM*，2015，373：697）

治 疗

- 无症状但具有遗传性风险因子：考虑预防性抗凝药物治疗。如果病情发展可有获得性危险因素

- 血栓形成并具有遗传性危险因素：见"静脉血栓栓塞症"

抗磷脂综合征（APS）（*J Thromb Haemost*，2006，4：295；*NEJM*，2013，368：1033）

- 定义：诊断需要 ≥1 个临床表现及 ≥1 个实验室指标

  临床表现：血栓形成（任何部位）或妊娠并发症（孕期 10 周前自发性流产 ≥3 次或 ≥1 次孕期 10 周后死胎或 34 周前早产）

  实验室检查：中 - 高滴度抗心磷脂抗体（ACL）⊕、系统性红斑狼疮抗凝物（LA）⊕，或 β_2-糖蛋白 - 1（β_2-GP-1）抗体⊕，具有 ≥2 次，至少间隔 12 周

- 临床表现（深静脉血栓形成/肺动脉栓塞/脑血管意外），习惯性流产，血小板↓，溶血性贫血，网状青斑；"灾难性抗磷脂综合征"：≥3 个器官系统在 1 周内具有抗磷脂抗体⊕与组织微血栓；死亡率 44%（*Arth Rheum*，2006，54：2568）；治疗包括血浆置换及利妥昔单抗

- 抗磷脂抗体综合征（APLA）

  √如果：系统性红斑狼疮，年龄 <40 岁及动脉栓塞，复发性静脉血栓，自发性流产

  抗心磷脂抗体（ACL）：抗体针对心磷脂，为线粒体磷脂；IgG 比 IgM 更具有特异性

  系统性红斑狼疮抗凝物（LA）：抗体可延长磷脂依赖凝集反应；所以，凝血酶原时间↑血浆混合试验不能纠正，而过量磷脂或血小板可以纠正；因为反应消耗更多磷脂，凝血酶原时间不会受影响

  磷脂 β_2-糖蛋白 - 1（β_2-GP-1）：抗磷脂 β_2-糖蛋白 - 1 抗体，IgG 或 IgM（没有确定抗体在发病机制中的作用）

  梅毒血清试验假⊕：非特异性梅毒螺旋体检测用于检测梅毒，即那些心磷脂作为抗原复合物一部分

  血栓栓塞的风险随着抗磷脂抗体滴度升高而增加

- 病因：初级（特发性）或次级起因于自身免疫性疾病（如系统性红斑狼疮），恶性肿瘤、感染、药物反应导致原发（先天的）或继发性抗磷脂综合征

- 治疗：肝素/低分子肝素→血栓栓塞性事件后使用华法林（绝大多数患者需终身服用）

  抗凝作用强度还有争议（*Nat Rev Rheum*，2015，11：586）

  初始深静脉血栓：国际化标准比值（INR）2～3（*NEJM*，2003，349：1133；*J Thromb Haemost*，2005，3：848）

  初始动脉血栓：虽然一些治疗要求 INR 达到 3～4，但经典是 INR2～3 + 阿司匹林 81

  应用华法林仍反复形成血栓：应用低分子肝素或磺达肝素，考虑 INR 达到 3～4，（*Arth Rheum*，2007，57：1487）

  高风险无症状患者考虑应用阿司匹林进行预防（如系统性红斑狼疮）；目前没有证据证明需要口服抗凝剂

白细胞疾病

中性粒细胞增多症（>7500～10000/μL）

感染	通常为细菌性；± 中毒颗粒，Döhle 小体
炎症	烧伤、组织坏死、心肌梗死、肺动脉栓塞、胶原血管病
药物与毒物	皮质类固醇、β 受体激动剂、锂、粒细胞集落刺激因子；吸烟
应激	内源性糖皮质激素及儿茶酚胺释放
骨髓刺激	溶血性贫血，免疫性血小板减少
无脾	手术，获得性（镰形红细胞），先天性（右位心）
肿瘤	可为原发性骨髓增殖性肿瘤或副肿瘤（如肺癌、消化道恶性肿瘤）
类白血病反应	>50 000/μL + 核左移，并非由于白血病；有别于慢性粒细胞白血病，亮氨酸氨基肽酶↑

中性粒细胞减少症（中性粒细胞绝对值 <1000/μL）

先天性	先天性骨髓粒细胞缺乏症、Shwachman-Diamond-Oski、Chédiak-Higashi、网织红细胞功能障碍、先天性骨髓粒细胞缺乏症、周期性中性粒细胞减少症、单倍体综合征（单倍体及自然杀伤细胞↓）
感染	病毒性（巨细胞病毒，埃博拉病毒，人免疫缺陷病毒）；细菌性（布鲁氏菌，立克次体，结核）；疟疾
营养	维生素 B_{12} 缺乏，铜缺乏
药物和毒物	化疗药物、氯氮平、甲巯咪唑、增效磺胺甲基异唑、非甾体抗炎药、柳氮磺吡啶、苯妥英钠（*Am J Hem*，2009，84：428）、酒精
肿瘤	骨髓增生异常综合征、白血病（急性髓细胞性白血病，急性淋巴细胞白血病，毛细胞白血病，大颗粒淋巴细胞白血病，其他）

淋巴细胞增多症（>4000~5000/μL）

感染	通常为病毒；单核细胞增多症具有"异型淋巴细胞" 其他：百日咳、弓形虫病
超敏反应	药物诱导，血清病
应激	心脏突发事件、创伤、癫痫持续状态、脾切除术后
自身免疫性疾病	类风湿性关节炎（大颗粒淋巴细胞），恶性胸腺瘤
肿瘤	白血病（如慢性淋巴细胞性白血病，毛细胞白血病，大颗粒淋巴细胞白血病），淋巴瘤（如膜细胞、叶酸）

单核细胞增多症（>500/μL）

感染	多见于肺结核、亚急性细菌性心内膜炎（SBE）、李斯特菌、布鲁氏菌、立克次体、真菌、寄生虫
炎症	炎症性肠病、结节病、胶原血管病
肿瘤	霍奇金淋巴瘤、白血病、骨髓增殖性疾病（MPD）、癌

嗜酸性粒细胞增多症（>500/μL）

感染	多见于寄生虫（蠕虫）
过敏	药物；哮喘、花粉症、湿疹；变应性支气管肺曲霉菌病（ABPA）
胶原血管病	类风湿性关节炎、变样性肉芽肿性综合征、嗜酸性筋膜炎、结节性多动脉炎（PAN）
内分泌	肾上腺功能不全
肿瘤	霍奇金淋巴瘤、慢性粒细胞白血病、蕈样真菌病、癌、系统性肥大细胞增生症
动脉粥样硬化栓塞疾病	胆固醇栓塞综合征
高嗜酸性粒细胞综合征	多器官受累，包括心脏及中枢神经系统，与 FIP1L1-PD-WGFRA 融合基因有关（*NEJM*, 2003, 348: 1201）

嗜碱性粒细胞增多（>150/μL）

肿瘤	骨髓增殖性肿瘤、霍奇金淋巴瘤
骨髓或网状内皮细胞间隔改变	溶血性贫血、脾切除术
炎症或过敏	炎性肠病、慢性气道炎症

淋巴结病

病毒	人类免疫缺陷病毒、埃博拉病毒、巨细胞病毒、生殖器单纯疱疹病毒、水痘带状疱疹病毒、肝炎病毒、麻疹病毒、风疹病毒
细菌	全身性（布鲁氏菌、钩端螺旋体病、结核病、非典型分枝杆菌、梅毒）
	局部性（链球菌、葡萄球菌、猫抓病、兔热病）
真菌和寄生虫	组织胞浆菌病、球孢子菌病、副球孢子菌病
	弓形虫病

续表

免疫	胶原血管病、药物超敏反应（如苯妥英钠）、血清病、组织细胞增多症 X、Castleman 病及川崎病
肿瘤	淋巴瘤、白血病、淀粉样变性、转移癌
其他	结节病；脂质贮积病
活检指征	年龄（>40 岁），大小（>2cm），位置（锁骨上往往不正常），持续时间（>1 个月） 质地（坚硬 *vs.* 橡皮状 *vs.* 柔软）及触痛并不可靠

输血治疗

血液制品及适应证（*Lancet*，2013，381：1845）

浓缩红细胞（PRBC）（*Annals*，2012，157：49）	可用于急性失血或器官缺血终末期携氧能力需求↑。1U 浓缩红细胞→血红蛋白↑1g/dL。对于消化道出血及危重患者保守的血红蛋白目标>7g/dL（*NEJM*，2013，368：11；*NEJM*，2014，371：1381；*BMJ*，2015，350：h1354）。持续存在争议：冠状动脉缺血患者血红蛋白>8g/dL 是足够的（*JAMA Int Med*，2013，173：132），但是可能不能满足心脏手术期需要（*NEJM*，2015，372：997；*Anesth*，2016，125：46）
血小板（plts）（Annals，2014，162：205）	血小板<10 000（*NEJM*，2010，362：600）或<20 000 合并感染或出血风险↑或<50 000 具有活动性出血或术前。6U 混合供体的血小板≈1U 单供体分离血小板（同种免疫↓）→血小板↑30 000~60 000μL 禁忌证：TTP/HVS、HELLP 综合征、HIT 难治性：如果输注血小板后 30~60min 血小板↑<5000/μL。建议同种异体免疫→输注 ABO 血型相配血小板。如果为持续难治性血小板减少，可应用抗体评估组织相容性白细胞抗原（HLA）匹配的有效性

新鲜冰冻血浆（FFP）	包含所有凝血因子。出血归因于缺乏多种凝血因子（如DIC、TTP/HVS、肝脏疾病、华法林过量、稀释性出血）或术前国际标准化比值 > 2（*Transfusion*，2006，46：1279）
冷沉淀	富含纤维蛋白原、血管性血友病因子、Ⅷ及ⅩⅢ。用于因血管性血友病、ⅩⅢ因子缺乏或纤维蛋白原 < 100mg/dL所致出血
辐射照射	阻止供者T细胞增殖。如果存在输血相关风险如移植物抗宿主病（造血干细胞移植、血液恶性肿瘤、先天性免疫缺陷）可使用
巨细胞病毒阴性	取自巨细胞病毒阴性献血者。用于巨细胞病毒血清反应阴性孕妇、移植供者/受者、严重联合免疫缺陷、艾滋病患者
白细胞减少	白血病导致人类白血病抗原同种异体免疫、发热（细胞因子释放）及携带巨细胞病毒。用于长期输血患者、潜在的移植受体、发热性输血反应病史、需要巨细胞病毒血清反应阴性产品而无法获得的患者
静脉注射免疫球蛋白（IVIg）	多价IgG来源于 > 1000的捐赠者。用于职业暴露后的预防（如甲型肝炎病毒）、确诊的自身免疫疾病（如ITP、吉兰–巴雷综合征、重症肌无力、多发性神经病?）、遗传性或获得性低丙种球蛋白血症（CVID、CLL）
治疗性血浆置换术	从野生型中移除Ig（如冷球蛋白血症、肺出血肾炎综合征、吉兰–巴雷综合征、高黏滞综合征、TTP）或分离血浆中细胞（如白血病白细胞增多、有临床症状的血小板增多、镰状细胞）
大量输血	大量浓缩红细胞→钙↓，钾↑，血小板↓，凝固↑；浓缩红细胞：血小板：新鲜冰冻血浆比例一直存在争议（*J Trauma*，2006，60：S91；*J Trauma*，2008，65：272）

输血并发症 (*NEJM*, 1999, 340: 438; *JAMA*, 2003, 289: 959)

非感染性	风险 (每单位)	感染性	风险 (每单位)
发热	1:100	巨细胞病毒	普通
过敏	1:100	B 型肝炎病毒	1:220 000
延迟溶血	1:1000	C 型肝炎病毒	1:1 600 000
急性溶血	1:250 000	HIV	1:1 800 000
致命性溶血	<1:100 000	细菌 (浓缩红细胞)	1:500 000
输血相关性急性肺损伤 (TRALI)	1:5000	细菌 (血小板)	1:12 000

输血反应

- 对于所有反应 (除了轻度过敏): 停止输血; 把剩余血液产品和新鲜血标本送回血库
- 急性溶血: 发热、低血压、腰痛, 24h 内急性肾损伤。归因于 ABO 血型不相容→已形成抗供者红细胞抗体。治疗方案: 静脉输液, 应用利尿剂、甘露醇或多巴胺维持尿量
- 延迟溶血: 严重程度通常低于急性溶血; 输血后 5~7d 出现
  未被检测到的抗次要抗原的同种异体抗体→记忆应答
  治疗方案: 通常不需要特殊治疗; 诊断对于将来的输血很重要
- 非溶血性发热: 输血后 6h 内出现发热、寒战。归因于接受输血者血液的抗体对抗供者血中的白细胞和细胞因子。治疗方案: 对乙酰氨基酚 ± 哌替啶; 排除感染、溶血
- 过敏: 荨麻疹; 罕见全身性过敏反应: 支气管哮喘、喉头水肿、低血压
  对于输入蛋白质的反应; 过敏反应可见于 IgA 缺乏及具有 IgA 抗体患者
  治疗方案: 荨麻疹→苯海拉明; 全身性过敏→肾上腺素 ± 糖皮质激素
- 输血相关性容量过负荷 (TACO): 容量↑→肺水肿, 血压↑
  治疗方案: 降低输血速度, 利尿剂, 吸氧, ± 硝酸盐, ± 正压机械通气
- 输血相关性急性肺损伤 (TRALI): 非心源性肺水肿
  归因于供者抗体与受者白细胞结合后, 聚集在肺血管内并释放出介质导

致毛细血管通透性↑。治疗方案：见"急性呼吸窘迫综合征（ARDS）"

骨髓增生异常综合征（MDS）

骨髓肿瘤概述（*Blood*，2016，127：2391）

- 基于临床特征、形态学、免疫表型及遗传学的分类

WHO 2016 骨髓肿瘤及急性白血病分类

急性髓性白血病	髓系干细胞（SC）紊乱，原始细胞≥20%
骨髓增生异常综合征	发育不良性髓系干细胞紊乱→血细胞减少；原始细胞<20%，有转化为白血病的风险
骨髓及外骨髓增殖肿瘤	非增生异常混合体型髓样干细胞克隆扩增
MDS/MPN	MDS 和 MPN（如 CMML、非典型 CML）
骨髓/淋巴恶性肿瘤、嗜酸性粒细胞与血小板衍生生长因子（PDGFR）受体重排或 *FGFR*1 或 *PCM1-JAK2*	重新排列血小板衍生生长因子受体可能对络氨酸激酶抑制剂疗法（如伊马替尼）有反应
肥大细胞增多症	全身性疾病，与 *KIT* 突变有关
髓样肿瘤及生殖细胞系遗传易感性	MDS，MDS/MPN，种系突变背景下的急性白血病

骨髓增生异常综合征概述（*Lancet*，2014，383：2239）

- 获得性克隆髓样干细胞紊乱→无效造血→血细胞减少，异型血细胞及前体，转化白血病风险
- 流行病学：每年>10000 例；中位年龄为 70 岁；男性多见（1.8 倍）
- 自发性或继发性使用烷化剂化疗；接触辐射、苯后的发生率↑
- 临床表现：贫血（85%），嗜中性白细胞减少症（50%），血小板减少症（40%~65%）
- 诊断：外周血涂片（椭圆形巨红细胞，pseudo-Pelger-Huët 异常）以及骨髓

（≥10% 发育不良具有原始细胞 ± 环状铁粒幼细胞） 可见发育不良 （通常为多系）

- 细胞遗传学：多数为 MDS 的特征并有预后意义 （如 5 号染色体长臂缺失、7 号染色单体、7 号染色体长臂缺失、8 号染色体三体、20 号染色体长臂缺失） 及 分 子 异 常 （TP53、EZH2、ETV6、RUNX1、ASXL1、SF3B1、DNMT3A）

- 诊断前：排除急性髓性白血病 （≥20% 幼稚细胞） 及慢性骨髓单核细胞性白血病 （单核细胞计数 $> 1 \times 10^9/L$）；排除继发性骨髓变化 （缺乏维生素 B_{12}、叶酸、铜）、病毒感染 （如 HIV）、化疗、滥用酒精以及铅、砷暴露

WHO2016 骨髓增生异常综合征分类系统 （*Blood*，2016，127：2391）

分类	WHO2008	特征
骨髓增生异常综合征及单系发育不良 （MDS-SLD）	难治性血小板减少症 （类风湿性关节炎 /RN/ 放射治疗）	1 个发育不良种系，1～2 种血细胞减少，<15% 环状铁粒幼红细胞*，<5% 骨髓或 <1% 外周血幼稚细胞，没有 Auer 小体
骨髓增生异常综合征及多系发育不良 （MDS-MLD）	难治性血细胞减少症	2～3 个发育不良种系，1～3 种血细胞减少，<15% 环状铁粒幼红细胞*，<5% 骨髓或 <1% 外周血幼稚细胞，没有 Auer 小体
骨髓增生异常综合征及环状铁粒幼红细胞 （MDS-RS）	环状铁粒幼红细胞性难治性贫血	>15% 环状铁粒幼红细胞或 ≥5% 环状铁粒幼红细胞如果存在 *SF3B1* 突变，<5% 骨髓或 <1% 外周血幼稚细胞，没有 Auer 小体
骨髓增生异常综合征及孤立缺失 （5q）	缺失 （5q）	仅仅缺失 （5q） 或 1 不正常除了 −7 或缺失 （7q）
骨髓增生异常综合征及额外幼稚细胞 （MDS-EB）	RAEB-1 RAEB-2	EB-1：5%～9% 骨髓或 2%～4% 外周血幼稚细胞，没有 Auer 小体 EB-2：10%～19% 骨髓或 5%～19% 外周血幼稚细胞或 Auer 小体

续表

骨髓增生异常综合征，未分级（MDS-U）	MDS-U	具有1%外周血幼稚细胞，单系发育不良及全血细胞减少症，或典型的细胞遗传学改变

不考虑骨髓原始细胞计数，某些特定细胞遗传学［如 t（15；17），t（8；21），inv16，t（16，16），或 MLL 基因重新排列］分类为：急性髓样细胞性白血病。RS：环状铁粒幼红细胞；BM：骨髓；PB：外周血。* 如果 SF3B1 突变，环状铁粒幼红细胞 <5%

- 治疗方案（*Blood*，2012，87：692）：强调基于生活质量 – 修订版（参见）、年龄、体力状态（PS）

  PS 不佳，可能有风险→支持治疗（输血、粒细胞集落刺激因子、促红细胞生成素、血小板生成素仿制剂，必要时抗生素）

  低/中危→促红细胞生成素（如果促红细胞生成素水平 <500）；来那度胺（对于5q综合征）（*NEJM*，2006，355：1456）；DNA 去甲基化药物（阿扎胞苷或地西他滨）

  中/高危→DNA 去甲基化药物（阿扎胞苷对存活率有益处；*Lancet Oncol*，2009，10：223），联合化疗（类似于急性髓细胞性白血病治疗方案）或同种异体造血干细胞移植

  再生不良性骨髓增生异常综合征（罕见）→考虑免疫抑制（环孢素 A、抗胸腺球蛋白、泼尼松），造血干细胞移植

- 预后：生活质量 – 修订版（IPSS-R）与急性髓细胞性白血病生存率及进展相关联

国际预后评分系统 – 修订版（IPSS-R）（*Blood*，2012，120：2454）

种类	0	0.5	1	1.5	2	3	4
细胞遗传学	非常好	–	好	–	中等	差	非常差
骨髓幼稚细胞（%）	≤2	–	2~5	–	5~10	>10	–
血红蛋白（g/dL）	≥10	–	8~10	<8	–	–	–
血小板（×10³）	≥100	50~100	<50	–	–	–	–

续表

中性粒细胞绝对值	≥0.8	<0.8	–	–	–	–
总分	≤1.5	1.5~3	3~4.5	4.5~6	>6
类别	非常低	低	中等	高	非常高
存活期中位数（年）	8.8	5.3	3.0	1.6	0.8

骨髓增殖性肿瘤（MPN）

概述（*Am J Hematol*，2012，87：285；*JAMA Oncol*，2015，1：97；*Blood*，2006，127：2391）

- 来源于多能造血干细胞克隆扩增结果
- 与骨髓增生异常综合征的不同点在于无发育不良细胞（如正常发育）
- 骨髓及外骨髓增殖性肿瘤分类：真性红细胞增多症（PV）；血小板增多症（ET）；特发性骨髓纤维化（PM）；慢性髓细胞性白血病（CML），融合蛋白1（BCR-ABL1）⊕；慢性中性粒细胞白血病（CNL）；不明原因的慢性嗜酸细胞白血病；无法归类的骨髓及外骨髓增殖性肿瘤
- 突变用于克隆标记及诊断工具：

  获得 *JAK2* V617F 突变（JAK 激酶）经常出现（真性红细胞增多症95%，血小板增多症50%，骨髓纤维化50%；*NEJM*，2005，352：1779）

  融合蛋白可见于慢性粒细胞白血病所有病例

  钙网蛋白基因外显子9突变（很多骨髓增殖性肿瘤没有 *JAK2* 或 *MPL* 突变，包括25% 血小板增多症患者，35% 骨髓纤维化患者；*NEJM*，2013，369：2379，2391）

  MPL、*TET2* 及 *ASXL1* 突变的频率低

  CSF3R 突变见于60% 慢性中性粒细胞白血病

真性红细胞增多症（PV）

定　义

- 缺少生理刺激情况下，红细胞数↑±粒细胞及血小板↑

红细胞增多病因

- 相对红细胞↑（血浆↓）：脱水；"应激性"红细胞增多（Gaisböck 综合征）
- 绝对红细胞↑：原发性（真性红细胞增多症，其他骨髓增殖性疾病）或继发于组织缺氧；碳氧血红蛋白血症；不当的促红细胞生成素（肾、肝、小脑肿瘤）；库欣综合征所致

临床表现（PV 及 ET 的共同表现）

- 症状→经常被命名为"血管舒缩症状"

  高黏滞血症（红细胞增多）：头疼、头晕、耳鸣、视物模糊

  血栓症（高黏血症，血小板增多）：短暂视觉障碍（黑矇、眼性偏头痛）；布－加综合征；红斑性肢痛症＝剧烈烧灼感、疼痛及四肢红斑，归因于微血管缺血；深静脉血栓形成、心肌梗死、卒中风险↑

  血栓形成风险与白细胞升高的真性红细胞增多症及原发性血小板增多症具有高度相关性（见下文）

  出血（血小板功能异常）：容易出现瘀伤、鼻出血、消化道出血

  嗜碱性粒细胞释放组胺↑→瘙痒症，消化性溃疡；尿酸↑（细胞更新）→痛风

- 体征：多血症，脾大，高血压病，视网膜静脉充血
- *JAK2* 过量表达可能定义不同外显型（*NEJM*，2014，371：808）

诊　断

- 男性：血红蛋白 > 16.5g/dL 或红细胞比容 > 49%；女性：血红蛋白 > 16.0g/dL 或红细胞比容 > 48%，或红细胞数↑
- 骨髓活检→年龄相关的细胞增多，三系增加，多形成熟巨核细胞
- 95% 真性红细胞增多症有 *JAK2* V617F 突变；其他患者具有典型 *JAK2* 外显子 12 突变
- √红细胞生成素可以排除红细胞增多症第二个原因；如果红细胞生成素↓，

更可能是真性红细胞增多症

 √ 如果红细胞生成素↑，则进行动脉血氧饱和度或肺泡氧分压、碳氧血红蛋白及骨髓检查

- ±白细胞、血小板、嗜碱性粒细胞↑；尿酸、白细胞碱性磷酸酶、维生素 B_{12}↑
- 外周血涂片→无形态学异常

治 疗

- 放血疗法：目标红细胞比容男性＜45%（*NEJM*，2013，368：22），女性＜42%
- 低剂量阿司匹林：所有患者（*NEJM*，2004，350：114）
- 如果存在血栓高风险（年龄≥60岁，血栓高发）或症状性血小板减少（血小板＞$1.5×10^6/\mu L$）使用羟基脲，或者如果红细胞比容未达标可单独使用放血治疗
- 如果反应性差不能耐受羟基脲，可使用酪氨酸蛋白激酶（JAK1/2 抑制剂）（*NEJM*，2015，372：426）
- PEG IFNα-2a 产生高应答率及一定的毒性（*Blood*，2008，112：3065）
- 支持疗法：别嘌呤醇（痛风），H_2受体阻断剂/抗组胺（皮肤瘙痒）

预 后

- 治疗患者的中位生存期是 13.5 年（*Blood*，2014，124：2507）；↑年龄，白细胞，额外体细胞突变→预后极差（*Haematol*，2013，160：251）
- 真性红细胞增多症骨髓纤维化后（耗竭期）发生率10%～20%，通常发生在 10 年后
- 转化成急性白血病风险（2%～5%；如果先前化疗造成细胞减少，则风险更高）

特发性血小板增多症（ET）

定 义

- 持续血小板↑（＞450 000/μL）±红细胞及粒细胞↑

血小板增多症病因

- 原发性＝原发性血小板增多症（ET）或其他骨髓增殖性肿瘤（MPN）；骨

髓增生异常综合征（5q 综合征）；环形铁粒幼红细胞性难治性贫血 – T （RARS-T）

- 继发性 = 反应性血小板增多：炎症（类风湿性关节炎、炎性肠病、血管炎）、感染、急性出血、铁缺乏、脾切除术后、肿瘤（如霍奇金淋巴瘤）
- 患者血小板 $> 10^6/\mu L$，$< 1/6$ 将患原发性血小板增多症

临床表现（见"真性红细胞增多症"）

- 血栓形成具有红斑性肢痛病（白细胞增多的患者形成血栓风险最高），出血、瘙痒；轻度脾肿大；偏头痛，短暂脑缺血发作；早期流产

诊　断

- 外周血涂片：大颗粒血小板
- 骨髓活检：巨核细胞增生；缺少费城染色体以及非常罕见的、轻微增加的胶原纤维；正常铁储备
- *JAK2* V617F 出现于 50% 原发性血小板增多症；MPL 或钙网蛋白突变主要发生于 *JAK2*
- 患者未达到 WHO 关于慢性粒细胞白血病（CML）、真性红细胞增多症（PV）、骨髓纤维化（PMF）及骨髓增生异常综合征（MDS）的诊断标准

原发性血小板增多症治疗

风险	特征	阿司匹林 81mg/d	细胞减少
低	年龄 <60 岁，无血栓形成史 血小板 $<1.5\times10^6/\mu L$，无心血管危险因素	考虑血管舒缩综合征	无
中	既不低也不高	±	如果血小板 $>1.5\times10^6/\mu L$ 时考虑
高	年龄 ≥60 岁或血栓形成史或血小板 $>1.5\times10^6/\mu L$	⊕（如果血小板 $>1\times10^6/\mu L$ 及实验室证据显示获得性血管性血友病可考虑暂停使用阿司匹林）	羟基脲：目标血小板 $<0.4\times10^6/\mu L$ 或无症状 IFNα：如果患者年龄较小或为孕妇

伊美司他（端粒酶抑制剂）的研究正在进行中（*NEJM*, 2015, 373：92）

预 后

- 低风险患者总体存活率≈对照人群
- 转化成急性白血病风险<2%；进展为骨髓纤维化的风险相似

原发性骨髓纤维化（PMF）

定 义

- 克隆骨髓增生具有骨髓纤维化反应及髓外造血
- 纤维化前期阶段（骨髓纤维化前期）：骨髓巨核细胞增殖；原发性为网状纤维化，骨髓细胞性↑

  与原发性血小板增多症鉴别很重要：血栓形成↑，进展↑，生存↓（*NEJM*，2012，120：569）

骨髓纤维化病因

- 骨髓增生性肿瘤＝原发性骨髓纤维化；真性红细胞增多症/原发性血小板增多症后骨髓纤维化
- 其他血液性病因（慢性粒细胞白血病、急性髓细胞白血病、急性淋巴细胞白血病、骨髓异常增生综合征）及实体肿瘤（乳腺癌、前列腺癌）
- 自身免疫性（系统性红斑狼疮及其他胶原性血管疾病）
- 毒物（苯）、辐射、肉芽肿（结核、真菌、肉样瘤）、沉积性疾病（戈谢病）

临床表现（*BJH*，2012，158：453）

- 无效红细胞生成→贫血；髓外造血→脾肿大（腹痛，早期腹胀感）±肝肿大
- 肿瘤肿块及细胞更新↑→疲劳，体重下降，发热，盗汗

诊断（*JAMA*，2010，303：2513；*Blood*，2016，127：2391）

- 贫血表现为白细胞及血小板数量不等
- 外周血涂片→"成白红细胞增多"（泪滴状细胞、有核红细胞、未成熟白细胞）；大量异常血小板
- 骨髓穿刺→干抽；骨髓活检→严重纤维化，被网状纤维及胶原取代

- *JAK2* V617F 出现 45% ~ 50%；CALR 突变 45% ~ 50%，MPL 突变 7% ~ 10%，非以上三者的约占 1% ~ 2%
- 无费城染色体移位；也不符合 PV 或 MDS 的标准

治疗 (*Blood*, 2011, 117：3494)

- 若无预后不良因素（如贫血或相应临床症状）→不需治疗
- 同种异体骨髓造血干细胞移植仅用于潜在治愈→针对年轻预后不良患者
- 支持治疗：输血；使用雄性激素或促红细胞生成素是否获益存在矛盾结论
  如果经过输血仍为难治性、化疗失败、脾肿大伴疼痛可考虑脾切除？
- 羟基脲用于明显的白细胞增多或血小板增多
- 鲁索替尼（JAK21/JAK2 抑制剂）症状↓，脾肿大↓，生存率↑（*NEJM*, 2012, 366：787，799）
- 沙利度胺及来拉度胺 ± 类固醇激素可以提高红细胞计数
- 伊美司他（端粒酶抑制剂）仍在研究中（*NEJM*, 2015, 373：908）

并发症和预后

- 中位存活期为 6 年；每年转化为急性髓细胞性白血病概率为 8%
- 国际动态预后评分系统（DIPPS plus）：年龄 >65 岁，白细胞 >25 000/μL，血红蛋白 <10g/dL，幼稚细胞 >1%，⊕症状，红细胞移植，血小板 <100 000/μL，染色体核型（JCO, 2011, 29：392）。骨髓纤维化国际标准术语工作组允许在临床病程和治疗过程的任何时候预测其预后（*Blood*, 2010, 115：1703）

白血病

急性白血病

定 义

- 造血祖细胞克隆性增殖合并分化能力下降→骨髓及外周幼稚细胞↑→红细胞、血小板及中性粒细胞↓

病因和危险因素

- 急性髓系白血病（AML）：美国每年 21 000 例；中位年龄 67 岁；>80% 为成年急性白血病
- 急性淋巴细胞性（ALL）：美国每年 6000 例；中位年龄 14 岁，但是第二发病高峰为老年
- 危险因素：辐射、化疗（烷化剂、拓扑异构酶 II 抑制剂）、苯、吸烟，获得性体细胞突变及造血细胞克隆具有风险？（*NEJM*, 2014, 371: 2477）
- 继发获得性造血疾病：骨髓增生异常综合征、骨髓增殖性肿瘤（特别是慢性粒细胞白血病）、再生障碍性贫血、阵发性睡眠性血红蛋白尿症
- 遗传性：Down 综合征、Klinefelter 综合征、范科尼贫血、布卢姆综合征、共济失调毛细血管扩张症候群

临床表现

- 血细胞减少→疲劳（贫血）、感染（嗜中性粒细胞减少症）、出血（血小板减少症）
- 更多见于急性髓系白血病

  白细胞淤滞（常为幼稚细胞 > 50 000/μL）；微循环闭塞→局部缺氧和出血→呼吸困难、低氧血症、头疼、视物模糊不清、短暂脑缺血发作（TIA）或脑血管意外 CVA；出现高黏血症性视网膜病变（血管充血、渗出、出血）

  DIC［特别是具有急性早幼粒细胞白血病（APL）］；白血病皮肤浸润、牙龈浸润（特别是单核细胞亚型）；绿色瘤；白血病细胞相关的髓外肿瘤，事实上在任何部位
- 更多见于 ALL：

  多处骨骼/腰椎疼痛，淋巴结病，肝脾肿大（也见于 AML）

  中枢神经系统（CNS）侵犯（约 10%）：脑神经损伤、头晕和（或）呕吐、头疼

  前纵隔肿瘤（特别是 T 细胞）；肿瘤消除综合征（qv）

诊断（*Blood*, 2009, 114: 937）

- 外周血涂片：贫血，血小板减少，白细胞数量可变 + 循环中各种幼稚白细胞（可见 >95%；急性髓细胞性白血病可见 Auer 小体⊕），外周血流式细胞仪技术测定原始细胞起源（急性淋巴细胞白血病及急性髓细胞性白血

病）
- 骨髓活检：细胞增多 >20% 幼稚细胞；细胞遗传学及流式细胞仪测试
- 存在特定细胞生成异常，如 t（15；17），t（8；21），inv（16）或 t（16；16），不考虑其幼稚细胞数量足以诊断 AML
- 肿瘤溶解综合征√（快速细胞更新）：尿酸↑，乳酸脱氢酶↑，钾↑，磷酸盐↑，钙↓
- 凝固试验可以排除 DIC：凝血酶原时间，部分凝血酶原时间，纤维蛋白原，D－二聚体，结合珠蛋白，胆红素
- 腰椎穿刺（同时鞘内注射化疗药物以避免脑脊液中出现循环幼稚细胞）用于那些 ALL（神经中枢是避难所）以及那些具有中枢神经系统症状的 AML 患者
- 如果先前有心脏病病史或以前使用过蒽类药物需行胸部超声检查
- 对于抗原分型（HLA）匹配，那些潜在的同种异体造血干细胞移植候选者来说兄弟姐妹 > 父母/子女

急性粒细胞性白血病（AML；*NEJM*，2015，373：1136）

分类（WHO；*Blood*，2016，127：2391）
- 特征用于确定髓系急性粒细胞性白血病亚型以指导治疗：
    形态学：幼稚细胞，颗粒⊕，Auer 小体 ±（嗜伊红叶状包涵小体）
    细胞组织化学：髓过氧化物酶和（或）非特异性脂酶⊕
- 免疫表型：骨髓——CD13、CD33、CD117；单核细胞——CD11b、CD64、CD14、CD15
- 细胞遗传学：对预后很重要，中度风险＝没有好/坏的特征

2016 年 WHO 急性髓细胞性白血病分类（*Blood*，2016，127：2391）

4 个主要亚型	举例
复发的遗传基因异常	t（8；21）；inv（16）；*PML-RARA*；t（9；11），t（6；9），inv（3），t（1；22），*NPM*1 突变，*CEBPA* 等位基因突变
骨髓发育不良相关性改变	有或没有骨髓异常增生综合征或骨髓增殖性肉瘤前驱症状
治疗相关性	如烷基化药物或拓扑异构酶抑制剂

续表

非特指的	合并最小变异；有或没有成熟细胞；髓单核细胞；单核细胞性/吞噬性；单纯红细胞性的；成巨核细胞
可见于：骨髓肉瘤、Down 综合征骨髓增殖	

AML 遗传学（*Blood*，2010，115：453；*Blood*，2010，116：354；*NEJM*，2016，374：2209）

	预后良好	预后不佳
染色体组型	急性早粒幼细胞白血病中 t (15；17)；t (8；21)；inv (16) /t (16；16)	-5；-7；3q26 染色体畸变；t (6；9)；11q23 染色体畸变；复杂核型
基因突变	*NPM*1 +；*CEBPA* 等位基因	*FLT3*ITD；*MLL*-PTD；*TP53*，*RUNX1*
常见体细胞突变：甲状腺转移酶 3*A*；四环素操纵子 2；*ASXL1*；肾素血管紧张素；野生型 1；异柠檬酸脱氢酶 1/2；剪接体		

治疗（*Lancet*，2013，381：484）

- 诱导化疗后进行巩固治疗；如果不适宜，可使用低甲基化药物或临床试验
- 诱导化疗："7 + 3" ＝阿糖胞苷 ×7d + 去甲柔红霉素/柔红霉素 ×3d。柔红霉素剂量：年龄 < 60 岁→高（90mg/m²）；年龄 > 60 岁→标准（60mg/m² 或 45mg/m²）（*NEJM*，2009，361：1249）

  吉妥单抗（α-CD33）在急性髓细胞性白血病中获益或者风险未知？（*Lancet*，2012，379：1508）

- √达到完全缓解（CR）＝中性粒细胞绝对值 > 1000，血小板 > 100，终止红细胞治疗，< 5% 骨髓幼稚细胞

  CR ≠ 治愈；所以必须在诱导化疗后巩固治疗

- 如果完全缓解⊕：巩固治疗基于每个患者危险分层（年龄、基因型、病理）——化疗：如果伴有利风险（如大剂量阿糖胞苷，HiDAC）；若有不利风险→异基因造血干细胞移植；中度（int）风险与基因突变、捐赠者、病理有关

- 如果完全缓解⊖：再诱发替代治疗方案［如 MEC（米托蒽醌、依托泊苷、阿糖胞苷）］，HiDAC
- 如果完全缓解后复发：抢救化疗或临床试验→同种异体造血干细胞移植
- 支持治疗：水化作用＋别嘌呤醇或拉布立酶肿瘤溶解预防治疗；输血；抗生素治疗发热及嗜中性粒细胞减少症；抗真菌药治疗长期发热及嗜中性粒细胞减少症；羟基脲 ± 白细胞去除法治疗白细胞停滞（APL 避免提取法）

预　后

- 完全缓解在 <60 岁患者中达到 70%～80%，在 >60 岁患者中达到 40%～45%
- 生存期变量，取决于预后因素：范围从具有不良预后肿瘤基因风险老年患者 <10% 到具有有利预后因素的年轻患者 >75%
- 不良预后因素：年龄 >60 岁，不宜使用细胞遗传学方法，表现不佳，骨髓异常增生综合征（MDS）/骨髓增殖性肿瘤（MPN）前驱期，tAML；基因型（*NE-JM*, 2016, 374：2209；*JMAM*, 2015, 314：811）；其他疾病，如持续存在 *NPM*1 突变。转录与复发↑有关，生存率↓（*NEJM*, 2016, 374：422）

急性早幼粒细胞白血病（APL）（*Blood*, 2009, 113：1875）

- 罕见疾病，占美国全部 AML 发病率 8%。但是生物学及临床区别明确
- 血液和骨髓中有不典型早幼粒细胞（大颗粒细胞；双叶核）
- 定义是维 A 酸受体异位为特征：t（15；17）；*PML-RAR*'（>95% 病例）
- 医疗应急情况经常是 DIC 及出血；支持护理至关重要
- 对维 A 酸（ATRA）有明显反应，可以诱导变异及三氧化二砷（ATO）；在怀疑为 APL 时早期给予全反式维 A 酸；三氧化二砷是高活性可作为一线治疗方法或用于治疗难治疾病
- 诱导：维 A 酸＋三氧化二砷→完全缓解 100%，2 年无症状生存期↑（*NE-JM*, 2013, 362：111）；蒽环霉素＋维 A 酸 ± 阿糖胞苷→完全缓解 90%，在高风险 APL 有利（白细胞 >1000）
- 分化（ATRA）症候群：约 25% 患者；发热、肺浸润、呼吸短促、水肿、低血压、急性肾损伤；治疗用地塞米松 10mg，每天 2 次，支持治疗（如利尿）（*Blood*, 2008, 113：775）
- 巩固治疗：柔红霉素＋维 A 酸（*Blood*, 2010, 116：3751）或维 A 酸＋三氧化二砷（*NEJM*, 2013, 369：111）
- 维持治疗角色（如维 A 酸＋6 硫基嘌呤＋氨甲蝶呤）是有争议的；不使用

维 A 酸/三氧化二砷治疗

- AML 最佳预后：>90% 治愈；白细胞 > 10 000/μL = 预后↓（*Blood*，2000，96：1247）

急性淋巴细胞白血病（ALL）

分 类

- 淋巴细胞肿瘤可以表现为有 >20% 骨髓幼稚细胞的 ALL 或占位性病变且 < 20% 骨髓幼稚细胞的淋巴母细胞性淋巴瘤（LBL）

  ALL 及 LBL 被认为是同一种疾病的不同临床表现
- 形态学：无颗粒（颗粒可见于骨髓系）
- 细胞化学：末端脱氧核苷酸转移酶（TdT）⊕在所有病例中占 95%
- 细胞遗传学（*Blood*，2010，115：206）：t（9；22）= 费城染色体（Ph）在所有成年 ALL 中占 25%；"类费城染色体" ALL 基因表现：预后差，络氨酸激酶抑制剂作用？（*NEJM*，2014，371：1005）
- 免疫组织化学：2 种主要表型（伯基特淋巴瘤的治疗不同；见"淋巴瘤"）

  WHO 对 ALL 免疫表型的分类（*Blood*，2016，127：2375）

WHO 分类	成人发生率	免疫组织化学
B 细胞	75%	末端脱氧核苷酸转移酶⊕，CD19⊕，变量 CD10，CD20
T 细胞	25%	末端脱氧核苷酸转移酶⊕，T 细胞抗原（CD2，细胞质 CD3，CD5，CD7）⊕

治疗（*JCO*，2011，29：532；*Leukemia*，2015，29：526）

- 诱导化疗：代表性综合方案包括蒽环霉素、长春新碱、类固醇、环磷酰胺 ± 天冬酰胺酶；基于儿科方案
- 中枢神经系统预防治疗：鞘内注射氨甲蝶呤/阿糖胞苷 ± 头颅放疗或全身性氨甲蝶呤
- 缓解后治疗选择：

  巩固/强化化疗（约 7 个月）然后维持化疗（约 2 ~ 3 年）

　　1 期 CR 患者大剂量化疗，若有捐赠者可行异基因造血干细胞移植

　　儿科方案可用于成年人（Leukemia，2015，29：526）；如果 <50 岁可以考虑异基因移植（有争议）

- 如果复发→抢救（如化疗或 CAR-T 或 inotuzumab 株单抗），然后若有可能行同种异体造血干细胞移植
- 费城染色体阴性 t（9；22）原发性难治性/复发性 B 细胞急性淋巴细胞白血病：blinatumomab 单抗（Lancet Oncol，2015，16：57）
- 费城染色体阳性 t（9；22）→增加伊马替尼或达沙替尼，随后进行同种异体造血干细胞移植
- MLL-AF4 t（4；11），亚二倍性（<44 染色体），最小病变残余→考虑异基因造血干细胞移植
- 输入嵌合抗原受体改良 T 细胞是有前途的（NEJM，2014，371：1507）

预　后

- >80% 成年人在形态学上完全缓解；但是完全缓解中微小残留病 = 不良预后
- 如果具有好的预后因素，治愈率可以达到 50%～60%；若存在不良预后因素，治愈率为 10%～30%
- 好的预后因素：年龄较小，白细胞 <30 000/μL，T 细胞免疫表型，缺乏费城染色体或 t（4；11），早期达到完全缓解及微小残留病灶阴性

慢性髓细胞性白血病（CML）

定义（Blood，2009，114：937）

- 骨髓增殖性肿瘤合并不成熟的造血骨髓造血干细胞克隆过度产生
- 费城染色体（Ph）= t（9；22）→费城染色体基因（BCR-ABL）融合物→融合蛋白激酶激活↑

　　费城染色体基因是诊断需要（对染色体分类或荧光原位杂交；聚合酶链反应有益但不够）

- "非典型 CML"（费城染色体基因阴性）现在被认为是另一种疾病并且被重新分类为骨髓异常增生综合征/骨髓增殖性肿瘤（qv），许多患者 CSF3R 或 SETBP1 突变⊕

流行病学与危险因素

- 美国每年新发 6600 病例，中位发病年龄为 64 岁；约占成年白细胞患者的 15%
- 辐射导致风险↑；尚不清楚细胞毒类药物的影响

临床表现

- 临床病程分 3 期；慢性期占 85%
- 慢性期：常无症状，但通常表现为疲劳、萎靡、体重下降、盗汗、腹胀（50% 脾大）
- 加速期：难治性白细胞增多症，血小板↓及日益恶化的症状→发热、体重下降、脾肿大↑、骨痛、出血、感染、皮肤瘙痒（嗜碱性细胞增多）
- 急性转化期≈急性白血病→严重的全身症状、感染、出血及可能的白细胞瘀滞症（见"急性白血病"）

诊　断

- 外周血涂片：白细胞增多，骨髓成熟细胞各阶段核左移；贫血，血小板增多，嗜碱性细胞增多
- 骨髓检查：细胞增多，骨髓的红系比例↑，碱性磷酸酶脂质体↓
- 慢性期：幼稚细胞 <10%（外周血或骨髓）
- 加速期：幼稚细胞 10%～19%，嗜碱性粒细胞≥20%，血小板 <100 000，脾体积↑，染色体组进展
- 急变期：幼稚细胞≥20%（2/3 髓系，1/3 淋巴系）可见髓外白血病

治疗（*Lancet*，2015，385：1447）

- 酪氨酸激酶抑制剂（TKI）：伊马替尼、达沙替尼、尼洛替尼、伯舒替尼、泊那替尼为选择性费城染色体基因抑制剂（*JCO*，2010，28：428；*Blood*，2012，120：1390）

  伊马替尼、尼洛替尼及达沙替尼可以用于初始治疗

  耐药 = 疾病反复发作时应用酪氨酸激酶抑制剂，通常是费城染色体基因突变或扩增所致

  尼洛替尼、达沙替尼、伯舒替尼及普纳替尼被批准用于耐药性疾病，仅泊那替尼对 T3151 耐药性突变有效（*NEJM*，2012，367：2075；*NEJM*，2013，369：1783）

副作用：恶心、腹泻、肌肉痉挛、血细胞减少、$PO_4^{3-}\downarrow$、QT间期$\uparrow$，充血性心力衰竭（CHF）罕见

达沙替尼：心包及胸腔积液及肺动脉高压；尼洛替尼：胆红素及脂肪酶$\uparrow$，心血管毒性；泊那替尼：血栓形成、胰脏炎及心血管毒性

- 慢性期：酪氨酸激酶抑制剂；持续反应不确定（*Blood*，2012，120：1390）
- 加速期：酪氨酸激酶抑制剂使用前考虑同种异体造血干细胞移植（HSCT）
- 急变期：酪氨酸激酶抑制剂与酪氨酸激酶抑制剂 + ALL 或 AML 二者选一进行诱导治疗；然后给予 HSCT
- 同种异体 HSCT：可能治愈，考虑给予可能得到捐赠的患者；患者处于加速期或急变期；或处于疾病复发/难治性的选择 TKI 治疗后

TKI 治疗目标（*Blood*，2013，122：872）

反应	定义	最佳时间
血液学	白细胞 < 10 000，血小板 < 450 000，血液中无未成熟细胞，嗜碱粒细胞 <5%，脾触诊阴性	3 个月
细胞遗传学	中期细胞缺无费城染色体	12 个月
分子学	费城染色体基因抑制剂 <0.1% = 定量 PCR 下降 3 个对数值	12 个月

预后（*Cancer*，2013，119：2620）

- CML 慢性期治疗用伊马替尼：5 年整体存活率 89%，95% 摆脱 CML 相关死亡，5 年急变期进展率 7%（*NEJM*，2006，355：2408）
- CML 加速期治疗用伊马替尼：4 年生存率超过 50%（*Cancer*，2005，103：2099）
- 不良预后因素：年龄$\uparrow$，血小板计数$\uparrow$，脾大小$\uparrow$，幼稚细胞/嗜碱粒细胞%$\uparrow$

慢性淋巴细胞性白血病（CLL）

定义（*NEJM*，2005，352：804；*Blood*，2008，111：5446）

- 指功能不全的成熟 B 淋巴细胞单克隆聚集
- 慢性淋巴细胞性白血病（恶性细胞 > 5000/μL）及小淋巴细胞性淋巴瘤（SLL；恶性细胞 < 5000/μL，具有 + 嗜碱性粒细胞 ± 脾肿大）被列为同一疾病
- 单克隆 B 淋巴细胞（< 5000/μL，淋巴结 < 1.5cm，红细胞及血小板计数正常）：观察

病因及危险因素

- 每年 15 000 新发病例；中位年龄为 71 岁；最常见于成年白血病
- 1 级亲属发生率↑；与辐射、药品、毒物相关性不详

临床表现

- 症状：通常无症状或全血细胞计数显示淋巴细胞增多出现症状；10% ~ 20% 呈现疲劳、萎靡、盗汗、体重下降（即类 B 淋巴细胞症状）
- 体征：淋巴结病（80%）及肝脾肿大（50%）
- 自身免疫性溶血性贫血（AIHA）（10%）或血小板减少症（ITP）（1% ~ 2%）
- 低丙球蛋白血症 ± 中性粒细胞减少症→对感染的敏感性↑
- 骨髓衰竭发生率 13%；单克隆丙种球蛋白病发生率 5%
- 侵袭性转化：5% 发展为里氏综合征 = 转化为高度淋巴瘤 [通常是弥漫性大 B 细胞淋巴瘤（DLECL）] 及突发临床恶化

诊断（见"淋巴瘤概述"）

- 外周血涂片：淋巴细胞增多（> 5000/μL，表现为成熟外观的小细胞）"破碎"细胞来自制作血涂片时因剪切损害的异常淋巴细胞
- 流式细胞技术：克隆具有模糊表面免疫球蛋白（sIg）；类型 CD5 + ，CD19 + ，CD20（模糊），CD23 + 。CD38 + 或 ZAP70 + 免疫球蛋白可变重链区域非突变，

预后较差

- 骨髓：正常细胞数或细胞过多的；有小 B 淋巴细胞浸润（≥30%）
- 淋巴结：小淋巴细胞浸润或小淋巴细胞扩散 = 小淋巴细胞淋巴瘤
- 遗传学：11q22 - 23 & 17p 预后不良；三染色体细胞 12 中等；13q14 及 *IgVH* 预较好。9 个显著突变基因，包括 *TP53*、*NOTCH*1、*MYD*88 及 *SF3B*1。剪接体突变中扮演重要角色（*NEJM*, 2011, 365: 2497; JCI, 2012, 122: 3432）

慢性淋巴细胞性白血病阶段

	Rai 系统		生存中位数	Binet 系统	
阶段	描述			描述	阶段
0	仅淋巴细胞增多		>10 年	<3 个淋巴结	A
I	淋巴结病⊕		7~10 年	>3 个淋巴结	B
II	肝脾肿大⊕				
III	贫血⊕（非自身免疫性溶血性贫血）		1~2 年	贫血或血细胞减少	C
IV	血细胞减少⊕（非特发性血小板减少性紫癜）				

治疗（*JAMA*, 2014, 312: 2265）

- 首先采取姑息治疗→在疾病早期可以不需治疗
- 治疗适应证：Rai III/IV 期，Binet 分期 C 期，疾病相关症状，进展性疾病，类固醇难治性自身免疫性溶血性贫血或血小板减少症 ITP，复发性感染
- 选择：联合治疗优于单一治疗（*Lancet*, 2007, 370: 230），但并发症、年龄很重要

  嘌呤类似物：氟达拉滨（"F"），喷司他丁（"P"）

  烷基化药物：环磷酰胺（"C"），苯达莫司汀（"B"），环磷酰胺 - 长春新碱 - 泼尼松（CVP），环磷酰胺 - 柔红霉素 - 长春新碱 - 泼尼松（CHOP）±单克隆抗体针对 CD20（利妥昔单抗，"R"，奥法木单抗）或 CD52（阿伦单抗）

- 健康/年轻者（＜70 岁）：FCR 联合治疗生存率大于 FC（*Lancet*，2010，376：1164）；FR 也可以接受

- 虚弱/老年患者：许多选择包括依鲁替尼（*NEJM*，2015，373：2425）；苯丁酸氮芥 + 抗 – CD20［如 obinutuzumab（*NEJM*，2014，370：1101）或者奥法木单抗（*Lancet*，2015，385：1873）］，BR

- 难治性疾病：依鲁替尼 > 奥法木单抗（*NEJM*，2014，371：213）；acalabru-tinib（络氨酸激酶；*NEJM*，2016，374：323），idelalisib（P13K；*NEJM*，2014，370：997）；维奈托克（α-BCl2；*NEJM*，2016，374：311）

- 17p-或者 *TP53* 突变：维奈托克、idelalisib 或依鲁替尼 ± 利妥昔单抗（*Lancet Oncol*，2014，10：1090）

- 考虑异常造血干细胞在 17p-，*TP53* 突变或难治性 CLL（*BJH*，2012，158：174）

- 支持治疗：预防卡氏肺囊虫肺炎（PCP），单纯疱疹病毒（HSV），水痘带状疱疹病毒（VZV）；对接受 anti-CD52 患者监视巨细胞病毒；AIAA/ITP→类固醇；复发性感染→静脉注射用免疫球蛋白

预后（*NEJM*，2004，351：893；*JCO*，2006，24：4634）

- 生存率差异很大：中位整体存活期为 10 年（*Am J Hematol*，2011，12：985）

- 有利的预后因素：删除 13q14（50% 慢性淋巴细胞性白血病）

- 不利的预后因素：

  不适宜的细胞遗传学：如 17p- 或 *TP53* 突变（*JCO*，2010，28：4473）

  未突变（对比种系 <2%）*IgVH* 基因（少于 8~10 年，如果突变则 20~25 年）

  高（>20%~30%）Zap-70 基因表达（部分 T 细胞受体；相互关系无突变的 *IgVH*）

  CD 38 >30% 或者 CD49d <30%：与未突变 *IgVH* 有关联（Blood，2008，111：865）

  较高的 β_2 微球蛋白水平（与疾病阶段和肿瘤的大小有关）

淋巴瘤

定 义

- 淋巴瘤是淋巴细胞的恶性病变，病变部位主要在淋巴组织
- 临床一般分为霍奇金淋巴瘤（HL）和非霍奇金淋巴瘤（NHL）

临床表现

- 淋巴系统病变（无触痛）

  霍奇金淋巴瘤（HL）：有 Reed-Sternberg（RS）细胞，浅表淋巴结（一般在颈部/锁骨上）±纵隔淋巴结，淋巴结疾病通常有限，规律有序地播散至相邻的淋巴结

  非霍奇金淋巴瘤（NHL）：弥漫性；淋巴结和（或）节外病变都有，一般不连续播散；症状会反映出受侵器官（腹胀、骨痛）

- 全身症状（"B"症状）：发热（>38℃），盗汗，体重下降（近6个月下降10%以上）

  霍奇金淋巴瘤（HL）：周期性、反复"Pel-Ebstein"热（周期热）；10%~15%有瘙痒症状，35%"B"症状

  非霍奇金淋巴瘤（NHL）：B症状在各亚型中表现不同，<15%~50%

诊断和分期

- 体格检查：淋巴结，肝/脾大小，Waldeyer环，睾丸（1%的 NHL 有病变），皮肤
- 病理：淋巴结活检（避免针吸穿刺，尽量保留周围结构完整），并结合免疫表型和细胞遗传学；骨髓穿刺或者 PET 检查（除了临床分期为相对预后良好的 I A/ II A 期的 HL 或是通过流式细胞检测诊断的慢性淋巴细胞）；若怀疑累及 CNS 可行腰椎穿刺
- 实验室检查：血常规（CBC）、尿素氮（BUN）/肌酐（Cr）、肝功能（LFT）、血沉（ESR）、乳酸脱氢酶（LDH）、尿酸（UA）、钙（Ca^{2+}）、白蛋白（alb）；乙型肝炎病毒（HBV）和丙型肝炎病毒（HCV）（如果需要利妥昔单抗药物治疗必须检测 HBsAg 和抗-HBc，因为该治疗可能导致 HBV

复发）；考虑 HIV，HTLV-Ⅰ 和 EBV 血清检测和结缔组织疾病自身抗体检测

- 影像学检查：仅作为 CT 的 PET-CT 扫描不能可靠地检测脾脏/肝脏受累（特别是 HL，DLBCL）。PET 结果可以作为预后和可能的指导治疗（*NEJM*，2015，372：1598；*NEJM*，2016，374：2419）。若有神经系统症状，行头部 CT 或者 MRI

Cotswolds 修订的 Ann Arbor 分期

分期	特点
Ⅰ	局限于 1 个淋巴结区域
Ⅱ	≥2 个淋巴结区域，同侧膈肌
Ⅲ	累及横膈两侧淋巴结区域
Ⅳ	累及 1 个或多个淋巴结系统以外的器官

修订：A = 无症状；B = 发热，夜间盗汗或体重下降；X = 巨块型 = 纵隔肿块的最大直径大于胸腔直径的 1/3 或腹腔肿块最大直径 >10cm，；E = 单个结外组织受累；H = 肝脏受累；S = 脾脏受累

霍奇金淋巴瘤（HL）（*NEJM*，2010，363：653）

流行病学和危险因素

- 发病率大约为 9000 例/年，双峰分布（15 ~ 35 岁和 > 50 岁）；男性发病率高于女性；可能 HL 亚群中的 EB 病毒感染相关，特别是免疫缺陷疾病患者易发（如 HIV）

病理学

- 在非肿瘤性炎性细胞表现下，受累淋巴结可见 RS 细胞（<1%）
- 经典 RS 细胞：双叶核及核仁明显（"鹰眼样"）。RS 细胞来源于 B 细胞：CD15 +，CD30 +，CD20 -（很少 +）

WHO 经典 HL 的组织学分类

结节硬化性	60%～80%		胶原带；纵隔淋巴结受累常见；青年多见；女性多见；诊断时多为 I 或 II 期
混合细胞型	15%～30%		细胞多形性；老年多见；男性多见；>50% 在发现时为 III 或 IV 期，预后介于差与好之间
富于淋巴细胞型	5%		大量形态正常淋巴细胞；纵隔淋巴结受累少见，男性多见；预后好
淋巴细胞削减型	<1%		弥漫纤维化，含有大量 RS 细胞；老年、男性多见；诊断时已经扩散；HIV 患者中可见；预后差

- 非经典 HL（5%）：结节性细胞为主（NLP）；累及周围淋巴结；就诊时一般在 I～II 期，可单独放疗或者放化疗结合治疗，10 年无恶化生存期 80%，总生存期为 93%（*JCO*，1997，15：3060）

    考虑利妥昔单抗药物治疗，因为大多 NLP RS 细胞是 CD20＋

    第 III、IV 期结节性 HL 治疗用联合化疗（见下文）

治疗（*Lancet*，2012，380：836）

- I、II 期：ABVD 方案（阿霉素、长春新碱、博来霉素、达卡巴嗪）± 放射治疗；低强度配方可达预后良好的一定疗效（*NEJM*，2010，363：640）
- III、IV 期：ABVD 方案 ×6 次或升级到 BEACOPP 方案（博来霉素、依托泊苷、阿霉素、环磷酰胺、长春新碱、丙卡巴肼、泼尼松）
- 难治/复发的疾病：挽救性化疗 + 自体造血干细胞移植，± 放射治疗

    本妥昔单抗（CD30 抗体药物结合物）：挽救性治疗（*NEJM*，2010，363：1812），或者移植后巩固治疗

    程序性死亡受体 1PD1/细胞程式死亡 – 配体 1 PDL1 阻滞剂（如派姆单抗、尼鲁单抗）（*NEJM*，2015，372：311）

- 晚期治疗的后期影响风险升高：

    第二原发性肿瘤风险：40 岁以上患者风险增加 4.6 倍（*NEJM*，2015，373：2499）

    乳腺癌（放疗），40 岁或是放疗后 8～10 年的年度筛查

肺癌，胸片或 CT 作为筛查手段（有争议）

急性白血病/骨髓增生异常综合征，非霍奇金淋巴瘤（NHL）

心脏疾病（放疗或蒽环霉素），心脏彩超检查在近 10 年（有争议）

肺毒性（博来霉素）

甲状腺功能减退症（放疗）：每年进行 TSH 检测（如果有颈部放疗）

国际预后指数（IPS）（*JCO*，2012，30：3383）

不良预后指标	指标总数	5 年无进展生存期
白蛋白 <4g/dL 血红蛋白 <10.5g/dL	0	88%
男性年龄 >45 岁	1	84%
IV期	2	80%
白细胞 ≥15k/μL	3	74%
淋巴细胞 <600/μL 或未分化淋巴	4	67
细胞 <8%	≥5	62%

非霍奇金淋巴瘤（NHL）

流行病学和危险因素

- 发病率大约为 7000 例/年；确诊时中位年龄 65 岁；好发于男性；85% 为 B 细胞起源
- 相关疾病：免疫缺陷（如 HIV、移植后）；自身免疫异常（如干燥综合征、RA、SLE）；感染（如 EBV、HTLV-I、幽门螺杆菌）
- Burkitt 淋巴瘤：①地区流行或非洲（下颌肿块，80% ~90% EBV 相关）；②散发的或美国的（EBV 相关的20%）；③HIV 相关

WHO 对恶性淋巴瘤的分类 (*Blood*, 2016, 127: 2375)

类型	举例	相关基因
成熟 B 细胞型	弥漫性大 B 细胞淋巴瘤 (DLBCL) 滤泡性淋巴瘤	*BCL2*, MYC, *MLL2*, *CREBBP* 等
	CLL/小淋巴细胞淋巴瘤 套细胞淋巴瘤	IGH-BCL2, MLL2
	边缘区淋巴瘤 (淋巴结, 结外淋巴 MALT, 幽门螺杆菌感染相关), 脾	*IGVH*, *ZAP70*, *TP53*, *SF3B1* 等
	Burkitt 淋巴瘤	t (11; 14) *BCL1-IgH* 致 *cyclinD*1 失调
	毛细胞白血病 (伴乏力, 单核细胞减少, 脾肿大; TRAP 阳性)	*AP* 12-*MALT*1 和 *BCL*-10-*Ig enhancer*
		8*q*24, *c-MYC*
		*BRAF V*600*E*
成熟 T/NK 细胞型	外周 T 细胞淋巴瘤, 蕈样肉芽肿 (皮肤淋巴瘤) / Sézary 综合征 (LAN + 淋巴结阳性)	*TET*2 和 *DNMT3A* 有些 ALK1 ⊕
	间变性大细胞淋巴瘤	
	血管免疫母细胞性 T 细胞淋巴瘤	

治疗 (*Lancet*, 2012, 380: 848)

- 治疗和预后取决于组织病理学分类, 而不是疾病分期
- 利妥昔单抗 (CD20 抗体; *NEJM*, 2012, 366: 2008), 用于免疫组化 CD20 阳性患者; 对于 CD20 阴性者无疗效
- 惰性: 目标是控制症状 (大块肿物, 血细胞减少, "B" 症状), 除非是异体造血干细胞移植, 否则无法治愈

  治疗方案可选择局部放疗, 利妥昔单抗 ± 化疗 (CVP、苯达莫司汀、氟达拉滨), 依鲁替尼

  对于 MALT 淋巴瘤, 如幽门螺杆菌阳性进行幽门螺杆菌治疗

  利妥昔单抗的维持治疗可以适当延长复发性病例的生存期 (*JNCI*, 2009, 101: 248), 而利妥昔单抗的维持治疗在惰性和侵袭性病例中的作用也与日俱增 (*Lancet*, 2011, 377: 42)

  毛细胞白血病: 克拉屈滨, 如果复发/难治性, 口服 BRAF 抑制剂

（*NEJM*，2015，373：1733）

- 侵袭性（DLBCL，30%～40% of NHL）：目标是治愈（*JCO*，2005，23：6387）

  R-CHOP 方案：（利妥昔单抗＝R，环磷酰胺＝C，阿霉素＝羟基柔红霉素＝H，长春新碱＝O，泼尼松＝P）（*NEJM*，2002，346：235；*NEJM*，2008，359：613）

  10 年无进展生存率＝45%；总体生存率＝55%（*Blood*，2010，116：2040）

  5-23? R-ACVBP 方案（利妥昔单抗、阿霉素、长春新碱、博来霉素、泼尼松）与 R-CHOP 方案相比较，3 年总生存率升高还未能明确，但会增加不良事件发生率（*Lancet*，2011，378：1858）

  ＋对局限性及大肿块可行放疗

  考虑 CNS 病变的预防，可使用鞘内注射或全身高剂量氨甲蝶呤药物，如果有鼻窦、睾丸、乳腺、眶周、椎旁或骨髓等组织受累；≥2 个结外病变部位并伴 LDH 升高，都能对 CNS 受累起到提示作用

  难治/复发性疾病：挽救性化疗；高剂量化疗＋自体造血干细胞移植（*NEJM*，1995，333：1540）；如果复发 2 次以上，异体造血干细胞移植（*JCO*，2011，29：1342）

  套细胞：依鲁替尼治疗复发/难治性疾病（*Lancet*，2016，387：770）

- 高度侵袭性［淋巴母细胞淋巴瘤，高级 B 细胞淋巴瘤并有 MYC 基因、BCL2 和（或）BCL6 重排］

  淋巴瘤：高强度短期化疗（*Blood*，2004，104：3009）＋利妥昔单抗（*BJH*，2014，165：102）

  低危风险定义是 LDH 正常，单病变中心范围＜10cm；其他都是高危风险

  低风险治疗：CODOX-M（环磷酰胺，长春新碱，阿霉素，大剂量氨甲蝶呤±利妥昔单抗）（*Leuk Lymph*，2004，45：761）

  高危风险治疗：CODOX-M/IVAC（上述方案加上异环磷酰胺，依托泊苷，高剂量的阿糖胞苷），hyper-CVAD 方案（环磷酰胺、长春新碱、阿霉素、地塞米松）

  剂量调整 EPOCH-R 方案，若条件允许（看下文，依据 ANC 进行剂量滴度）（*NEJM*，2013，369：1915）

  所有病例，应预防 CNS 病变和肿瘤溶解综合征

  加上利妥昔单抗的应用，提高无病生存率（*Lancet*，2016，387：2402）

淋巴母细胞淋巴瘤（B 或 T 细胞）：治疗同急性白血病（见"急性白血病"）

高级别的 B 细胞淋巴瘤/重排 MYC、BCL2 和（或）BCL6：之前伴有双克隆/三克隆淋巴瘤患者，预后差

预　后

● 惰性：通常难以治愈，但中位生存期相对较长

滤泡性淋巴瘤国际预后指数（FLIPI）（*Blood*，2004，104：1258）

因素：年龄 >60 岁 Ⅲ/Ⅳ 期，Hb <12g/dL，>4 个淋巴结受累，LDH > 正常值		
因素个数	5 年生存期	10 年生存期
0 ~ 1	90%	71%
2	78%	51%
≥3	52%	35%

● 侵袭性：治愈率较高，但预后差

侵袭性 NHL 国际预后指数（IPI）（*Blood*，2007，109：1857）

因素：年龄 >60 岁，Ⅲ/Ⅳ 期，≥ 2 个淋巴结外部位受累，一般状况 ≥ 2，LDH > 正常值		
因素个数	完全反应	5 年总生存率
0 ~ 1	87%	73%
2	67%	51%
3	55%	43%
4 ~ 5	44%	26%
行 CHOP-R 方案后的国际预后指数（IPI）		
因素	确诊率	4 年生存率
0	10%	94%
1 ~ 2	45%	79%
3 ~ 5	45%	55%

HIV 相关的 NHL (*Blood*, 2006, 107: 13)

- HIV 阳性增加了 60~100 倍 NHL 发病风险
- NHL 与卡波氏肉瘤、宫颈癌、肛管癌被认为是 AIDS 定义的相关恶性疾病
- 同时进行 HAART 疗法及化疗可能会改善生存期
- 弥漫性大 B 细胞淋巴瘤和免疫母细胞性淋巴瘤 (67%): CD4 < 100, EBV 相关

    治疗方案可用免疫活性化疗 (CHOP-R), 但是如果 CD4 < 100, 避免使用利妥昔单抗药物

    替代方案包括 R-EPOCH (依托泊苷、泼尼松、长春新碱、阿霉素、环磷酰胺)

- 淋巴瘤 (20%): CD4 > 200 也会发病

    治疗方案可用免疫活性化疗; 预后没有明显恶化

- 原发性 CNS 淋巴瘤 (16%): CD4 < 50, EBV 感染相关 (同时也见于未感染 HIV 的患者)

    治疗上予以高剂量氨甲蝶呤 + 糖皮质激素 ± 替莫唑胺 ± 放疗, 可考虑自体造血干细胞移植

- 原发性渗出性淋巴瘤 (<5%): HHV8 介导; 也可在其他免疫抑制的患者中见到, 如实体器官移植, 或患有慢性乙型病毒性肝炎 (HBV)

    治疗上采用标准 CHOP 方案 (通常 CD20 阴性) 或者考虑 EPOCH 方案, 通常预后差

浆细胞病

多发性骨髓瘤 (MM)

定义和流行病学 (*NEJM*, 2011, 364: 1046)

- 产生单克隆免疫球蛋白 = "M 蛋白" 的浆细胞恶性肿瘤
- 每年新增约 27 000 例; 确诊时中位年龄为 69 岁; 常见于非洲裔美国人

临床表现 (CRAB 标准及其他罕见的临床特点)

- 由于破骨细胞活性提高, 发生高钙血症

- **肾脏疾病**：多种机制包括过滤轻链沉积毒性→肾衰竭（管型肾病）或Ⅱ型RTA；淀粉样变或轻链沉积病→肾病综合征；高血钙症、痛风性肾病，Ⅰ型冷球蛋白血症

- **贫血（正常细胞型）**：由于骨髓受累；自身免疫性溶血也会导致贫血，但极少见

- **骨痛**：由于破骨细胞的活性加强→溶骨性病变、病理性骨折

- **反复感染**：因为血液中相对低的丙球白蛋白血症（克隆浆细胞抑制了正常免疫球蛋白）

- **神经系统**：脊髓压迫；POEMS综合征（多发性神经病P、脏器肿大O、内分泌失调E、单克隆免疫球蛋白M、皮肤改变S）

- **高黏滞综合征**：经常发生在IgM >4g/dL，IgG >5g/dL，或者IgA >7g/dL时

- **凝血功能障碍**：抗体抑制或对抗抗凝血因子；抗体包覆的血小板

- **淀粉样变**（见"淀粉样病变性"）

诊断和分期（*Lancet Onc*，2014，15：e538）

- **MM临床诊断标准**：克隆骨髓浆细胞 >10% 或组织活检中证实浆细胞瘤且≥1个骨髓瘤定义的事件：
  - A. 骨髓瘤相关的器官或组织损害（ROTI = 溶骨病变，Ca^{2+} >11mg/dL，Cr >2mg/dL，或 Hb <10g/dL）
  - B. 下列标志：骨髓浆细胞瘤≥60%，血清游离轻链（FLC）比≥100：1，核磁共振成像（MRI）>1处病变

- **其他类型**

  冒烟型MM：M蛋白 >3g/dL 或者浆细胞增多 >10%，无骨髓瘤定义事件或淀粉样变性；进展的风险每年10%，取决于M蛋白浓度、亚型、FLC比

  孤立性骨浆细胞瘤：单一部位的溶骨性病变破坏，不伴有浆细胞增多症或其他ROTI

  髓外（非骨）浆细胞瘤：病变在上呼吸道

  浆细胞白血病：外周血中的浆细胞计数 >2000/μL

  无分泌性MM（约占2%）：无M蛋白，但是有骨髓浆细胞增多症及ROTI

- **M成分鉴别诊断**：MM，MGUS（见下文），慢性淋巴细胞白血病，淋巴瘤，结节病，类风湿关节炎

  多克隆丙球蛋白症可见于以下炎症状态的疾病：HIV，风湿性疾病，肝硬化

- **外周血涂片**：缗钱状红细胞堆叠，检测到 Ca^{2+}，alb，Cr；阴离子间隙减

小，球蛋白升高，ESR 升高

- 蛋白电泳和免疫固定

  血清蛋白电泳（SPEP）：定量检测 M 蛋白量，>80% 患者阳性

  尿蛋白电泳（UPEP）：检测仅分泌轻链（BenceJones 蛋白）的患者，其从血液中被快速过滤

  免疫固定：显示组分为单克隆，鉴定 Ig 型→IgG（50%），IgA（20%），IgD（2%），IgM（0.5%），轻链（20%），非特异性（<5%）

  血清游离轻链（FLC）测定：对于诊断（尤其是仅分泌轻链的患者）和疗效的追踪监测具有重要意义

- β_2-微球蛋白和 LDH 水平反映肿瘤负担

- 骨髓活检细胞遗传学：正常核型优于异常。标准风险 = 超二倍体或 t（11；14）；高风险 = 亚二倍体，缺失 17p13（约占 10%），t（4；14）以及 t（4；16）

- 基因突变包括 *TP53*、*NRAS*、*KRAS*、*BRAF* 和 *NK-κB* 通路（Nature，2011，471：467）

- 骨骼测量（平片）：检测溶骨性骨病变和病理性骨折危险区域；骨扫描对于检测溶骨性病变无效

多发性骨髓瘤分期（OS 不考虑细胞遗传学）

分期	ISS 标准*	Durie-Salmon（DS）标准	ISS 中位生存期
I	β_2-微球蛋白 <3.5 mg/L 且白蛋白 > 3.5g/dL	符合以下所有条件：Hb >10g/dL；Ca^{2+} ≤ 12mg/dL；0~1 个骨损伤；IgG <5g/dL 或 IgA < 3g/dL 或尿轻链 < 4g/24h	62 个月
II	不满足 I 和 III 两者的标准		42 个月
III	β_2- 微球蛋白 >5.5mg/L	符合以下条件的任意一条：Hb < 8.5g/dL；Ca^{2+} > 12mg/dL；> 5 个骨损伤；IgG >7g/dL 或 IgA > 5g/dL 或尿轻链 >12g/24 h	29 个月（如果 Cr < 2 mg/dL，30 个月；如果 Cr ≥2mg/dL，15 个月）

*参考国际修订分期系统（R-ISS）以及相关 LDH 指标（*JCO*，2005，23：3412；*JCO*，2015，61：2267）

治疗（*NEJM*，2011，364：1046；*Am J Hematol*，2012，87：79）

- 决策通常由风险分层和移植策略来决定
- 活性药物包括蛋白酶体抑制剂：硼替佐米（V）、卡非霉素（Cz）、伊沙佐米（I）

    免疫调节剂：来那度胺（R）、沙利度胺（T）、番茄红素

    免疫治疗：达雷木单抗（抗CD38），依托珠单抗（SLAMF7）

    其他活性药物包括泼尼松（P）、地塞米松（D）、美法仑（M）、泛柔比星、环磷酰胺（Cy）

    嵌合抗原受体T细胞免疫疗法（CAR-T），是一种有希望的疗法（*NEJM*，2015，373：621，1207；*Lancet*，2016，387：1551）

- 诱导治疗方案联合蛋白酶体抑制剂（V，Cz）和免疫调节剂（R）疗效显著。常见的诱导方案包括双峰（RD，VD）或三联体（RVD，CyBorD），用此方案基于合并症和其他风险（*NEJM*，2014，371：906；*NEJM*，2016，374：1621）
- 如果不符合移植条件：诱导化疗提高存活率；不能治愈；考虑维持性化疗
- 如果符合移植条件：诱导化疗（如RVD、VCD、RD；*Lancet*，2010，376：2075），则高剂量美法仑＋自体HSCT。不能治愈，但能提高存活率，结合全身化疗（*NEJM*，2014，371：895；*Lancet Onc*，2015，16：1617）。如果身体条件允许则没有禁忌证

    免疫调节剂（R）的维持治疗，可提高无进展生存期（PFS）和总生存期（OS）（*NEJM*，2014，371：10）

    造血干细胞移植（HSCT）治疗时间（前期与复发）有争议的，自体HSCT和同种异体HSCT在一定程度上延长生存期（*NEJM*，2003，349：2495）

- 复发/难治性：基于之前的疗效和HSCT指证：HSCT（之前治疗效果佳或是先前未进行HSCT治疗），RD，CVD，VRD，CzRD，IRD，磷酸酰亚胺＋D，达雷木单抗
- 单独或髓外浆细胞瘤的局部放疗
- 辅助性治疗：骨骼——双膦酸盐（*JCO*，2007，25：2464），骨损伤使用放疗

    肾脏：避免非甾体类药物和造影剂的使用；急性肾衰竭考虑血浆置换术

    高黏滞综合征：血浆置换术；感染：复发性感染输注免疫球蛋白

- 治疗的常见毒性：美法仑→骨髓抑制；来那度胺→血小板减少且血栓栓塞；硼替佐米→周围神经病变；类固醇→高血糖症，感染

不明原因的单克隆丙种球蛋白病（MGUS）

定义和流行病学（*NEJM*，2006，355：2765）

- M 蛋白 <3g/dL，骨髓浆细胞增生症 <10%，无骨髓瘤 ROTI 和淀粉样变性
- 流行率：在年龄 >50 岁的人群中患病率约 3%，>70 岁的人群中患病率 5%，>85 岁人群中患病率为 7.5%（*NEJM*，2006，354：1362）

监 测

- 检测 CBC、Ca^{2+}、Cr、SPEP、血清轻链，UPEP 用免疫测定技术（排除 MM）
- 密切观察：在 6 个月内重复 SPEP，然后如果稳定，则每年重复测一次 SPEP

预后（*NEJM*，2002，346：564）

- 每年约有 1% 或终身 25% 的危险→MM，WM，淀粉样变性或恶性肿瘤，恶性淋巴细胞增生性疾病
- 游离血清轻链比例升高提示进展为 MM 的风险升高（*Blood*，2005，105：812）

Waidenström 巨球蛋白血症（WM）

定义（*Blood*，2009，114：2375）

- B 细胞肿瘤（淋巴浆细胞淋巴瘤）分泌单克隆 IgM
- 91% 患者伴有 MYD88（NF-κB 通路）L265P 突变，可以区别 MM（*NEJM*，2012，367：826）
- 没有骨损伤证据（IgM M 成分 + 溶骨病变 = "IgM 骨髓瘤"）

临床表现

- 贫血导致的乏力是最常见的症状
- 肿瘤浸润：骨髓（细胞减少），肝大，脾肿大，淋巴结肿大
- 血液循环中单克隆 IgM

高黏滞综合征（15%）：神经系统——视力模糊（损伤可见"香肠"视网膜静脉）头痛，头晕，精神状态改变。心肺——充血性心力衰竭，肺部浸润

Ⅰ型冷球蛋白血症→雷诺现象

血小板功能障碍→黏膜出血

- IgM 沉积（皮肤、肠、肾）；淀粉样变性和肾小球病变
- IgM 的自身抗体活性：慢性自身免疫性溶血性贫血（AIHA）（缗钱状红细胞堆叠；10% Coombs 阳性 = AIHA）。外周神经病变：可能是由于 IgM 抗髓磷脂相关的糖蛋白

诊断评估

- SPEP + 免疫固定用于 IgM > 3g/dL；24h 尿液 UPEP 检测（只有 20% UPEP 阳性）
- 骨髓活检：浆细胞样淋巴细胞↑；β_2-微球蛋白用于预后评估指标
- 血清相对黏滞度：定义为血清与 H_2O 的黏度比（正常值 1.8），高黏滞综合征相对血清黏度 > 5 ~ 6

治 疗

- 高黏度：血浆置换术
- 临床症状（如恶性贫血）：利妥昔单抗 ± 化疗（如苯达莫司汀、Cy 等）；伊布替尼特别应用在 MYD88 突变/CXCR4 wt（*NEJM*, 2015, 372: 1430）。依维莫司或 HSCT 是挽救性治疗

造血干细胞移植（HSCT）

供体多能干细胞移植，可以重建受体血液谱系

干细胞移植种类

特性	异体移植（Allo）	自体移植（Auto）
供者 – 受者关系	免疫原性不同	供者也是受者
移植物抗宿主病	是	否
移植物对肿瘤效应	是	否

续表

移植物被肿瘤污染的风险	否	是
复发风险（白血病）	相对低	相对高
移植相关死亡率	相对高	相对低

- 异体 HSCT 的类型：

  分类主要依据受者/供者 6 号染色体上主要 HLA 基因的匹配情况（4 个主要基因用于血清分型：HLA-A、-B、-C、-DR；各含有 2 个等位基因，所以有 8 个主要抗原）

  完全吻合组型：（8/8 主要抗原匹配吻合的兄弟姐妹）：移植物抗宿主病（GVHD）风险低；考虑为优先供体

  亲属配型不合（例如，1/8 抗原不匹配）或一般匹配（4/8 抗原不匹配）：最容易找到，GVHD 风险高，不选取；需要额外的免疫抑制

  无亲属关系吻合者：GVHD 风险高；因为需要 10 个 HLA 等位基因（DQ）匹配来降低风险；机会吻合与种族有关（*NEJM*，2014，371：339）

  脐带血：出生时加工 HSC 和储存；GVHD 风险低；容忍 HLA 不匹配。但是免疫重建速度更慢（Blood，2010，116：4693）

- 移植物抗宿主病（GVHD）：同种异体 HSCT 的副作用

  同种异体 T 细胞观察宿主细胞为外源；HLA 不匹配或是无亲属关系供体增加 GVHD 风险

- 移植物对肿瘤（GVT）：在同种异体 SCT 中的预期效应；移植物 T 细胞攻击宿主肿瘤细胞

适应证（*BBMT*，2015，21：1863；*BMT*，2015，50：1037）

- 恶性疾病：

  自体 HSCT 允许更高的化疗剂量，然后拯救造血系统（用于淋巴瘤、多发性骨髓瘤、睾丸癌、神经母细胞瘤）

  异体 HSCT 还产生移植物抗肿瘤（GVT）效应，还可以造血救援（用于 AML、ALL > CML、CLL、MDS、淋巴瘤）

- 良性疾病：同种异体 HSCT 来自正常供体替代异常淋巴造血系统（例如免疫缺陷、再生障碍性贫血、血红蛋白病、自身免疫性疾病）

移植手术

- 准备方案：移植前的化疗和（或）免疫抑制

  清髓性方案（MAC）：化疗和（或）全身放疗。目标是根除移植前的潜在疾病

  非清髓性方案（"RIC"或"小移植"）：降低强度用药方案，降低药物毒性对于高合并症患者或高龄者可以忍受 HSCT。目的是在疾病缓解时移植。主要取决于 GVT；降低移植相关死亡率，但可能会增加复发率（Blood，2015，126：23）。否则符合条件的患者应进行洗髓方案（MAC）

- 干细胞来源：

  骨髓（BM）：HSCT 的原始来源，现在比 PBSC 使用少

  外周血干细胞（PBSC）：更容易收集，更常用。BM 与 PBSC 存活率是相当；BM 降低慢性 GVHD 发生率，PBSC 降低了移植物衰竭，移植速度更快（NEJM，2012，367：1487）

  脐带血（UCB）：不太严格的 HLA 匹配要求，但每个供体细胞较少（所以需要 2 个供者细胞的融合）；植入速度较慢，免疫恢复迟缓

  单倍体：最可用；新的方案使得更安全/更常用

- 移植：绝对嗜中性粒细胞计数（ANC）恢复至 500/μL，在 PBSC 需 2 周内恢复，BM 需要 2.5 周，UCB 需要 4.5 周。在所有情况下，G-CSF 加速 3 ~ 5d 恢复

  移植综合征：发热，皮疹，非心源性肺水肿，异常 LFT，AKI，体重增加。诊断需要排除：排除感染，GVHD；治疗用 1mg/kg 类固醇，3 ~ 4d 内快速减少

并发症

- 准备方案相关放化疗毒性，或是供体和受体免疫系统之间的相互作用
- 肝窦阻塞综合征（SOS）：发生率约 10%，死亡率约 30%

  以前称为静脉闭塞性疾病（VOD）（BBMT，2016，22：400）。机制：对肝小静脉的直接细胞毒性损伤导致原位血栓形成

  症状：肝触痛、肝大、腹水、黄疸、液体潴留，若伴严重疾病则导致肝衰竭、脑病、肝肾综合征

  诊断：ALT/AST 升高，胆红素升高；严重疾病 PT 延长；超声多普勒可能显示门静脉反流；肝楔压升高；肝组织活检异常

  治疗：支持治疗；熊去氧胆酸预防；用去纤苷治疗（Blood，2016，127：

1656）

- 特发性肺炎综合征（IPS）：5%～25% 的患者，死亡率 > 50%（*Blood*, 2003，102：2777）

  肺泡损伤 2/2 直接毒性：发烧，缺氧，弥漫性浸润；频发隐匿性感染

  弥漫性肺泡出血（DAH）：诊断——支气管镜检查排除感染；DAH 可见大量血液灌洗液。治疗——500～1000mg 甲泼尼龙冲击治疗 × 3d ± 依那西普（*BBMT*，2015，1：67）

- 急性 GVHD（通常在移植后 6 个月内；*Lancet*，2009，373：1550）

  临床分期 I～IV 期，基于皮肤评分（黄斑疹皮疹严重程度），肝脏（胆红素水平）和 GI（腹泻量）；活检结果作为支持诊断

  预防：免疫抑制（MTX ＋ CsA 或他克莫司）或移植物的 T 细胞清除

  治疗：I 期予以局部治疗，II～IV 期与低生存期有关，需要免疫抑制剂治疗（皮质类固醇，CsA，他克莫司，西罗莫司，MMF）

- 慢性 GVHD（移植后 3 个月发生，可持续存在；*BMT*，2009，43：149）

  临床表现：颊部皮疹，干燥综合征，关节炎，闭塞性细支气管炎，胆管退行性变性伴胆汁淤积等。PBSC 较 BM 移植更常见

  治疗：免疫抑制；利妥昔单抗，光分离置换法

- 移植失败

  原发性：持续性中性粒细胞减少且无植入证据；

  继发性：初次植入后的延迟性全血细胞减少；免疫介导通过免疫活性宿主细胞攻击移植物造成（移植排斥），或由非免疫介导引起（如 CMV 感染）

- 感染性并发症

  由于治疗方案引起全血细胞减少和免疫抑制

  自体 HSCT 受体：无免疫抑制，因此只有移植前/后的短时间内风险增高主要感染和再次感染都会发生（如 CMV，HSV，VZV）

同种异体 HSCT 后并发症的时间

移植后时间和相关的危险因素		
0～30d	30～90d	90d
黏膜炎	急性 GVHD	慢性 GVHD
器官功能障碍	细胞免疫偏低	细胞和体液免疫力
中性粒细胞减少症		偏低

病毒感染	呼吸道和肠内病毒，BK 病毒		
	HSV*	CMV*，HHV6&7	VZV*，JC
		EBV 相关淋巴瘤	
细菌感染	G（+）球菌（凝固酶阴性葡萄球菌，金黄色葡萄球菌，草绿色链球菌）		荚膜细菌
	GNR（肠杆菌科，假单胞菌属，军团菌，麦芽糖杆菌）		
真菌感染	念珠菌属		
	曲霉菌属		
寄生虫感染		弓形虫	弓形虫
		卡氏肺囊虫	卡氏肺囊虫
		粪类圆线虫	
治疗相关	全细胞减少症	生长障碍	
	黏膜炎，皮疹，脱发	性腺功能减退/不孕不育	
	恶心、呕吐、腹泻	甲状腺功能亢进	
	周围神经病变	白内障	
	出血性膀胱炎		
	静脉闭塞病	缺血性骨坏死	
免疫介导	IPS/间质性肺炎	第二恶性肿瘤	
	急性 GVHD	慢性 GVHD	
	原发性移植失败	二次移植失败	

* 主要是移植前血清阳性的患者

HSCT 期间的预防/辅助性药物

药物治疗	影响预防	持续时间
氟康唑或泊沙康唑	念珠菌	75d
阿昔洛韦	单纯疱疹病毒/水痘－带状疱疹病毒（HSV/VZV）	365d

续表

缬更昔洛韦或更昔洛韦	巨细胞病毒（CMV）	100d 或不再免疫抑制
如果 CMV 阳性 抗生素（如氟喹诺酮）	细菌感染	中性粒细胞减少
甲氧苄啶/磺胺甲恶唑 （TMP-SMX）	卡氏肺孢子虫（PCP）	365d 或不再免疫抑制
别嘌醇	高尿酸血症	直到 d-1
熊去氧胆酸	单纯性淤胆和肝窦阻塞综合征（SOS）/肝小静脉闭塞症（VOD）	60d

肺　癌

病理学与遗传学

	病理	百分比	位置类型	突变基因
非小细胞	腺癌（包括支气管肺泡）	40%	周围型	KRAS（20%～30%），EGFR（15%～20%，特别是亚洲人和从不吸烟者），HER2（6%）或重新排列。ALK（4%），ROS1（2%）和 RET（1%）
	鳞癌	20%	中央型	FGFR1，SOX，PIK3CA，PTEN，TP53，SOX2，DDR2，BRAF
	大细胞癌	5%	周围型	
	其他/未分类	20%		

续表

| 小细胞 | 15% | 中央型 | 复合；大多数为 *TP*53 和 *RB*1 变异 |

(*NEJM*, 2008, 359：1367；JCO, 2012, 30：863；*J Thorac Oncol*, 2012, 7：924；*Nature*, 2011, 489：519；*Cell*, 2012, 150：1107)

流行病学和危险因素

- 美国最常见的癌症死因，男女无明显差别
- 吸烟：85% 的肺癌发生在吸烟人群；风险与吸烟年数及数量成正比，戒烟和减少吸烟可降低患癌风险，但还是高于不吸烟患者 (*Int J Cancer*, 2012, 131：1210)

  鳞状细胞和小细胞肺癌几乎完全见于吸烟者人群

  腺癌最常见于非吸烟者

  支气管肺泡癌相关因素：女性、非吸烟者、*EGFR* 突变
- 石棉：与吸烟有协同作用，增加患肺癌的风险
- 氡气：与肺癌患病的关系尚不明确

临床表现

- 约 10% 的患者被诊断时无症状，通过影像学检查发现
- 支气管内生长的原位肿瘤：咳嗽，咯血，呼吸困难，喘息，阻塞性肺炎；更常见于鳞状或小细胞（中央型）
- 局部传播

  胸腔积液，心包积液，声音嘶哑（喉返神经麻痹），吞咽困难（食管受压），喘鸣（气管阻塞）

  Pancoast 综合征：肺部顶端肿瘤→臂丛神经丛受累（C_8、T_1、T_2）→霍纳综合征，肩痛，肋骨破坏，手部肌肉萎缩

  SVC 综合征 (*NEJM*, 2007, 356：1862)：中央肿瘤→SVC 压迫→面部或手臂肿胀（>80%），颈部和胸壁静脉扩张（60%），呼吸困难/咳嗽（50%），HA（10%）；治疗采用类固醇和利尿剂，组织病理学确诊后行放疗 ± 化疗，若临床症状表现严重者行 SVC 支架置入，如果血栓形成予以纤维蛋白溶解 + 抗凝血
- 胸外转移：脑、骨、肝、肾上腺
- 副肿瘤综合征

内分泌：

ACTH（SCLC）→库欣综合征；ADH（SCLC）→SIADH

PTH - rP（鳞状细胞）→高钙血症

骨骼：杵状指（非小细胞），肥厚性肺骨关节病（腺癌）＝长骨对称性多关节炎和增生骨膜炎

神经系统（SCLC）：Eaton-Lambert综合征，周围神经病变，小脑变性，边缘性脑炎

皮肤：黑棘皮病，皮肌炎

血液学：高凝状态（腺癌），DIC，消耗性心内膜炎

筛查（*Lancet*，2014，382：732）

- 尚无证据表明胸片检查或痰细胞学检对提高生存率有益，即使在高危患者中也如此
- 当前吸烟者每年≥30包或以前（戒烟15年内）每年行低剂量胸部CT检查，年龄在55～74岁→肺癌相关死亡率降低20%（*NEJM*，2011，365：395&USPSTF）

    数字筛查＝320；假阳性率高

    考虑风险评分以筛选目标（*NEJM*，2013，369：245、910；*JAMA*，2016，315：2300）

诊断和分期评估（NCCN Guidelines v. 2. 2016）

- 影像学：胸部CT（包括肝脏和肾上腺），如有需要进行增强扫描
- 组织学：支气管镜（中央型）或CT引导下针刺活检（外周型或疑似转移可达到的病灶部位）；纵隔镜（淋巴活检），VATS（胸膜周围病变的评估），胸腔穿刺（细胞学检查）或痰细胞学（中央型病变）
- 分期

    胸腔内：纵隔镜（±之前行食道超声引导下或支气管镜细针抽吸活检；JAMA，2010，304：2245）或VATS；如有胸腔积液进行胸腔穿刺

    胸腔外：PET-CT比CT更加敏感，用于检测纵隔和远处转移以及骨转移（*NEJM*，2009，361：32）；所有患者头颅MRI扫描（除ⅠA期外）

- 遗传学：*EGFR*突变且*ALK*、*ROS*1或*RET*重排，用于Ⅳ期非鳞状NSCLC
- 如果计划行手术切除治疗，需要进行定量通气灌注的肺功能检查；至少保证手术切除后达到正常肺功能的30%

NSCLC 的 TNM 分期（第 7 版）

T/M分期	定义	N0 无淋巴结转移	N1 同侧肺门淋巴结转移	N2 对侧或锁骨上淋巴结转移	N3 同侧纵隔淋巴结转移
		N0	**N1**	**N2**	**N3**
T1	T≤2cm（T1a）或 T>2~3cm（T1b）	ⅠA	ⅡA		
T2	T≤5cm（T2a）或 T5~7cm（T2b）	ⅠB/ⅡA	ⅡA/B		
T3	T>7cm或侵袭胸壁、膈、纵隔、胸膜、心包	ⅡB	ⅢA		
T4	侵袭纵隔、心脏、大血管、气管、食管、椎骨；同一叶出现多个病灶				ⅢB
M1a	对侧肺叶出现病灶；胸膜结节或恶性积液				
M1b	远处转移			Ⅳ	

NSCLC 治疗（NCCN Guidelines v. 2. 2016）

- Ⅰ期和Ⅱ期：手术切除 + 辅助化疗（ⅠA 期可行单独手术）（*NEJM*，2004，350：351；*NEJM*，2005，352：2589）
- Ⅲ期：放、化疗是主要的治疗方式

  ⅢA 被认为存在潜在切除可能性（*Lancet*，2009，374：379），ⅢB 期为不可切除，辅助化、放疗可能会将不可切除转化为可切除
- Ⅳ期：化疗可提高生存率；早期姑息治疗也可提高生存率（*NEJM*，2010，363：733）

  治疗上以铂类药物为基础；顺铂/培美曲塞用于腺癌的治疗为佳；顺铂/吉西他滨用于鳞状细胞癌（*JCO*，2008，26：3543）

  如果化疗期间疾病发生进展，治疗可用 PD-1 抑制剂（如纳武单抗、派姆单抗、阿特朱单抗）（*NEJM*，2015，373：123；*Lancet*，2016，387：1540，1837）免疫相关的不良事件包括

  肺炎，予以高剂量糖皮质激素进行治疗

  贝伐珠单抗（抗 VEGF mAb） + 化疗可使中位生存期提高 2 个月；但会增加出血风险，避免脑转移及鳞状细胞癌伴咯血患者的使用（*JCO*，2009，27：5255；*NEJM*，2006，355：2542）

  如果 EGFR 突变：EGFR 酪氨酸激酶抑制剂（TKI，如厄洛替尼）一线治疗；第二代 EGFR TKI 用于耐药性突变的患者（*NEJM*，2015，372：1689，1700）

如果 ALK 重新排列：ALK TKI（克唑替尼用于一线治疗；*NEJM*，2014，
371：2167）；色瑞替尼用于二线治疗

TKI 毒性：皮疹和腹泻（常见）；肺和肝损伤（罕见但可能严重）

姑息性放疗用于控制由肿瘤或转移引起的局部症状

孤立性脑转移：手术切除协同脑部放疗可提高生存率

NSCLC 简单分期、治疗及 5 年生存率

分期	诊断时	定义	治疗	5 年生存率
I	10%～20%	孤立病灶	手术 + 化疗	>60%
II	10%～20%	肺门淋巴结转移	手术 ± 化疗 ± 放疗	40%～50%
IIIA	15%	纵隔播散可切除	放化疗 ± 手术	25%～30%
IIIB	15%	不可切除	放化疗 ± 生物治疗 ± 手术治疗（个别病例）	10%～20%
IV	40%	转移	化疗 ± 贝伐珠单抗或酪氨酸激酶抑制剂和（或）支持性治疗	4%

SCLC 治疗（NCCN Guidelines v. 1. 2016）

- SCLC 发现时通常已经转移，但对放、化疗敏感
- 化疗（铂类 + 依托泊苷）是首选治疗方式
- 胸部放疗：在化疗的基础上行胸部放疗可提高局限病变患者的生存率
- 预防性颅脑照射（PCI）可提高局限期疾病完全缓解的总生存率（*NEJM*，1999，341：476）并且减轻扩散期脑部转移所引起的症状（*NEJM*，2007，357：664）

SCLC 分期及治疗

分期	诊断时	定义	治疗	中位生存期
局限	30%~40%	局限于同侧的半侧胸腔，只有 1 个病灶中心	放疗 ± 化疗 ± PCI	1~2 年
弥漫	60%~70%	2 个以上病灶中心	化疗 ± PCI	约 1 年

乳腺癌

流行病学与遗传学（风险评估工具：www.cancer.gov/bcrisktool/）

- 在美国，女性中最常见的癌症；女性癌症死亡的第二大原因
- 年龄：随年龄增长发病率上升，绝经后发病率下降
- 遗传学（*Nature*，2012，490：61）：*TP53*、*PIK3CA* 和 *GATA3* 突变；HER2 扩增

  15%~20% 有家族史阳性，患病风险升高 2 倍以上；约 45% 的家族病例与已知的基因变异相关

  BRCA1/2：终身有 35%~85% 患乳腺癌的风险且患卵巢癌风险升高；患结肠癌和前列腺癌概率是否升高存在一定的争议；进展情况不如非携带的乳腺癌患者（*NEJM*，2007，357：115）

  BRCA2：增加男性患乳腺癌和胰腺癌的风险。70 岁以下有 35% 患乳腺癌的风险与生殖细胞丧失功能的 *PALB2* 基因突变相关（*NEJM*，2014，371：497）

- 雌激素：月经初潮早、绝经期晚、生育年龄晚、未经产都会增加患病危险（*NEJM*，2006，354：270）；患病风险随 HRT 的延长而增加（RR = 1.24，5.6 岁；*JAMA*，2003，289：3243）；口服避孕药不会增加患病风险（*NEJM*，2002，346：2025）

- 良性乳房状况：伴有不典型增生的良性病变（非典型性导管或小叶增生；*NEJM*，2015，372：78）和增殖性（导管增生，乳头状瘤，桡骨瘢痕或硬化腺病）特征会增加乳腺癌的风险；囊肿、纤维腺瘤或细胞柱状变化不增

加乳腺癌的风险

霍奇金淋巴瘤胸部放疗病史会增加患病风险

预防（选择性雌激素受体调节剂或 AI；*Annals*，2013，159：698）

- 他莫昔芬：作为乳腺癌的辅助用药，降低了对侧发病的风险，被批准为一级预防用药。风险高时，可降低浸润性乳腺癌的发生，但增加了 DVT 和子宫癌的风险；是否使死亡率升高仍存在争议（*Lancet*，2002，360：817）
- 雷洛昔芬：降低了患浸润性乳腺癌和脊椎骨折的风险，增加了脑卒中和深静脉栓塞（DVT）/肺栓塞（PE）的风险（*NEJM*，2006，355：125）；和他莫昔芬相比在降低乳腺癌的风险预防方面无差异，但 DVT/PE 和白内障风险相对低，有降低子宫癌风险的趋势（*JAMA*，2006，295：2727）
- 芳香化酶抑制剂（AI）降低了 >50% 绝经后高风险患者患乳腺癌风险（*NEJM*，2011，364：2381；*Lancet*，2014，383：1041）
- BRCA1/2 阳性：加强监测。预防性双侧乳房切除术→降低了约 90% 的风险；双侧输卵管卵巢切除术降低卵巢癌和乳腺癌的风险（*NEJM*，2016，374：454）

临床表现

- 乳房肿块（硬，不规则，固定，无触痛），乳头溢液（单侧风险更高，单个导管，血性，与肿块相关）
- 特殊类型：Paget 病→单侧乳头湿疹样病变 + 乳头溢液
  炎性乳腺癌→皮肤红斑和水肿（橘皮样变）
- 转移：淋巴结、骨、肝、肺、脑

筛查（*JAMA*，2015，314：1599；*Annals*，2016，164：279）

- 乳腺钼靶检查：降低 20%~30% 乳腺癌死亡率（对于 <50 岁女性的益处较小）（*Lancet*，2006，368：2053；*Annals*，2009，151：727）；75% 的病例临床检查结果为良性；怀疑癌症：丛生微小钙化，毛刺征，随访时发现肿块增大
- ACS 建议 45 岁以后每年进行 1 次钼靶检查（54 岁以后考虑 2 年 1 次）
- USPSTF 建议从 50 岁开始，每 2 年 1 次（有些人可能需要从 40 岁开始）
- 高危患者：尽早进行检查，CBE 和钼靶（BRCA1/2 携带者 25 岁开始，在最早家族史个案前 5~10 年，胸部放疗后 8~10 年，诊断为高危良性疾病开始）

- MRI：在高危人群中优于钼靶检测；终身风险 > 20% 的人群应每年检查 1 次（如家族史、BRCA1/2 及胸部放疗史）（*Lancet*，2011，378：1804）
- 应考虑在有强家族遗传史的女性中进行遗传检测

诊断和评估

- 可触及乳腺肿块：

    年龄 <30 岁→观察 1~2 个月经周期

    年龄 <30 岁，不消退的肿块→超声→如果不是单纯的囊肿需要穿刺抽吸检查

    年龄 >30 岁或超声显示实性肿块或血性抽吸或抽吸后复发→钼靶检查（发现其他病变）以及细针抽吸或粗针组织活检

    检查时若癌症或活检不确定判读或非典型→切除活检

- 体格检查正常，钼靶检查可疑：立体定向引导活检
- MRI：检测近期诊断乳腺癌的患者中对侧乳腺癌为 3% 并且钼靶对侧乳腺检查为阴性［但阳性预测值（PPV）只有 21%］（*NEJM*，2007，356：1295）；是否常规使用 MRI 检查还不确定

分 期

- 解剖：肿瘤大小、胸壁侵袭、腋下淋巴结转移（决定肿瘤预后的最主要影响因素）
- 组织病理学：类型（与预后相关性较小）和分级；淋巴/血管浸润

    原位癌：未侵袭周围基质

    乳腺导管癌（DCIS）：增加同侧乳腺浸润性癌症风险（10 年内约 30% ）

    小叶癌（LCIS）：增加两侧乳腺浸润性癌风险的标记（每年增加 1%）

    侵袭性癌：浸润性导管（70%~80%）；浸润性小叶癌（5%~10%）；管状，髓质和黏液性（10%，预后较好）；乳头状（1%~2%）；其他（1%~2%）

    炎症性乳腺癌（见上文）：不是某个单一的组织学类型，而是肿瘤侵袭皮肤淋巴系统的临床表现；预后很差

    Paget 病：导管癌侵入乳头表皮 ± 相关肿物

- 生物标志物：雌激素、孕激素受体（ER/PR）以及 HER2/neu 水平
- 肿瘤类型 DX 21 - 基因的风险复发分数有预测和预后的价值是在 ER 阳性，淋巴结阴性，HER2 阴性和淋巴结阴性的患者（*NEJM*，2015，373：2005）

- 循环肿瘤 DNA 可能作为转移肿瘤负担的生物标志物（*NEJM*，2013，368：1199）

乳腺癌的简易分期

分期	特征	描述	5 年生存率
I	肿瘤直径 ≤2cm	局部病变，可手术	90%
ⅡA	肿瘤直径 >2cm，或可推动的腋窝淋巴结		80%
ⅡB	肿瘤 >5cm		65%
ⅢA	乳腺内或固定的腋窝淋巴结	局部进展	50%
ⅢB	直接侵袭胸壁或皮肤	局部病变，无法手术	45%
ⅢC	锁骨上或锁骨下淋巴结		40%
Ⅳ	远处转移	转移	25%

治 疗

- 局部控制：手术和放射治疗（RT）

  保乳治疗 = 通常的处理方式是肿块切除 + 乳腺放疗 + 腋窝淋巴结清扫（ALND）。禁忌证：多病灶，弥漫的微小钙化点，BRCA1/2 阳性，先前放疗治疗，怀孕；肿瘤 >5cm 是可能的禁忌证；乳腺癌术后边界刮除术可降低再次手术风险（*NEJM*，2015，373：503）

  如果未触及腋下淋巴结的情形下，ALND 之前应先行前哨淋巴结清扫（SLND）；T1 - 2 加前哨淋巴结活检阳性合并肿块切除/放疗/化疗可能不需要 ALND（*JAMA*，2011，305：569）

  乳腺切除术后的放射治疗适用于 ≥4 个淋巴结阳性、肿瘤直径 >5cm 或手术切缘阳性 → 降低局部复发和提高生存率（*Lancet*，2011，378：1707）；局部淋巴结放疗降低乳腺癌复发和死亡率（*NEJM*，2015，373：307，317）

- 全身治疗：对 I ~ Ⅲ 期患者都应进行，除非肿瘤直径 <1cm（需要进行综合风险评估）；*http：//www.adjuvantonline.com/index.jsp* 可以指导使用化疗和（或）激素治疗

  化疗：新辅助（提高保乳的可能性，病理完全释放率与无病生存率有关；

Lancet，2014，384：164）或辅助化疗（以蒽环霉素为基础）

加用紫杉烷（如紫杉醇）→提高生存率程度较小（*NEJM*，2010，362：2053；*NEJM*，2010，363：2200）

考虑铂类药物使用在三阴乳腺癌的患者中（*JCO*，2015，33：13）

HER2 的抗体治疗（在治疗的药物目录中一直增加）在 HER2 阳性的乳腺癌患者中（*NEJM*，2012，366：176）

曲妥珠单抗（抗 HER2 单克隆抗体）提高存活率（*NEJM*，2011，365：1273）；1 年的曲妥珠单抗用药，人均寿命可延长 2 年（*Lancet*，2013，382：1021）；蒽环类药物使用后和（或）紫杉类药物合用于降低心脏毒素（*JCO*，2002，20：1215）

拉帕替尼（HER2 和 EGFR 酪氨酸激酶抑制剂）＋曲妥单抗相对曲妥珠单抗无效时两药联合可提高生存率（*JCO*，2012，30：2585）；两药联合起到双重抑制作用，初期使用时可提高治疗反应（*Lancet*，2012，379：633）

帕妥珠单抗（抗－HER2 单克隆抗体，可以防止受体二聚化）提高无进展生存率，联合曲妥珠单抗作为转移性乳腺癌的一线治疗（*NEJM*，2015，372：724）

曲妥单抗 emtansine（T-DM1，与微管抑制剂偶联的 HER2 mAb）对比二线治疗方案拉帕替尼＋卡培他滨提高生存率（*NEJM*，2012，367：1783）

贝伐单抗（抗 VEGF）：在 HER2 阴性患者中是否用于新辅助化疗中还未确定（*NEJM*，2012，366：299，310）

内分泌激素治疗（ER/PR 阳性或未知患者适用）

他莫昔芬：将复发率降低 39% 和将绝经前后乳腺癌死亡率降低 30%，10 年的用药治疗优于 5 年治疗（*Lancet*，2011；378：771；*Lancet*，2013，381：805）

芳香酶抑制剂（AI）（阿那曲唑、来曲唑、依西美坦）：绝经后复发与他莫昔芬比较降低约 18%（*NEJM*，2005，353：2747；*NEJM*，2016，375：209）

二线：绝经前卵巢消融或卵巢切除术使用促黄体素释放激素促动剂（戈舍瑞林）；绝经后使用纯粹的抗雌激素（氟维司群）

细胞增殖抑制剂（如果绝经后和激素治疗无效）

帕博西尼（CDK4/6 抑制剂）：延长无进展生存期（*NEJM*，2015，373：209）

依维莫司（mTOR 抑制剂）：延长无进展生存期（*NEJM*，2012，366：520）

乳腺原位癌及浸润癌的治疗

LCIS	**密切监测 ± 化疗预防；是否进行预防性双乳切除术尚不明确**
DCIS	乳房切除术或乳房肿瘤切除术 + 放疗；ALND 是非必要的； + 化疗预防（*Lancet*，2016，387：849，866）
I	手术 + 放疗
II	+ 辅助化疗，如果存在高风险因素：肿瘤直径 >1cm 或淋巴结阳性或 ER/PR 阴性（*Lancet*，1998，352：930）
	+ 激素治疗，如果 ER/PR ⊕（或未知状态）（*Lancet*，2009，374：2055）
	+ 抗 *HER2* 治疗，如果 *HER2* ⊕，肿瘤 ≥1cm 或淋巴结⊕或者 ER/PR⊖并且肿瘤直径≥1cm 或者淋巴结⊕
III	新辅助化疗→ 手术 + 放疗 ± 辅助化疗
	+ 激素治疗，如果 ER/PR ⊕（或者状态不明）肿瘤
	+ 抗 *HER2* 治疗，如果 *HER2* ⊕
IV	ER/PR 阳性：激素治疗（*NEJM*，2012，367：435）或者化疗 ± 依维莫司/帕博西尼
	ER/PR⊖：HER2 ⊕→化疗 + 抗 HER2 治疗；*HER2*⊖→化疗
	骨转移：双膦酸盐联合狄迪诺塞麦减少骨的并发症（*Cochrane*，2012，CD003474）

前列腺癌

流行病学和危险因素（*NEJM*，2003，349：366）

- 美国男性最常见的癌症；是男性癌症死亡的第二大常见原因
- 诊断为前列腺癌的风险为 16%；死于前列腺癌的占 3%
- 随着年龄的增长风险升高（<45 岁者罕见），在非裔美国人、有家族遗传史及 BRCA 突变者中患病率高

临床表现（就诊时通常无症状）

- 梗阻性症状［更常见于前列腺增生（BPH）］：排尿不畅，尿流变细，尿潴留，夜尿增多
- 刺激性症状（也见于前列腺炎）：尿频，排尿困难，尿急
- 前列腺周围播散：血尿，血性精液，新近勃起功能障碍
- 转移性疾病：骨痛，脊髓压迫，血细胞减少

筛查（*NEJM*，2012，367：e11；*JAMA*，2014，311：1143；*Lancet*，2014，384：2027）

- 肛门指检（DRE）：病变大小，硬度，损伤情况
- PSA：>4ng/mL，超过该值对疾病的诊断既不敏感也无特异性；前列腺增生、前列腺炎、急性潴留、组织活检或经尿道前列腺电切术（TURP）后、射精等都有可能导致 PSA 升高（在肛门指检和膀胱镜检查后无明显升高）

    15 ％62 岁以上的男性，血检 PSA <4ng/mL 但经肛门指检诊断为 T1 前列腺癌（*NEJM*，2004，350：2239）

- 美国癌症协会建议≥50 岁（或者≥45 岁伴有高危因素，非洲裔美国人或家族遗传史阳性）应进行 PSA 筛查与血浆 MD-miniRNA；美国预防服务工作组（USPSTF）不建议对无症状患者筛查（没有降低前列腺癌的相关死亡率）

诊断和分期评估

- 经直肠超声（TRUS）引导活检，6～12 个位点标本
- 组织学：Gleason 分级（2～10；≤6 低等级），分化程度评分（1：分化最佳；5：分化最差）以上两者是活检最常用评价指标，且与预后相关
- 影像学检查：用于评价前列腺外的播散情况

    骨扫描：用于 PSA >10ng/mL，高 Gleason 评分或临床进展肿瘤

    腹部－骨盆 CT：不适合检测包膜外扩散和淋巴结转移

    直肠内螺旋 MRI：更好地对包膜外扩散的评估

前列腺癌的 TNM 分期和治疗

分期	肿瘤情况	淋巴结转移	治疗
I	T1 a：不可触及，影像学检查不可见	N0，M0 Gleason 评分 2~4	密切监测：（若预期寿命 < 10 y）。度他雄胺可降低进展风险（*Lancet*，2012，379：1103） 放疗（外部或短程；*NEJM*，2006，355：1583）。短期药物去势治疗可降低死亡率（*NEJM*，2011，365：107）
II	T1/T2：病变局限于前列腺	N0，M0	根治性前列腺切除术［如果高风险因素 ± 放疗和（或）激素治疗］：降低前列腺癌死亡率，特别是年龄 <65 岁而不是低风险患者（*NEJM*，2014，370：932）
III	T3：侵袭前列腺囊	N0，M0	放疗 + 雄激素去势治疗（见下文）（*Lancet*，2011，378：2104）
IV	T4：侵犯周围结构	N0，M0	放疗（M0） 药物去势治疗（ADT）（*NEJM*，2009，360：2516） GnRH 类似物（亮丙瑞林、戈舍瑞林） 抗雄激素（氟他胺、比卡鲁胺）
	任何 T	任何 N，M1	多西紫杉醇加入 ADT 可提高转移性前列腺癌总生存期（*NEJM*，2015，373：737） 如果去势治疗抵抗：化疗（如多西他赛）；雄激素合成抑制剂（阿比特龙；*NEJM*，2011，364：1995）或雄激素受体信号传导抑制剂（恩杂鲁胺；*NEJM*，2012，367：1187）可降低前列腺癌的死亡率。生物免疫治疗（*NEJM*，2010，363：411）；奥拉帕尼（PARP 抑制）用于 BRCA 阳性患者（*NEJM*，2015，373：1697） 骨转移：二磷酸盐或地诺单抗，后者降低骨转移率及骨折率（*NEJM*，2009，361：745；*Lancet*，2011，377：813；*Lancet*，2012，379：39）；镭 -223 降低 30% 死亡率（*NEJM*，2013，369：213）

预 后

- PSA 水平、Gleason 等级和年龄是转移性疾病的预测因子
- 在手术治疗的患者中，如果疾病局限于前列腺，术后 5 年无复发存活率 > 90%，如果穿过包膜则生存率 75%，如果精囊浸润则 40%
- PSA 倍增时间，Gleason 和复发时间预测复发后死亡率。对于对前列腺癌根治性治疗后局部复发，如果 PSA 低，挽救性放疗可能是有益的
- 转移性疾病：中位生存期 44 ~ 57 个月（*NEJM*，2015，373：737）；均进展为去势难治性阶段（15% ~ 20% 的患者撤除抗雄激素药物后，反而出现 PSA 下降）

预 防

- 非那雄胺和度他雄胺可降低通过活检查出的前列腺癌总数，但会增加 Gleason 高级别前列腺癌的数量；总体死亡率无改变（*NEJM*，2003，349：215；*NEJM*，2010，362：1192；*NEJM*，2013，369：603）

结直肠癌（CRC）

流行病学和风险因素（*Lancet*，2010，375：1030；*CA Cancer J Clin*，2011，61：212）

- 在美国男性和女性癌症发病率中均居第 4 位；在癌症导致的死亡中居第 2 位
- 40 岁以前罕见，90% 以上发生在 50 岁以上；75% 为散发
- 家族史：高达 25% 的人有家族遗传史。风险取决于一级亲属的患病人数（CRC 或息肉）及患病年龄；5% 具有可鉴定的基因突变

  家族性腺瘤性息肉病（FAP）：APC 基因突变→年轻时有上千个息肉→100% 终身风险；增加了甲状腺癌、胃癌、小肠癌的风险

  遗传性非息肉性结肠直肠癌（HNPCC）：最常见的遗传性 CRC（约占所有 CRC 的 3%）；DNA 错配修复基因突变（如 *MSH*2、*MLH*1）→微卫星不稳定（MSI）→增加了肿瘤进展风险→80% 存在终身患病风险

  绝大多数为右半结肠病变；增加了子宫内膜癌、卵巢癌、胃癌、尿路上皮肿瘤、小肠癌和胰肿瘤的风险

  Amsterdam 标准：≥3 名家庭成员有与 HNPCC 相关的癌症，至少有 1 个

是在 50 岁之前诊断，影响 2 代家族成员

MAP（MYH 相关性息肉病）：常染色体隐性遗传；如果息肉多发，但基因检测为阴性则考虑为家族性腺瘤性息肉病（FAP），这与携带 MYH 相关

- 炎症性肠病：随着病变范围扩大的时间延长，癌变风险也增大
- COX-2：ASA 和 NSAID 药物具有降低腺瘤风险。ASA 与降低结直肠癌的发病率，转移和死亡率有关（*Lancet*，2010，376：1741；*Lancet*，2012，379：1591，1602）。ASA 仅对 PIK3CA 突变的 CRC 效果佳（*NEJM*，2012，367：1596）。ASA 为一级预防，如果年龄 50 ~ 59（69 岁还不确定），10 年内患结直肠癌的风险在 10% 以上

病理与遗传学（*NEJM*，2009，361：2449；*Nature*，2012，487：330）

- 腺瘤 → 癌症基因序列反应中许多基因突变积聚，较大（> 2.5cm）、绒毛状的、无蒂的腺瘤有更高的恶变概率

  腺瘤通常在 10 年后发生癌变（散发性和家族性都是如此）
- 散发性 CRC 的基因突变：APC（80%），KRAS（40%），TP53（50% ~ 70%），DCC 或 SMAD4 或 BRAF（15%）；基因组不稳定（多数）或错配修复障碍（10% ~ 15%）
- 诊断前基因检测可指导治疗；例如，在 KRAS 中抗 EGFR 抗体，西妥昔单抗在野生型 KRAS 基因的患者中比突变型更有效（*NEJM*，2008，359：1757）。*BRAF* 基因突变可以指导临床试验。缺乏 CDX2 表达的患者将更加受益于化疗（*NEJM*，2016，374：211）

临床表现

- 远端结肠：排便的习惯改变，肠梗阻，腹部绞痛，便血
- 近端结肠：缺铁性贫血，腹部隐痛；由于管腔较大、液体粪便和息肉样肿瘤（相对于环状远端肿瘤）梗阻非典型
- 转移：淋巴结、肝、肺、腹膜→右上腹压痛，腹水，锁骨上淋巴结
- 与牛链球菌菌血症和梭状芽孢杆菌脓毒症有关

筛查（*JAMA*，2016，315：2564）

- 平均风险：强烈推荐从 50 岁开始每 10 年进行 1 次结肠镜检查
- 增加风险因素：更早开始和（或）更频繁的筛查。有家族史阳性：从 40 岁

开始或者从家族史中最早的 10 年前开始检查，之后每 5 年 1 次。IBD：诊断后 8～10 年开始检查，每 1～2 年检查 1 次。已确定或怀疑有家族性遗传者：基因咨询和非常早期筛查（例如 20～25 岁），然后是每 1～2 年 1 次

- 影像检查

    结肠镜检查：选择检查整个结肠；病灶 >1cm 者的灵敏度为 90%。乙状结肠镜检查相对于结肠癌细胞和结肠 CT 检查敏感性低（Gut，2009，58：241）。如果发现息肉，在 3～5 年重新检查。摘除腺瘤性息肉，这种息肉与较低的 CRC 死亡率相关（NEJM，2012，366：687）

    乙状结肠镜检查：降低 CRC 21% 的发病率和远端 CRC 26% 的死亡率（NEJM，2012，366：2345）。一次乙状结肠检查即可获益（Lancet，2010，375：9726）

    CT 结肠镜（CTC）：对比结肠镜检查，病灶 ≥1cm 有 90% 灵敏度，但对于更小的病变敏感性显著下降（NEJM，2008，359：1207）。在患病的高危人群中，CTC 对 ≥6mm 的晚期病变灵敏度只有 85%（JAMA，2009，301：2453）。对于大部分患者，相对于结肠镜检查更愿意行 CTC 检查；总体筛查类似（Lancet，2012，13：55）

- 粪便检查

    潜血（FOBT）：降低死亡率（NEJM，1993，328：1365；NEJM，2000，343：1603）；3 张试纸的家庭自检比 DRE/FOBT 的灵敏度更高（24% vs 5%）（Annals，2005，142：81）。每年重复 1 次

    大便 DNA：敏感性更高，与 FOBT 相比特异性相同，但敏感性低于结肠镜检查（NEJM，2004，351：2704）组合 DNA + 血红蛋白免疫法检测具有 90% 灵敏度和特异度（NEJM，2014，370：1287）

分期（AJCC Cancer Staging Manual，7th ed，2010）

- TNM 分期：原发肿瘤的大小和深度（T）、局部淋巴结转移（N）、远处转移（M）

    复杂的分期建立在病理结果与观察到的生存数据之间关系的基础上

- 结肠镜检查 + 活检/切除术 + 术中病理分期对于评价肠外扩散的分期至关重要

- 胸部和腹部/盆腔的 CT 扫描（无法准确判断疾病侵袭的深度和淋巴结转移情况）

- 对已经诊断为 CRC 的患者应检查 CEA 水平，这是预后指标之一，也是治疗

是否有效的评价指标和检测复发的指标，但 CEA 检查不能作为筛查手段

结直肠癌 TNM 分期与修订 Dukes 分期的治疗

TNM	Dukes	病理标准	5 年存活率	治疗
I	A	侵袭黏膜下层或固有肌层	94% ~97%	单纯手术切除（切除 ≥12 个淋巴结并进行分析）
ⅡA	B	侵袭浆膜层	83%	手术；辅助化疗对结肠癌的作用尚不明确[a]
ⅡB	B	侵袭脏膜层	74%	直肠癌术前放疗或 5 – FU 同步放化疗 →术后化疗
ⅡC	B	直接侵犯周围器官	56%	
ⅢA	C	≤6 个阳性淋巴结	86%	手术 + 化疗[b]
ⅢB	C	不同程度的淋巴结转移和局部浸润	51% ~77%	直肠癌术前放疗或化放疗同步进行（*NEJM*，2006，355：1114）
ⅢC	C		15% ~47%	
IV	D	远处转移	5%	化疗 + 手术切除孤立远处转移（调查发现 5 年存活率约 30%）如果出现穿孔、梗阻或出血，应考虑切除原发肿瘤

NCCN Clinical Practice Guidelines，*www. nccn. org*. 直肠癌和结肠癌的 5 年生存率的平均值基本相同，并附有 TNM 分期及亚型划分，数据来源是 SEER（*JCO*，2010，28：256，264）

a：对于高危的 Ⅱ 期病变应考虑辅助化疗，高危指的是：有梗阻、穿孔、周围组织粘连、淋巴结检查结果不充分、淋巴及血管浸润以及低分化型。MIS-H CRC 对于辅助化疗收益较少（*NEJM*，2003，349：247）。*b*：FOLFOX 是标准辅助化疗方案（见下文）（*NEJM*，2004，350：2343）（*NEJM*，2004，350：2343）

- 化疗（*Lancet*，2014，383：1490）

    FOLFOX（5 – 氟尿嘧啶 + 亚叶酸钙 + 奥沙利铂）FOLFIRI 或 CapeOX 方案（*NEJM*，2004，350：2343）± 贝伐单抗（抗 VEGF 单抗，*NEJM*，

2004，350：2335）或西妥昔单抗（抗 EGFR 单抗；*NEJM*，2004，351：337；仅使 *RAS* 基因未突变的患者获益；*NEJM*，2013，369：1023）；

考虑 FOLFOXIRI-bevacizumab 方案特别是对 BRAF 突变阳性或存在治愈性切除可能的患者（*NEJM*，2014，371：1609）

瑞戈非尼（多激酶抑制）和 TAS102［由抗肿瘤核苷类似物 FTD（三氟胸苷，trifluridine）和胸苷磷酸化酶抑制剂 TPI 组成］可提高进展性转移性 CRC 的存活率（*Lancet*，2013，381：303；*NEJM*，2015，372：1909）

化疗副作用

恶心、呕吐最为常见（*NEJM*，2016，374：1356；*NEJM*，2016，375：134，177）

化疗的不良反应

毒性	常见药物	不良反应分析评估
心脏毒性（*JCO*，2005，23：7685；*NEJM*，2013，368：1154），出现不良事件，停止使用；ACEI 类药物是否具有预防作用尚不明确（*Circ*，2006，114：2474）	蒽环类药物	累积剂量导致巨细胞病毒性肺炎（CMP），治疗前使用亚叶酸钙；拓扑异构酶 II b（*Nat Med*，2012，18：1639）
	5-FU	冠状动脉痉挛→心肌缺血；选用 CCB 可预防
	曲妥珠单抗与 PD-1 抑制剂	CMP，特别是与蒽环类药物合用
	酪氨酸抑制剂（TKI）	QTc 间期延长、CMP、心绞痛
	环磷酰胺	心包炎（尤其是骨髓移植）
	顺铂	低镁血症→心律失常，心肌缺血
肺毒性（*Sem Oncol*，2006，33：98）	白消安	8% 纤维化或弥漫肺泡出血（DAH）；如果严重→类固醇
	博来霉素	10% 特发性肺纤维化（IPF）；出院/中止用药，予以激素治疗
	TKI（尤其是达沙替尼）	肺积液

续表

肺毒性 (*Sem Oncol*, 2006, 33：98)	环磷酰胺 （<1%）	肺炎，进行性纤维化；出院/中止药物
	贝伐单抗	肺出血（特别是 NSCLC）
	PD-1 单抗（例如尼鲁单抗）	肺炎
	CTLA-4 单抗（易普利姆玛）	机化性肺炎，结节病
肾毒性/泌尿系统毒性	铂类治疗（顺铂）	近端小管受累，予以静脉水化预处理
	氨甲蝶呤	沉积；予以碱化尿液，水化处理
	环磷酰胺	出血性膀胱炎；给予美司钠治疗
神经毒性 (*Sem Oncol*, 2006, 33：324)	铂类治疗（顺铂）	周围神经病变（手套和袜样）；维生素 E 予以预防
	阿糖胞苷	小脑毒性（不可逆5%～10%）
	氨甲蝶呤（鞘内）	迟发脑白质病变，脑膜炎；使用鞘内注射羧肽酶，亚叶酸钙纠正氨甲蝶呤中毒
	异环磷酰胺	脑部病变（10%～30%）；治疗使用亚甲基蓝，硫胺素，右美托咪定效果尚未明确
	紫杉烷，长春新碱	感觉运动性长纤维神经病
肝毒性（*Sem Oncol*, 2006, 33：50）	TKI（如伊马替尼，尼罗替尼）	肝功能升高，很少坏死；暂停治疗，类固醇治疗是否有效尚未确定
	吉西他滨	通常 ALT/AST 比例升高；剂量调小如果胆红素升高
	氨甲蝶呤	ALT/AST 比例升高，很少肝纤维化
皮肤毒性	TKI（如伊马替尼）	皮炎，有严重的可能（如 SJS）

胰腺癌

病理学和遗传学 (*Ann Rev Pathol*, 2008, 3: 157; *Nature*, 2012, 491: 399)

- 组织学类型：腺癌，腺泡细胞癌，内分泌肿瘤，囊性肿瘤（如 IPMN，见下文）；很少转移到胰腺（如肺癌，乳腺癌，肾细胞癌）
- 胰腺腺癌占绝大多数胰腺癌（85%）
- 位置：胰头 60%，胰体 15%，胰尾 5%，20% 的胰腺癌为胰腺弥漫
- 类腺癌中基因突变：KRAS（>90%），p16（80%～95%），p53（50%～75%），SMAD4（约 55%）

流行病学和风险因素 (*NEJM*, 2014, 371: 1039; *Lancet*, 2016, 388: 73)

- 胰腺腺癌是美国男性和女性第四大癌症死亡原因
- 80% 的胰腺腺癌发生于 60～80 岁
- 获得性危险因素：吸烟（RR 约 1.5；20% 的患者），肥胖，慢性胰腺炎，糖尿病与胰腺癌的关系尚不明确
- 遗传性风险因素：遗传易感性可能在 5%～10% 的病例中起作用

  遗传性慢性胰腺炎：阳性胰蛋白酶原基因突变（PRSS1），SPINK1

  家族性癌症综合征和基因突变具有高风险：家族性非典型性多发黑素瘤（CDKN2A/p16），家族性乳腺癌和卵巢癌（BRCA2），Peutz-Jeghers（LKB1），共济失调毛细血管扩张症（ATM），遗传性结肠直肠癌（HNPCC 和 FAP）可能相关，但尚未明确

临床表现

- 无痛性黄疸（胰头癌多见），疼痛放射到背部，食欲和体重下降和（或）胰腺炎
- 新发生的非典型糖尿病（25%）；无法解释的吸收不良或新发胰腺炎
- 游走性血栓性静脉炎（Trousseau 症），不特定于胰腺癌（JCO, 1986, 4: 509）
- 检查：腹部肿块；可触及的胆囊肿大（库瓦西耶征，但更经常见于胆管

癌）；肝大、腹水；左锁骨淋巴结（Virchow）和直肠指检"搁架征"（两种非特异性癌转移标志）

- 实验室检查可能显示：胆红素↑，碱性磷脂酶，贫血

诊断和分期（NCCN Guidelines v. 2. 2012）

- 胰腺 CT 扫描（如有阳性增强 CT）或 MRI
- 如果没有病变，则行 EUS、ERCP、MRI、MRCP 检查可以显示肿块或胆道狭窄
- 活检胰腺病变经内镜超声引导下细针穿刺（倾向于手术指征患者）或 CT 引导（播散风险）或转移病变的活检
- 肿瘤标志物：CA19 – 9 升高（nb，良性肝/胆道疾病也会升高）；术后检测有一定的意义

胰腺腺癌的临床（放射影像）分期及预后

诊断时分期%	标准	中位生存期
可切除 15% ~20%	没有胰腺外的病变或者大块淋巴结病变 SMV 和门静脉清晰显影；腹腔干和 SMA 不受累	10 ~20 个月（肿瘤 <3cm 分化良好，病变边缘无浸润提示，提示预后相对更好），无淋巴结转移者，5年生存率30%，有淋巴结转移者 5 年生存率10%
局部晚期（不可手术）40%	门静脉/SMV 清晰显影；腹腔干或 SMA 不受累	8 ~12 个月
转移 40%	通常为肝脏和腹膜转移，偶有肺转移	通过 FOLFIRINOX 方案化疗延伸至 11 个月

胰腺癌的治疗（*NEJM*，2014，371：1039；*Lancet*，2016，388：73）

- 切除：手术 ± 辅助治疗（新辅助或术后辅助）

  胰十二指肠切除术 = Whipple 手术 = 切除胰头、十二指肠、胆总管和胆囊 ± 胃部分切除术

  辅助治疗：提高生存率，但方案的选择存在争议〔单用化疗或化疗/放疗同步，或吉西他滨单药，或 5-FU 单药（*J Surg Oncol*，2013，107：78；*JAMA*，2013，310：1473）

- 局部晚期：最佳治疗方案仍存在争议。单用吉西他滨化疗方案比对吉西他滨 + 放疗（*JCO*，2008，26：214s；*Ann Oncol*，2008，19：1592；*JCO*，2011，29：4105）
- 转移：如果身体状态允许，行 FOLFIRINOX 方案（5-FU + 亚叶酸钙、伊立替康、奥沙利铂）（*NEJM*，2011，364：1817）；如果身体状况较差，吉西他滨 + 紫杉醇（*NEJM*，2013，369：1691）或吉西他滨单药治疗（*JCO*，1997，15：2403）。提供临床试验
- 姑息性和支持治疗：

  梗阻性黄疸或胃出口梗阻：内镜下支架置入术或外科建立旁路

  疼痛：阿片类药物、腹腔神经丛阻滞术，放疗

  体重减轻：胰腺酶替代，营养咨询，临终前谈话

5-35 胰腺囊性肿瘤（*NEJM*，2004，351：1218；*Oncologist*，2009，14：125）

- 胰腺肿瘤患者中 <10%。确诊用 CT、ERCP、MRCP 或 EUS 诊断
- 浆液性囊腺瘤：通常是良性，影像学提示中央瘢痕或蜂窝状症状
- 黏液性囊性肿瘤（MCN）：多为年轻女性；多房性肿瘤在胰体或胰尾伴随卵巢样基质且富含黏蛋白液体，且 CEA 升高；是癌前病变增强扫描肿瘤
- 导管内乳头状黏液性肿瘤（IPMN）：起源于胰腺主导管或主导管一个分支的肿瘤；与导管扩张相关，有黏液样物质分泌。进展为癌症的情况不明（5~20年）。根据患者的年龄、肿物的大小、位置和生长异常选择是否行外科手术

肿瘤急症

发热和中性粒细胞减少症（FN）

定　义

- 发热：单次口腔温度 ≥38.3℃（101°F）或 ≥38℃（100.4°F）超过 1h
- 中性粒细胞减少：绝对中性粒细胞计数 <500/μL 或 <1000/μL，但可预测的最低值 <500/μL

病理生理学和微生物学

- 诱发因素：导管，皮肤损伤，GI 黏膜炎，梗阻（淋巴管、胆道、胃肠道、尿道），肿瘤相关的免疫缺陷
- 多数情况被认为是起因于消化道细菌血行播散
- 中性粒细胞减少的小肠结肠炎（typhlitis）：右下腹疼痛，水样/血性腹泻，盲肠壁增厚
- 革兰氏阴性菌（尤其是铜绿假单胞菌）在以往的病例中最常见
- 革兰氏阳性菌感染近期呈增多趋势（占目前鉴别出的致病菌的 60% ~ 70%）
- 真菌的超级感染通常来自长期的嗜中性粒细胞减少和抗生素使用
- 不典型生物感染和细菌性脑膜炎很少见

预　防

- 左氧氟沙星（500mg qd）可减少化疗相关中性粒细胞减少的患者发生发热和细菌感染；不能降低死亡率（*NEJM*，2005，353：977，988）

诊断评估

- 体格检查：皮肤、口咽、肺、肛周，以及手术和插管部位；避免肛门指检
- 实验室检查：全血细胞计数和分类，BUN/Cr，肝功能，U/A
- 微生物学：血（外周血和每个留置导管的位置），尿液和痰培养；有局部症状/体征→粪便（艰难梭菌培养），腹水，脑脊液检查（较为少用）
- 影像学检查：胸部 X 线检查；用于有局部症状/体征→CNS、窦、胸部或腹部/盆腔影像学检查
- 注意事项：中性粒细胞减少→炎症反应障碍→体格检查和影像学检查可能只发现轻微改变；革兰氏染色没有发现嗜中性粒细胞并不能排除感染

危险分级（预测风险较低的因素）

- 病史：年龄 <60 岁，无症状，无严重合并症，肿瘤在消退期，实体肿瘤，无真菌感染病史或者近期没有进行抗真菌感染
- 体格检查：体温 <39℃，无呼吸急促，无低血压，无精神状态改变，无脱水
- 其他检查：中性粒细胞计数 >100/μL，预期粒细胞减少 <10d，胸部 X 线检查无异常

初始抗生素治疗（*Clin Infect Dis*, 2011, 52: e56; *NCCN Guidelines v. 2. 2015*）

- 经验性方案中应当包括具有抗假单胞菌活性的药物；考虑覆盖 VRE 如果 VRE 定植；如果 VRE 阳性，则 OR = 3.8（*BBMT*, 2010, 16: 1576）
- 口服抗生素用于低风险的患者（中性粒细胞减少 < 10d，肝肾功能正常，无恶心、呕吐、腹泻，无活动性感染，身体状态稳定）：环丙沙星 + 阿莫西林克拉维酸（*NEJM*, 1999, 341: 305）
- 静脉抗生素：最佳方案不明确；单药或两药方案可以用
    单药治疗：头孢他啶、头孢吡肟、亚胺培南或美罗培南
    两种药物治疗：氨基糖苷类 + 抗假单胞菌 β-内酰胺类
    青霉素过敏：左氧氟沙星 + 氨或氨基糖苷类
- 特殊病例应加入万古霉素（低血压，PNA，临床上明显置导管相关或是软组织感染，MRSA 菌定植，革兰氏阳性血液培养，喹诺酮类预防用药），原病菌培养结果阴性，48h 后停止使用

初始抗生素方案的调整

- 低危无发热患者在 3 ~ 5d 可改为口服抗生素
- 经验性抗生素用药方案调整：若持续性发热 > 3 ~ 5d 或疾病进展（如加入万古霉素）
- 抗真菌治疗适用于中性粒细胞减少伴发热 > 5d
    脂质体两性霉素 B、卡泊芬净、米卡芬净、阿尼芬净、伏立康唑、泊沙康唑等都是可选方案（*NEJM*, 2002, 346: 225; *NEJM*, 2007, 356: 348）

疗　程

- 已知来源：完整的标准疗程（如菌血症 14d）
- 未知来源：持续性使用抗生素直到不再发热且 ANC > 500/μL
- 当患者不再发热且中心粒细胞仍减少的情况下，何时停止抗生素尚无明确标准

造血生长因子的作用（*NEJM*, 2013, 368: 1131）

- 粒细胞集落刺激因子（G-CSF）和粒细胞巨噬细胞集落刺激因子（GM-CSF）可作为一级预防措施，当预期 FN 发病率 > 20% 或上一个周期治疗中

伴有 FN 发生为二级预防（对可治愈肿瘤保持一定的剂量浓度）

集落刺激因子（CSF）降低 FN 发病率，但尚未显示出对死亡率的影响

- 集落刺激因子可作为 FN 的高危患者的辅助治疗

脊髓压迫

临床表现（*Lancet Neuro*，2008，7：459）

- 肿瘤椎体内转移并引起硬膜外脊髓压迫
- 前列腺癌、乳腺癌和肺癌最常见，其次是肾细胞癌、非霍奇金淋巴瘤和骨髓瘤
- 受累部位：胸椎（60%），腰椎（25%），颈椎（15%）
- 体征和症状：疼痛（>95%，在神经症状之前发生）、无力、自主神经功能障碍（尿潴留，肛门括约肌的张力下降）、感觉丧失

诊断评估

- 对于实体肿瘤患者出现的严重背痛要给予充分重视
- 不要等出现神经系统体征再考虑诊断和治疗，治疗前神经系统异常持续时间和严重程度是预测神经系统预后的最佳预测指标
- 紧急全脊柱 MRI（灵敏度 93%，特异度 97%）；如果无法进行 MRI 检查，可行 CT 脊髓造影

治 疗

- 地塞米松（10mg IV1 次，然后 4mg IV 或 PO q6h）

如果有背痛＋神经系统功能障碍则立即用药，同时等待影像学检查结果

- 若确定有压迫或神经系统障碍，立即进行放疗或手术消除压迫
- 手术＋放疗在治疗实体肿瘤压迫神经系统的治疗中优于单纯放疗（*Lancet*，2005，366：643）
- 如果是病理性骨折引起的压迫应手术治疗；如果不能手术则行放疗

肿瘤溶解综合征

临床表现（*NEJM*, 2011, 364: 1844; *BJH*, 2010, 149: 578）

- 肿瘤负荷大或快速增殖的肿瘤→自发的或化疗后导致细胞内电解质和核酸释放
- 最常见于恶性淋巴瘤治疗（Burkitt）和白血病（ALL、AML、CML急变期）；实体肿瘤少见；很少是由自发性坏死造成
- 电解质紊乱：K^+升高，尿酸升高，PO_4^{3-}升高导致Ca^{2+}下降
- 肾功能衰竭（尿酸性肾病）

预　防

- 别嘌呤醇口服300mg qd或bid或静脉注射200～400mg/m^2（依据肾功能调节），并且积极化疗或放疗前水化
- 拉布立酶（复合尿酸氧化剂）0.15mg/kg或6mg的固定剂量（肥胖患者除外），在开始化疗并化疗或放疗前积极水化（见下文）

治　疗

- 避免静脉造影和非甾体类（NSAID）药物使用
- 别嘌呤醇＋积极的大量静脉补水±利尿剂予以增加尿渗透压（UOP），目标80～100cc/h
- 考虑碱化尿液用等渗的碳酸氢钠予以增加尿酸溶解性，并降低尿酸性肾病[此法存在争议：避免使用拉布立酶，可能导致碱中毒或$Ca_3(PO4)_2$沉积]
- 拉布立酶[0.1～0.2mg/（kg·d），重复使用]在高尿酸（UA）、快速进展的肿瘤中尤为重要；尿酸水平测定必须在冰上进行，以抑制体外酶活性作用（*JCO*, 2003, 21: 4402; *Acta Haematol*, 2006, 115: 35）。避免在G6PD缺乏导致的溶血性贫血
- 治疗高钾血症、高磷血症、低钙血症的症状
- 某些患者可能需行血液透析；对于肾功能不全或者急性肾衰竭的患者应提前进行肾内科会诊

原发部位不明的肿瘤

原发部位不明的肿瘤的评估

病理	可能来源	标志物	影像学	其他病理学
腺癌	结肠、上消化道、胰腺	CEA, CA19-9	内镜/EUS	CDX1, CK7/20
	肝细胞	AFP	腹部/盆腔 CT	
	乳腺	CA15-3	乳腺钼靶	ER/PR, GCDFP
	卵巢、前列腺	CA125, PSA	盆腔超声	CA125, PSAP
鳞癌	肺		胸部 CT	TTF1, CK7
	肺	无	胸部 CT	TTF1, CK7
	头颈部		喉镜	
	食管		内镜	
	宫颈，肛门			
	生殖细胞	hCG, AFP	睾丸超声	PLAP, isochrom 12p,
	淋巴瘤	LDH	PET 检查	LCA, 流式细胞术, 细胞遗传学
低分化癌	甲状腺	甲状腺球蛋白	甲状腺超声检查	甲状腺球蛋白
	胃肠间质瘤，肉瘤		腹部/盆腔 CT	c-kit、结蛋白、波形蛋白
	神经内分泌瘤			NSE、嗜铬粒蛋白考虑所有的 EM

在同一行中列出的每个可能来源的相关研究

骨转移：常见的原发肿瘤包括乳腺癌、肺癌、甲状腺、肾脏、前列腺癌

6 感染内科

肺　炎

肺炎病原学

临床环境	病因
社区获得性肺炎（CAP）（*NEJM*，2014，371：1619；*NEJM*，373：415；*Lancet*，2015，386：1097）	约50%～60%不能明确病原菌，约25%为病毒，约10%为细菌，<5%为病毒细菌共感染
	病毒：流感病毒、呼吸道合胞病毒、hMPV、鼻病毒（意义不明）、副流感病毒、冠状病毒
	肺炎链球菌（最常见的细菌原因）
	金黄色葡萄球菌（特别是流感后）
	支原体、衣原体（尤其是年轻和健康人群）
	流感嗜血杆菌、卡他莫拉氏菌（特别是COPD）
	军团菌（尤其是老年人、吸烟者、免疫力低下者、TNF抑制剂使用者）
	克雷伯菌和其他革兰氏阴性杆菌（好发于酗酒和误吸）
医院获得性或医疗机构相关性肺炎（HAP/HCAP）	金黄色葡萄球菌、假单胞菌、克雷伯菌、大肠杆菌、肠杆菌、不动杆菌
	（HCAP危险因素：90d内住院或抗生素治疗、疗养院、30d内家庭输液或透析治疗、家庭伤口治疗、MDR病原体家族成员、免疫抑制）
免疫抑制	以上病因 + PCP、真菌、诺卡菌、非结核分枝杆菌（NTM）、CMV

续表

误吸 (NEJM, 2001, 334: 665; Curr Opin Pulm Med, 2011, 17: 148)	由于吸入胃内容物性所致化学性吸入肺炎 细菌性肺炎, 发生于吸入口咽部定植菌后 ≥ 24 ~ 72 h: 门诊患者: 口腔菌群 (链球菌、金黄色葡萄球菌、厌氧菌) 住院患者或慢性病: 革兰氏阴性杆菌 (假单胞菌) 和金黄色葡萄球菌

临床表现

- 临床特征多变, 并且取决于多种宿主因素 (特别是年龄)
- 典型 (例如肺炎链球菌): 发热、咳嗽/脓性痰、胸部 X 线提示实变影
- 非典型病原体 (军团菌、支原体、衣原体、病毒): 通常称为 "非典型"。因为它们常规培养不能生长。表现各异, 隐匿或急性发病, 肺部影像从间质浸润到树权征、斑片影、实变影, 表现各异
- 临床和影像学特征不能区分 "典型" 和 "非典型"
- 吸入性肺炎/肺炎: 可以是感染性或非感染性; 可能合并存在急性炎症综合征 (发热, WBC↑等) 或隐匿发病 (通常呼吸伴有腐败气味)

诊　断

- 痰革兰氏染色/培养, 高质量标本可信度高 (即非吐出痰液; 鳞状细胞 < 10/低倍视野) 及化脓性 (PMN > 25/低倍视野)。应用抗生素 10h 后痰量减少 (CID, 2014, 58: 1782)
- 血培养 (抗生素使用前): 约 10% 住院患者会呈阳性, 与病原体有关
- 胸片 (前后位和侧位, 见影像学插图): 如果胸腔积液宽度 > 5cm 或重症肺炎, 应行诊断性胸穿
- 其他: SaO_2、PaO_2、动脉血 pH 值 (如果严重), 全血细胞计数并血球分析, Chem – 20; HIV 检查 (如果未知病史)
- 基于临床怀疑其他临床微生物 (配对血清可用于大多数非典型病原体):
  支原体: 使用抗生素前做咽拭子、痰或支气管肺泡灌洗液 PCR 检查
  军团菌: 尿抗原 (检查嗜肺军团菌血清 L1 型, 占临床中的 60% ~ 70%)
  肺炎链球菌: 尿抗原 (灵敏度 70%, 特异度 > 90%)

结核分枝杆菌：诱导出痰标本做涂片抗酸染色和分枝杆菌培养（确诊前经验性呼吸道隔离）；如怀疑结核，避免使用喹诺酮类抗生素；若抗酸染色阳性，需快速行 DNA 探针检测

PCP：如果 HIV ⊕或已知细胞免疫↓，诱导出痰做 PCP

- 对鼻咽拭子或痰液进行病毒测试（免疫荧光抗原检测或 PCR）
- 支气管镜检查：可用于免疫降低、重症患者、治疗失败或慢性肺炎。也用于怀疑 TB 或 PCP，但缺乏病原学证据，痰培养⊖患者。部分病原体需要特殊培养基（如军团菌需 BCYE）
- 初始治疗失败的原因：

  疗程不足：改善可能需要≥72h（约 20% 患者持续发热 >4d）

  渗入肺部的药物浓度不足：如万古霉素最少需要 <15 ~20μg/ mL

  耐药菌或超级感染：如 MASA，假单胞菌。考虑支气管镜检查

  诊断错误：真菌或病毒、化学性肺炎、PE、CHF、ARDS、DAH、ILD，应考虑 CT 检查

  肺炎性胸腔积液、积脓或脓胸：如果 CXR⊖，考虑 CT（如果存在胸腔积液，尤其局限性，应考虑行诊断性胸穿 ± 胸腔引流管）

  播散性感染（如心内膜炎、脑膜炎、化脓性关节炎）

预　防

- 肺炎球菌疫苗（PPSV$_2$3）：>65 岁均应接种。如果存在高并发症风险，年轻患者也应该接种，并考虑额外接种 PCV$_1$3 疫苗
- VAP 预防措施：床头抬高 > 30°，氯己定漱口，高危患者防止误吸
- 破伤风、白喉、百日咳加强免疫：接种史不详的成人给予 1 次剂量（*MM-WR*，2012，61：468）

预　后

- 低危患者在症状好转后改为口服抗生素即可出院（*CID*，2007，44：S27）
- 大多数患者的 CXR 治疗 6 周可恢复正常，定期复查以除外恶性肿瘤（尤其是 >50 岁或吸烟者）

肺炎严重度指数、预后和治疗场所（*NEJM*，1997，336：243）

分类	评分（分）	死亡率	场所
I & II	≤70	<1%	院外
III	71 ~ 90	3%	? 短暂住院观察

续表

IV	91～130	8%	住院
V	>130	29%	ICU
变量	分数		
人口学	男性（年龄，以年为单位）、女性（年龄 – 10）、养老院（年龄 + 10）		
并发症	肿瘤（+30）、肝病（+20）、CHF（+10）、CVA（+10）、肾病（+10）		
查体	意识障碍（+20）、RR >30（+20）、SBP <90（+20）、T <35°/>40°（+15）、HR >125（+10）		
实验室检查	pH <7.35（+30）、BUN >30（+20）、Na⁺ <130（+20）、glc >250（+10）、Hct <30（+10）、PaO₂ <60 或 SaO₂ <90（+10）、胸腔积液（+10）		

治疗［*CID*, 2007, 44 (Suppl)：S27；*JAMA*, 2016, 315：593］

疾病	方案	注意情况
CAP（门诊）	阿奇霉素或多西环素	近期抗生素使用情况或是否合并多种并发症：呼吸 FQ 或（阿奇霉素 + 阿莫西林/克拉维酸）
CAP（病房）	呼吸 FQ 或（3 代头孢 + 阿奇霉素）	多西环素可替代阿奇霉素
CAP（ICU）	呼吸 FQ 联合（3 代头孢或氨苄西林/舒巴坦）	如果呼吸 FQ 禁忌，使用阿奇霉素。如有危险因素，需覆盖 MRSA 或假单胞菌
HCAP（包括 VAP）	（哌拉西林他唑巴坦、头孢吡肟或碳青霉烯）+（万古霉素或利奈唑胺）	当认为有非典型菌时，可增加呼吸 FQ（或阿奇霉素）
误吸	克林霉素，阿莫西林/克拉维酸或 β-内酰胺 + 甲硝唑	

- 如果宿主免疫抑制怀疑 PCP，考虑 TMP-SMX；流感考虑奥司他韦

- 类固醇（泼尼松 50mg×7d 或甲泼尼龙 0.5mg/kg q12h×5d）可能会改善临床症状和呼吸衰竭（*Lancet*，2015，385：1511；*JAMA*，2015，313：677；*Annals*，2015，163：519），无大型类固醇对病毒 RCT 研究，且尚未广泛推广

- 持续时间：CAP 5~7d，如果稳定和无发热 48~72h

- HCAP：8d（例外：假单胞菌或其他非发酵 GNR 需 15d）

- 如果可能，根据药敏抗生素降阶梯治疗

呼吸系统病毒感染

上呼吸道感染，支气管炎，细支气管炎，肺炎（*Lancet*，2011，377：1264）

微生物与流行病学（http://www.cdc.gov/flu/weekly）

- 典型病原体：病程短，症状轻＝鼻病毒、冠状病毒；病程长，严重或复杂＝流感病毒、副流感病毒、呼吸道合胞病毒（RSV）、腺病毒、嗜肺病毒。免疫抑制时尤其严重

- 季节性流感：美国每年住院患者 365 000 例，每年死亡 51 000 例。大多数患者 > 65 岁（*NEJM*，2008，359：2579）

- 2009 年 H1N1 大流行（猪流感）：中青年和肥胖患者更严重（*JAMA*，2009，302：1896）

- 2011 年 H3N2 偶发：猪传染人（或人传染人）（*MMWR*，2011，60：1615）

- H5N1 流感（禽类）：全球持续小规模爆发

诊　断

- 主要临床表现：咳嗽、发烧、肌痛、关节痛、流涕、咽炎（相对地，若是病毒性支气管炎表现为咳嗽±低体温，通常有良性和自限性）

- 呼吸性病毒检测试剂盒用于鼻腔冲洗液或痰/BAL 标本

- 鼻咽拭子快速流感病毒试验，灵敏度 50%~70%（？流感大流行时降低），特异度 >95%

- DFA（灵敏度 85%），RT-PCR（金标准）可用于流感病毒（PCR 明确分型）

治疗（*NEJM*，2008，359：2579；*Lancet*，2015，385：1729）

- 季节性流感：用神经氨酸酶抑制治疗（奥司他韦、扎那米韦）对 A、B 型均有效（症状可缩短~1d），但已经存在耐药。M2 抑制（金刚烷胺、金刚乙胺）由于广泛耐药而不推荐（*MMWR*，2011，60：1）
- H1N1 大流行：奥司他韦敏感率近 100%。H5N1：耐药性不确定。H7N9：亚洲新发生（*NEJM*，2013，368：1888）
- 奥司他韦 75 mg PO bid×5 d。低危风险患者于症状 48h 内给药；重症或免疫低下患者如果已经 >48h 也可尽快开始
- 免疫低下（骨髓移植、肺移植）可考虑吸入利巴韦林治疗 RSV，但成人临床数据有限

预 防

- 灭活流感疫苗：包括 H1N1。年龄 >6 个月，尤其是妊娠、年龄 >50 岁、免疫抑制或医务人员均推荐接种
- 强烈推荐住院患者采取飞沫防护和传播隔离
- 对接触过确诊流感患者的高危人群需预防性治疗：奥司他韦 qd PO75 mg×10 d

真菌感染

念珠菌属

- 病原学：GI 的正常菌群；白色念珠菌和非白色念珠菌（如果曾用唑类药物治疗真菌或非白色念珠菌感染，应考虑其耐药；近年来平滑念珠菌对棘白菌素类抗真菌药耐药↑）。药敏试验可用
- 危险因素：中性粒细胞减少、免疫低下、广谱抗生素、血管内导管（特别是全肠外营养时），静脉吸毒，腹部手术，糖尿病，肾功能衰竭，年龄 >65 岁
- 临床表现

    黏膜皮肤：皮肤（如摩擦部分的红色，浸渍性病变）；鹅口疮（渗出性、红斑或萎缩性病变，如果不明原因，则应排除 HIV）；食管（吞咽痛 ± 鹅口疮）；阴道炎、包皮炎念珠菌尿：在使用广谱抗生素或留置尿管患

者中可引起典型定植念珠菌血症：除外视网膜受累（所有患者均须会诊眼科，若确诊，须延长治疗时间）。心内膜炎罕见但严重（特别是非白念珠菌和人工瓣膜）。可能出现免疫功能低下的红斑丘疹或脓疱

肝脾：发生中性粒细胞恢复

治疗（*CID*，2016，62：409）

皮肤黏膜	克霉唑、制霉菌素、氟康唑、伊曲康唑
念珠菌尿（必须明确定植或感染）	有症状、严重免疫抑制、尿路侵袭性操作前，予氟康唑或膀胱灌注两性霉素 B *
念珠菌血症伴或不伴中性粒细胞减少	棘白菌素、氟康唑、两性霉素 B，需排除侵袭性导管感染
发热伴粒细胞减少	棘白菌素或两性霉素 B

* 两性霉素 B 剂量参考据 IDSA 指南。如果可以的话，首选脂质体制剂

隐球菌属（*CID*，2010，50：291）

- 流行病学：免疫抑制（尤其是 AIDS）最易感染，可以发生在健康宿主，尤其是老人、嗜酒、DM。考虑格特隐球菌（特别是健康宿主）
- 临床表现

  CNS（脑膜炎）：头疼、发烧、脑膜刺激征，ICP↑，CN 异常，± 昏迷，通常为亚急性

  诊断：CSF 隐球菌抗原，墨汁染色，真菌培养。细胞计数改变，AIDS 患者血清隐球菌抗原 > 1∶8 Se/Sp

  其他部位：肺、尿路、皮肤、CNS 隐球菌肉芽肿。如果考虑隐球菌，患者应行腰椎穿刺

- 治疗

  CNS：如果 ICP↑，反复腰椎穿刺大量释放脑积液或临时腰椎引流。少数需要脑室腹腔分流

  在 HIV ⊕ 或免疫抑制患者：中枢神经系统治疗有诱导阶段（两性霉素 B ± 氟胞嘧啶），巩固和维持阶段（氟康唑）（*NEJM*，2013，368：1291）。如果排除 CNS 疾病，选用氟康唑，剂量和持续时间因宿主而异

  健康患者的非 CNS 疾病：基于临床情况选择氟康唑或观察

组织胞浆菌病（*CID*，2007，45：807）

- 对美国中部和东南部而言发病率偏高，但在美国全境存在偶发病例
- 临床表现

  急性：多呈亚临床性，但可见轻度至重度肺炎±空洞和肺门淋巴结病

  慢性肺炎：排痰性咳嗽↑，消瘦，盗汗，肺尖浸润，肺空洞

  播散性（多见于免疫抑制患者）：发烧，消瘦，肝脾肿大，淋巴结肿大，口腔溃疡，皮肤损伤，纤维化纵隔炎，反应性关节炎，心包炎

- 治疗：伊曲康唑（监测水平）；如果重症或免疫抑制患者，两性霉素 B±类固醇

球孢子菌病（*CID*，2005，41：1217）

- 流行：美国西南部（圣华金或"河谷"热）
- 临床表现

  急性：50%～67%亚临床性；肺炎伴咳嗽、胸痛、发热、关节痛、疲劳

  慢性肺炎：结节，空洞或进行性纤维空洞化肺炎（可以是无症状或有症状）

  播散性（多见于免疫抑制患者）：发热，萎靡，肺弥漫性改变，骨骼、皮肤和脑膜受累

- 治疗：轻症患者密切观察，q3～6 个月随访；重症患者：氟康唑、伊曲康唑或两性霉素

芽生菌病（*CID*，2008，46：1801）

- 流行病学：美国中南部、东南部和中西部
- 临床表现

  急性：50%亚临床；咳嗽，弥漫（多肺叶）肺炎，可以进展到 ARDS

  慢性肺炎：咳嗽，消瘦，萎靡，CT 伴团块和纤维结节浸润

  播散性：（25%～40%，但免疫抑制患者累积率↑）：疣状和溃疡性皮肤损伤，骨骼、GU 受累；CNS 罕见，除非是免疫抑制

- 治疗：伊曲康唑（监测水平）；如果为重症、播散或免疫抑制患者，应用两性霉素 B

曲霉病（*CID*，2008，46：327；*NEJM*，2009，360：1870）

- ABPA，过敏性肺炎：见"间质性肺病"
- 曲霉菌：多发于已有空洞（TB 等），多数无症状，可有咯血；50%痰培养

阳性；CT 提示不固定的空洞肿物，伴空气新月征。治疗：抗真菌药物无获益；持续性咯血可做栓塞或手术

- **坏死性气管炎**：白色坏死性假膜，见于 AIDS 或肺移植患者

- **慢性坏死病变**：轻度免疫抑制患者；咳痰，发热，体重减轻。CT：浸润 ± 结节 ± 胸膜增厚；肺活检→侵袭

- **侵袭性**：如果有免疫抑制（中性粒细胞减少 >10d，移植，大剂量糖皮质激素，AIDS）；肺炎的症状和体征，伴胸痛、咯血；CT：结节，月晕症（空洞治疗→新月征），诊断需血清或 BAL 的半乳甘露醇（GM）> 0.5

- **治疗（坏死/侵袭性）**：伏立康唑（或艾沙康唑）优于两性霉素；药物水平

接合菌（如毛霉、根霉）

- **流行病学**：糖尿病（70%，尤其 DKA），血液系统恶性肿瘤，移植术后，长期使用糖皮质激素，使用去铁胺或铁过载，创伤，既往伏立康唑治疗或预防

- **临床表现**：

  鼻脑型：眶周/额头疼痛（比眶周蜂窝织炎广泛），± 发热（起初可无中毒症状）；突眼、眼球运动减少；脑神经受累（Ⅴ > Ⅶ）；鼻甲 ± 黑色焦痂，但是检查正常。也可有肺（肺炎伴梗死和坏死），皮肤（硬痛蜂窝组织炎 ± 焦痂），胃肠道（坏死性溃疡）

  处置：清创 + 治疗（两性霉素、伏立康唑或艾沙康唑）；死亡率高

真菌感染诊断

- **培养**：念珠菌可在血/尿培养生长，但深部组织感染血培养敏感性↓。其他（如隐球菌、组织胞浆菌）血培养敏感性↓↓，如果怀疑球孢子菌感染，提醒化验室（生物危害）

- **抗体检测**：临床仅用于球孢子菌

- **抗原检测**

  组织胞浆菌尿/血清抗原：散播性尿抗原灵敏度 90%（血清抗原 80%）。其他真菌感染交叉反应特异性低

  隐球菌抗原（血清，CSF）：在侵入性感染患者，血清抗原敏感性和特异性 >90%，仅肺炎患者较低

  1,3-β-D-葡聚糖：对多种真菌感染有较高敏感性（念珠菌、曲霉菌、组织胞浆菌、球孢子菌、镰刀菌素、肺孢子菌、孢子菌），但对隐球菌、芽生菌、毛霉、根霉不敏感；无特异性

半乳甘露聚糖（GM）：侵袭性曲霉病，血清水平灵敏度65%，特异度90%。血液恶性肿瘤患者BAL水平敏感性↑，但特异性↓（伴有定植可见假阳性）。芽生菌：尿＞血清抗原，高敏感性，但其他真菌交叉反应特异性中等

活检（组织病理学）：如果怀疑接合菌，则不可研磨组织

免疫抑制宿主的感染性疾病

概　述

多数患者具有1种以上风险（如DM、SERD、移植、老年）

常见易感因素及典型病因

易感因素	典型的感染病因
体液免疫功能紊乱（CVID，骨髓瘤）和无脾	荚膜细菌：肺炎支原体感染、流感嗜血杆菌、脑膜炎奈瑟菌（有针对这3种菌的疫苗，理想情况下疫苗优先于脾切除术） 其他细菌：大肠杆菌和其他GNR，嗜二氧化碳噬细胞菌属 寄生虫：巴倍虫属、贾第鞭毛虫 病毒：VZV、埃可病毒、肠道病毒
粒细胞减少或中性粒细胞减少 （包括DM、ESRD→功能障碍）	细菌： G＋菌：凝固酶阴性金黄色葡萄糖球菌、金黄色葡萄球菌、草绿色链球菌、肺炎链球菌等链球菌，棒状杆菌属、芽孢杆菌等 G－菌：大肠杆菌、克雷伯菌属、铜绿假单胞菌 真菌： 酵母菌：白色念珠菌和其他念珠菌 霉菌：曲霉、毛霉、特有真菌和其他 病毒：VZV、$HSV_1/2$、CMV

受损的细胞介导免疫（CMI）（如 HIV、长期糖皮质激素治疗、DM、ESRD）	细菌：沙门菌、弯曲杆菌、李斯特菌、军团菌（*Lancet*, 2016, 387：376），红球菌、诺卡菌、TB、非结核分枝杆菌
	真菌：白假丝酵母菌、隐球菌、组织胞浆菌、孢子菌、曲霉菌、肺孢子菌、接合菌属和其他
	病毒：HSV、VZV、CMV、EBV、JC 病毒、BK 病毒
	寄生虫：弓形虫、隐孢子虫、孢子球虫、巴见虫、类圆线虫
器官功能障碍	肝（特别是肝硬化）：弧菌属、荚膜细菌
	ESRD：粒细胞功能降低、CMI
	铁超载（或去铁胺治疗）：耶尔森菌、接合菌属
生物制剂（例如 TNF 抑制剂，抗 B 细胞治疗；√TB 起始治疗前）	细菌：脓毒症、脓毒性关节炎、TB、NTM、李斯特菌、军团菌
	真菌：肺孢子菌、组织胞浆菌、球孢子菌、曲霉菌，特殊性真菌
	病毒：JC 病毒（PML）、EBV、HSV、VZV、HBV
	寄生虫：类圆线虫再活化

（*NEJM*, 2007, 357：2601；*Am J Med*, 2007, 120：764；*CID*, 2011, 53：798）

尿路感染

定 义

- 解剖

  下尿路：尿道炎、膀胱炎（膀胱浅表性感染）

  上尿路：肾盂肾炎（肾实质病变）、肾或肾周脓肿、前列腺炎

- 临床

  简单：无结构或神经源性疾病、免疫功能正常的非妊娠女性的膀胱炎

复杂：女性上尿路感染，男性或孕妇的尿路感染或尿路感染伴结构性异常或神经疾病或膀胱功能障碍或者免疫抑制

微生物学

- 简单 UTI：大肠杆菌（80%），变形杆菌，克雷伯菌，腐生酸菌（*CID*，2004，39：75）。在健康者、非妊娠妇女、乳酸杆菌、肠球菌、B 组链球菌和凝固酶阴性金黄色葡萄球菌（腐生菌除外）通常是污染物（*Annals*，2012，156：ITC3）
- 复杂 UTI：大肠杆菌（30%），肠球菌（20%），假单胞菌（20%），表皮葡萄球菌（15%），其他 GNR
- 导管相关 UTI：酵母菌（30%），大肠杆菌（25%），其他 GNR，肠球菌，表皮葡萄球菌
- 尿道炎：沙眼衣原体、淋病奈瑟球菌、解脲支原体、阴道毛滴虫、生殖支原体、HSV
- 金黄色葡萄球菌：近期无留置导尿管或未接受操作的原发尿路感染患者中少见的原发性病原体，∴ 要考虑是否来自菌血症/血液播散

临床表现

- 膀胱炎：排尿困难、尿急、尿频、血尿，耻骨上痛；一般无发热。如果有膀胱炎和尿道炎症状，需排除阴道炎
- 尿道炎：类似膀胱炎，但尿道可有分泌物
- 前列腺炎
    慢性：类似膀胱炎，但有梗阻症状（排尿踌躇、尿流细弱）
    急性：会阴痛、发热、前列腺触痛
- 肾盂肾炎：发热、寒战，侧腹痛或背痛，恶心、呕吐、腹泻
- 肾脓肿（肾内或肾周）：类似肾盂肾炎，合理应用抗生素后仍可持续发热

诊断（*NEJM*，2016，374：562）

- 尿液分析：脓尿 + 菌尿 ± 血尿 ± 亚硝酸盐
- 尿培养（清洁中段尿或导管标本）：仅在有症状和体征时，才行培养
    重要的细菌计数：女性典型 $\geqslant 10^5$ CFU/mL，男性或留置尿管患者 $\geqslant 10^3$ CFU/mL。计数可以根据感染阶段和尿液稀释度而变化，依据宿主的症状或体征进行解释

脓尿和尿培养阴性 = 无菌性脓尿→尿道炎、肾炎、肾结核、异物
- 血培养：发热和复杂 UTI 患者考虑
- DNA 检测或培养沙眼衣原体和淋病奈瑟菌：高风险患者或无菌性脓尿
- 如果怀疑前列腺炎：清洁清晨中段尿，挤压前列腺分泌物，前列腺按摩后尿液标本
- 腹部 CT：肾盂肾炎患者退热治疗 72h 失败，须排除脓肿
- 如果男性反复 UTI，应行尿路检查（肾 U／S 和 PVR、腹部 CT、膀胱造影）

尿道感染的治疗

类型	经验性治疗指南[a]
膀胱炎（*JAMA*，2014，16：1677）	简单：呋喃妥因[b]100 mg×5d 或 TMP-SMX DS PO×3d 或磷霉素（3g×1）。Cr↑可参考给药指南 复杂：FQ 或 TMP-SMX PO×7～14d 怀孕期间或泌尿外科手术前的无症状性菌尿→抗生素×3 d
留置尿管	抗生素同上和拔除尿管。如无法拔除，更换抗生素
尿道炎	治疗淋病奈瑟菌和衣原体 淋病奈瑟菌：头孢曲松 250 mg IM×1 和阿奇霉素 1g PO×1 衣原体：多西环素 100mg PO bid×7d 或阿奇霉素 1g PO×1 生殖支原体：阿奇霉素 1g PO×1
前列腺炎	FQ 或 TMP-SMX PO×14～28 d（急性）或 6～12 周（慢性）
肾盂肾炎	门诊患者：FQ×7d 或 TMP-SMX PO×14d（*Lancet*，2012，380：452） 住院患者：头孢曲松或氨苄西林/舒巴坦或氨基糖苷×14d （△IV→PO，临床改善或退热 24～48h）
肾脓肿	引流＋抗生素治疗肾盂肾炎

a 根据药物过敏史和依从性、当地使用情形、社区患病率和尿路致病菌耐药情况、药物可用性、成本，以及患病和提供者治疗失败阈值。对于经验性门诊患者治疗，社区对

抗生素耐药性膀胱炎 <20% 或肾盂肾炎 <10%。亚胺培南较其他抗生素疗效差（*CID*，2011，52：E103；*NEJM*，2012，366：1028）

b 注意长期或经常使用的肺纤维化风险

软组织与骨骼感染

皮肤和软组织感染（SSTI；*CID*，2014，59：e10）

临床表现

- 蜂窝组织炎：真皮或皮下脂肪感染，有红斑、水肿、发热、疼痛（红、肿、热、痛）
- 丹毒：上皮真皮感染（比蜂窝织炎更表浅），通常由链球菌引起，会引起红斑病变，病变与正常皮肤分界清楚
- 脓疱病：表层感染，常由葡萄球菌引起，常见于儿童，有化脓性病变，常发生于颜面部和肢体，±大疱，±金色表皮
- 淋巴管炎：近端红色斑纹±区域性淋巴结肿大
- 中毒性休克综合征可发生于葡萄球菌或链球菌感染，发热、头疼、恶心、呕吐、腹泻、肌痛、咽炎、弥漫性皮疹和脱屑、低血压、休克。血培养可能阴性

微生物学（*CID*，2014，59：E10）

- 主要是链球菌和葡萄球菌，包括 MRSA；糖尿病或免疫抑制患者可能包括 GNR
- MRSA（*NEJM*，2005，352：1485；*NEJM*，2006，355：666）：75% 的化脓性皮肤/软组织感染，取决于当地流行病学（迅速增加），通常与有脓性引流或渗出液相关。通常 TMP-SMX 敏感；可变克林霉素敏感（可在药敏中出现假阳性，需 D 检验确认；*NEJM*，2007，357：380）
- 叮咬：皮肤和口腔菌群（包括厌氧菌）＋特殊暴露

特点	微生物	临床
猫咬伤	多杀巴斯德氏菌	突然起病
狗咬伤	多杀巴斯德氏菌	
	犬咬二氧化碳嗜纤维菌属	合并脓毒症，对称外周坏疽出现在无脾或肝硬化及其他免疫抑制患者
穿透伤	假单胞菌	可导致深部组织脓肿
园艺	孢子菌	溃疡结节，淋巴管扩散
海水或生牡蛎/鱼	创伤弧菌	出血性大疱和败血症（特别是肝硬化）。如果怀疑，多西环素 + 头孢他啶治疗
	丹毒丝菌	发病迅速，可发展为心内膜炎
淡水	气单胞菌	可能会出现骨髓坏死或横纹肌溶解。如果怀疑，治疗予多西环素 + 环丙沙星

诊　断

- 大部分是临床诊断；血培养阳性率低（5% ~ 10%），但是阳性可确诊
- 抽吸大疱、疖或脓疱的脓液可提供微生物学诊断

蜂窝组织炎的治疗

(*NEJM*, 2014, 370: 2238; *CID*, 2014, 59: E10; *JAMA*, 2016, 316: 325)

化脓性	微生物	严重程度	治疗
否	β -溶血性链球菌 > 金黄色葡萄球	轻	青霉素、双氯西林、头孢菌素、克林霉素
		中	青霉素、头孢曲松、头孢唑啉、克林霉素
		重	万古霉素 + 哌拉西林他唑巴坦

续表

是	金黄色葡萄球菌（包含 MRSA）>> β-溶血性链球菌	轻	仅切开引流术
		中	TMP-SMZ 或多西环素；有克林霉素报道（*NEJM*，2015，372：1093），但 MRSA 敏感性可变
		重	万古霉素、达托霉素、头孢洛林、特拉万星

轻度：无全身感染症状；中度：全身症状；重度：SIRS 或免疫功能低下，药敏为窄谱抗生素。达巴万星和奥利万星正在研究中（*NEJM*，2014，370：2169，2180）

- 肢体抬高，由于细菌性损伤→炎症，红斑可能在开始抗生素治疗后恶化
- 在肥胖患者中，足够的药物剂量对于避免治疗失败至关重要（*J Infect*，2012，2：128）

坏死性筋膜炎

定　义

- 表皮筋膜、皮下脂肪和深筋膜的感染和坏死（皮下脂肪层动脉和动脉血管坏死→坏疽）
- 富尼埃坏疽：男性生殖器或女性会阴部坏死性筋膜炎

流行病学

- 健康人可见，但 DM、PVD、酗酒、IVDU、免疫抑制、肝硬化风险↑

微生物学

- Ⅰ型（在腹部/会阴手术或创伤后；DM、PVD）：多重病原体（伴厌氧菌）
- Ⅱ型（通常为四肢）：化脓性链球菌 ± MRSA，通常健康人群无明确侵入口；多达 1/2 的患者有中毒性休克综合征（TSS）

临床表现

- 查体无异常时应高度临床警惕
- 常见部位：四肢、腹壁和会阴，但可见于任何部位

- 蜂窝织炎性皮肤边界变化不清 + 迅速扩散 + 全身中毒症状
- 疼痛与蜂窝组织炎表现不成比例，早期皮肤敏感，后期麻痹
- 大疱，肤色加深，呈蓝灰色 + 捻发音或影像学检查可见气体

诊断标志

- 临床诊断应启动紧急手术探查
- 抽吸坏死部位中心；血培养；革兰氏染色；√组织坏死查 CK
- 影像：CT 平扫，但不要延迟治疗（明确病原学诊断，2010，145：452）
- 革兰氏染色和手术标本培养

治　疗

- 表面坏死组织清创和筋膜切开术是确实有效的治疗
- Ⅰ型：经验性万古霉素 + 哌拉西林他唑巴坦治疗
- Ⅱ型：青霉素 + 克林霉素。如果 CA-MRSA 风险↑，则 + 万古霉素；如果考虑链球菌，静脉注射丙种球蛋白

预　后

- 如果不处理死亡率会很高，报告死亡率为 20% ~ 50%

气性坏疽

定　义

- 致命的骨骼肌急性梭菌感染
- 创伤（穿透伤或挤压伤）后伤口污染芽孢梭形杆菌
- 产气荚膜梭菌最常见；腐败菌和恶性肿瘤（消化系统、血液系统），可无创伤

临床表现

- 潜伏期 6h 至 2 ~ 3 d
- 常在创伤部位有沉重感和疼痛；迅速恶化；明显的全身中毒反应
- 皮肤青铜色，张力性大疱、出血或深色液体和坏死
- 捻发音存在但不突出（肌肉内有气），可能会被水肿掩盖

诊 断
- 革兰氏染色：大，革兰氏染色⊕伴钝圆末端（革兰氏染色不定），多重感染少见
- 菌血症 <15%
- 普通 X 线片：肌肉中有气体

治 疗
- 手术探查并清创，筋膜切开术，必要时截肢
- 抗生素：大剂量青霉素 G 24 MU IV Q2－3H＋克林霉素 900 mg IV q8h

神经性足部溃疡感染

糖尿病患者最常见的非创伤截肢住院原因

微生物学
- 轻度（浅表、无骨或关节受累）：通常为金黄色葡萄球菌或有氧链球菌
- 肢体或生命危险＝深部，骨骼/关节受累，全身性中毒，肢体缺血
- 单一菌或多菌：需氧菌＋厌氧菌
- 需氧＝金黄色葡萄球菌、链球菌、肠球菌和 GNR（包括假单胞菌属）
- 厌氧＝厌氧链球菌、拟杆菌属、梭菌属（罕见）

临床表现
- 临床诊断：≥2 个典型的炎症症状和体征［红、热、压痛（在神经系统疾病中可能不存在）、疼痛或硬结］或脓性分泌物 ± 捻发音（提示气体和 GNR 和厌氧菌或梭菌混合感染）
- 并发症：骨髓炎，全身中毒症状（发热、寒战、白细胞增多、高血糖）

诊断研究
- 避免溃疡表面咽拭子［唯一有帮助的是对怀疑金黄色葡萄球菌感染呈⊕］；伤口培养（例如深层组织或在溃疡基底面上刮除）具有高度敏感性
- 所有患者均应行血培养，10%～15% 呈⊕

- 应排除骨髓炎：对所的糖尿病足有开放性创口探测（特异性高，敏感性低）；成像（见下文）；骨活检最好

治 疗（CID，2012，54：e132）

感染程度及抗生素使用

感染程度	经验性抗生素
轻度	耐酶青霉素或第一代头孢（MRSA 感染予 TMP-SMX）
慢性，先前治疗或严重	（FQ 或头孢曲松 + 克林霉素）或与氨苄西林舒巴坦或替卡西林/克拉维酸或厄他培南。如果 MRSA，加万古霉素或 TMP-SMX 或利奈唑胺或特拉万星或达托霉素或头孢洛林
截肢或危及生命	万古霉素 + 抗假单胞菌剂：亚胺培南或哌拉西林 + 他唑巴坦或（氨曲南 + 甲硝唑）

- 抬高患肢，无负重状态，伤口护理，血糖控制
- 静脉功能不全和动脉缺血的评估和治疗
- 大部分需要手术：早期、积极和重复清创术；血运重建或截肢可能是必要的
- 多学科团队的管理改善临床结局

骨髓炎

由于血行播散或从感染灶直接蔓延的骨骼感染

微生物学（*NEJM*，1997，336：999；*Lancet*，2004，364：369）
- 血源性：金黄色葡萄球菌；椎体的分枝杆菌感染 = Pott 病
- 邻近感染灶（可能是急性或慢性的）
  开放性骨折，骨科手术等：金黄色葡萄球菌和表皮葡萄球菌
  皮肤破裂 + 血管功能不全（例如糖尿病足）：多种病原体
  泌尿来源（GNR、肠球菌）

临床表现

- 周围软组织损伤±皮肤瘘管

  ±发热，乏力，盗汗（血源性比邻近感染灶扩散更常见）

  椎骨骨髓炎（尤其是 IVDU）：不易缓解，背部疼痛，常伴发热（*NEJM*，2010，362：1022）

诊　断（*JAMA*，2008，299：806）

- 确定致病生物是关键
- 组织培养（穿刺活检灵敏度 30% ~ 74%），除非血培养（＋）。溃疡、瘘管拭子无意义
- 假如可以探查溃疡到骨或溃疡 > 2cm^2 要高度怀疑是糖尿病足（同上）
- 血培养（阳性常见于急性血液性骨髓炎）
- ESR > 70 强烈提示骨髓炎的可能（*JAMA*，2008，299：806）
- 影像

  平片：疾病早期正常；2 ~ 6 周后溶解性病变

  MRI：最敏感的成像研究（整体灵敏度 90%，特异度 82%；*Archive*，2007，167：125）

  CT：可显示骨膜反应，骨皮质和骨髓质破坏

  CT 和 MRI 十分敏感但特异性低；如果邻近感染灶伴骨膜反应可有假阳性，Charcot 变化可出现假阳性

  放射性核素成像：敏感性高但无特异性（如果软组织炎症可有假阳性）

治　疗

- 抗生素：根据培养药敏，治疗时间取决于治疗策略和目标管理（例如椎骨骨折 6 周；*Lancet*，2015，385：875）
- 以下情况应考虑手术：急性骨髓炎对内科药物治疗无效、慢性骨髓炎、化脓性椎体骨髓炎并发症（如神经损伤、脊柱不稳定、硬膜外脓肿）或假体感染

硬膜外脓肿

病因学
- 血行播散（2/3）：皮肤感染、软组织（牙龈脓肿）或心内膜炎
- 直接延伸（1/3）：椎体骨髓炎、骶骨褥疮性溃疡，椎管内麻醉或手术、腰穿
- 危险因素：糖尿病、肾衰竭、酗酒、IVDU、免疫抑制
- 金黄色葡萄球菌最常见的病原体，增加 MRSA 的发病率

临床表现
- 背痛（中线等部位不易缓解）＋常有发热±神经根或脊髓损伤体征

诊　断
- MRI

  抽吸脓液行革兰氏染色，培养或手术标本行革兰氏染色培养

  血培养（通常阴性）

治　疗
- 抗生素±手术（内科药物治疗失败，椎板减压切除和清创术）。有早期脊髓压缩的早期症状和体征的急诊手术治疗（伴椎体骨髓炎和硬膜外脓肿，可能在体征出现后 48～72h 发生截瘫）

神经系统感染

急性细菌性脑膜炎

临床表现（*NEJM*，2006，354：44；*Lancet*，2012，380：1684）
- 发热（77%），头痛（87%），颈强直（31%），光敏性，意识障碍（69%）（定义为 GCS < 14），癫痫发作（5%）。95%患者发生 4 种症状中 2 种（发热、头疼、颈强直、意识障碍）
- 老年、免疫抑制的临床表现可能不典型（如嗜睡不伴发热）

体格检查

- 颈项强直（敏感性 31%）、克尼格氏征（患者仰卧、髋关节屈曲 90°、膝关节弯曲 90°；被动伸膝困难为阳性），布鲁辛斯基征（患者仰卧、肢体伸直；被动屈颈→不由自主地髋关节或膝关节屈曲）

  注意仅 10% 患者克尼格氏或布鲁辛斯基征阳性（*Lancet*，2012，380：1684）

- ±局灶性神经损害（30%；偏瘫、失语、视野缺损、脑神经麻痹）
- ±眼底表现：视盘水肿，静脉搏动消失
- ±五官表现：窦区压痛，脑脊液漏（清亮、水样液体）
- ±皮肤表现：淤血疹（脑膜炎奈瑟氏球菌）、生殖器或口腔溃疡（HSV）

  细菌性脑膜炎微生物学（*NEJM*，2011，364：2016）

病因学	注释
肺炎链球菌（30% ~ 60%）	寻找远处感染灶（例如 Osler 三联征 = 脑膜炎、肺炎、心内膜炎） 耐药性肺炎链球菌： 　40% 对青霉素耐药（即使是中介耐药性也对治疗造成困难） 　<10% 对三代头孢菌素耐药 　疫苗可能会降低侵袭性疾病的发生率
脑膜炎奈瑟菌（10% ~ 35%）	主要发生在 < 30 岁；可伴瘀斑或紫癜。终末补体的缺陷者易复发脑膜炎球菌血症，脑膜炎少见 所有青少年、寄宿的大学新生、军人、脾切除术后或 C_{5-9} 均推荐疫苗接种
流感嗜血杆菌（<5%）	疫苗使儿童发病率↓。成人需寻找危险因素（如脑脊液漏、神经外科手术、创伤、乳突炎）
单核细胞增多性李斯特菌（5% ~ 10%）	老年人，酗酒者、癌症患者、免疫抑制或铁超载的发病率↑ 暴发见于污染的乳制品和生蔬菜 尽管名为单核细胞增多性，但是脑脊液常以多种细胞增多

GNR（1%～10%）	通常和医源护理有关，见于术后、老年或免疫抑制患者
葡萄球菌（5%）	见CSF分流术（表皮葡萄球菌）或神经外科术后或头部创伤（金黄色葡萄球菌）
混合感染	怀疑脑膜旁感染灶或CSF漏
真菌	见于神经手术后或免疫抑制

细菌性脑膜炎的序贯疗法

（1）血培养→抗生素＋糖皮质激素（见下文）

（2）头部CT（如下所示）

（3）腰穿（如无禁忌）；如果CSF采集是在使用抗生素4h内，培养结果基本可靠不会改变

诊断研究（*Lancet*，2012，380：1684）

● 抗生素前血培养×2

● WBC计数：90%以上健康宿主细菌性脑膜炎＞10 000

● 考虑腰椎穿刺前行头部CT除外占位效应，如果有以下一项或以上高风险特征（年龄＞60岁，免疫抑制，既往CNS疾病，新发癫痫，意识障碍、局灶性神经损害、视盘水肿），其阴性预测值达97%。然而，存在占位的患者，腰穿后可能发生脑疝，而未行腰穿时也可能发生脑疝（*NEJM*，2001，345：1727）

腰椎穿刺（*NEJM*，2006，355：e12）

● CSF革兰氏染色灵敏度达30%～90%；如果LP在抗生素之前完成，培养的灵敏度达80%～90%

● 典型的细菌性脑膜炎会使腰椎穿刺的初压↑；必须在患者下肢伸直时监测2s原则：细菌性脑膜炎CSF WBC＞2000、glc＜20、TP＞200具有＞98%的特异性

● 腰穿复查仅在适当抗生素或CSF分流48h后无临床改善时采用

● 基于临床疑诊的CSF检查：抗酸染色涂片和培养，墨汁染色，隐球菌抗原，真菌培养，VDRL，PCR（HSV、VZV、肠道病毒），细胞学

脑膜炎典型 CSF 表现

类型	外观	压力 （ cmH$_2$O ）	WBC/mm^3 主要类型	葡萄糖 （ mg/dL ）	总蛋白 （ mg/dL ）
正常	清亮	9 ~ 18	0 ~ 5 个淋巴细胞	50 ~ 75	15 ~ 40
细菌性	浑浊	18 ~ 30	10 0 ~ 10 000 个多核 细胞	<45	100 ~ 1 000
TB 性	浑浊	18 ~ 30	<500 个淋巴细胞	<45	100 ~ 200
真菌性	浑浊	18 ~ 30	<300 个淋巴细胞	<45	40 ~ 300
无菌性	清亮	9 ~ 18	<300 个多核→淋巴细胞	50 ~ 100	50 ~ 100

细菌性脑膜炎的治疗（*Lancet*，2012，380：1693）

临床情况	经验性治疗指南[a]
正常成人	头孢曲松 2g IV q12h + 万古霉素 15 ~ 20 mg/kg IV q12h 如果 > 50 岁或嗜酒：加氨苄西林 2g IV q4h 治疗李斯特菌 β-内酰胺类过敏：应用环丙沙星 400 mg q8h 或氨曲南 2g Q6H 替代头孢曲松钠。TMP/SMX 替代氨苄西林
免疫抑制	氨苄西林 + 头孢他啶 2g IV q8h + 万古霉素
CSF 分流术，近期神经外科手术或头部创伤	万古霉素 + 头孢他啶 2g IV q8h（*NEJM*，2010，362：146）
糖皮质激素：地塞米松 10mg IV Q6H×4 d→肺炎链球菌感染且 GCS 评分为 8 ~ 11。患者神经残疾和死亡率下降 50%。所有细菌性脑膜炎均应在明确病原体前优先考虑使用糖皮质激素。必须在首剂抗生素使用之前或同时开始使用（*NEJM*，2002，347：1549）。注意，隐球菌性脑膜炎禁用（*NEJM*，2016，374：542）	

续表

预防：密切接触脑膜炎球菌患者，予利福平（600mg PO bid×2d）或环丙沙星（500mg PO×1）或头孢曲松（250mg IM×1）
注意事项：除外脑膜炎奈瑟球菌前飞沫隔离

* 尽可能依据药敏和当地耐药菌流行病学指导治疗

预 后

- 社区获得性肺炎链球菌感染死亡率 19%～37%，30% 有长期神经系统后遗症

无菌性脑膜炎

定 义

- 脑脊液细胞增多伴血液和脑脊液培养⊖，通常淋巴细胞占优势
- 细菌感染可能性小，但可以是感染性或非感染性

病因学（*Neurology*，2006，66：75）

- 病毒：肠道病毒（最常见）、HIV、HSV（2 型＞1 型）、VZV、腮腺炎、淋巴细胞性脉络丛脑膜炎病毒、脑炎病毒、腺病毒、脊髓灰质炎、CMV、EBV、WNV
- 脑膜旁感染灶（如脑脓肿，硬脑膜脓肿，硬脑膜静脉感染性血栓性静脉炎或硬膜下脓肿）
- 部分未治愈细菌性脑膜炎
- TB、真菌、螺旋体（莱姆、梅毒、钩端螺旋体病）、立克次体、柯克斯体、埃立克体
- 药物：TMP/SMX、NSAID、IVIG、青霉素、INH、拉莫三嗪
- 系统性疾病：SLE、结节病、白塞病、干燥综合征、RA
- 肿瘤：颅内肿瘤（或囊肿），淋巴瘤或癌性脑膜炎（CSF 细胞学或流式细胞学有提示意义，确诊可能需要脑膜活检）

经验性治疗

- 如果怀疑病毒感染不使用抗生素（细胞计数＜500 且淋巴细胞＞50%，

TP <80 ~ 100 mg/dL，葡萄糖正常，革兰氏染色结果阴性，非老年或免疫抑制）。或者经验性抗生素治疗，等待培养结果

- 如果怀疑 MTb：抗分枝杆菌治疗 + 地塞米松（*NEJM*，2004，351：1741）
- 如果怀疑真菌：两性霉素脂质体 ± 5 – 氟尿嘧啶

脑　炎

定　义

- 脑实质的感染和神经功能障碍的证据

病因（特异性病因发现于 < 20% 病例；*Neurology*，2006，66：75；*CID*，2008，47：303）

- HSV – 1（9%）：各年龄段/季节；MRI：颞叶病变/水肿；EEG：颞叶病灶
- VZV（9%）：原发或再活化；± 疱疹；各年龄段（尤其老年），各季节
- 虫媒病毒（9%）：东部/西部马脑炎病毒、St. Louis 病毒、日本病毒、波瓦森病毒、西尼罗河病毒（*NEJM*，2005，353：287）；发热、头痛、软瘫、皮疹。严重疾病的危险因素：肾病、癌症、EtOH、DM、HTN（*Am J Trop Med Hyg*，2012，87：179）
- 肠道病毒（柯萨奇、埃可病毒）：病毒性综合征；夏末/秋初高发
- 其他：CMV、EBV、HIV、JC 病毒（PML）、麻疹病毒、腮腺炎病毒、风疹病毒、狂犬病毒、流感病毒、腺病毒
- 非病毒模拟物：自身免疫/副肿瘤（抗 NMDAR、抗 – Hu、抗 Ma2、抗 CRMP5），细菌性心内膜炎、脑脓肿、弓形体病、TB、毒素、血管炎、Whipple 病、硬膜下血肿、脑脊髓炎（如 ADEM）、癫痫发作

临床表现

- 发热、头痛、意识障碍，± 癫痫和局灶性神经表现（后者在病毒性脑膜炎中不典型）

诊断（*CID*，2013，57：1114）

- 腰穿：淋巴细胞增多；PCR 用于 HSV（2 ~ 3d 时灵敏度和特异度 95%）、VZV、CMV、EBV、HIV、JC 病毒、腺病毒/肠道病毒、西尼罗河病毒（灵敏度 <60%）CSF 西尼罗河病毒 IgM 灵敏度 80%

- 考虑检测自身免疫病因（抗 NMDAR 等）
- MRI（无 MRI，可用 CT）；HSV 并颞叶受累，西尼罗河病毒有丘脑高信号
- EEG 用于排除癫痫；脑炎的表现为非特异性

治　疗
- HSV，VZV：阿昔洛韦 10mg/kg IV q8h（经验性接受 HSV/VZV）
- CMV：更昔洛韦 ± 膦甲酸；大多数其他病因支持治疗

贝尔麻痹

定义与病因
- 急性、特发性、单侧面神经麻痹（CN Ⅶ），经常推测 HSV – 1 再活化

临床表现
- 单侧面肌瘫痪、听觉过敏，味觉/流涎/流泪分泌↓

诊　断
- 排除性诊断：排除脑干损伤、莱姆病（通常是双侧）、带状疱疹（包括无疱疹型）、HIV/AIDS、肉瘤（通常是双边的）

治疗（*NEJM*，2007，357：1598，*JAMA*，2009，302：985）
- 80% 患者 9 个月内自愈（糖尿病患者不易自愈）
- 糖皮质激素于症状开始 72h 开始（泼尼松龙 25 mg PO bid × 10 d），提高恢复治愈率（注意：糖尿病、免疫抑制没有确切数据）
- 无可靠数据支持使用阿昔洛韦或伐昔洛韦

带状疱疹

定义及病因
- 带状疱疹：急性、单侧、疼痛沿皮节分布的皮疹

- 潜伏后根神经节的 VZV 在周围神经中再活化

临床表现

- 沿皮节分布神经炎痛，然后出现急性皮节簇状皮疹（泡 > 丘疹/脓疱 > 斑疹），可见各阶段皮疹
- 所有患者都可见多个连续皮节受累，但是免疫抑制受累更广泛
- 面神经 V_1 支病变需紧急眼科评估
- 带状疱疹后神经痛（PHN）：发作后重度疼痛持续 > 90d；可持续数月至 1 年，年纪越大，延迟抗病毒治疗越常见

诊　断

- 皮疹外观；最灵敏的方法是破疱疹刮片的 DFA，Tzanck 试验不能区分 HSV 或 VZV，培养 VZV 不敏感（与 HSV 不同）

治　疗

- 正常人在皮损出现 72h 内开始治疗，免疫抑制者无论何时，均应开始治疗
- 伐昔洛韦或泛昔洛韦 ×（7～14）d，直至病变完全结痂；如果播散或高风险患者（内科疾病、免疫抑制、V_1 带状疱疹伴眼部症状等）给予阿昔洛韦 10mg/kg IV q8h
- 预防：> 50 岁患者接种疫苗（终生患病风险从 20% 降至 10%↓，PHN↓）

细菌性心内膜炎

定　义

- 心脏内膜感染（包括但不限于瓣膜）
- 急性（ABE）：毒性强的病原体感染正常瓣膜（如金黄色葡萄球菌、β - 溶血性链球菌、链球菌）
- 亚急性（SBE）：毒性较弱的病原体侵犯异常瓣膜，导致惰性感染（例如草绿色链球菌、肠球菌）

诱发条件

- 异常瓣膜

  高风险：心内膜炎、风湿性心脏病、AoV 疾病（包括二尖瓣）、复杂性发绀型心脏病、人工瓣膜（年患病风险 0.3% ~1%）

  中度风险：二尖瓣疾病（包括 MR/MVP）、HCMP

- 菌血症风险：静脉吸毒、留置静脉导管、牙列不齐、血液透析、DM、心内装置（如起搏器、ICD、移植物）

修改 Duke 标准

主要标准	次要标准
• 两次单独血培养中见相同病原体 • 立克次体血清学 ≥1:800 • 心内膜受累：超声心动图异常（赘生物、脓肿、人工瓣膜开裂），新的瓣膜反流	• 易患体质（见上文） • 发热 • 血管现象：感染性动脉或肺栓塞，细菌性动脉瘤，ICH，Janeway 病变 • 免疫现象：RF ⊕，GN，Osler 结节，Roth 斑 • 血培养⊕但不符合主要标准
确诊（很可能）：2 项主要标准或 1 项主要标准 + 3 项次要标准或 5 项次要标准	
可能：1 项主要标准 + 1 项次要标准或 3 项次要标准	

灵敏度 90%，特异度 > 95%，阴性预测值 ≥92% （*CID*，2000，30：633）

*血培养⊖心内膜炎的其他典型致病微生物的血清学或分子生物学试验尚未进入主要标准，但有助于诊断

心内膜炎微生物学

	原发性心内膜炎 NVE		人工瓣膜心内膜炎 PVE	
病因学	非静脉吸毒	静脉吸毒	早期 （术后 ≤60d）	晚期 （术后 >60d）
链球菌等	36%	13%	<5%	20%
肠球菌	11%	5%	8%	13%
金黄色葡萄球菌	28%	68%	36%	20%

续表

表皮葡萄球菌	9%	<5%	17%	20%
GNR	<5%	<5%	6%	<5%
其他	<5%	<5%	10%	10%
真菌[a]	1%	1%	9%	3%
培养（-）[b]	11%	<5%	17%	12%

a DM、留置管、免疫抑制风险↑；b 培养⊖＝营养缺陷链球菌、HACEK（副流血嗜血杆菌和非嗜球嗜血杆菌、放线杆菌、心杆菌、艾肯菌和金氏杆菌）、鞭毛虫、巴氏杆菌、柯克斯体、衣原体、军团菌、布鲁杆菌（*JAMA*，2007，297：1354；*Annals*，2007，147：829；*J Clin Microbiol*，2012，50：216）

临床表现（*Lancet*，2016，387：882）

- 持续菌血症：发烧（80%～90%）、寒战、盗汗、厌食、消瘦、疲劳
- 瓣膜或瓣膜周围感染：CHF，传导异常
- 感染性栓塞：体循环栓塞（如外周、CNS、肾脏、脾脏或关节；*JACC*，2013，62：1384）、卒中，肺栓塞（右心受累），细菌性动脉瘤，MI（冠状动脉栓塞）
- 免疫复合物现象：关节炎，肾小球肾炎，RF ⊕，ESR↑
- SBE：伴疲劳，无危险因素患者无特异性体征和表现；∴ 需要高度怀疑

体格检查

- HEENT：Roth 斑点（视网膜出血＋中心苍白），瘀点（结膜，腭）
- 心脏：杂音（85%），新出现的瓣膜反流（40%～85%）±震颤（瓣膜穿孔或腱索破裂）、人工瓣膜声音低沉。动态检查杂音变化，CHF 体征和表现
- 腹部：脾肿大
- 肌肉骨骼：关节炎，椎体压痛
- 四肢（SBE 常见，ABE 不常见）
  Janeway 损害（感染性血栓→无痛性，手掌或足底出血性瘀斑）

Osler 结节（免疫复合物→指/趾疼痛结节）

甲床近端裂片出血（8% ~ 15%）；瘀点（33%）；杵状指

- 神经系统：意识障碍或局灶性神经功能损害
- 医疗器械：留置导管部位有红肿、压痛或分泌物，PM/ICD 置入部位压痛

诊断（*EHJ*，2015，36：3075）

- 血培养（抗生素治疗前）：不同部位抽取至少 3 套（需氧菌和厌氧菌），时间间隔≥1h。√在合理抗生素治疗后抽取血培养（至少 2 套）；重复 q24 ~ 48h 直到血培养转阴
- CBC（ABE 通常 WBC↑；90% SBE 贫血）、ESR、RF、BUN/Cr、尿常规和培养
- ECG（入院时且定时复查）监测新发传导异常
- 超声心动图：临床可能性较小者行 TTE，预期良好的图像质量。使用 TEE 如果①高度怀疑，②高危患者（人工瓣膜、IE 病史、先天性心脏病），③ TTE 未确诊，④TTE⊖但高风险心内膜炎，⑤考虑存在进行性或侵袭性感染（例如持续性菌血症或发热、新发传导异常、心内分流等）（*Circ*，2015，132：1435）

诊断方法及其灵敏度

方法	诊断方法的灵敏度		
	NVE	PVE	脓肿
经胸壁（TTE）	50% ~ 65%	36% ~ 69%	28% ~ 36%
经食管（TEE）	> 90%	90%	80% ~ 87%

（*EHJ*，1999，20：232；*J Am Soc Echo*，2003，16：67；*Heart*，2004，90：614）

- ^{18}F-FDG PET/CT 可用于评估 PVE（*JACC*，2013，61：2374）
- 脑 MRI 可用于检测静态脑血栓（*Circ*，2009，120：585）
- 培养⊖心内膜炎：可能是由于血培养前应用抗生素。PCR，细菌 16S 核糖体 RNA，血清学可能有帮助。详细病史：动物接触、旅游、未经巴氏消毒的乳制品等
- ID 评价（*NEJM*，2007，356：715；*CID*，2010，51：131）

治疗（*Circ*，2015，132：1435；*EHJ*，2015，36：3075）

- 先留取血培养

ABE→留取血培养后立即抗生素治疗

SBE→如果血流动力学稳定，可以延迟使用抗生素直到留取血培养

- 推荐经验性疗法

  NVE：万古霉素 ± 萘夫西林（或头孢唑啉）

  PVE：早期（≤60d）：万古霉素 + 头孢吡肟 + 庆大霉素；中期（60 ~ 365d）：万古霉素 + 庆大霉素；晚期（> 1 年）：万古霉素 + 头孢曲松 + 庆大霉素

- 依据瓣膜种类调整抗生素方案和持续时间（NVE *vs.* PVE）

  如果可能，依据药敏和当地耐药情况，调整抗生素↓

  葡萄球菌引起 PVE 加用利福平（通常在血培养⊖后↓耐药风险发展）

  联合治疗肠球菌（氨苄西林 + 庆大霉素或氨苄西林 + 头孢曲松）

- 重复血培养 q24 ~ 48h 直到患者退热或血培养⊖；通常 2 ~ 3d

- 在有效抗生素治疗后，发热可持续 1 周。如果 > 1 周考虑感染播散

- 因为会增加脑梗死后出血风险，全身性抗凝治疗相对禁忌；如无卒中，可以继续短效抗凝治疗既往存在的适应证

- 监测心内膜炎并发症（CHF、传导阻滞、新发栓塞等，可以发生在抗生素使用时）和抗生素治疗（间质性肾炎，ARF，中性粒细胞减少等）

- 治疗时间：通常为 4 ~ 6 周。原发性心内膜炎病程 < 3 个月→抗生素 4 周；有症状 > 3 月→≥6 周。单纯右心原发性心内膜炎或 PCN-S 葡萄球菌→2 周能达到相同效果

- 住院后出院患者静脉应用抗生素监测；心内膜炎远期预防

手术适应证（*EHJ*，2015，36：3075）

- 严重的瓣膜功能障碍→导致难治性 CHF：危急的，例如难治性心源性休克（ICU 治疗无效）；急诊手术，例如难治性心力衰竭持续数天；不紧急的，例如数周内无症状严重的可以择期 AI 或 MR

- 难以控制的感染（数日内紧急手术）：瓣周脓肿（NVE10% ~ 40%，PVE60% ~ 100%），瘘，传导异常加重，PVE 裂开，赘生物↑，或持续性脓毒症（例如，1 周合理抗生素使用后血培养⊕且无可引流散布感染病灶或其他可明确的原因）

- 微生物：对金黄色葡萄球菌、真菌或多重耐药性病原体考虑手术

- 全身性栓塞（20% ~ 50%）：第 1 周栓塞风险 4.8/1000，随后是 1.7/1000

- 紧急手术：左心受累，虽然经过有效抗生素治疗，仍有 >10mm 赘生物和严重 AI/MR（*NEJM*，2012，366：2466），或反复发生栓塞且赘生物 >

10mm，或赘生物 >15mm

- 脑栓塞不再被认为是手术禁忌证，除非出血（理想延迟1月）或严重卒中（*Stroke*，2006，37：2094）
- PVE：尤其是瓣膜功能不全或裂开，或者金黄色葡萄球菌、GNR 感染

预 后

- NVE：非 IVDU 金黄色葡萄球菌→死亡率30%～45%；IVDU 金黄色葡萄球菌（常见于右心）→死亡率10%～15%；SBE→死亡率10%～15%
- PVE→死亡率23%
- 主动脉瓣受累预后较二尖瓣受累更差

心内膜炎预防治疗（*Circ*，2007，116：1736）

心脏情况*	人工瓣膜；既往 NVE 病史；先天性心脏病（CHD），包括未修复或未完全修复的发绀型 CHD（姑息性分流术或导管置入），人工材料完全修复 CHD 后6个月内；患瓣膜病行心脏移植受者（预防性治疗不再用于获得性瓣膜功能不全，AoV 二尖瓣，MVP 瓣叶增厚或反流，HCMP）
程序*	口腔：涉及牙龈组织、牙周或导致口腔黏膜破损的操作（如拔牙、牙周操作、牙种植、根管治疗术、洗牙） 呼吸系统：呼吸道黏膜切开或活检（预防性治疗不再用于 GI 或 GU 操作）
治疗	口服：阿莫西林 2g 提前 30～60min 不能口服者：氨苄西林 2g im/iv，头孢唑啉或头孢曲松 1g im/iv PCN 过敏：克林霉素 600mg PO/IM/IV

*患者应符合两种适应证（心脏情况和高风险程序），以需要预防治疗

菌血症（*JAMA*，2014，312：1330）

病因学

- 原发性感染由于直接血行感染，常与血管内导管相关。导管相关血流感染：外周血培养和导管尖端培养或导管内血液培养相同病原体（*CID*，2009，

49：1）
- 继发性感染来源于其他部位（如尿路、肺部、胆道、皮肤）散布到血中

微生物学
- 原发性感染/留置导管（*ICHE*，2008，29：996）：凝固酶阴性葡萄球菌（包括表皮等）34%，金黄色葡萄球菌10%，肠球菌16%，假丝酵母菌属12%，克雷伯菌属5%
- 继发性感染取决于感染灶

真菌菌血症的危险因素（*JAMA*，2012，308：502）
- 患者：发热、寒战、SIRS（灵敏度96%）、IVDU、并发症、免疫抑制、留置导管
- 病原微生物：

  比较可能的致病性：金黄色葡萄球菌、β-溶血性链球菌、肠球菌、GNR、肺炎链球菌、奈瑟球菌

  比较不可能的致病性：凝固酶阴性葡萄球菌（10%）、类白喉菌、丙酸杆菌（0）
- 生长时间：<24h→高危，>72h→低危（除 HACEK 等生长缓慢的细菌）
- 心内膜炎增加可能性的因素：未明确感染灶的高危险菌血症，导管去除或引流局部感染灶后菌血症仍持续存在，有心内膜炎危险的宿主，或有导致 IE 微生物存在；栓塞

诊　断
- 如果可能，应用抗生素前留取血培养≥2套（每组2瓶，10mL血液）
- 如果金黄色葡萄球菌，行 TEE（TTE 仅在医院内，无心内装置、无 e/o IE、无 HD）

治　疗
- 原发性感染：基于革兰氏染色/培养结果的抗生素；针对 GPC 敏感性经验性抗生素治疗：等待药敏结果时可用万古霉素覆盖凝固酶阴性葡萄球菌和 MRSA
- 金黄色葡萄球菌菌血症：如果单纯性（全部如下：超声⊖，没有人工瓣膜，无感染扩散迹象，在采用抗生素治疗退热2~3d后和2~4d内的血液培养

○），继续抗生素治疗2周，o/w 至少4周（基于感染部位，请参阅各个部分）

短期中心静脉导管相关血液感染（*CID*，2009，49：1）

金黄色葡萄球菌	菌血症患者心内膜炎的风险：25%（*JACC*，1997，30：1072） 拔除/更换 CVC，TEE 排除心内膜炎；如果超声心动○且无免疫抑制及血管内装置，在第一套血培养○后继续治疗2周。如果无超声心动结果，治疗4~6周 推荐抗生素：MSSA→呋喃西林或头孢唑啉；MRSA→万古霉素
凝固酶阴性葡萄球菌	可以考虑保留导管。保留导管不会使菌血症缓解率下降，但复发率增加（*CID*，2009，49：1187）。如果导管留在原位，治疗 ×（10~14）d，并考虑抗生素或乙醇封管。如果拔除/更换导管，治疗 ×（5~7）d
肠球菌	拔除/更换导管，治疗 ×（7~14）d
GNR	治疗 ×（7~14）d，抗生素基于药敏，如果假单胞菌，拔除/更换导管
真菌	拔除/更换导管，第一套血培养转阴后治疗14 d

- 继发性感染：评估和治疗原发性感染。控制原发灶对于治愈和预防感染复发很关键
- 持续血培养（＋）：拔除/更换导管，考虑播散性感染、感染的血栓形成或感染的人工材料（关节、血管移植物、PPM 等）

结核病

流行病学

- 美国：1000~1500 万人感染（美国以外出生或少数种族感染风险增加10倍）；全球：2 亿
- 经过 1984—1992 年再次流行后，美国发病率下降

- 多重耐药（MDR）TB：异烟肼（INH）和利福平（RIF）耐药。如果在苏联时期，中国暴露可发生多重耐药感染的概率增加
- 广泛耐药（XDR）TB，对 INH、RIF、FQ 和注射剂耐药
- 患结核病的高危因素（*NEJM*，2011，364：1441）
- 高发人群（易接触或感染结核杆菌）：来自高流行地区移民、流浪者、静脉注射吸毒或医疗缺乏、长期监狱服刑或者工作人员、结核病院医务人员、TB 密切接触者
- 高危人群（感染后易出现活动性疾病者）：HIV ⊕、应用免疫抑制等导致免疫力低下患者，包含使用生物制剂、未控制的 DM 和吸烟、活动性 TB 密切接触者、消瘦、慢性肾脏疾病、器官移植、静脉吸毒、酗酒、营养不良、肿瘤、胃切除

微生物与自然史

- 结核分枝杆菌通过小颗粒气雾（飞沫）传播
- 正常宿主感染后 90% 无临床表现
- 局部病变：愈合、钙化或进展成原发性 TB（感染灶）
- 血行播散：潜伏感染 ± TB 再活化，或原发性散播 TB

潜伏感染筛查

- 筛查对象：高发和高危人群（HIV ⊕患者应做 PPD 试验初查，且每年复查）
- 如何筛查：结核菌素试验（即纯蛋白衍生物或 PPD）5-tu（0.1mL）皮内注射。PPD 阳性→风团；48～72 h 后观察结果
- 如何判读 PPD：触诊确定 PPD 硬结最大直径

PPD 结果判定标准

反应的大小	皮试阳性者
>5mm	HIV ⊕；免疫抑制者（泼尼松 15mg/d × >1 月）；密切接触活动性 TB 患者；CXR 提示肺尖纤维化
>10mm	所有高发和高危人群；近期转阳（过去 2 年硬结增加 >10mm）
>15mm	所有患者
假阴性	技术误差，无反应性（包括活动性 TB），急性 TB（2～10 周后转阳），急性非结核分枝杆菌感染（NTM），肿瘤

续表

假阳性	结果误读，与 NTM 交叉反应，BCG 疫苗（成年人通常 < 10mm）
增强反应	既往致敏的患者（TB、NTM、BCG）第 1 次皮试为阴性，重复第 2 次试验中硬结增大，重复试验结果阳性，这不意味着因为最近感染而真的转阳，而第 2 次试验结果才是基线水平。增强反应可持续皮试后 1 年以上

(*NEJM*, 2002, 347: 1860)

- IFN-γ 释放试验（IGRA）：（Ag 刺激 T 细胞释放 IFN-γ）：可用于筛选已行 PPD 试验的患者（*MMWR*, 2010, 59: 1）；增加特异性，尤其是接受过 BCG 接种的患者（*Annals*, 2008, 149: 177）。无法区分活动与潜伏或既往感染。依赖宿主免疫功能，在免疫抑制中敏感性有限（*J Clin Epi*, 2010, 63: 257; *CID*, 2011, 52: 1031）

临床表现 (*Lancet*, 2016, 387: 1211)

- 原发性结核肺炎：中叶或下叶实变，±积液，±空洞
- 结核性胸膜炎：可见于原发或再活化。肉芽肿裂解导致内容物播散溢出到胸膜腔并引起局部炎症。渗出性胸膜炎 ± 心包和腹膜积液（结核性多浆膜腔积液）
- 继发性 TB：肺尖浸润 ± 肺体积缩小 ± 空洞
- 粟粒状 TB：急性或隐匿性起病，广泛血液传播，常见于免疫抑制、DM、EtOH、老年或营养不良。中毒症状（发热、盗汗、消瘦）通常突出。60% ~ 80% 患者 CXR 或胸部 CT（后者敏感性更高）提示肺部弥漫小粟粒样结节（2 ~ 4mm）
- 肺外 TB：淋巴结炎、心包炎、腹膜炎、脑膜炎、肾炎 ± 无菌性脓尿、骨髓炎（椎体 = Pott 病）、肝炎、脾炎、皮肤、关节炎
- TB 和 HIV：HIV ⊕ 的原发灶恶化和重活化风险增加。从感染进展到疾病的风险 > 8% ~ 10%（每年），CD4 水平降低时的风险更高。需关注再发感染（包括 MDR），尤其是在流行地区

活动性结核病的诊断研究（高怀疑指数是关键！）

- AFB 涂片（快速诊断）和痰（敏感性提高，可以提供药敏试验结果）、

BAL、胸膜培养；如果考虑 TB，避免使用喹诺酮类药物（降低检出率）

- 基因 Xpert PCR（快速诊断）也可以检测 INH 抗性；仅用于非血性痰，灵敏度 98% 且特异度 74%，独立于 HIV 状态（*AJRCCM*，2014，189：1426）

- PCR：与涂片相比，灵敏度 94% ~97%；与培养相比，灵敏度 40% ~77%（*JAMA*，2009，301：1014）

- CXR：再活化的典型表现为肺尖纤维化和空洞，原发 TB 表现中叶和下叶实变。但是不易据此鉴别。HIV ⊕患者无论何时检查，通常无肺尖改变（*JAMA*，2005，293：2740）

- 腺苷脱氨酶检测：用于检测肺外 TB；腹水最有效

预防治疗（防止进展为活动性疾病）

- 预防性治疗降低活动性疾病发病率 65% ~75%

- 根据指南治疗阳性患者、HIV 阳性暴露者或免疫功能低下者（*NEJM*，2015，372：2127；*Eur Respir J*，2015，46：1563）

- 应在有可疑症状体征的患者开始使用 INH 前，排除活动性 TB。如果 HIV ⊕，常规询问是否有咳嗽、发热或盗汗；如果有以上症状则应行痰涂片、CXR、CD4

预防方案

临床情况	预防方案
INH 灵敏度高	INH 300mg po qd ＋维生素 B_6 25 mg po qd ×（6 ~9）个月或联合治疗（INH ＋利福喷汀）观察 12 周（*NEJM*，2011，365：2155）
HIV ⊕	INH 300mg po qd ＋维生素 B_6 25mg po qd ×9 个月
暴露 INH 耐药菌者	RIF ×4 个月
接触确诊或可疑有 MDR TB 者	无确定方案？PZA ＋EMB，? PZA ＋FQ

INH：异烟肼；RIF：利福平；PZA：吡嗪酰胺；EMB：乙胺丁醇；FQ：氟喹诺酮

- 每月监测肝功能（风险随年龄增加；*Chest*，2005，128：116）：如果转氨酶升高 >5 倍或有症状→停止 TB 药物和重新评估

治疗活动性结核病 (*NEJM*, 2015, 373: 2149; *Lancet*, 2016, 387: 1211)

- 住院患者隔离控制患者，门诊患者隔离门诊
- 使用多种药物根据药物敏感（见下文）；在经验应用抗生素之前咨询感染科医生，如果可能是 MDR-TB（如果患者有既往 TB 用药史，来自或在 MDR 高发区旅游过，曾暴露于可能有 MDR-TB 的患者，治疗依从性差，应该怀疑）或社区 INH 耐药性≥4%（包括美国的大部分），肺外 TB 或 HIV ⊕ (*NEJM*, 2008, 359: 636)
- 患者抗 TB 治疗前，应筛查 HIV；如果 HIV ⊕应咨询感染科医生：同时开始抗 HIV 治疗
- 提高治疗依从性；对高风险依从性差的患者应直接观察治疗成本效益
- 每月查痰培养，直至连续 2 次 TB⊖
- 每月临床评估治疗和药物不良反应
- 在开始之后，可能出现症状的"矛盾恶化"，常见肺外 TB（如结核瘤、淋巴结结核），可能是对致死性杆菌的过敏反应。更频繁或严重的并发免疫重建患者（如 HIV ⊕患者在 ARV 开始，患者开始免疫抑制）。必须排除治疗失败、重复培养、影像学检查等

抗结核药物

药物	剂量	副作用*
INH	300mg qd po	肝损害、周围神经病（维生素 B_6 降低风险）、药物性狼疮
RIF	600mg qd po	体液呈橙色、胃肠不适、肝损害、过敏性、发热、药物的相互作用，避免 EtOH
PZA	25mg/kg po qd	肝损害、高尿酸血症、关节炎
EMB	15～25mg/kg po qd	视神经炎
SM	15mg/kg im qd	耳毒性、肾毒性
AMK	15mg/kg im qd	耳毒性、肾毒性
FQ（莫西沙星）	400mg po qd	胃肠不适、肌腱病、QT 间期延长

*肝病病史者出现肝损害的风险增加。重度患者应咨询感染科医生，并考虑不使用或替换 PZA 或 INH

抗结核治疗方案

临床情况	治疗方案*
在社区，肺结核中≥4% INH 耐药（包括美国的大部分）	INH + RIF + PZA + （EMB）直到获得药敏 如果 INH & RIF 敏感 → INH + RIF + PZA × 2 个月，再→ INH + RIF ×4 个月 如果耐药，见下
耐药 TB（INH 耐药，RIF 耐药或 MDR/ XDR）	咨询感染科（*NEJM*, 2008, 359: 636）
肺外 TB	咨询感染科（*NEJM*, 2008, 359: 636）
HIV ⊕患者有 TB	咨询感染科（*NEJM*, 2008, 359: 636）

*根据宿主、疾病类型和临床/病原学改善情况制订个体化疗程

HIV/AIDS

定　义

- AIDS：HIV + CD4 <200/mm^{3}或 AIDS 定义机会性感染（OI）或恶性肿瘤

流行病学

- 美国约有 100 万人感染 HIV；全球约 3600 万
- 美国 13% 的患者不知道自己感染，许多症状在晚期发作。CDC 检测所有人的艾滋病毒
- 途径：性传播（男传男的风险为 0.3%，男传女为 0.2%，女传男为 0.1%），静脉吸毒、输血、针刺（0.3%），垂直传播（无 ARV15% ~40%）

预防（*JAMA*, 2014, 312: 390）

- 暴露后（PEP）：感染风险 <0.3%；治疗：2 NRTI + Ⅱ ×4 周
- 预暴露（PrEP）：TDF/FTC qd 或按需有效（44% ~86% ↓），对依从性差、无肾功能不全的高危患者安全有效（*NEJM*, 2010, 363: 2587; *NEJM*, 2015, 373: 2237; *Lancet*, 2016, 387: 53）。监测肾功能、性传播疾病、妊娠和 HIV 状态

急性逆转录病毒综合征

- 40% ~90% 患者发生在感染后 2 ~6 周；± ELISA ⊕，病毒载量⊕（感染后 2 周）；早期 ART 可能是有益的（*NEJM*，2013，368：207，218）

- 单核细胞增多症（皮肤黏膜和神经表现较 EBV 或 CMV 多发）

诊断研究

- ELISA 法 HIV-1 Ab/Ag：急性感染 1 ~12 周后⊕；灵敏度 >99%；是首选的筛选试验

- 如果⊕，Ab 鉴别测定可以确定和区分 HIV-1 与 HIV-2（*MMWR*，2013，62：489）

- 快速测试：抗体测试；使用唾液、血浆、全血或血清 Ab 测试，灵敏度 99%，特异度 96% ~99%（*Annals*，2008，149：153），阳性预测值在低患病率人群偏低，需要进一步确认

- PCR（病毒载量）：检测血浆中的 HIV-1 RNA，测定范围为（10 ~20）× 10^6 copy/mL，假阳性率 2%，但通常 copy 数量较少。相比之下原发感染时应该非常高（> 7.5×10^6）

- 推荐为所有成年人至少做 1 次艾滋病毒筛查（*Annals*，2013，159：51）

- CD4 计数：不是诊断检测，因为 HIV ⊕可有正常 CD4，HIV ⊖具有较低 CD4

新近诊断 HIV ⊕患者的处理（*Lancet*，2014，384：258）

- 艾滋病毒感染档案：定期咨询，治疗方案，随访和公开

- H&P（包括关注既往机会性感染、性病）；检查所有现有药物

- 实验室评估：CD4 计数、PCR、HIV 基因型、全血细胞计数及分类、肌酐、电解质、肝功能、糖化血红蛋白、禁食下的血脂；PPD 或 IGRA，梅毒和弓形虫筛查和 CMV IgG；HAV、HBV 和 HCV 血清学；衣原体和淋病筛查，胸部影像学；男性或女性肛门巴氏涂片

普通抗逆转录病毒药物

普通抗逆转录病毒药物（ARV）	副作用
NRTI 阿巴卡韦（ABC；Ziagen） 恩曲他滨（FTC；Emtriva） 拉米夫定（3TC；Epivir） 替诺福韦（TAF 或 TDF） 齐多夫定（AZT；Retrovir）	典型：胃肠炎，脂肪萎缩，乳酸性酸中毒 ABC：超敏反应（3%），$\sqrt{}$ HLA − B* 5701 有关 AZT：骨髓抑制（尤其是巨细胞性贫血） TDF：肾毒性 TAF：最小肾毒性
NNRTI 依非韦仑（EFV；Sustiva） 依曲维林（ETR；Intelence） 奈韦拉平（NVP；Viramune） 利非韦林（RPV；Edurant）	典型：皮疹，肝损害，混合 CYP450 诱导/抑制作用 EFV：CNS 效应（包括抑郁） NVP：皮疹和超敏反应［危险因素为女性，CD4 > 250，妊娠（应避免）］
PI 阿扎那韦（ATV；Reyataz） 地瑞那韦（DRV；Prezista） 洛匹那韦/利托那韦（LPV/r；Kaletra） 利托那韦（RTV；Norvir）	典型：肠胃道耐受不良，肝毒性，抑制 CYP450（慎与他汀类药物合用）；2 型糖尿病；中心性肥胖、高脂（ATV 少见）；心肌梗死（*NEJM*, 2007, 356：1723） ATV：结晶性→肾结石病 DRV：皮疹（10%），可能磺胺交叉反应
FI 恩夫韦肽（T20；Fuzeon）	注射部位反应
EI 马拉维若（MVC；Selzentry）	头晕，肝毒性；CCR5 向性测定相关
II dolutegravir（DTG；Tivicay） elvitegravir（EVG；Vitekta） 雷特格韦（RAL；Isentress）	典型：腹泻等胃肠道反应，CPK 升高 DTG + 二甲双胍需要血糖监测
B* 利托那韦（r） cobicistat（COBI）	药物相互作用（抑制 CYP450）

NRTI：核苷类逆转录酶抑制剂；NNRTI：非核苷类逆转录酶抑制剂；PI：蛋白酶抑制剂；FI：融合抑制剂；EI：侵入抑制剂（CCR5 拮抗剂）；II：整合酶抑制剂；*：其他抗逆转录病毒药物的增敏剂，存在多种组合制剂

- 抗逆转录病毒药物的提供应咨询艾滋病毒专家 (*JAMA*, 2016, 316: 191)
- 定期咨询: 严格遵守抗逆转录病毒治疗至关重要, ART 启动前需明确基因型

  所有艾滋病毒⊕患者均应接受抗逆转录病毒治疗 (*NEJM*, 2015, 373: 795; http://aidsinfo. nih. gov); 特别是符合艾滋病定义的病人、妊娠、艾滋病相关肾病、HCV/HBV 共感染
- 重组方案包括: 2 NRTI (例如 TAF + FTC) + Ⅱ 或升高 PI (例如 DRV/r)
- 由于免疫重建炎症综合征 (IRIS), 开始抗逆转录病毒药物可能会暂时恶化目前 OI 几周
- 既往诊断 HIV ⊕患者处理
- H&P (黏膜皮肤、神经认知、机会性感染、恶性肿瘤、性病); 药物
- 审核过去和目前 ARV 用药情况; 如果有的话必须中断, 全部停止以减少耐药风险
- 失败的方案 = 无法达到检测无病毒载量, 病毒载量增加, CD4 计数减少或临床情况恶化 (具有可检测的病毒载量考虑基因型或表型测定)

OI 预防 (https://aidsinfo. nih. gov/guidelines)

OI	指征	一级预防
TB	PPD (+) (≥5mm) / IGRA 或高暴露风险	INH + 维生素 B_6 ×9 个月
PCP	CD4 < 200/mm³ 或 CD4 <14% 或鹅口疮	TMP-SMX DS 或 SS qd 或 DS tiw 或氨苯砜 100 mg qd 或阿托伐醌 1500mg qd 或喷他脒 300 mg inh q4wk
弓形虫	CD4 < 100/mm³ 和血清弓形虫 IgG (+)	TMP-SMX DS qd 或氨苯砜 50mg qd + 乙胺嘧啶 50 mg qwk + 亚叶酸 25 qwk
MAC	CD4 <50/mm³	阿奇霉素 1200mg qwk 或克拉霉素 500mg bid
如果接受抗逆转录病毒药物治疗者 CD4 > 起始阈值 >3 ~6 个月, 则可以停止一级预防		
如果临床缓解且病情稳定, 且 CD4 > 阈值 ×3 ~6 个月, 停止二级预防 (对当前 OI 维持治疗; 不同 OI 药物和剂量不同)		

HIV/AIDS 并发症

CD4 细胞计数	并发症
< 500	全身症状；非感染性疾病（心血管疾病、骨肿瘤） 皮肤黏膜：卡波西肉瘤；脂溢性皮炎；口腔毛状白斑； 　　淋巴瘤；念珠菌病；HSV；VZV 复发性细菌感染、结核（肺和体部）；神经梅毒
< 200	PCP、弓形虫、巴尔通体、隐球菌、组织胞浆菌、球 　孢子菌
< 50 ~ 100	CMV、MAC、中枢神经系统淋巴瘤、PML、死亡（＜ 　50 是内科紧急情况）、侵袭性曲霉病、杆菌性血管 　瘤病（巴尔通体播散）

发　热

- 病因（*Infect Dis Clin North Am*，2007，21：1013）

  感染（82% ~ 90%）：MAC、TB、CMV、早期 PCP、组织胞浆菌、隐球菌、球孢子菌病、弓形虫、心内膜炎

  非感染性：淋巴瘤，药物热。非原发艾滋病病毒本身很少发热（＜5%）

- 处理：根据 CD4 计数、症状和体征、流行病学和接触史判断

  CBC、生化、肝功能、血培养、胸片、尿常规、分歧杆菌和真菌培养，√用药史？√胸腹 CT

  CD 4 < 100 ~ 200→血清隐球菌 Ag，腰穿，尿组织胞浆菌 Ag，CMV PCR 或抗原血症

  肺症状和体征→胸片；ABG；痰液细菌培养，PCP，AFB；支气管镜检查

  腹泻→粪便培养，虫卵和寄生虫，AFB；在结肠镜检查下活检

  血细胞减少→骨髓活检，穿刺培养，包括分枝杆菌和真菌

  肝功能异常→腹部 CT，肝脏活检，用于穿刺培养，包括分枝杆菌和真菌

皮　肤

- 脂溢性皮炎；嗜酸粒细胞性毛囊炎；疣（HPV）；HSV 和 VZV 感染；MRSA 皮肤软组织感染；念珠菌病；湿疹；痒疹结节银屑病；药疹
- 皮肤真菌感染：近端甲下甲癣（甲床）；HIV 的特征性病变
- 传染性软疣（痘病毒）：2 ~ 5mm 珍珠丘疹，伴中央脐状凹陷

- 卡波西肉瘤 (KSHV 或 HHV8): 红紫色结节, 压之不褪色
- 杆菌性血管瘤病 (巴尔通体播散): 紫色脆性皮肤血管丘疹

眼 部

- CMV 视网膜炎 (CD4 计数通常 < 50); 治疗: 更昔洛韦、缬更昔洛韦、更昔洛韦植入物、西多福韦
- HZV、VZV、梅毒 (任何 CD4 计数); 弓形虫 CD4 通常 < 100

口 腔

- 阿弗他溃疡; 卡波西肉瘤; 鹅口疮 (口腔念珠菌病): 典型表现为溃疡或疼痛的溃疡样斑块; 口腔毛状白斑: EBV 引起的舌外侧通常乳头状/附着白膜的无痛增生, 但不是癌前病变

内分泌/代谢

- 性腺功能低下症; 肾上腺皮质功能不全 (CMV、MAC、TB、HIV 或药物相关); 消耗性骨质疏松 (全部 CD4 计数); 脆性骨折
- 脂肪代谢障碍: 中心性肥胖、外周脂肪萎缩、血脂异常、高血糖

心脏和血管 (*JACC*, 2013, 61: 511)

- 扩张型心肌病 (10% ~ 20%); 门静脉高压症; 冠心病; 心包炎/积液
- 较高比例的 VTE、卒中、MI 后转归差 (*JAIDS*, 2012, 60: 351; *Circ*, 2013, 127: 1767)

肺 部

肺部影像学表现及其常见病因

影像学表现	常见病因
正常	早期 PCP
弥漫性间质性浸润	PCP、TB, 病毒或真菌播散性肺炎
局部实变或肿物	细菌或真菌、结核、卡波西肉瘤
空洞	TB、非结核分枝杆菌、曲霉菌, 其他真菌, 细菌 (包括 MRSA、诺卡菌、红球菌)
胸腔积液	TB、细菌或真菌、KS、淋巴瘤

- 卡氏肺孢子虫肺炎（PCP）（CD4 < 200）（*NEJM*，1990，323：1444）

  全身中毒的症状、发热、盗汗、劳力性呼吸困难、干咳

  胸片示间质性病变，↓PaO_2、↑A-a 梯度、↑LDH，痰 PCP 染色⊕，β-葡聚糖⊕

  如果 PaO_2 > 70：复方新诺明 15～20mg/kg tid，单次剂量 = DS 2 片 PO tid

  如果 PaO_2 < 70 或 A-a 梯度 > 35：抗生素前给泼尼松（40mg po bid；5d 后减量）。如果磺胺类过敏或肾功能不全，替代治疗

消化系统

- 食管炎：念珠菌、CMV、HSV、阿弗他溃疡、药物性；没有鹅口疮或对经验性抗真菌治疗无反应行胃镜检查
- 肠炎：细菌（尤其是急性：志贺菌、沙门菌、艰难梭菌）；原虫（尤其是慢性：贾第鞭毛虫、肠阿米巴等）；病毒（CMV，腺病毒）；真菌（组织胞浆菌）；MAC；AIDS 肠病
- 消化道出血：CMV、卡波肉瘤、淋巴瘤、组织胞浆菌；直肠炎：HSV、CMV、LGV，淋病奈瑟球菌
- 肝炎：HBV、HCV、CMV、MAC、TB、组织胞浆菌、药物诱导
- AIDS 胆管病：通常与 CMV、隐孢子菌或微孢子虫（CD4↓）相关

肾 脏

- HIV 相关性肾病（塌陷性 FSGS）；肾毒性药物（含 TDF）

血液学/肿瘤学（*Lancet*，2007，370：59；*CID*，2007，45：103）

- 贫血：ACD，骨髓浸润因肿瘤或感染，药物毒性，溶血
- 白细胞减少，血小板减少症（骨髓受累，ITP）；感染，球蛋白↑
- 非霍奇金淋巴瘤：发生频率↑与任何 CD4 计数无关，但发病率随 CD4 减少而增加
- CNS 淋巴瘤：CD4 计数 < 50，EBV 相关
- 卡波西肉瘤（HHV-8）：与任何 CD4 计数无关，但发病率随 CD4 减少而增加，通常见于男性同性恋患者
- 皮肤黏膜（紫红色结节）；肺（结节、浸润、淋巴结肿大）；消化道（出血、梗阻）
- 宫颈/肛管癌（HPV）；肝脏↑（与 HBV/HCV 有关），胃，肺癌

神 经

- 脑膜炎：隐球菌（患者头疼、意识障碍、脑神经麻痹±脑膜炎症状；根据 CSF 诊治；血清 CrAg 灵敏度 90%）、细菌（包括李斯特菌）、病毒（HSV、CMV、HIV 首发）、TB、组织胞浆菌、球孢子菌病、淋巴瘤

- 神经梅毒：脑膜炎、脑神经麻痹、痴呆、耳聋或耳神经损伤

- 占位性病变：可出现头疼，局灶性神经损害或意识障碍。处理：MRI，如果怀疑非弓形虫（血清弓形虫⊖）或 2 周的经验性抗弓形虫治疗无效考虑脑活检（如果弓形虫感染，50% 出现于 3d，91% 出现于 14d；*NEJM*，1993，329：995）

常见病因、影响学表现及诊断

病因	影像学表现	诊断
弓形虫	病变强化，常见基底节（可多发）	弓形虫血清学⊕（灵敏度 85%）
中枢神经系统淋巴瘤	强化环形病变（60% 单发）	CSF PCR ⊕对 EBV SPECT 或 PET ⊕
进行性多灶性白质脑病（PML）	多发白质病灶，不强化	CSF 病毒 JC 病毒（+）
其他：脓肿、奴卡菌病、隐球菌、TB、CMV、HIV	多种	活检

- AIDS 痴呆综合征：失忆，步态异常，肢体痉挛（通常 CD4↓）

- 骨髓病：感染（CMV、HSV），脊髓压迫（硬膜外脓肿、淋巴瘤）

- 周围神经病：药物、HIV、CMV、脱髓鞘

鸟分枝杆菌复合物（DMAC）

- 发热，盗汗，消瘦，HSM，腹泻，全血细胞减少。如果 CD4 <150，肠炎和肠系膜淋巴结炎；如果 CO4 <50；菌血症。治疗：克拉霉素 + 乙胺丁醇 ± 利福平

巨细胞病毒（CMV）

- 通常 CD4↓时再活化。视网膜炎、食管炎、结肠炎、肝炎、神经系统疾病、

脑炎。治疗：更昔洛韦、缬更昔洛韦、膦甲酸钠或西多福韦

蜱传播疾病

蜱传播疾病的特征表现

疾病	皮疹	WBC↓	贫血	PLTS↓	肝功能↑
莱姆病	80%：游走性红斑	-	-	-	+
落基山斑点热	90%：手掌/足底斑点	-	+	+	+ + +
伯氏疏螺旋体	< 10%	+ +	+	+ + +	+ + +
埃立克体病（HME）	25%：斑丘疹，斑点	+ + +	+ +	+ + + +	+ + + +
无形体病（HGA）	< 5%	+ + +	+	+ + +	+ + +
巴贝斯虫	-		+	+ + + +（溶血性）	+ + + +	+ + +

-：< 15%；+：15% ~ 25%；+ +：25% ~ 50%；+ + +：50% ~ 75%；+ + + +：> 75%

莱姆病

微生物学
- 伯氏疏螺旋体感染（须考虑有无埃立克体、巴贝斯虫感染）
- 蜱传播（硬蜱、鹿蜱）；感染通常发生在蜱接触 > 36 ~ 48h

流行病学
- 美国最常见的虫媒传染病；发病高峰期为夏季（5 ~ 8 月）
- 大多数病例发生在明尼苏达州、威斯康星州、新英格兰、中大西洋北部、

北加利福尼亚

- 人类常在森林附近的低灌木丛中接触蜱虫

临床表现

阶段	临床表现
第 1 期 （早期局部皮肤变化） 咬后 3 ~ 30d	发病机制：螺旋体的局部作用 全身：流感样表现 皮肤（80%）：游走性红斑斑疹（EM）＝中心苍白红斑，经常膝窝、腋窝、腹股沟，大小约 6 ~ 38cm
第 2 期 （早期传播） 咬后数周到数月	发病机制：螺旋体血症和免疫反应 全身表现：疲劳、乏力、LAN、HA；发热不常见 皮肤：多发（1 ~ 100 个）环形皮损≈EM 关节损害（10%）：游走性关节疼痛（膝、髋）和肌痛 神经系统（15%）：脑神经病变（尤其是 第Ⅶ脑神经）、无菌性脑膜炎、多发性神经炎（±神经痛）、横贯性脊髓炎 心脏（8%）：传导阻滞、心肌心包炎
第 3 期 （晚期持续） 咬后数月到 1 年	发病机制：免疫反应 皮肤：慢性萎缩性肢端皮炎、脂膜炎 关节（60%）：复发单关节或多关节的大关节炎（典型为膝关节）、滑膜炎 神经系统：亚急性脑脊髓炎、多发性神经病、痴呆

（*CID*，2006，43：1089；*Lancet*，2012，379：461；*NEJM*，2014，370：1724）

诊 断

- EM 存在：在多发地区下确认；不需要测试（即临床诊断）
- EM 不存在（即 2 期或 3 期疾病）：2 步测试

  第 1 步：ELISA 测试（假⊕多见，假⊖见于早期抗生素治疗或蜱咬伤 < 6 周）

  第 2 步：如果 ELISA ⊕，用 Western blot 检测（敏感性↑）
- CSF 如果怀疑累及神经系统应行腰穿：如果（脑脊液 IgG/脑脊液 IgG）/（脑脊液 alb_{CSF}/血清 alb） > 1，提示 CSF Ab ⊕

治疗（*NEJM*，2014，370：1724；*JAMA*，2016，315：1767，2461）

- 预防：防蜱，防护服，24h 内蜱咬伤后驱除，驱蚊安

  药物预防：多西环素 200mg PO ×1 仅用于以下情况：

  ① 肩突硬蜱附着 ≥36h

  ② 当地蜱携带莱姆病的比例 ≥20%（新英格兰、亚特兰中大部、明尼苏达州、威斯康星州为高峰季节）

  ③ 蜱咬伤后 ≤72h 内给予抗生素

  ④ 无多西环素禁忌证（如妊娠、过敏、<8 岁）

  如果符合以上 4 个标准，仍需治疗 50 人才能防止 1 例；无药物预防咬伤后的莱姆风险 1%～3%

  除预防性治疗外，应监测发热、流感样症状、皮疹（游走性红斑）×30d

- 抗生素：流行地区临床表现和血清学⊕

  1 期或 2 期且无脑膜炎、关节炎或心脏受累：多西环素 100mg PO bid ×（2～3）周；替代方法（如妊娠、多西环素过敏）：阿莫西林 500mg PO tid 或头孢呋辛 500mg PO bid ×（2～3）周

  脑膜炎、关节炎、心脏受累：头孢曲松 2g IV qd ×（2～4）wk；替代方法（如严重 β 内酰胺过敏）：多西环素 100～200mg PO bid ×（2～4）wk

- 如果严重/难治性症状，持续性发热，血细胞减少，应考虑是合并其他感染

落基山斑点热（RMSF）

微生物学与流行病学

- 立克次体感染（革兰氏阳性⊖专性胞内细菌）
- 变异革蜱、安氏革蜱（狗蜱）传播；在春天/初夏达到高峰
- 发生在亚特兰大中部、美国东南部、美国中西部、新英格兰、西北部、加拿大、墨西哥、中美洲和南美洲
- 考虑其他立克次体菌：R. akari（立克次体疹）、R. conorii（地中海斑疹热）、R. africae（非洲蜱咬热）、R. felis（跳蚤立克次体病）

临床表现（通常在接触蜱 1 周内）

- 非特异性：发热、头痛、意识障碍、肌痛、恶心呕吐，偶有腹痛

- 皮疹（发病后 2 ~ 5d）：向心性，从脚踝和手腕开始→躯干、掌心、足底；从斑疹到斑丘疹，再至瘀斑
- 严重病例→血管炎，灌注不足/休克，末端器官损伤；老年人多见
- 未诊治者死亡率高达 75%，治疗者死亡率 5% ~ 10%（尤其是延误治疗者）（*NEJM*，2005，353：551）

诊　断

- 通常临床诊断：怀疑即早期治疗，避免延迟治疗的风险
- 急性期可行皮肤活检，查立克次体（灵敏度 70%）；症状发病后 7 ~ 10 d，血清学⊕

治　疗

- 多西环素 100mg PO bid（如果临床怀疑，可行经验性治疗）

埃立克体病/无形体病

微生物学

- 专性胞内革兰氏阴性菌；人类单核细胞埃立克体（E. chaffeensis，HME）；人粒细胞性无形体病（A. phagocytophilum，HGA）
- 传播：HME 由美洲花蜱、变异硬蜱传播；HGA 由硬蜱传播

流行病学

- HGA 多见于新英格兰、亚特兰大中部、美国北中部；HME 见于美国东南部和中南部
- 春季和初夏出现感染高峰期，可以通过输血传播

临床表现（暴露 3 周内）

- 无症状或非特异性：发热、肌痛、全身乏力、头痛、咳嗽、呼吸困难；发作常紧急
- 实验室：白细胞减少，血小板减少，转氨酶、LDH、碱性磷酸酶升高，肾功能不全
- HGA 引起的细菌感染可发生严重疾病

诊　断
- 急性期：外周血涂片见白细胞内桑葚体（罕见）；PCR；后期：血清学

治疗（*JAMA*，2016，315：1767）
- 如临床可疑，即开始治疗；确诊需要 PCR（可能无法检测所有的菌株）
- 多西环素 100mg PO bid（常 ×10d）；应在 ≤48h 内退热好转，否则重新考虑诊断

巴贝虫病

微生物学与流行病学
- 寄生虫感染，微小巴贝虫（美国），由硬蜱、输血传播
- 欧洲和美国（更常见美国明尼苏达州，威斯康星州，马萨诸塞州、纽约、罗得岛州、康涅狄格州的沿海地区和岛屿）
- 发生高峰为 6～8 月（*MMWR*，2012，61：505）

临床表现（典型为蜱接触后 1～4 周后；输液后 <9 周）
- 从无症状到发热、出汗、肌痛和头痛，重度溶血性贫血，血红蛋白尿，死亡（寄生虫血症严重程度与病情严重程度有一定相关性）
- 重症危险因素：无脾、细胞免疫↓、TNF 抑制、年龄↑、妊娠

诊　断（*NEJM*，2012，366：2397）
- 临床综合征 + 血液涂片见红细胞内寄生虫
- 如果症状持续存在，即使初始涂片是阴性，也需要 q12～24h 重复涂片
- 血清 PCR，如果血清涂片⊖和临床上高度怀疑，血清 IgG 可以排除部分假阳性

治疗（*JAMA*，2016，315：1767）
- 轻中度：阿托伐醌和阿奇霉素；重度：克林霉素和奎宁（毒性较大）
- 持续时间取决于宿主；免疫抑制患者通常需更长时间治疗
- 如果寄生虫血症 > 10%，严重溶血或 SIRS 需要血浆置换

兔热病

微生物学
- 土拉弗朗西斯菌通过接触动物组织、产气，蜱/昆虫叮咬

临床表现（通常在暴露 2～10d 内）
- 急性发热、头痛、恶心、溃疡、叮咬处黑痂、LAN、PNA

诊断和治疗
- 危险且培养困难，实验室报警。2 周血清学⊕，实验室 PCR
- 链霉素或庆大霉素 ×（7～14）d；因诊断困难，需经验性治疗

发热综合征

体温 ≥100.4°F 或 ≥38℃

诊断方法
- 详尽的病史，从幼年开始，包括系统回顾、既往内科史/外科，免疫接种史
- 发热曲线（考虑退热药物影响）；若有慢性肾或肝脏疾病、高龄、蛋白质营养不良、免疫抑制、使用类固醇等发热可能性低
- 暴露：旅行、职业、嗜好、动物和昆虫、性接触、肺结核；考虑年龄、地域、季节和潜伏期接触
- 体格检查：完整的检查，重点是黏膜和结膜；心脏杂音；肝脏和脾脏大小；皮肤、生殖器、淋巴结和关节；完整的神经检查包括脑神经和脑膜征象
- 如果有皮疹：部位、持续时间、外观的进展变化，是前驱期表现

不明原因发热（FUO）

定义和病因
- 发热（根据上述定义）发生 >1 次，持续时间 ≥3 周，且经 1 周详细评估仍

未明确诊断

- 应考虑更多常见疾病的不典型表现，而非罕见疾病
- HIV 患者：75% 以上的病因是感染性的，很少是由于 HIV 本身
- 需要反复的评估来确定病症和疾病进展

FUO 分类及病因

分类	典型 FUO 病因 (*Archives*, 2003, 163：545；*Medicine*, 2007, 86：26)
感染 30%	结核：散播或肺外疾病胸片，结核菌素试验，痰抗酸染色可以正常；80%~90% 粟粒性结核可通过活检（肺、肝、骨髓）检出肉芽肿
	脓肿：牙齿、脊柱旁、肝、脾、膈下、胰腺、肾周、骨盆、前列腺脓肿或前列腺炎、阑尾炎
	心内膜炎：考虑 HACEK、巴通体、军团菌，柯克斯体、骨髓炎、鼻窦炎、莱姆病、伤寒、CMV 或 EBV、疟疾、巴贝斯虫
结缔组织病 30%	巨细胞性动脉炎/风湿性多肌痛：头痛、头皮痛、张口受限、视力下降、肌痛、关节痛、ESR↑
	成人 Still 病：发热伴易消散的皮疹、咽炎、LAN、铁蛋白↑↑ PAN，ANCA⊕，其他血管炎；SLE、RA、银屑病关节炎或反应性关节炎
肿瘤 20%	淋巴瘤：淋巴结增大、肝脾大、Hct 或 plt↓、LDH↑；白血病、骨髓增生异常
	肾细胞癌：镜下血尿、Hct↑
	肝癌、胰腺癌和结肠癌、肉瘤、肥大细胞增多症
	心房黏液瘤：梗阻、栓塞、中毒症状
其他 20%	药物、伪热、DVT/PE、血肿
	甲状腺炎或甲状腺危象、肾上腺功能不全、嗜铬细胞瘤
	肉芽肿性肝炎（多种原因）、结节病、Kikuchi 病、白塞病
	家族性地中海热（间歇热、胸膜炎、腹膜炎）；发病时 WBC 和 ESR↑）；其他先天免疫缺陷

检 查

- 重点关注病史和发热类型，包括：CBC 及分类、电解质、BUN、Cr、肝功

能、ESR、CRP、ANA、RF、冷球蛋白、LDH、CK、SPEP、3 组血培养（停抗生素）、尿常规、尿培养、PPD 或 IGRA、HIV 抗体 ± PCR、嗜酸性抗体（阴性者 EBV 血清学检查）、CMV 抗原、肝功能异常者行肝炎筛查

- 停止不必要的药物（仅 20% 的药物有嗜酸性粒细胞增多或皮疹），1 ~ 3 周重新评估
- 影像：CXR、胸腹部 CT、标记 WBC、镓扫描、PET、TTE、LENI
- 如果 ESR↑和年龄 > 60 岁，特别是有其他症状和体征，考虑颞动脉活检
- 考虑骨穿和活检（尤其是有骨髓浸润）或肝活检（特别是碱性磷酸酶↑）：即使无局部症状和体征，检出率可达 24%（病理和培养）（*Archives*，2009，169：2018）
- 查找上述异常情况（如活检、MRI 等，用于诊断而非筛查）

治　疗
- 不提倡经验性抗生素资料（除非患者的中性粒细胞减少）
- 除非强烈怀疑风湿免疫疾病，禁用经验性糖皮质激素
- 30% 的病例不能确诊，但大多数可自行缓解（数周至数月）

发热和皮疹

检查诊断方法
- 脑膜炎球菌、心内膜炎、落基山斑疹热、脓毒症、脓毒症性休克需要紧急的诊断和治疗
- 检查：CBC 及分类、电解质、BUN/Cr、肝功能、LDH、CK、尿常规、HIV 抗体 ± PCR，血培养（停用抗生素）
- 缩小鉴别诊断：描述皮疹时间、进程与形态
- 多形性红斑：手掌、足底和黏膜对称的靶性病变
  感染性：HSV 1/2、支原体、梅毒、蜱传播疾病等
  非感染性：药物（例如 NSAID、磺胺类）、恶性肿瘤、自身免疫性和风湿性疾病等
- 红斑结节：疼痛红斑或紫罗兰色结节，通常在下肢对称
  感染性：链球菌、TB、EBV、巴尔通体、HBV、鹦鹉热、真菌、性病性淋巴肉芽肿等

- 非感染性：类肉瘤病、IBD、白塞病，其他风湿疾病、妊娠/应用口服避孕药

- 基于病史和体检，明确诊断，包括血清学、病毒拭子 PCR、抗原测试和可能的皮肤活检 ± 水疱或大疱液（如果持续存在）

    因免疫抑制患者的病更广泛，所以诊断检查应更早更广泛；由于传播或快速进展的无症状引起的危重疾病患者风险较高

表现及其病因

表现	可能的病因
夏/秋 > 其他季节	肠道病毒
冬季	细小病毒、脑膜炎球菌
春/夏	麻疹/风疹、莱姆病、RMSF
全年	腺病毒、支原体
猫狗暴露	巴尔通体、巴斯德菌、弓形体、吞噬细胞
蜱暴露	莱姆病、落基山斑疹热、埃立克体病、无形体病
成人 < 30 岁	单核细胞增多症（EBV 或 CMV）
免疫抑制	麻疹、风疹、VZV、流行性感冒
性接触频繁	HIV、梅毒、播散性淋球菌感染、HSV$_2$
考虑非感染性原因：过敏/ DRESS、DVT、静脉炎、血管炎、嗜中性粒细胞性皮炎、痛风、结缔组织病、恶性肿瘤、异物反应	

治 疗

- 不提倡经验性抗生素治疗（除非中性粒细胞减少或危重症患者）

返回旅行者发热

返回旅行者发热常见暴露区域及其病因

区域或暴露	常见的病因
撒哈拉以南非洲地区	疟疾 > > 登革热、立克次体病、肠道疾病
东南亚	登革热 > 疟疾、肠炎（伤寒沙门菌）、基孔肯雅热

中南美洲	肠道疾病、疟疾、登革热、寨卡病毒
加勒比海和墨西哥	登革热＞＞基孔肯雅热＞疟疾，还要考虑寨卡病毒
中东和韩国	中东呼吸综合征
淡水游泳	血吸虫病，钩端螺旋体病
未经过净化的饮用水	肠道疾病（大肠杆菌＞＞伤寒沙利，弯曲杆菌，戊型肝炎＞霍乱弧菌），阿米巴肝脓肿
缺乏免疫接种不足	HAV/HBV、伤寒沙门菌、流行性感冒、麻疹、风疹、黄热病
动物咬伤	狂犬病
非洲狩猎旅行	立克次体病，非洲锥虫病
成人＜30岁	单核细胞增多症（EBV或CMV）

（*NEJM*，2002，347：505；*ClD*，2007，44：1560；*Curr Opin Infect Dis*，2007，20：449）

- 患者访问国外朋友和亲戚最有可能在旅行期间感染疾病
- 旅行者发热的鉴别诊断受地理区域影响：http：//www.nccdc.gov/travel/notices
- 新出现的病原体：热带地区流行性感冒全年发生。基孔肯雅热和登革热传播区域↑，出血热主要在中非
- 考虑国内感染、性传播感染和非感染原因。肠道寄生虫很少引起发热

选择临床表现

- 埃博拉病毒：来自埃博拉病毒传播活跃地区的旅行者21d内发热，须隔离，联络卫生部门（http：//www.cdc.gov/vhf/ebola）
- 疟疾：非特异性症状，包括腹泻、肌痛、咳嗽、精神状态改变
- 登革热：非特异性症状，包括头痛，严重肌痛，皮疹/瘀点
- 基孔肯雅热：非特异性症状包括关节疼痛，中度肌痛，发热
- 伤寒（*Lancet*，2015，385：1136）：便秘、腹痛，可能出现皮疹，相对心动过缓
- 立克次体疾病：头痛、肌痛、淋巴结肿大，可能出现皮疹/结痂
- 寨卡：发热、皮疹、关节痛、H/A、结膜炎（http：//www.cdc.gov.zika）

检 查

- 常规检查：CBC 及分类、电解质、肝功能、血培养、尿常规、疟疾快速检测

- 来自疟疾区的发热旅行者首先排除是否疟疾，直到证明是其他疾病；考虑住院和经验性治疗。单个涂片阴性不能除外疟疾

- 其他检查基于症状和体征、实验室检查、暴露、潜伏期、地理和季节性的其他检查。虫卵和寄生虫检查、胸片、丝虫/巴贝虫病/疏螺旋体的血液涂片、STI&HIV、PPD 或 IGRA、骨髓穿刺、淋巴结或皮肤损伤活检、脑脊液

7 内分泌科

垂体疾病

垂体功能减退综合征

全垂体功能减退（*Lancet*，2016；epub）

- 病因：

    原发病因：手术，放射治疗（平均 4 ~ 5 年），肿瘤（原发或转移），感染，浸润性疾病（肉状瘤病，血色素沉着病），自身免疫性疾病，局部缺血（包括分娩期垂体梗死造成席汉综合征），颈动脉瘤，海绵窦血栓形成，创伤，药物（如易普利姆玛）

    继发病因（下丘脑功能低下或垂体柄破坏）：肿瘤（包括颅咽管瘤），感染，浸润性疾病，放射治疗，手术，创伤

- 临床表现：

    激素相关

    急性：乏力、易疲惫、低血压、多尿和多饮

    慢性：心动过缓、性功能障碍、腋毛和阴毛脱落、体重减轻、闭经

    占位效应：头痛、视野缺损、脑神经麻痹、溢乳

    卒中（垂体出血或梗死、通常合并隐匿的垂体腺瘤）：突发头痛、恶心和（或）呕吐、视野缺损、脑神经麻痹、脑膜刺激征、神经系统改变、低血糖、低血压

- 诊断：

    激素

    慢性：靶腺体激素水平↓ + 垂体促激素正常或↓

    急性：靶腺体激素水平可能正常

    部分垂体功能减退比全垂体功能减退更常见

    脑垂体 MRI

- 治疗：

    靶腺体激素替代治疗

    住院患者需注意和治疗肾上腺和甲状腺功能减退。如果两者均存在，先

予以糖皮质激素，再补充甲状腺激素，以避免诱发肾上腺素危象

ACTH↓

- 类似于原发性肾上腺功能减退症状（见"肾上腺疾病"）除：

    没有嗜盐或低钾（因为醛固酮的作用）

    没有色素沉着（因为 ACTH/MSH 未↑）

TSH↓

- 中枢性甲减的症治与原发性甲减症治类似（见"甲状腺疾病"）但无甲状腺肿

- 除应用 TSH 外，还需游离 T4 参与诊断，因为 TSH 可能降低或"不合理"的正常

PRL↓

- 不能泌乳

    GH↓

- 骨质疏松的长期风险↑，疲劳，体重↑

- 诊断：以适当刺激后 GH 无↑（如胰岛素耐量试验，胰高血糖素激发试验）

- 成人患者 GH 替代治疗有争议（*Annals*，2003，35：419）

FSH&LH↓

- 临床表现：性欲↓，阳痿，月经稀发或闭经，体毛减少，肌肉量↓，骨质疏松

- 体格检查：睾丸变小，腋毛，阴毛，体毛减少

- 诊断：月经前睾酮，雌二醇↓（也可评估性激素结合蛋白，尤其是肥胖者），FSH/LH↓或正常（急性疾病中所有水平均↓，所以不适合住院患者的评估）

- 治疗：睾酮或雌激素替代治疗与治疗根本病因

    ADH↓（下丘脑或垂体柄疾病）：尿崩症

- 通常由于蝶鞍外肿物，尿崩症并非垂体肿瘤特征表现

- 临床表现：严重多尿，轻度高钠（若摄入水↓可出现严重高钠血症）

- 诊断：见"钠与水平衡紊乱"

垂体功能亢进综合征

垂体肿瘤

- 病理生理：腺瘤→促激素分泌过量（若肿瘤为功能性，但 30%～40% 无功能）和因压迫导致其他促激素潜在缺乏，10% 的催乳素瘤会分泌 PRL 和生长激素

- 临床表现：由于激素分泌过量导致的症状（见下文）

  有或无占位效应：头痛、视野改变、复视、脑神经病变

- 检查：MRI、激素水平，有或无视野检查

  若肿物 <10mm，无占位效应，无激素效应，可以观察随访 3 ~ 6 个月

高催乳素血症 7 – 2

  高催乳素血症（*NEJM*，2010，362：1219；*JCEM*，2011，96：273）

- 病因：

  催乳素瘤（50% 为垂体腺瘤）

  非垂体腺瘤压迫垂体柄→多巴胺抑制减弱，从而 PRL 轻度 ↑

- 生理：PRL→泌乳，并抑制 GnRH，→FSH&LH ↓

- 临床表现：闭经、溢乳、不孕不育，性欲 ↓，阳痿

- 诊断：

  PRL ↑（空腹水平），但在很多情况下都可 ↑，应排除怀孕或外源性雌激素、甲状腺功能减退、多巴胺激动剂（如精神类药物、止吐药）、肾衰（清除率 ↓）、肝硬化、紧张、高碳水化合物饮食 ↑。观察钩状效应：如果血清非常高的 PRL 水平，复测是否人为造成低 PRL；样品稀释后重新测试

  MRI 评估肿瘤

- 治疗：

  如无症状（无头痛、溢乳或性腺功能减退症状）和微腺瘤（<10mm），用 MRI 检查

  如有症状或微腺瘤（> =10mm），可选：

  多巴胺激动剂药物如卡麦角林（成功率 70% ~ 100%）或溴隐亭（耐受性较差）；副作用包括恶心或呕吐、直立性低血压、鼻塞

  手术：经蝶窦入路手术（主要适应证：药物治疗失败或不能耐受，同时分泌 GH 或神经症状无改善）；复发率 10% ~ 20%

  放射治疗：若药物或手术治疗失败或不耐受

肢端肥大症（GH ↑；占 10% 垂体腺瘤；*NEJM*，2006，355：2558；*JCEM*，2014，99：3933）

- 生理：刺激类胰岛素样生长因子 1（IGF – 1）分泌
- 临床表现：软组织 ↑，关节痛，下颌增大，头痛，腕管综合征，巨舌症，

声音嘶哑，睡眠呼吸暂停，闭经，阳痿，糖尿病，棘皮症，多汗，高血压/心肌病，结肠息肉

- 诊断：由于 GH 呈脉冲式分泌，所以随机 GH 难以测量

  IGF − 1 ↑（生长介素 C）；±PRL↑；糖耐量试验 OGTT→GH↓＜1 ng/mL（若为较新的化验，＜0.3）；垂体 MRI 评估肿瘤

- 治疗：手术，奥曲肽（长效和短效制剂），多巴胺激动剂（若 PRL 同时分泌），培维索孟（GH 受体拮抗剂），放射治疗

- 预后：如果不治疗死亡率增加 2~3 倍，垂体功能障碍及结肠癌风险增高

  库欣病（ACTH↑）：占腺瘤的 10%~15%；见"肾上腺疾病"

  中枢性甲状腺功能亢进（TSH↑，a−亚单位↑）：罕见；见"甲状腺疾病"

  FSH&LH↑：常是非功能性的，由于压迫效应表现为垂体功能减退

多发性内分泌腺瘤（MEN）综合征

分型	主要特征
1 型（MENIN 灭活）	窗体顶端
	窗体底端
	甲状旁腺增生/腺瘤→高钙血症（外显率约 100%）
	胰岛细胞瘤形成（胃泌素、VIP、胰岛素、胰高血糖素）
	垂体腺瘤（功能性或非功能性）
2 型（RET 原癌基因）	窗体顶端
	窗体底端
	甲状腺髓样癌（MTC）
	嗜铬细胞瘤（50%）
	甲状旁腺增生→高钙血症（15%~20%）
3 型（RET 原癌基因）	窗体顶端
	窗体底端
	甲状腺髓样癌（MTC）
	嗜铬细胞瘤（50%）
	黏膜和胃肠道神经瘤

自身免疫性多腺体综合征（APS）

分型	特征
1 型（儿童）	黏膜皮肤念珠菌病，甲状旁腺功能减退，肾上腺功能不全
2 型（成人）	肾上腺功能不全，自身免疫性甲状腺疾病，1 型糖尿病

甲状腺疾病

甲状腺疾病诊断的诊断方法

检查指标	注解
促甲状腺激素（TSH）	原发性甲状腺功能低下或亢进甲亢最敏感的检测指标 中枢性病因结果可能"不合理"的正常值 多巴胺、糖皮质激素和严重疾病可使↓
游离 T_4（FT_4）	非结合 T_4，不受 TBG 影响
总 T_3 和 T_4	血清总浓度（受 TBG 影响）
甲状腺激素结合蛋白（TBG）	窗体顶端 窗体底端 ↑TBG（↑T_4）：雌激素（OCP、怀孕），肝炎，阿片类物质，遗传 ↓TBG（↓T_4）：雄激素，糖皮质激素，肾炎综合征，肝硬化，肢端肥大症，抗癫痫药，遗传
逆 T_3	无活性，甲状腺病态综合征中↑
甲状腺抗体	在桥本病中的抗甲状腺过氧化物酶（TPO）（高滴度） 无痛性甲状腺炎和 Graves 病（低滴度） Graves 病中的甲状腺刺激球蛋白（TSI）和促甲状腺素结合性抑制性免疫球蛋白（TBII）

续表

甲状腺球蛋白	甲状腺肿、甲状腺功能亢进和甲状腺炎时↑
	人为摄入甲状腺激素时↓
	全甲状腺切除和放射性碘治疗后甲状腺癌的肿瘤标志物
放射性碘摄入（RAIU）扫描	有助于区分甲状腺功能亢进病因
	摄取↑：
	均匀分布：Graves 病
	不均匀分布：多结节甲状腺肿
	单部位高摄入而其余腺体受抑：热结节
	零摄入：
	亚急性痛性（de Quervain 甲状腺炎）或静息性甲状腺炎，外源性甲状腺激素，近期碘负荷，卵巢甲状腺肿或抗甲状腺药物

(*Lancet*, 2001, 357：619；*Thyroid*, 2003, 13：19)

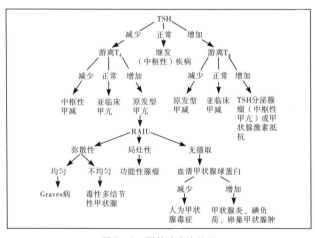

图 7 - 1　甲状腺疾病处理

甲状腺功能减退

病　因

- 原发性（占甲状腺功能减退的90%；游离 $T_4\downarrow$，$TSH\uparrow$）

　　甲状腺肿：桥本甲状腺炎（甲状腺炎后甲状腺功能亢进），碘缺乏，锂，胺碘酮

　　非甲状腺肿：手术破坏，放射性碘治疗或放射性治疗术后，胺碘酮

- 继发性（中枢性）：游离 $T_4\downarrow$；TSH 低，正常或略高（尽管异常糖基化无活性但可轻度 $\uparrow$）；下丘脑或垂体功能衰竭

桥本甲状腺炎

- 自身免疫破坏与斑片状淋巴细胞浸润
- 与其他自身免疫性疾病相关，可能是 APS Ⅱ型的一部分
- 抗甲状腺过氧化物酶（抗 TPO）和抗甲状腺球蛋白（抗 Tg）抗体阳性率 > 90%

临床表现（*Annals*，2009，151：ITC61）

- 早期：乏力，疲劳，关节痛，肌痛，头痛，抑郁，怕冷，体重增加，便秘，月经过多，皮肤干燥，毛发粗糙，指甲变脆，腕管综合征，深部腱反射减弱（DTR）（"悬挂"反射），舒张性高血压，高脂血症
- 晚期：语速减慢，声音嘶哑，外 1/3 眉毛脱落，黏液性水肿（由于糖胺聚糖升高引起的非凹陷性的水肿），眶周水肿，心动过缓，胸膜，心包，腹膜积液，动脉粥样硬化
- 黏液性水肿危象：低体温，低血压，低通气，神经状态改变（包括昏迷），低钠血症，低血糖；常常因感染或主要的心肺或神经疾病而诱发（*Med Clin North Am*，2012，96：385）

诊断：

- $FT_4\downarrow$；原发性甲减时 $TSH\uparrow$；桥本甲状腺炎时抗甲状腺抗原（TPO）阳性
- 可能出现低钠血症，低血糖，贫血，$\uparrow LDL$，$\downarrow HDL$ 和 $\uparrow CK$
- 建议孕妇筛查

临床症状明显的甲状腺功能减退的治疗

- 左甲状腺素［$1.5\sim1.7\mu g/(kg\cdot d)$］，$\sqrt{}$每 $5\sim6$ 周复查 TSH，直到甲状

功能正常（可以服用数月）

- 如果存在缺血性心脏病风险或是老年人，则初始为低剂量 [0.3 ~ 0.5μg/ (kg · d)]

- 在以下情况下，剂量需要↑

    胃肠道吸收功能差：使药物吸收↓（铁、钙、考来烯胺、硫糖铝、PPI）、乳糜泻，腹腔疾病，IBD

    加速 T_4 分解代谢的药物（例如苯妥英钠、苯巴比妥）

    实施雌激素替代；妊娠（8 周时升至30%）：TSH 目标在 3 个月内有所变化：①0.1 ~ 2.5mIU/L，②0.2 ~ 3.0mIU/L，③0.3 ~ 3.0mIU/L（Thyroid，2011，21：1081）

- 黏液性水肿昏迷：负荷剂量 T_4 5 ~ 8μg/kg IV，然后 50 ~ 100μgIV qd；因为外周转换受损，若心动过缓不稳定和（或）低体温（T_3 更易致心律失常），可给予 5 ~ 10μg T_3 IV q8h；由于黏液性水肿昏迷时肾上腺激素储备↓，因此需先给予肾上腺素经验性替代治疗

亚临床型甲状腺功能减退（*Lancet*，2012，379：1142）

- TSH 轻度↑，游离 T_4 正常，轻度或无伴随症状

- 若 TSH < 7 或抗甲状腺过氧化物酶（anti-TPO）阴性，2 年后约 1/2 甲状腺功能正常（*JCEM*，2012，97：1962）

    若抗甲状腺抗体滴度↑，发展为临床甲减的年概率为 4%

- 治疗上有争议：遵循预期治疗、改善轻度症状或血脂异常

    如果 TSH > 10 mU/L，甲状腺肿，妊娠或不育，通常应该开始治疗

    如果 TSH 5 ~ 10 mU/L，年龄 ≤60 岁则开始治疗（如果年龄 ≥60，因为并发心血管风险高，通常不治疗）

甲状腺功能亢进

病因（*Lancet*，2016；epub）

- Graves 病（占甲状腺毒症的 60% ~ 80%）

- 甲状腺炎：亚急性（肉芽肿型）或无痛性（淋巴细胞型）甲状腺毒性阶段期

- 毒腺瘤（单结节性或多节结性甲状腺肿）
- 分泌 TSH 的垂体瘤或垂体对甲状腺激素抵抗（↑TSH，↑游离 T_4）
- 其他：胺碘酮，碘诱导，医源性甲状腺毒症，卵巢甲状腺肿（占卵巢上皮样肿瘤和畸胎瘤的 3%），hCG 分泌型肿瘤（如绒毛膜癌），转移性滤泡样甲状腺癌

甲状腺功能亢进临床表现

- 坐立不安，大汗，震颤，皮肤温湿，细绒毛，心动过速，房颤，体重减轻，大便次数增多，月经稀少，反射亢进，骨质疏松，凝视和下睑迟滞（由于交感神经过度兴奋）
- 淡漠型甲状腺毒症：在老年人群中常以嗜睡为唯一症状
- 甲状腺危象（极罕见）：谵妄，发热，心动过速，收缩期高血压但脉压大且平均动脉压↓，胃肠道症状；死亡率为 20%~50%

实验室检查

- 游离 T_3 和 T_4↑；TSH↓（分泌 TSH 的肿瘤除外）
- RAIU 扫描是非常有用的区分原因的研究（表 P_{246}）；若因碘阻滞摄入，近期静脉用对比剂或胺碘酮负荷，而不能 RAIU，则用自身抗体替代
- 除了怀孕之外，很少需要用自身抗体（以评估胎儿 Graves 病的风险）
- 可能出现高钙尿±高钙血症，碱性磷酸酶↑，贫血

Graves 病 (*NEJM*, 2008, 358：2594)

- 男女发病比为 =5:1~10:1，多数患者在 40~60 岁诊断
- 甲状腺抗体阳性：TSI 或 TBII（80% 阳性），抗 TPO，抗甲状腺球蛋白；抗核抗体（AHA）
- 除了以上甲亢临床表现（见上文）还有：

   甲状腺肿：弥漫性，非触痛，伴血管杂音

   眼病（*NEJM*，2010，362：726）：见于 50% 患者中；如果经正规检查则可高达 90%

   眶周水肿，眼睑挛缩，眼球突出，结膜炎，复视（眼外肌浸润）；与吸烟相关。凝视和眼睑滞后见于任何类型的甲亢

   胫前性黏液性水肿（3%）：浸润性皮肤病变

甲状腺炎 (*NEJM*, 2003, 348: 2646; *Med Clin North Am*, 2012, 96: 223)

- 急性: 细菌感染 (在美国除术后感染其他原因非常罕见), 通常为金黄色葡萄球菌/链球菌属
- 亚急性: 一过性甲状腺毒症→暂时性甲状腺功能减退→甲状腺功能正常

  疼痛 (病毒、肉芽肿或德桂旺甲状腺炎): 发烧, 红细胞沉降率 (ESR) ↑; 治疗: NSAID, 阿司匹林 (ASA), 类固醇

  无症状 (产后, 自身免疫病包括桥本甲状腺炎或淋巴细胞性甲状腺炎): 无痛, TPO 抗体阳性; 如果是产后性, 下次怀孕可复发

  其他: 药物〔胺碘酮, 锂剂, 络氨酸激酶抑制剂 (TKI)〕, 触摸性甲状腺炎, 放射

治疗 (*Thyroid*, 2011, 21: 593)

- β受体阻滞剂: 控制心动过速 (普萘洛尔也会使 T_4→T_3 转化↓)
- Graves 病: 抗甲状腺药物或放射性碘治疗 (*JAMA*, 2015, 314: 2544)

  甲巯咪唑: 1 年后的复发率约 70%;; 副作用包括瘙痒、皮疹、关节痛、发热、恶心或呕吐, 0.5% 会出现粒细胞缺乏症

  PTU (丙基硫尿嘧啶): 二线药物 (有肝细胞坏死的风险, 给药 TID, 效果慢; *JCEM*, 2007, 92: 2157)。应用这两种药物, 需监测基线及随访中的 LET、WBC、TSH

  放射性碘 (RAI) 治疗 (*NEJM*, 2011, 364: 542): 通常用于门诊患者; 存在心血管疾病或老年患者需在放疗前使用抗甲状腺药物以防止放疗甲状腺毒症↑, 放疗前 3d 停用以保证 RAI 再摄取; 75% 以上接受治疗的患者发展为甲状腺功能减退

  手术: Graves 病患者一般很少选择手术, 通常适用于有压迫症状的甲状腺肿或甲状腺眼病患者

- 眼病: RAI 后可恶化; 在高风险的患者中应用泼尼松预防; 可以用放射或眶部手术减压治疗 (*NEJM*, 2009, 360: 994)
- 毒性腺瘤或多结节毒性甲状腺肿: RAI 治疗或手术 (手术治疗前及部分患者 RAI 前应用甲硝咪唑)
- 甲状腺危象: β受体阻滞剂、PTU 或甲巯咪唑, 使用 PTU 后 > 1h 使用碘番酸或碘化物 (碘阻滞效应) ±激素 (↓T_4→T_3)

亚临床甲亢 (*Lancet*, 2012, 379: 1142)

- TSH 轻度↓，游离 T_4 正常伴症状轻微或无症状
- 15% 患者 2 年内可发展为临床甲亢；房颤、CHD (*Archives*, 2012, 172: 799)、骨折 (*JAMA*, 2015, 313: 2055) 风险↑
- 治疗有争议：若 TSH <0.1mU/L 且心血管疾病或骨质风险↑则考虑治疗

非甲状腺性疾病（甲状腺功能正常性病变综合征）

(*Thyroid*, 1997, 7: 125; *J Endocrinol*, 2010, 205: 1)

- 严重非甲状腺性疾病患者可出现 TFT 异常（急性疾病中，仅在考虑甲状腺疾病可能性较高时，才检测 TFT）；可能有获得性—过性中枢性甲减
- 如果怀疑危重症患者甲状腺功能异常，单独检测 TSH 指标并不可靠；需要同时检测总 T_4、FT_4 和 T_3
- 轻症：$T_4 \rightarrow T_3$ 转换↓，$rT_3 \uparrow \rightarrow T_3 \downarrow$；重症者：甲状腺结合蛋白（TBG）和白蛋白↓，$rT_3 \uparrow \uparrow \rightarrow T_3 \downarrow \downarrow$，$T_4$ 降解↑，中枢 TSH↓$\rightarrow T_3 \downarrow \downarrow$，$T_4 \downarrow \downarrow$，FT4↓，TSH↓
- 恢复期：TSH↑，随后 T_3、T_4 相继恢复正常
- 对于 T_3、$T_4 \downarrow$ 的重症患者，甲状腺素替代疗法无效，不推荐使用，除非有其他甲减的症状和体征

胺碘酮和甲状腺疾病

概述 (*Annals*, 1997, 126: 63; *JCEM*, 2010, 95: 2529)

- 每 200mg 的片剂含 6mg 碘；用较低剂量的碘，甲状腺功能障碍的风险较低
- 应用胺碘酮之前查 TSH，服用时每 4 个月检查 1 次，停用 1 年后也要检查 TSH

甲状腺功能减退（发生于约 10% 的患者；常见于碘充足地区）

- 病理生理学：
  (1) Wolff-Chaikoff 效应：大剂量碘负荷导致 I^- 吸收↓，有机化作用↓，T_3、T_4 的释放↓

（2）抑制 T_4 转化为 T_3

（3）？直接/免疫介导的甲状腺损害

- 正常个体：↓ T_4；然后出现 Wolff-Chaikoff 逃逸效应，↑ T_4，↓ T_3，↑TSH；1~3 个月后 TSH 恢复正常

- 易感个体（如亚临床型桥本甲状腺炎患者，抗 TPO 阳性）不会出现逃逸效应

- 治疗：甲状腺素治疗使 TSH 正常化；所需剂量比日常用量大

甲状腺功能亢进症（服用胺碘酮患者发生率为 3%；10%~20% 患者来自碘缺乏地区）

- 1 型：存在潜在多结节性甲状腺肿或自主功能的甲状腺组织
  Jod-Basedow 效应：碘负载→在自主组织中合成 T_4 和 T_3 ↑

- 2 型：破坏性的甲状腺炎
  生成的 T_3 和 T_4 释放↑→甲状腺功能亢进→甲状腺功能减退→恢复

- 多普勒超声：1 型甲状腺血流↑；2 型甲状腺血流↓

- 治疗：间断应用胺碘酮不是绝对必要的，因为胺碘酮→ T_4 → T_3 转换↓
  1 型用甲巯咪唑；2 型用激素（如 40mg 泼尼松 qd）
  通常难以区分，因此通常两型早期即开始治疗（*JCEM*，2001，86：3）
  严重病人考虑甲状腺切除术

甲状腺结节（*NEJM*，2015，373：2347；*Thyroid*，2016，26：1）

- 发病率 5%~10%（超声筛查发病率为 50%~60%），男性 > 女性，恶性约占 7%~15%

- 恶性肿瘤相关的特征：年龄 < 20 岁或 > 70 岁，女性，病史有颈部放射治疗，质硬和固定结节，颈部淋巴结增大，发声困难

- 超声发现：低回声，实质，边界不规则，微小钙化灶，高度 > 宽度，> 20mm（*JAMA IM*，2013，173：1788）

- 良性结节相关的特征：囊性结节，"海绵状"超声图影

- 有 MEN2 或甲状腺髓样癌家族史，颈部放射治疗病史，可触及结节或多发结节性甲状腺肿患者推荐超声扫描

- 有气管偏离或压迫的任何证据：考虑 PFT 检查和手术
- >10mm 结节：若是超声低回声实性或囊实性，则细针抽吸活检（FNA）；如果边缘不规则，微小钙化灶，边缘钙化，高度 > 宽度或甲状腺外延伸，恶性可能↑
- >15mm 结节：若是超声实性等回声，或部分囊性伴外周实性组分，则细针抽吸活检
- >20mm 结节：若是超声呈海绵状或其他良性实性征象，则细针抽吸活检（如果纯囊性则不进行细针抽吸活检）
- FNA 试验约 15% ~30% 结果不明确，可行分子生物学试验
- 在碘充足地区，良性结节不再推荐高剂量左甲状腺素的抑制治疗
- 结节诊断为良性非常罕见（*JCEM*，2014，99：510；*JAMA*，2015，313：926）
- 甲状腺癌完全外科切除后，中高危患者进行 RAI 治疗（*Lancet*，2013，381：1046，1058）

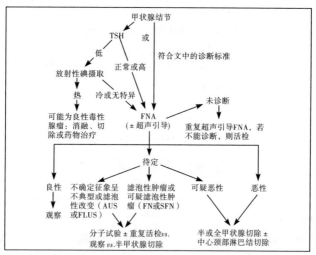

图 7-2　甲状腺结节诊治（*NEJM*，2015，373：2347；Thyroid，2016，26：1）

肾上腺疾病

库欣综合征（皮质醇增多症）

定义（*Lancet*，2015，386：913）
- 库欣综合征 = 皮质醇增多症
- 库欣病 = 垂体 ATCH 分泌过多造成继发库欣综合征

皮质醇增多症病因
- 最常见的病因是外源性糖皮质激素所致的医源性库欣综合征（尽管报告较少）
- 库欣病（60% ~ 70%）：ACTH – 分泌性垂体腺瘤（通常为微腺瘤）或增生
- 肾上腺肿瘤（15% ~ 25%）：腺瘤或癌（罕见）
- 异位 ACTH（5% ~ 10%）：小细胞肺癌，类癌，胰岛细胞肿瘤，甲状腺髓样癌，嗜铬细胞瘤

临床表现（*Lancet*，2006，367：13）
- 非特异性：葡萄糖耐受不良或糖尿病，高血压，肥胖，经量少或闭经，骨质疏松症
- 较特异：向心性肥胖伴四肢消瘦，颈背脂肪垫，自发性瘀斑
- 最特异：近端肌强直性肌病，满月脸，面部多毛，宽大紫纹
- 其他：抑郁，失眠，精神疾病，认知障碍，低钾血症，痤疮，多毛症，色素沉着过度（如果 ACTH↑），皮肤真菌性感染，肾结石，多尿

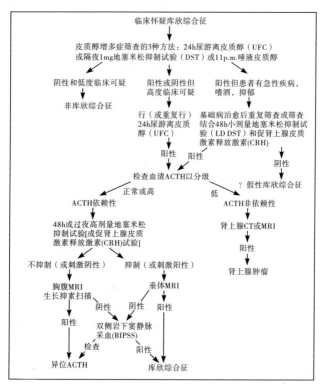

图 7 - 3　可疑库欣综合征诊治流程（注意住院患者诊断非常困难）
（JCEM, 2008, 93：1526）

隔夜 1mg DST = 在 11p. m. 给予 1mg；次日 8a. m. 时查血清皮质醇（若 < 1.8μg/dL 时，为抑制）；< 5% 假阳性（主要用于评估肾上腺"意外瘤"中的亚临床型库欣综合征）

11p. m. 唾液皮质醇，如果水平 ↑ 为异常；24h UFC = 如果水平 ↑ 为异常，高于正常值上限（ULN）4 倍时可诊断

48h LD DST + CRH = 0.5 mg q6h × 2d，然后 2h 后 IV CRH；15min 后检测血清皮质醇（≥ 1.4μg/dL 为阳性）

48h LD DST = 0.5mg q6h × 2d；初始及之后 24h 地塞米松过程中检测 24UFC（如果 < 10% 的初始值，则为抑制）

48h HD DST = 2mg q6h × 2d；同小剂量 DST，检测 24h UFC

过夜 HD DST = 11p. m. 给 8mg。9a. m. 检测血清皮质醇（如果 < 32% 的基线

值为抑制）

CRH 检验 = 1μg/kg IV；√皮质醇和 ACTH（如果 ACTH 中 > 35% ↑ 或高于基线的皮质醇 > 20% ↑ 则兴奋阳性）

BIPSS，双侧岩下窦静脉采血；检测岩下窦与外周 ACTH 比值（阳性：与 2 倍基础水平相当，CRH 后 >3）

库欣综合征治疗（JCEM，2015，100：2807）

- 手术切除垂体腺瘤、肾上腺肿瘤或异位 ACTH 分泌肿瘤
- 如果经蝶窦手术（TSS）不成功→重复 TSS。可以做垂体放射治疗，但是放射治疗不能立即生效，所以初始治疗用米托坦、酮康唑或甲吡酮以抑制皮质醇，或米非司酮作用于糖皮质激素受体以阻断皮质醇的作用，或者如果药物治疗失败或禁忌，则选择双侧肾上腺切除术
- TSS 之后糖皮质激素替代疗法 6～36 个月（如果药物或肾上腺切除术，终生糖皮质激素 + 盐皮质激素替代治疗）

醛固酮增多症

病 因

- 原发性（肾上腺疾病，不依赖肾素的醛固酮增多；JCEM，2015，100：1）
  肾上腺增生（60%～70%），腺瘤（Conn 综合征，30%～40%），癌
  糖皮质激素可治性的醛固酮增多症〔促性腺激素释放激素（GRA）；ACTH 依赖性的启动子序重排催化〕
- 继发性（肾上腺外疾病，肾素依赖性的醛固酮增多）
  原发性肾素增多症：肾素分泌性肿瘤（罕见）
  继发性肾素增多症：肾血管性：肾动脉狭窄（RAS），恶性高血压；
  伴有效动脉容量↓的水肿：充血性心衰（CHF），肝硬化，肾病综合征；
  低血容量，利尿剂，2 型糖尿病（T2D），巴特综合征（Na/K/2Cl 转运体受损≈接收袢利尿剂），吉特曼综合征（肾 Na/Cl 转运体受损≈接受噻嗪类利尿剂）
- 非醛固酮性盐皮质激素过多类似醛固酮增多症
  11β-HSD 缺陷（→皮质醇失活减少，其与盐皮质激素受体结合）
  黑甘草（甘草酸抑制 11β-HSD），皮质醇极度增多症（绝对抑制 11β-

HSD），外源性盐皮质激素

假性醛固酮综合征（肾小管远端钠通道持续激活/过表达）

临床表现

- 轻至中度高血压（其中 11% 的 HTN 患者接受 3 种降压药物后血压仍控制不佳；*Lancet*，2008，371：1921），头痛，肌无力，多尿，多饮；外周无水肿，因为钠潴留中存在"逃逸"现象而无周围性水肿；恶性高血压，罕见
- 典型表现为低钾血症（但通常正常），代谢性碱中毒，轻度高钠血症

诊断（*JCEM*，2008，93：3266）

- 高血压患者占 5% ~ 10%；如果患者高血压 + 低钾，应筛查肾上腺占位及难治性/早发型高血压
- 筛查：测醛固酮（ > 15 ~ 20ng/dL）和血浆醛固酮：肾素比值（原发性 > 20），取上午 8 点的比值（停用螺内酯和依普利酮 6 周）；灵敏度和特异度均 > 85%
- ACEI 或 ARB，利尿剂，钙阻剂（CCB）可以提高肾素活性→血浆醛固酮和肾素活性比（PAC/PRA 比例）↓；β 受体阻滞剂可能 ↑ PAC/PRA 比值。所以，诊断过程避免使用以上药物

  在诊断过程中，通常使用 α 受体阻断剂能更好地控制高血压
- 用钠抑制试验验证（钠过负荷后醛固酮不受抑制）

  口服盐负荷（ + KCl）3d，检测 24h 尿液（若尿醛固酮 > 12μg/d，尿钠 > 200mEq/d 为阳性）或超过 4h 输入 2L 生理盐水，在输入结束时测量血浆醛固酮（若醛固酮 > 5ng/dL 为阳性）

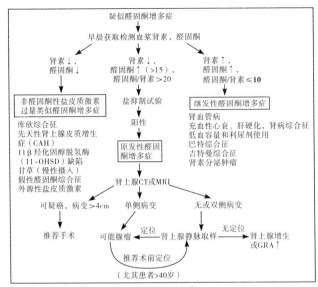

（摘自 *JCEM*，2008，93:3266；*Surg Clin N Am*，2014，94:643）

图 7-4　疑似醛固酮增多症诊断流程

治疗（*Surg Clin N Am*，2014，94：643）

- 腺瘤→肾上腺切除术与药物治疗：螺内酯或依普利酮
- 增生→螺内酯或依普利酮；GRA→糖皮质激素 ± 螺内酯
- 癌→肾上腺切除术

肾上腺功能不全

病因学

- 原发性 = 肾上腺皮质疾病 = Addison 病

  自身免疫病：孤立性或与抗磷脂抗体综合征（APS）相关（见第 474 页表）

  感染：结核（TB），巨细胞病毒（CMV），组织胞浆菌病，副球孢子菌病

  血管性：出血（通常于脓毒症情况下），肾上腺静脉血栓形成，肝素诱导血小板↓（HIT），创伤

转移性疾病（90%的肾上腺素被破坏时才会出现功能不全）

沉积性疾病：血色素沉着症，淀粉样变性，结节病

药物：唑类抗真菌剂，依托咪酯（甚至使用单剂量后），利福平，抗惊厥药

- 继发性 = 垂体 ACTH 分泌功能衰竭［因为肾素 – 血管紧张素 – 醛固酮轴（RAA 轴）的作用，醛固酮未受影响］

任何导致原发性或继发性垂体功能减退症的原因（参见"垂体障碍"）

糖皮质激素治疗（可以在"抑制剂量"≤2 周后发生；剂量效应关系不恒定；即使每天给予 <10mg 的泼尼松，长期应用也可以抑制）

甲地孕酮（一种具有糖皮质激素活性的孕激素）

临床表现（*Lancet*，2014，383：2152）

- 原发性或继发性：无力易疲劳（99%），厌食症（99%），直立性低血压（90%），恶心（86%），呕吐（75%），低钠血症（88%）
- 仅见原发性（由于缺乏醛固酮和 ACTH↑引起的其他症状和体征）：显著的直立性低血压（因为容量不足），多饮，色素沉着（见于皮肤褶皱、黏膜、肢体受压区域、乳头），高钾血症
- 仅见继发性：±其他垂体功能障碍表现（见"垂体疾病"）

诊断（*JCEM*，2016，101：364）

- 检测早晨血清皮质醇：<5μg/ dL 可诊断；≥18μg/dL 可排除（严重的脓毒症性休克见下文）
- 标准（250μg）合成促皮质激素刺激试验（检测 ACTH 促进皮质醇↑的能力）

正常 = 给予 ACTH 60min（或 30min）后皮质醇≥18μg/dL

原发性异常：因为肾上腺疾病而输出量不足

慢性继发性异常：因为肾上腺异常萎缩而无法应答（急性继发性可能正常，由于肾上腺仍然可以应答，但这种情况少见；这种情况下可检测清晨皮质醇水平来代替刺激试验后的皮质醇水平）

- 其他试验（由内分泌科医生指导）：肾素、醛固酮、胰岛素诱导低血糖（检测血清皮质醇应答）；美替拉酮（阻断皮质醇合成从而刺激 ACTH 分泌，检测血浆 11 – 脱氧皮质醇和尿液 17 – 羟基皮质类固醇水平）
- 其他实验室检查异常：低血糖，嗜酸性粒细胞增多症，淋巴细胞增多症，

± 中性粒细胞↓

- ACTH：原发性病因→↑，继发性病因→↓或正常低值
- 影像学检查

垂体 MRI 可以检测解剖异常

肾上腺 CT：自身免疫性的肾上腺小且非钙化，转移性疾病、出血、感染或沉积性疾病中增大（尽管形态可能正常）

肾上腺功能不全及危急重症（*NEJM*，2003，348：727；*JAMA*，2009，301：2362）

- 由于清除↓和可能的细胞因子刺激，虽然 ACTH↓但循环皮质醇↑；低皮质醇结合蛋白；因此很难诊断肾上腺功能不全（*NEJM*，2013，368：1477）
- 尽管如此，对于怀疑有绝对肾上腺功能不全的低血压患者，可以合理进行 ACTH 刺激试验
- 如果皮质醇 <9μg/dL 或绝对皮质醇水平 <10μg/dL 时，合理使用 250μg ACTH 刺激并启动糖皮质激素替代治疗，但是应该根据症状决定；如果随机或用 ACTH 后皮质醇 >18μg/dL，则可能不需要治疗
- 尽早启动类固醇皮质激素治疗：使用氢化可的松 50～100 mg IV q6～8h；在 ACTH 刺激试验前，使用地塞米松 2～4 mg IV q6h ＋氟氢可的松 50μg/d
- 有关肾上腺功能不全治疗有争议（见"脓毒症"）

治 疗

- 急性功能不全：如上述那样用生理盐水＋氢化可的松进行容量复苏
- 慢性功能不全：

泼尼松约 5mg［口服（PO）每天上午（qam）］或氢化可的松：15～25mg PO qd（2/3 a. m，早晨 1/3 p. m.）

氟氢可的松（继发性肾上腺功能不全不需要）：0.05～0.1 mg POqam

地塞米松 4mgIM 预装注射器备用，紧急情况下可以使用

嗜铬细胞瘤和副神经节瘤

临床表现（5Ps）（*Lancet*，2005，366：665）

- 血压（高血压，阵发性占 50%，严重且治疗反应差，偶发直立性低血压）

- 疼痛（头痛，胸痛）
- 心悸（心动过速，震颤，体重减轻，发热）
- 多汗（大汗）
- 苍白（发作性血管收缩）
- "10% 的规律"：10% 位于肾上腺外（称为副神经节瘤），10% 为儿童，10% 为多发或双侧，10% 复发（副神经节瘤较多），10% 为恶性肿瘤（副神经节瘤较多），10% 为家族性，10% 为意外瘤
- 疾病发作可由药物触发（如 β 受体阻滞剂）腹部手术
- 与 MEN2A/2B 相关联，林道综合征，1 型神经纤维瘤病，家族性副神经节瘤（琥珀酸脱氢酶基因 B、C 和 D 发生突变）

诊断（*JCEM*，2014，99：1915）
- 24 h 尿分馏甲氧基肾上腺素：灵敏度 85% ~ 97%，特异度 69% ~ 95%
  如果低风险［由于疾病严重、肾衰竭、阻塞性睡眠呼吸暂停（OSA）、拉贝洛尔测定干扰、对乙酰氨基酚、三环类抗抑郁药（TCA），用含有拟交感神经的药物造成的假阳性］，选择该筛选试验
- 血浆游离甲氧基肾上腺素：灵敏度 89% ~ 100%，特异度 79% ~ 97%（*JAMA*，2002，287：1427）。若为高风险人群选择该筛查测试，但在低流行人群中↑假阳性率。在仰卧 30min 后仰卧位抽血，如果坐位取血假阳性率会↑2.8 倍
- 肾上腺 CT 一般优于 MRI；PET 可用于使用已知的转移性疾病或非肾上腺肿块定位，通常容易发现病变；如果 CT/MRI 阴性，考虑 MIBG 扫描
- 如变为双侧、年轻患者、家族史阳性、肾上腺外肿瘤，考虑基因检测

治 疗
- 首先用 α 受体阻断剂（通常为酚苄明）± β-阻断剂（通常为普萘洛尔），→手术
- 由于肿瘤切除后可能出现低血压，术前容量复苏至关重要

肾上腺意外瘤

流行病学
- 4% 的患者进行肾上腺 CT 扫描时意外发现肾上腺占位；随着年龄增长发病率增长

鉴别诊断

- 无功能性占位：腺瘤，囊肿，脓肿，肉芽肿，出血，脂肪瘤，髓脂肪瘤，原发性或转移性恶性肿瘤
- 功能性占位：嗜铬细胞瘤，腺瘤（皮质醇、醛固酮、性激素），非经典先天性肾上腺增生（CAH），其他内分泌肿瘤，癌
  诊断流程（*NEJM*，2007，356：601；*JCEM*，2010，95：4106）
- 排除亚临床型库欣综合征：使用1mg隔夜地塞米松抑制试验（DST）（特异度91%）。如果结果异常需要行确诊试验
- 排除醛固酮增多症：若有高血压查血浆醛固酮和肾素（见上）
- 排除嗜铬细胞瘤：所有患者（鉴于无治疗的嗜铬细胞瘤死亡率较高）用24h尿分馏甲氧基肾上腺素或血浆游离甲氧基肾上腺素

恶性肿瘤引起的

- CT和MRI对腺瘤与癌鉴别有帮助
  良性特征：大小 <4cm；边缘光滑，低密度且密度均一；平扫CT <10 Hounsfield或增强CT造影剂10min清除率 >50%。此类意外瘤可定期扫描随访
  可疑恶性特征：大小 >6cm或重复扫描时大小↑；不规则边缘，不均质，高密度或有血管；恶性肿瘤病史或年龄较小。此类意外瘤需要切除或短时间间隔重复扫描
- 排除转移性癌症（和感染），如果是癌症患者，约50%的肾上腺意外瘤是恶性的

后 续

- 若激素检查阴性且外观良性，则每年1次，连续随访4年，合理应用第6、12、24个月的影像学，但有争议

钙代谢紊乱

钙紊乱实验室检查

Ca	PTH	疾病	PO4	25 – (OH) D	1, 25 – (OH) 2D
↑	↑↑	甲状旁腺功能亢进（原发性和散发性）	↓	↓至正常	↑
	↑或正常	家族性低尿钙高钙血症	↓	正常	正常
	↓	恶性肿瘤	不定	不定	不定
		维生素 D 过量	↑	↑	不定
		乳碱综合征，噻嗪类利尿剂	↓	正常	正常
		骨转化↑	↑	不定	不定
↓	↑↑	假性甲状旁腺功能减退症	↑	正常	↓
		维生素 D 缺乏	↓	↓↓	正常/↓
		慢性肾衰（继发性甲状旁腺功能亢进）	↑	不定	↓
	不定	急性钙螯合	不定	不定	不定
	↓	甲状旁腺功能减退	↑	正常	↓

钙检测的注意事项

- 有生理活性 Ca^{2+} 是游离或离子化（ICa）的。血清 Ca 反映总钙（结合＋未结合）水平，因此受白蛋白（主要钙结合蛋白）影响
- 校正的 Ca^{2+}（mg/dL）＝测量 Ca^{2+}（mg/dL）＋｛0.8 × ［4 – 白蛋白（g/dL）］｝
- 碱中毒会导致更多的 Ca^{2+} 与白蛋白结合（因此总 Ca^{2+} 可能正常但 ICa↓）
- 最好能直接测量离子化 Ca^{2+}（但准确性取决于实验室）

高钙血症

高钙血症病因

分类	病因
甲状旁腺功能亢进（HPT）（*NEJM*，2011，365：2389）	原发性：腺瘤（85%），增生[15% ~ 20%；自发 *vs.* 多发内分泌瘤病（MEN）1/2A]，癌（< 1%），药物（锂→↑PTH） 散发性：长时间存在继发性甲状旁腺功能亢进（如肾脏功能衰竭）→形成自主性结节，需要手术
家族性低尿钙高钙血症（FHH）	甲状旁腺和肾脏中 Ca^{2+} 敏感受体发生失活突变→Ca^{2+} 调定点↑ ±轻度↑PTH 获得性：产生针对 Ca^{2+} 敏感受体的自身抗体结合（罕见） FECa[（24h 尿钙 UCa／血清 Ca）/（24h 尿肌酐 UCr／血肌酐）] < 0.01
恶性肿瘤（*JCEM*，2015，100：2024）	PTH 相关肽（PTHrP）→恶性肿瘤性 ca↑（例如，鳞状细胞癌、肾癌、乳腺癌、膀胱癌） 细胞因子→↑破骨细胞活动（如血液恶性肿瘤） ↑1，25 –（OH）2D（例如罕见淋巴瘤） 局部骨质溶解（如乳腺癌、骨髓瘤）
维生素 D 过量	肉芽肿（结节病、肺结核、肉芽肿型血管炎）→↑1-OHase→↑1，25 –（OH）2D 维生素 D 中毒
骨转化↑	甲状腺功能亢进，制动 + 佩吉特病，维生素 A
其他	噻嗪类；含 Ca^{2+} 的抗酸剂或大量乳制品摄入（乳碱综合征）；肾上腺功能不全
高钙血症患者：45% 癌症，25% 原发性甲状旁腺功能亢进，10% 慢性肾病→三发性甲状旁腺功能亢进	

（*JCEM*，2005，90：6316；*NEJM*，2013，368：644）

临床表现（"骨、结石、腹部症状、精神症状"）

- 高钙血症危象（通常当 $Ca^{2+} > 13 \sim 15$ 时）：多尿，脱水，神志改变

  Ca^{2+} 对肾小管有毒→抑制 ADH 活性，引起血管收缩和↓GFR→多尿，但 Ca^{2+} 再吸收↑→↑血清 Ca^{2+}→↑肾毒性和神经系统症状和体征

- 骨质疏松、骨折和纤维囊性骨炎（后者仅见于严重甲状旁腺功能亢进→破骨细胞活性↑→囊肿，纤维结节，X 线片"椒盐状"改变）

- 肾结石病，肾钙质沉着症，肾源性尿崩症

- 腹痛，厌食，恶心，呕吐，便秘，胰腺炎，消化性溃疡

- 疲劳，乏力，抑郁，意识模糊，昏迷，深部腱发射减弱，QT 间期缩短

- 原发性 HPT：80%无临床症状，20%肾结石，骨质疏松症等

诊断研究

- 甲状旁腺功能亢进（HPT）和恶性肿瘤占高钙血症的 90%；如果无症状或慢性高钙血症，较大可能是 HPT；如果急性或有症状和体征的高钙血症，恶性肿瘤（通常显性）更有可能

- Ca^{2+}, alb, ICa, PTH（在原发性 HPT 和 FHH 可能正常；*JAMA*, 2014, 312：2680），PO_4^{3+}；PTH 患者↑或正常高值：24h UCa > 200mg→HPT；24h UCa <100mg 和 FECa <0.01→FHH

  ↓PTH：检测 PTHrP，碱性磷酸酶，筛查恶性肿瘤［如 CT、乳房 X 线片、血清蛋白电泳/尿蛋白电泳（SPEP/UPEP）］和维生素 D：↑25 - (OH) D→药物；↑1, 25 - (OH) 2D→肉芽肿（胸部 X 线、ACE、淋巴）

高钙血症的急性治疗

治疗	开始	持续	评价
生理盐水 (4~6L/d)	h	治疗期间	利尿、利 Na^- > 尿 Ca^{2+} 排泄
±呋塞米	h	治疗期间	仅在容量过负荷时谨慎使用
双膦酸盐	1~2d	不定	抑制破骨细胞，用于恶性肿瘤；肾衰时慎用；存在下颌骨坏死风险
降钙素原	h	2~3d	快速产生耐药反应

续表

糖皮质激素	数天	数天	？用于恶性肿瘤，肉芽肿病，维生素 D 中毒
狄诺塞麦 （*JCEM*，2014，99：3144）	数天	数月	针对 RANKL 的单克隆抗体；通常用于恶性肿瘤的高钙；无肾脏清除
血液透析	min	治疗期间	如果其他治疗无效或禁忌

（*BMJ*，2015，350：h2723）

无症状原发性 HPT 治疗 （*JCEM*，2014，99：3561）

- 手术适应证：年龄 <50 岁；血清 Ca^{2+} > 1 mg/dL > ULN；CrCl < 60mL/min，DEXA T 评分 < −2.5
- 如果手术禁忌↓/延期，可以接受西那卡塞 （Ca^{2+}&PTH↓但可能 BMD↑）
- 如果是非手术候选者：每年检测血清 Ca^{2+} 和 Cr，每 1～2 年检测 BMD

钙化防御 （钙性尿毒症性小动脉病）

- 表皮及皮下脂肪的小动脉到中动脉的中膜钙化
- 缺血和皮肤坏死。有关详细信息，请参阅 "慢性肾脏疾病"

低钙血症

低钙血症病因

分类	病因
甲状旁腺功能减低 （*NEJM*，2008，359：391）	医源性（甲状腺切除术后，甲状旁腺切除术后罕见）；散发；家族性［抗磷脂抗体综合征 1 型（APS1），Ca^{2+} 敏感受体活化突变；见第 474 页］；Wilson 病，血色素沉着症；低镁血症（PHT 分泌和效应↓）；活化 Ca^{2+} 敏感受体自身抗体

假性甲状旁腺功能减低（*JCEM*，2011，96：3020）	Ia 和 Ib：PTH 作用的靶器官抵抗（因此血清 PTH↑） Ia：+骨骼异常、身材矮小、智力低下 假性甲状旁腺功能减退症 = Ia 症状，但 Ca^{2+} & PTH 正常
维生素 D 缺乏或抵抗（*NEJM*，2011，364：248；*JCEM*，2012，97：1153）	营养/日照缺乏；胃肠病/脂肪吸收不良； 药物（抗惊厥药、利福平、酮康唑、5 - FU/甲酰四氢叶酸）； 基因（1α - 羟化酶，VDR 突变）
慢性肾功能衰竭	1，25 -（OH）2D 产生↓，因清除↓→PO_4^{3+}↑
加速骨形成	甲状旁腺切除术，严重维生素 D 缺乏症或佩吉特病（Paget 病）的治疗时（*NEJM*，2013，368：644），成骨细胞转移
钙螯合	胰腺炎，枸橼酸盐过量（输血后），急性↑↑PO_4^{3+}（ARF、横纹肌溶解、肿瘤裂解），双膦酸盐

临床表现

● 神经肌肉兴奋性：口周感觉异常，痉挛，Trousseau 征阳性（血压袖带加压≥3min→腕部肌肉痉挛），Chvostek 征阳性（轻叩面神经→面部肌肉收缩），喉痉挛；烦躁，抑郁，精神异常，（颅内压）ICP↑，癫痫发作，QT↑（QT 间期延长）

● 佝偻病和（或）骨软化症：慢性维生素 D↓→Ca^{2+}↓，PO_4^{3+}↓→骨/软骨矿化↓，发育不良，骨痛，肌肉无力

● 肾性骨营养不良（在肾功能衰竭时维生素 D↓和 PTH↑）：骨软化症〔由于钙和 1，25 -（OH）2D↓→骨矿化↓〕和纤维囊性骨炎（由于 PTH↑）

诊　断

Ca^{2+}，alb，ICa，PTH，25 -（OH）D，1，25 -（OH）2D（如果肾衰竭或佝偻病），Cr，Mg^{2+}，PO_4^{3+}，碱性磷酸酶，UCa

治疗（包括伴发的维生素 D 缺乏症）

● 严重症状：静脉葡萄糖酸钙（1～2gIV$_2$0 min 以上）+口服钙+骨化三醇

（但需要数小时才起效）±Mg（50~100 mEq/d）；通过中心静脉应用 10% $CaCl_2$

- 考虑滴注或口服代替静脉输液，因为静注仅能维持几个小时
- 慢性：口服钙剂（1~3 g/d；Ca 枸橼酸钙比碳酸钙更好地吸收，尤其是盐酸缺乏或应用 PPI 时），骨化三醇（0.25~2 μg/d），补充维生素 D。考虑噻嗪类利尿剂以↓尿钙排泄或重组 PTH 1-84
- 慢性肾衰竭：磷酸盐结合剂，口服钙、骨化三醇或类似药物

糖尿病（DM）

定义 (*Diabetes Care*, 2016, 39: S13)

- HbA1c≥6.5，空腹血糖≥126mg/dL，或 OGTT 试验 2h 血糖≥200mg/dL×2（任何检验）或单次随机血糖≥200mg/dL 伴高血糖经典症状；所有检验都是合理的（注意可能存在一个测试阳性而另一个测试阴性）；怀孕期间 OGTT 试验优先
- 血糖高于正常，但未达到糖尿病标准（"糖尿病前期患者"约占美国人的40%）

  HbA1c 5.7%~6.4%，空腹血糖受损（IFG）100~125mg/dL 或餐后 2h 血糖 140~199mg/dL

  预防进展为 DM：饮食和锻炼（58%↓），二甲双胍（31%↓；*NEJM*, 2002, 346：393），噻唑烷二酮类药物（TZD）（60%↓；*Lancet*, 2006, 368：1096）

分类

- 1 型（*Lancet*, 2014, 383：69）：胰岛细胞损伤；胰岛素绝对不足；不使用胰岛素时容易发生酮症；患病率0.4%；通常在儿童期发病，但也可以在成年后任何时期发生；若有家族史，风险↑；HLA 相关；抗 GAD，抗胰岛细胞和抗胰岛素自身抗体
- 2 型（*Annals*, 2015, 162：ITC1）：胰岛素抵抗+胰岛素相对不足；患病率8%；中老年发病多见；和 HLA 不相关；危险因素：年龄、家族史、肥胖、久坐不动的生活方式
- 2 型糖尿病伴糖尿病酮症酸中毒（DKA）（"有酮症倾向的糖尿病"或

"Flatbush 糖尿病"）：多见于非白人群体，± 抗 GAD 抗体，最终可能不需要胰岛素（*Endo Rev*，2008，29：292）

- 成人发病型糖尿病（MODY）：由于胰岛素分泌基因缺陷导致的常染色体显性遗传的 DM；遗传和临床上均存在异质性（*NEJM*，2001，345：971）
- 继发性糖尿病：外源性糖皮质激素，胰高血糖素瘤（3D = 糖尿病、深静脉血栓形成、腹泻），胰腺来源［胰腺炎、血色素沉着症、囊胞性纤维症（CF）、胰腺切除］，内分泌病（库欣病、肢端肥大症），妊娠期，药物（蛋白酶抑制剂、非典型抗精神病药）

临床表现

- 多尿，多饮，多食，伴不明原因的体重减轻；也可无症状

糖尿病治疗

饮食	1 型：计算饮食中碳水化合物的含量；2 型：减肥饮食 + 锻炼
二甲双胍 所有 *T2D* 的一线药物	肝糖异生↓。HbA1C↓约 1.5% 体重无影响，恶心/呕吐和腹泻，乳酸性酸中毒少见 禁忌：肾脏（如 Cr > 1.5）或肝衰竭
磺脲类（SU）	胰岛素分泌↑，HbA1C↓约 1.5%。低血糖，体重↑
噻唑烷二酮类（TZD）（PPARγ 激动剂）	脂肪和肌肉组织中胰岛素敏感性↑。HbA1C↓约 1%。体重↑，肝毒性，水钠潴留，慢性心衰 CHF，骨折 ? 联用用罗格列酮，心肌缺血风险↑；但联用吡格列酮无此效应（*BMJ*，2011，342：d1309） 禁忌：肝病和心功能 NYHA Ⅲ ~ Ⅳ，监测 LFT
GLP-1 激动剂	葡萄糖依赖的胰岛素分泌↑，HbA1C↓约 0.5%。心血管事件↓（*NEJM*，2016，375：311）。体重减轻，恶心/呕吐和腹泻（30% ~ 45%）
DPP-4 抑制剂	阻止 GLP-1 和 GIP 的降解→胰岛素↑。HbA1C↓约 0.5% ? 增加 CHF 风险↑（*NEJM*，2013，369：1317；*NEJM*，2015，373：232）

续表

SGLT-2 抑制剂（阻断肾小管糖摄取）	尿糖↑。HbA1C↓约0.6%～1%。体重减轻，心血管事件和心衰↓，减慢肾脏疾病的进展（*NEJM*，2015，373：2117；*NEJM*，2016，375：323）。正常血糖 DKA 的风险↑（*Diabetes Care*，2016，39：532），真菌胃溃疡感染和尿路感染，血容量不足，↑LDL
格列奈类药物（非磺脲类胰岛素促分泌剂）	胰岛素分泌↑，HbA1C↓约1.5% 低血糖（但低于联用 SU 类），体重↑
α-葡萄糖苷酶抑制剂	肠道 CHO 吸收↓，HbA1C↓0.5%～0.8%。胃肠道（GI）不适（积气）
普兰林肽	延迟胃排空和↓胰高血糖素，↓HbA1C 0.5%。胃肠道症状和体征 与胰岛素联用，作为 T1D 或 T2D 的治疗 低血糖，体重↑
胰岛素（1 型糖尿病的额外选择：胰岛素泵、胰腺或胰岛细胞移植）	T1D：通常联合中效/长效（NPH 或甘精胰岛素）和短效/快速作用（标准或赖脯人胰岛素）胰岛素 T2D：若单剂口服治疗不够（尤其是 HbA1c 高）时考虑开始使用胰岛素，联合口服用药控制不佳需使用胰岛素
胃旁路术	可以治愈 DM 和预防并发症（*NEJM*，2014，370：2002）

（*Lancet*，2014，383：1068；*JAMA*，2015，314：1052；*Diabetes Care*，2016，39：S52；*Endocr Pract*，2016，22：84）

胰岛素制剂（*JAMA*，2014，311：2315）

配制剂	开始	峰值	持续	副作用/评价
赖脯人胰岛素，门冬胰岛素	5～15m	60～90m	2～4h	餐前立即用
标准	30～60m	2～4h	5～8h	餐前约30min 使用

续表

NPH	1~2h	4~8h	12~18h	可能导致鱼精蛋白抗体产生
甘精胰岛素	2h	无	20~24h	每天1次（上午或下午）
地特胰岛素	1~3h	无	18~26h	每天1次

并发症（*NEJM*，2004，351：48；*NEJM*，2007，356：820；*NEJM*，2012，366：1227）

- 视网膜病变

  非增生性："点状或斑片状"以及视网膜出血，絮状/蛋白渗出

  增殖性：新血管形成，玻璃体积血，视网膜脱离，失明

  治疗：激光光凝，手术，玻璃体内注射贝伐珠单抗

- 肾病：微量白蛋白尿→蛋白尿±肾病综合征→肾衰竭

  弥漫性肾小球基底膜增厚/结节型（Kimmelstiel-Wilson病）

  通常伴有视网膜病变；若无视网膜病变提示是其他原因

  治疗：严格血压控制，使用ACEI或ARB（*Mayo Clin Proc*，2011，86：444），SGLT-2抑制剂（*NEJM*，2016，375：323），低蛋白饮食，透析或移植

- 神经病变

  外周神经：远端感觉对称性丧失，感觉异常，±运动功能丧失

  自主神经：胃轻瘫，便秘，神经源性膀胱，勃起功能障碍，直立性低血压

  单一神经病变：突发的外周或脑神经缺损（足下垂，脑神经III > VI > IV）

- 加速动脉粥样硬化：冠状动脉、脑动脉和周围动脉血管床

- 感染：泌尿系感染，足骨髓炎，念珠菌病，毛霉菌感染，坏死性外耳炎

- 皮肤病：糖尿病脂质性渐进性坏死，脂肪代谢障碍，黑棘皮病

门诊筛查和治疗目标（*Diabetes Care*，2015，38：S49）

- HbA1C每3~6个月检测1次，大多数患者的目标<7%。若严重低血糖或有其他合并症病史，目标可定为HbA1C≤7.5%~8%。通过严格的血糖控制可以使T1D（*NEJM*，2005，353：2643）和T2D（*NEJM*，2015，372：

2197）患者微血管和大血管并发症↓

- 每年筛查微量白蛋白尿和次级微量白蛋白/Cr 比值，目标 < 30mg/g
- BP≤140/90mmHg（*JAMA*，2015，313：603）；年轻或选择性高危患者目标 ≤130/80mmHg；使用 ACE-I 类药物可获益
- 血脂：如果 LDL-C > 70mmol/L，则所有糖尿病患者均应在 40～75 岁时开始 使用他汀类药物（见"血脂"部分）
- 如果年龄 > 50 岁（男）或 60 岁（女）或其他心脏危险因素，均应使用阿 司匹林（*Circ*，2010，121：2694）
- 每年进行视网膜检查和足部全面检查

住院高血糖患者的管理（ICU 患者：见"脓毒症"）

- 寻找可逆性病因/恶化因素（静脉输注葡萄糖，糖皮质激素，术后，碳水化 合物饮食↑）
- 诊断：检测指端血糖（禁食，每餐前，每睡前；若禁食为 q6h 测 1 次），检 测 HbA1C
- 治疗目标：避免低血糖和极端高血糖（> 180mg/dL）
- 对既往门诊治疗方案的调整：

    T1D：不能停止基本胰岛素的使用（否则可能引起 DKA）

    T2D：通常停止口服 DM 药物以避免低血糖或药物相互作用（除短时间 住院者、门诊血糖控制非常理想的患者、无计划静脉用对比剂者及正 常饮食患者）

- 院内患者胰岛素的使用：可以以门诊治疗方案为指导；如果没有使用胰 岛素：

    每日总胰岛素 = 重量（kg）÷2，作为起始剂量；根据需要调整

    以每日胰岛素总量 1/2 的长效胰岛素作为基本胰岛素用量，以达到目标 空腹血糖

    给予另 1/2 用量的短效胰岛素（固定餐前使用且血糖超标时可用其进行 纠正）

- 出院方案：与入院的降糖方案类似，除非之前血糖控制较差或有足够理由 认为需要改变治疗方案

    早期安排胰岛素和血糖仪使用的教育，督促门诊患者随诊

糖尿病酮症酸中毒（DKA）

诱 因

- 胰岛素缺乏（例如无法摄取足量的胰岛素）；医源性（糖皮质激素；SGLT2 抑制剂——可伴严重高血糖；*Diabetes Care*，2016，39：532）
- 感染（肺炎、尿路感染）或炎症（胰腺炎、胆囊炎）
- 缺血或梗死（心肌、脑、肠）；中毒（酒精、药物）

病理生理（*NEJM*，2015，372：546）

- 容易发生于 T1D 和有酮症倾向的 2 型糖尿病；胰高血糖素↑，胰岛素↓
- 高血糖来源：糖异生↑，肝糖原分解↑，细胞摄取葡萄糖↓
- 酮症原因：胰岛素缺乏→脂肪酸动员和氧化，酮体合成底物↑，肝脏生成 酮体↑，酮体清除↓

临床表现（*Diabetes Care*，2009，32：1335；*Diabetes Care*，2016，39：S99）

- 多尿，多饮和脱水→心率增快，低血压，黏膜干燥，皮肤弹性↓
- 恶心/呕吐，腹痛（可以为腹腔内病变或因 DKA 导致），肠梗阻
- Kussmaul 呼吸（深呼吸）以代偿性代谢性酸中毒，呼吸伴酮味
- 神志改变→嗜睡，意识不清，昏迷；在三级医疗中心，死亡率约 1%

诊 断

- 阴离子间隙增高性代谢性酸中毒：由于尿中酮体的丢失（与 HCO_3^- 当量）和含氯液体的复苏，之后可发展为非阴离子间隙增高型酸中毒
- 酮症：尿酮和血清酮阳性（硝普盐的反应主要检测乙酰乙酸，酮体主要成分为 β-羟基丁酸；空腹指标正常的患者尿中酮体可能为阳性）
- 血糖↑；↑BUN 和 Cr（由于脱水 ± 酮体干扰某些检测方法所致）
- 低钠血症：矫正 Na^+ = 测量 Na + [2.4 × （测量血糖 – 100）/ 100]
- K^+↓或↑（即使血清 K^+↑，体内总 K^+ 通常显著↓）；体内总磷含量↓
- 白细胞增多，↑淀粉酶（即使没有胰腺炎）

典型 DKA "流程"

VS	UOP	pH	HCO3	AG	Ketones	Glc	K^+	PO_4^{3+}	IVF	Insulin

注意：主要产生的酮体生为 β-羟基丁酸（βOHB），但由硝普盐反应测量所得酮体是乙酰乙酸（Ac-Ac）。当治疗酮症酸中毒时，βOHB → Ac-Ac，可以出现 AG 下降而测得的酮体增多

DKA 的治疗 (*Diabetes Care*, 2009, 32: 1335)

排除可能的诱因	感染, 腹腔内疾病, 心肌梗死等 (见上)
积极补液	生理盐水 10~14 mL/(kg·h), 根据脱水和心血管情况调整
胰岛素	10U IV, 随后 0.1U/(kg·h) 持续胰岛素静滴直到 AG 正常
	若血糖 <250, 但 AG 仍高→加用静脉使用葡萄糖, 并持续输注胰岛素以代谢酮体
	若 AG 正常→皮下注射胰岛素 (静脉或皮下, 2~3h 重复使用)
电解质补充	K^+: 若血清 K^+ <4.5, 加 20~40 mEq/L K^+ 于静脉液中
	胰岛素促进 K^+ 进入细胞→血 K^+ ↓
	肾衰患者补钾需谨慎
	HCO_3^-:? 若 pH <7 或心功能不稳定, 则补碱
	PO_4^{3+}: 若 <1, 则补充

高渗性高血糖状态

定义、诱因、病理生理 (*Diabetes Care*, 2003, 26: S33)

- 2 型糖尿病患者出现严重高血糖 (不伴酮症酸中毒) + 高渗状态 + 神志改变 (尤其为老年人)
- 诱因与 DKA 相同, 但还包括脱水和肾衰竭
- 高血糖→渗透利尿→容量↓→肾前性氮质血症→血糖↑等

临床表现与诊断 (*Diabetes Care*, 2016, 39: S99)

- 容量下降和神志改变
- 血糖↑ (通常 >600mg/dL) 和平均血浆渗透压↑ (>320mOsm/L)
  有效渗透压 = 2 × Na^+ (mEq/L) + 血糖 (mg/dL) /18
- 无酮症酸中毒; 通常 BUN&Cr↑; Na^+ 浓度取决于高血糖和脱水程度

治疗（去除可能的诱因；诱因存在导致约 15% 的死亡率）
- 积极补液：起始为生理盐水，之后给予 1/2 浓度 NS，平均液体丢失量可达 8～10L
- 胰岛素［例如，IV 10U，随后 0.05～0.1U/(kg·h)］

低血糖症

临床表现（葡萄糖 <55mg/dL）
- CNS：头痛，视力改变，神志改变，乏力，癫痫发作，意识丧失（低血糖神经功能障碍症状体征）
- 自主神经：多汗，心悸，震颤（交感神经兴奋症状体征）

糖尿病患者低血糖的病因
- 胰岛素过量，口服降糖药，未进食，肾衰竭（胰岛素和 SU 清除↓）
- β 受体阻滞剂可以掩盖低血糖症的症状

非糖尿病患者的病因
- 胰岛素↑：外源性胰岛素，磺脲类，胰岛素瘤，抗胰岛素抗体
- 葡萄糖产生↓：垂体功能减退症，肾上腺功能不全，胰高血糖素不足，肝衰竭，肾衰竭，慢性心衰，酒精中毒，脓毒症，严重营养不良
- IGF-II↑：非胰岛肿瘤
- 餐后低血糖，尤其是胃切除术或胃旁路术：对血糖负荷反应过度
- 无症状体征的低血糖可能正常

非糖尿病患者评估（*JCEM*，2009，94：709）
- 有合并其他临床情况：采取措施避免低血糖复发；检测 BUN，Cr，肝功能，甲状腺功能，前白蛋白；必要时检测 IGF-I/IGF-II 比值
- 若除低血糖以外无其他疾病时：禁食 72h，监测血糖；若出现低血糖神经功能障碍症状/体征时，则停止
- 低血糖发作时：查胰岛素，C 肽（胰岛素瘤和使用磺脲类药物时↑，外源性胰岛素时↓），β-羟基丁酸，磺酰脲类药物浓度
- 空腹前，静脉给予 1mg 胰高血糖素并在进食前检测血浆葡萄糖反应

治 疗

- 可经口进食的患者，葡萄糖片剂，糖浆，果汁是首选治疗
- 若静脉通路可用，给 25 ~ 50g D50（50% 葡萄糖）
- 若静脉通路不可用，肌注或皮下胰高血糖素 0.5 ~ 1mg（副作用：恶心/呕吐）

脂代谢紊乱

检 测

- 脂蛋白 = 脂质（胆固醇和甘油三酯）+ 磷脂 + 蛋白质

  包括：乳糜微粒，VLDL，IDL，LDL，HDL，Lp（a）

- 禁食 12h 后测量；LDL 计算：LDL-C = TC-HDL-C-（TG/5）

  若 TG > 400 或 LDL-C < 70mg/dL，则直接检测 LDL-C，因为计算所得 LDL 可能不准确；ACS 后脂质水平 24h 保持稳定，然后↓，可能需要 6 周恢复至正常水平

- 体格检查线索：肌腱黄瘤（如跟腱），提示 LDL > 300mg/dL；在伸肌表面结节疹样黄色瘤，提示 TG > 1000mg/dL；黄斑瘤（眼睑淡黄色条纹）

- 代谢综合征（≥以下 3 项）：腰围 ≥ 101cm（男）或 ≥ 89cm（女）；TG ≥ 150；HDL < 40mg/dL

  （男）或 < 50mg/dL（女）；BP ≥ 130/85mmHg；空腹血糖 ≥ 100mg/dL（*Circ*，2009，120：1640）

- Lp（a）= 通过 apoB 与 apo（a）结合的 LDL 颗粒；MI 相关的遗传变异（*NEJM*，2009，361：2518）

血脂异常

- 原发性：家族性高胆固醇血症（家族史，1:500）：LDL 受体受损；胆固醇↑↑，TG 正常；CAD↑；家庭性高甘油三酯血症（FHTG，1:500）：TG↑，±胆固醇↑，HDL↓，胰腺炎

- 继发性：糖尿病（↑TG，↓HDL），甲状腺功能减退（↑LDL，↑TG），肾病综合征（↑LDL，↑TG），肝衰竭（↓LDL），酒精（↑TG，↑HDL），噻嗪类（↑LDL，↑TG），蛋白酶抑制剂（↑TG）

药物治疗

药物	LDL ↓	HDL ↑	TG ↓	副作用/评价
他汀类	20% ~ 60%	5% ~ 10%	10% ~ 25%	0.5% ~ 3% 患者中 ALT ↑；开始之前及结束之后都检查 ALT 肌痛 < 10%，横纹肌溶解 < 0.1%，DM 的风险 ↑ 与剂量相关；筛查危险因素
依折麦布	15% ~ 20%	–	–	耐受性好
贝特类	5% ~ 15%	5% ~ 15%	35% ~ 50%	与他汀类共用时可肌病风险 ↑。Cr↑；每6个月检查肾功
烟酸	10% ~ 25%	约30%	40%	面色潮红（与 ASA 共用可能 ↓），血糖和尿酸 ↑。若用他汀类降低 LDL – C，则没有效益（*NEJM*，2014，371：203）
树脂	20%	3% ~ 5%	↑	腹胀，结合其他药物
Ω – 3 脂肪酸	5% ↑	3% ↑	25% ~ 50%	消化不良，腹泻，皮肤改变，出血；? 有效（*JAMA*，2012，308：1024），权威性试验正在进行中
PCSK9 抑制剂	40% ~ 65%	5% ~ 10%	15% ~ 25%	mAb 皮下注射 q2w 或 q4w（*JACC*，2015，65：2638）

LDL-C 的治疗（*Lancet*，2014，384：607）

- 他汀类药物：有或无 CAD 的人群中，LDL-C 每 ↓ 1mmol（39mg/dL）→主要血管事件 ↓ 22%（心血管死亡、心肌梗死、卒中、血运重建）（*Lancet*，2010，376：1670）

- 依折麦布：和汀类药物共用时，ACS 后患者包括心梗，脑卒中的主要血管事件发生 ↓，和他汀类药物共用时 LDL 改善明显（IMPROVE-IT；*NEJM*，2015，372：2387）

- PCSK9 抑制剂：作为单一治疗，可↓约 60% 的 LDL，和 FH（*EHJ*，2014，35：2249）；初步数据显示能改善 CV 预后（*NEJM*，2015，372：1500），权威性的试验正在进行

其他脂质部分的治疗（*Lancet*，2014，384：618&626）

- HDL-C：低水平 HDL-C 与心肌梗死的风险↑相关，但↑后无临床受益
- 甘油三酸酯：>500~1000mg/dL 的患者使用贝特或 Ω－3 脂肪酸合理治疗以↓胰腺炎的风险；基因介导的 CAD 风险的↓（*NEJM*，2014，371：22）；贝特类对心血管预后有一定益处（*NEJM*，2010，362：1563；*NEJM*，2013，368：1800）
- Lp（a）：中危至高危人群考虑用烟酸↓至 <50mg/dL（*EHJ*，2010，31：2844）

2013 ACC/AHA 指南和 2016 专家共识

人群	10 年 CV 风险	他汀推荐
临床 ASCVD	n/a	高度推荐（？若年龄 >75 岁，则中度推荐）
LDL-C ≥ 190mg/dL	n/a	高度推荐
DM，年龄 40~75 岁	n/a	高度推荐（？若年龄 >75 岁，则中度推荐）
	≥7.5%	高度或中度推荐
年龄 40~75 岁（无以上症状）	5%~<7.5%	理性中度推荐
	<5%	若有额外风险因素，考虑他汀
若有 LDL-C ≥70 和 ACS 病史，考虑 EZE 或 PCKS9 抑制剂，存在动脉粥样硬化、DM 病史或家族史时服用他汀药		

Circ，2014，129（Suppl 2）：S1；*JACC*，2016，68：92。ASCVD 包括 ACS、稳定性心绞痛、血运重建、率中、TIA、外周动脉疾病

　　10 年 CV 风险评分：http：//my. americanheart. org/cvriskcalculator

　　需要考虑其他危险因素：LDL-C ≥160m/dL，遗传性高脂血症，hsCRP > 2mg/L，CAC 评分≥300 或≥75% 人群，ABI <0. 9

他汀剂量和 LDL-C↓（双倍剂量）→ 6%LDL-C 进一步↓

强度	↓ LDL-C	瑞舒伐他汀	阿托伐他汀	辛伐他汀	普伐他汀	洛伐他汀	氟伐他汀	匹伐他汀
高	≥50%	20 ~ 40	40 ~ 80	(80)				
中	30% ~ 50%	5 ~ 10	10 ~ 20	20 ~ 40	40 ~ 80	40	80	2 ~ 4
低	<30%			10	10 ~ 20	20	20 ~ 40	1

剂量单位为 mg。辛伐他汀 80mg 有增加肌病的风险，除非剂量耐受 >12 个月，否则不应使用

8 风湿免疫科

风湿性疾病治疗策略

关节痛诊治思路

- 鉴别关节痛或其周围组织痛（滑囊炎、肌腱炎）：关节周围组织痛时，通常主动的关节活动较被动关节活动疼痛程度重
- 鉴别炎症和非炎症性疼痛：炎性疼痛特征：特定关节红肿、热、晨僵（＞30min）、活动后疼痛及僵硬缓解
- 查体（见表格）：定位并识别炎症体征
- 查体仅能发现50%～70%的炎症性关节炎

关节痛查体要点

查体	关节疾病			关节周围/软组织	
	骨关节炎	炎性关节炎[a]	关节痛	滑囊炎或肌腱炎	肌筋膜痛
肿	有	有	无	有	无
红	无	可有	无	有	无
热	无	有	无	有	无
压痛	关节处	有	可有	关节周围	有
活动度[b]	受限	受限	正常或受限	正常，常疼痛受限	正常
主动或被动活动时出现疼痛	均有	均有	均常有	主动＞被动	均正常

a：最初可能表现为关节痛和（或）明显的关节炎；b：关节或关节相对的滑膜或肌腱的活动度

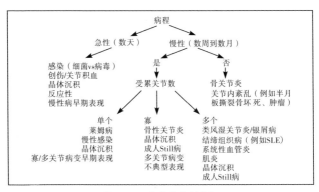

图8-1 关节炎诊断流程

关节液分析

检验	正常	非炎性	炎性	感染性浑浊
外观	清亮	清亮、淡黄	清亮、不透明、黄白色	浑浊
白细胞	<200	<2000	>2000	>2000（通常 >5×10^4）
多形性细胞	<25%	25%	50%	75%
培养结果	阴性	阴性	阴性	阳性
细胞内结晶	阴性	阴性	部分阳性（如痛风）	阴性

*脓毒性滑膜炎吸出液 WBC 计数通常低于脓毒性关节炎

主要的关节炎的影像学特征

- OA 的平片：骨赘、非关节间隙狭窄（JSN）、软骨下骨硬化、囊肿。疾病早期，MRI 检查效果优于平片；出现结构破坏时，超声检查和 MRI 检查效果相当
- RA 的平片：早期表现为关节周围骨质疏松；后期为骨质破坏、对称性关节间隙狭窄；MRI 和超声检查能够检测早期及亚临床疾病；出现侵蚀时，MRI 检查和超声检查效果相当
- 痛风的平片：早期表现为非特异性的肿胀；后期表现为痛风、骨质破坏伴边缘突出。超声可用于检测微小痛风石（双边征）；出现骨质破坏时，超声检查和 MRI 检查效果相当

● 脊柱炎（骶髂关节）平片：关节间隙假性增宽（早期）、硬化、侵蚀、关节强直。MRI 对早期病变最敏感；在检测肌腱端炎方面，超声和 MRI 无差异

常见关节炎比较

特征	OA	RA	痛风	强直性脊柱炎
起病	慢性	慢性	急性	不定
炎症	非炎性	炎性	炎性	炎性
病理	退行性变	血管翳	小痛风石	肌腱端炎
受累关节数	多个	多个	单个或多个	寡或多
典型受累关节	腰、膝、脊柱、第一腕掌关节、远端指间关节、近端指间关节	掌指关节、近端指间关节、腕、足、踝、膝	趾关节、足、踝、膝	骶髂、脊柱、外周大关节
常未累及的关节	掌指关节、肩、肘、腕	腰骶椎、远端指间关节	脊柱	可累及任意关节
特征性关节表现	结节	天鹅颈畸形、纽扣花畸形	尿酸盐结晶、痛风石	结肠炎、附着点炎、竹节样脊柱、骨赘形成
关节外表现		类风湿结节、干燥综合征		银屑病、炎性肠病、葡萄膜炎
实验室检查	正常	RF 和抗 CCP 抗体	尿酸升高（发育期也可正常）	HLA-B27（±）

炎症标志物和自身抗体检查

炎症标志物（*Mod Rheumatol*，2009，19：469）

- ESR：间接炎症指标（急性期蛋白质导致 RBC 聚集增多）；缓慢上升，与年龄、妊娠、贫血、肥胖有关
- CRP：直接炎症指标（肝脏产生的蛋白质，作为先天性免疫系统的一部分）；经治疗后通常较 ESR 更早出现上升或下降

自身抗体检查（*Best Pract Res Clin Rheumatol*，2014，28：907）

- ANA：核蛋白抗体筛选试验，自身免疫性疾病中出现，对检测可疑结缔组织病最有效
- dsDNA 和 Ro/La/Smith/RNP 抗体对各种结缔组织病高度特异，可用于临床可疑 ANA 阳性疾病的进一步诊断
- ANA 检测对临床可疑疾病呈非特异性：1：40（低阳性，见于 25%～30% 健康人）；1：80（低阳性，见于 10%～15% 健康人）；≥1：160（阳性，见于 5% 健康人）

   在临床症状出现前可表现为阳性（*NEJM*，2003，349：1526；*Arthritis Res Ther*，2011，13：1）

- ANA 与疾病活动无平行关系，故在相关评估中无临床价值
- RF 和抗 CCP 抗体可见于结缔组织病，但对该类疾病无特异性

风湿性疾病常见的诊断和治疗

临床表现	鉴别诊断	实验室检查
不明原因发热	巨细胞动脉炎/风湿性多肌痛，成人 Still 病，炎症性关节炎，大动脉炎，结节性多动脉炎，ANCA 相关性血管炎，冷球蛋白血症，HSP	ESR、CRP、ANA、RF、ANCA、± cryo
肺动脉高压	SLE，硬皮病（局限性 > 弥漫性）混合性结缔组织病，皮肌炎/多发性肌炎（少见）	ANA、Scl-70、centromere、RNA Pol Ⅲ、RNP

肺泡出血	ANCA 相关性血管，肺出血肾炎综合征，SLE，抗磷脂抗体综合征	ANCA、GBM、ANA、C3/C4
间质性肺病	硬皮病（局限性 > 弥漫性），类肉瘤，RA，皮肌炎/多发性肌炎，抗合成酶抗体综合征，干燥综合征，混合性结缔组织病，SLE（尤其是胸膜），ANCA 相关性血管炎（尤其是显微镜下多血管炎）	ANA、Ro/La、RF/anti-CCP、ANCA、± 肌炎
胸膜心包炎	SLE，RA，混合性结缔组织病，皮肌炎/多发性肌炎，ANCA 相关性血管，结节性多动脉炎，干燥综合征	ANA、dsDNA、Sm、RNP、Ro/La、RF、anti-CCP、ANCA
急性肾损伤	SLE（肾小球肾炎或肾病），ANCA 相关性血管炎，（肾小球肾炎），硬皮病肾危象（弥漫性），干燥综合征（RTA/TIN），结节性多动脉炎（梗死），过敏性紫癜，肺出血肾炎综合征（肾小球肾炎），冷球蛋白血症	ANA、Ro/La（RTA/TIN）dsDNA、C3/C4、RNA Pol Ⅲ（SRC）、Scl-70（SRC）、ANCA、GBM、cryos
神经病变	ANCA 相关性血管炎，SLE，RA，结节性多动脉炎，干燥综合征，冷球蛋白血症，类肉瘤	ANA、Ro/La、ANCA、cryoRF/anti-CCP、HCV、HBV

类风湿关节炎（RA）

定义及流行病学（*Lancet*，2010，376：1094；*NEJM*，2011，365：2205；*Ann Rheum DIS*，2010，69：70）

- 以受累关节出现滑膜组织炎性增生为特征的慢性、侵蚀性、破坏性的对称性多关节炎
- 发病机制：肿瘤坏死因子（TNF）、白介素 1（IF－1）、白介素 6（IF－6）

增多（可作为药物靶点）

- 遗传易感性（50% 的风险），环境影响（如吸烟、粉尘），患者因素（牙周病、肠道菌群变化）
- HLA-DRB1 单倍体基因易感型，治疗效果良好（*JAMA*，2015，313：1645）
- 患病率：成人 1%；70 岁以上的女性为 5%；男：女 = 3：1；50 ~ 75 岁为发病高峰

临床表现（*Medicine*，2010，38：167）

- 通常关节疼痛、肿胀、功能障碍，晨僵 ≥1h，多发于 PIPs、MCP、腕、膝、踝、MTP 和颈椎
- 通常为多关节炎（60% 小关节，30% 大关节，10% 两者都有），早期也可为单关节炎（膝、肩、腕）；受累关节可出现感染
- 关节畸形：尺侧偏斜、天鹅颈畸形（MCP 屈曲、PIP 过伸、DIP 屈曲）、纽扣花畸形（PIP 屈曲、DIP 过伸）、cook-up 畸形（脚趾）
- C_1 ~ C_2 不稳定可致脊髓病，故气管插管前应行颈椎屈/伸位 X 线检查
- 全身症状：低热、体重下降、不适
- 关节外表现（18% ~ 41%）随时可能发生；在血清阳性（RF 或抗 CCP 抗体⊕）和活动性疾病中出现频率更高（*Autoimmun Rev*，2011，11：123）

关节外表现

皮肤	类风湿结节（20% ~ 30% 血清学阳性患者多见）：伸肌表面、滑囊，也可见于肺、心、巩膜
肺	间质性肺病、胸膜炎、胸腔积液（葡萄糖常降低）、结节、气道疾病，20% 门脉高压早于关节表现
心血管	心包炎（1/3 血清学阳性患者有心包积液）、心肌炎、急进性动脉硬化、心肌梗死、心房颤动、冠状/系统性血管炎、心血管疾病猝死风险增加
神经系统	单/多神经炎、中枢神经系统血管炎、卒中、神经卡压
眼	巩膜炎、异位巩膜炎、干燥性角膜炎（继发性干燥症）
血液系统	慢性病贫血、中性粒细胞减少症 felty 综合征（1%，通常都是长期持续性 RA）：脾肿大 大颗粒淋巴细胞白血病：骨髓淋巴细胞增生、骨髓发育不良非霍奇金淋巴瘤、淀粉样变性

肾脏	通常为系膜性、肾病综合征（继发性淀粉样变性），NSAID 和 MTX 可引起肾脏损伤
血管	小、中血管（RF 效价增高）、长期持续性 RA、心包炎、溃疡、巩膜炎、最常见神经病（*Curr Opin Rheum*，2009，21：35）

实验室和影像学研究（*Annals*，2007，146：797）

- RF（IgM/IgA/IgG 抗 IgG 抗体）见于 70% 的患者，也见于其他风湿性疾病（SLE、干燥综合征）、感染（亚急性细菌性心内膜炎、肝炎、结核）、Ⅱ 型和 Ⅲ 型冷球蛋白血症及 5% 的健康人群

- 抗 CCP 抗体（抗环瓜氨酸肽抗体）：见于 80% 的患者，与 RF 相比，灵敏度相似（约 70%），但对早期 RA，特异度更高（＞90%）（*Arth Rheum*，2009，61：1472）；与增加的关节损伤和低缓解率相关

- 20% 患者血清阴性（RF 和抗 CCP 抗体阴性）

- ESR/CRP 增加，但 30% 患者正常；40% 患者 ANA ⊕；在活动期球蛋白增多

- 手腕部 X 线检查：关节周围骨量减少、骨质破坏、关节半脱位

- 建议尽量使用 MSK 及超声来诊断滑膜炎和侵蚀性疾病

ACR/EULAR 分类标准（*Arth Rheum*，2010，62：2569）

- 适用于临床研究，但不适用于临床实践

- 适用于关节滑膜炎 ≥1 个关节且无法用其他疾病来解释的疾病

- RA 升高更可能见于小关节受累增多（特别是 ≥4），RA（尤其是高滴度）或抗 CCP 抗体及 ANA ⊕，ESR 或 CRP 上升，持续时间 ≥6 周

治疗（*Ann Rheum Dis*，2014，73：516）

- 早期诊断、治疗，密切随访，为达到临床缓解及降低疾病活动度，必要时可升级治疗

- 越早达到缓解阶段，患者病情缓解期即越长（*Arthritis Res Ther*，2010，12：R97）

- 血清 ⊕ 疾病（例如 RF 或抗 CCP 抗体）与侵袭性关节疾病和 EAM 相关

- 诊断一旦明确，立即开始服用快速作用药物（快速降低炎症）和改善病情

抗风湿药物（DMARD）（通常需 1～3 个月才能发挥最大疗效）

- 快速作用药物：

NSAID 或 COX-2 抑制剂（心血管及胃肠不良事件增加），考虑以 PPI 开始；糖皮质激素［低剂量（＜20 mg/d 口服）或联合注射］；或 NSAID 联合糖皮质激素：胃肠不良事件增加，应尽量减少长期联合使用

- DMARD

  MTX（首选排除慢性肾病、肝炎、酒精或肺病）、柳氮磺胺吡啶（SAS）或来氟米特；如果血清阴性及疾病较轻考虑使用羟氯喹（HCQ）

  如果 3 个月后疗效不佳（尽管 DMARD 剂量升高）

  联合使用其他 DMARD（例如"三联治疗"，MTX、SAS 和 HCQ）或生物制剂（除非禁忌，首选抗 TNF 制剂）

  MTX/SAS/HCQ 不低于依那西普/MTX（*NEJM*，2013，369：307）

  如果生物制剂效果不佳，可考虑 JAK 抑制剂，有前瞻性研究认为其亦为初始 DMARD（*NEJM*，2014，370：2377；*NEJM*，2016，374：1243）

- 排除心血管事件风险后，可尝试通过生活方式降低风险，并注意血脂及糖尿病筛查

类风湿关节炎治疗

分类	药物	副作用
传统 DMARD	氨甲蝶呤、来氟米特、柳氮磺吡啶	胃肠道反应（尤其是恶心）、骨髓抑制、间质性肺病、肝毒性、G6PD 优于 SAS，MTX 和 SAAS 是需补充叶酸
生物类 DMARD（所有抗肿瘤坏死因子制剂作用相似）	抗 TNF 制剂、依那普利、英夫利昔单抗、IL-6 受体抗体、妥昔单抗（研究作为不联合 MTX 单一疗法）、赛妥珠单抗、高利单抗、阿巴西普、抗 CD-20 抗体、IL-1 受体拮抗剂、阿那白滞素	细菌、真菌、病毒感染风险增高（尤其是结核、带状疱疹，肝炎患者使用标准剂量或高剂量时，所以在使用前需排除结核、乙肝及丙肝抗 TNF 制剂可能导致心功能衰竭和脱髓鞘样中枢神经系统性疾病禁止使用 2 种生物制剂）

| 其他 | 氢氯喹
JAK 抑制剂：托法替尼，瑞克林尼
罕见：环孢素、硫唑嘌呤、金制剂 | 羟氯喹：视网膜病变、斑丘疹
JAK 抑制剂：感染、肌酐增高、肝功能异常、高血压
环孢素：肾毒性、高血压、牙龈增生 |

(*Lancet*, 2008, 371：987；*Lancet*, 2013, 381：451, 918, 1541；*NEJM*, 2012, 367：495, 508；*NEJM*, 2012, 369：307)

成人 Still 病和复发性多软骨炎

成人 Still 病（*J Rheumatol*, 1992, 19：424；*Autoimmun Rev*, 2014, 13：708）

- 罕见自身炎症综合征：男＝女，典型起病年龄 16～35 岁；症状演变可从数周到数月
- 诊断：如果 5 个标准中有 2 个及 2 个以上主要标准且排除了感染、恶性、其他风湿病、药物相关疾病

   主要：发烧≥39℃超过 1 周（通常每天 1 次或 2 次发热高峰）

   关节痛/关节炎≥2 周，Still 皮疹（qv）；WBC 升高伴 80% 的中性粒细胞

   少数：咽喉痛、淋巴结肿大、肝脾肿大；AST/ALT/LDH 升高；ANA 和 RF 阴性

- Still 皮疹（＞85%）：非瘙痒性橙红色斑或斑丘疹；通常位于躯干或四肢；可能因创伤而沉淀（Koebner 现象），发热
- 平片：软组织肿胀（早期）进展为软骨丢失、侵蚀、腕关节强直（晚期）
- 治疗：NSAID；激素；激素减量时（MTX、阿那白滞素、抗 TNF 制剂、妥珠单抗）
- 多变的临床病程：20% 长期缓解；30% 再次复发；50% 慢性（特别是关节炎）；巨噬细胞活化综合征的风险增加（危及生命）

复发性多软骨炎（*Rheum Dis Clin NA*, 2013, 39：263）

- 软骨结构的炎性破坏；通常 40～60 岁发病，男性＝女性
- 亚急性起病，软骨红、痛、肿；最终引起萎缩和畸形

- 常见临床特征：双耳软骨炎，非侵蚀性炎性关节炎，鼻软骨炎，眼部炎症，喉或气管软骨炎，耳蜗和（或）前庭功能障碍
- 40% 合并自身免疫性疾病（如 RA、SLE、血管炎、干燥综合征），癌症或骨髓异常增生综合征
- 临床诊断基于多次软骨炎症部位的检查
- 实验室：ESR 和 CRP 升高，白细胞增多症，嗜酸性粒细胞增多，慢性病性贫血
- 活检（非诊断所必需）：蛋白多糖减少，软骨周围炎症伴肉芽组织形成和纤维化；免疫荧光示 Ig 和 C3 沉积
- 筛查呼吸系统（肺功能、胸片/CT、±支气管镜）和心脏（ECG、TTE）受累情况
- 根据疾病活动度和严重程度指导治疗：激素为一线用药；NSAID、氨苯砜用于控制关节痛和轻症患者；激素减量时加用 MTX、AZA 或生物制剂；环磷酰胺用于严重脏器受累患者

晶体沉积性关节炎

痛风与假性痛风的比较

	痛风	假性痛风
急性期	起病急骤，疼痛性单一性关节炎（典型足痛风第一跖趾关节或滑囊炎），夜间好发，可累及多关节可能出现蜂窝织炎，尤其是脚	不对称性单发关节炎（特别是膝盖、腕部、跖指关节）少有轴向参与（例如冠状窝综合征）
慢性期	关节处固体晶体和痛风石特别是脚趾、手指、腕、膝和组织（尤其是鹰嘴囊、耳郭、跟腱）	"假RA" 伴多关节炎伴晨僵或伴 "假OA"
相关症状	代谢综合征、慢性肾脏病、充血性心力衰竭	甲状旁腺功能亢进、低镁血症、色素沉着症
结晶	尿酸钠	焦磷酸钙二水合物

续表

偏光显微镜	针状，负性双折光	菱形，弱正性双折光晶体
影像学	骨质破坏边缘伴边缘突出 MSK 超声示"双轮征"	软骨钙化症：点状，关节软骨线性密度，半月板、手、腕、纤维软骨耻骨联合
其他	与尿酸结石、尿酸性肾病相关	年轻或重度患者钙、镁、铁、蛋白、TIBC、UA、PTH 水平相关

＊晶体应该是细胞内的；感染可以与急性发作共存，∴ 一般为革兰氏染色和 Cx

痛 风

定义与流行病学（*Lancet*，2010，375：318；*Nat Rev Rheumatol*，2015，11：649）

- 人类缺乏尿酸代谢相关的酶（嘌呤代谢的最终产物）
- 关节中的尿酸钠（MSU）晶体沉积促进炎症
- 男性＞女性（9：1）；发病高峰为 50 岁；30 岁以上男性炎性关节炎的最常见病因；绝经前期女性罕见（雌激素促进肾尿酸排泄）

病因（*Ann Rheum Dis*，2012，71：1448）

- 尿酸排泄减少（85%～90%）：药物（如利尿剂）；特发性；肾功能下降；肥胖
- 尿酸生成过多（10%～15%）：肉、海鲜、酒精、银屑病、特发性、髓系及淋巴系增生性疾病、慢性溶血性贫血、细胞毒性药物、罕见遗传性酶缺陷、遗传变异（*Lancet*，2008，372：1953）

诊 断

- 尿酸升高不能诊断痛风：急性发作时 25% 患者表现正常；WBC 和 ESR 正常或升高

- 关节穿刺为金标准：针状负性双折光（见上表）
- 2015 年 ACR/EULAR 分类标准（*Ann Rheum Dis*，2015，74：1789）在研究中最常用

急性期治疗（*Arthritis Care Res*，2012，64：1447；*Am Fam Physician*，2014，90：831）

- 无特效治疗方式；发病 24h 内开始；持续至急性发作期结束；严重病例考虑联合治疗；休息和冰敷；未治疗者 3～10d 后可自愈

急诊痛风的治疗

药物	初始计量	注释
NAAID（非选择性或者 COX-2）	足量抗炎→逐渐减量	胃炎和胃肠炎，避免用于 CKD 和 CVD，约等于 NASID 的功效，未与秋水仙素比较
秋水仙碱（PO，在美国无 IV）	1.2mg，1h 后 0.6mg bid	恶心、呕吐、腹泻（与剂量无关）肾功能不全减量（但无肾毒性）与骨髓抑制、肌病、神经病变相关
糖皮质激素（PO，IV）或促肾上腺皮质激素	例如泼尼松 0.5mg/(kg·d)×(5～10) d，逐渐减量	首先排除联合感染，相当于 NASID 作为一线治疗用药（*Annals*，2016，164：464）
白介素-1 抑制剂	阿那白滞素 100mgSC qd×3d，卡那单抗 150mg SC×1	费用高，阿那白滞素可出现注射部位疼痛（*Arthritis Res Ther*，2007，9：R28），欧盟已批准卡那单抗（*Ann Rheum Dis*，2012，71：1839；*Arth Rheum*，2010，62：3064）

慢性期治疗（*Lancet*，2011，377：165；*Am Fam Physician*，2014，90：831）

- **方法**：每年发作≥2 次，痛风石≥1 个，出现关节破坏或尿路结石患者，开始降尿酸治疗并使用药物预防，以便降低急性发作的风险
- **药物预防**：若频繁发作，持续治疗至少 6 个月或更长时间

  低剂量秋水仙碱（急性发作的风险降低 50%；*J Rheum*，2004，31：2429），NSAID（缺少证据；*Ann Rheum Dis*，2006，65：1312），低剂量激素，IL-1 抑制剂（见上）
- **降尿酸治疗**：治疗目标尿酸6mg/dL 以下；在急性发作期或急性肾损伤时不中断治疗（除别嘌呤醇过敏综合征）
- **生活方式改变**（*Rheum Dis Clin NA*，2014，40：581）：减少肉类、酒精和海鲜摄入，增加低脂乳制品摄入，控制体重，避免脱水

抗尿酸治疗

药物	机制	注释
别嘌醇（PO）	黄嘌呤氧化酶抑制	首选 CKD 患者，调整起始剂量；q2.5w 后滴定剂量增加与皮疹、超敏反应综合征相关（见下文） 腹泻、消化不良、骨髓抑制、肝炎；监测血常规和肝功能；无肾毒性 最大剂量800mg/d
异丙酚（PO）	非嘌呤黄嘌呤氧化酶抑制	二线用药；用于因黄别嘌醇不耐受而出现肝功能异常、皮疹、关节痛、恶心的患者 起始剂量40mg，最大剂量120mg/d
聚乙二醇重组尿素酶（IV）	重组尿酸氧化酶	用于难治性痛风；输液反应（包括过敏反应）抗体形成问题可能会限制其使用
丙磺舒（PO）	促进尿酸排泄	很少使用，有尿路结石风险

- 别嘌呤醇超敏反应综合征：死亡率为 10%～25%；若 eGFR > 40，起始剂量100mg/d，或若 eGFR≤40，起始剂量 50 mg/d，则风险降低；每 2～5 周

逐渐增加剂量 100mg/d（eGFR > 40）或 50mg/d（eGFR ≤ 40）直至达到尿酸 < 6mg/dL（CKD 患者用药剂量亦可达 300mg/d 以上）

- 与 HLA-B5801 相关，特别是中国汉族人、韩国人、泰国人；使用别嘌醇前筛选出这些高危人群（*Curr Opin Rheumatol*，2014，26：16）

焦磷酸钙沉积症（CPPD）
软骨钙沉积症/假性痛风

定 义
- CPPD 结晶沉积于肌腱、韧带、关节囊、滑膜和软骨；通常无症状

病因（*Rheumatology*，2012，51：2070）
- 多为特发性；需对年轻（< 50 岁）和合并基础疾病者进一步代谢评估
- 代谢（3 H's）：血色素沉着症、甲状旁腺功能亢进、低镁血症（特别是在 Gitelman 或 Bartter 综合征中）
- 关节创伤（包括既往手术）；关节内注射透明质酸可诱发
- 家族性软骨钙沉积症（常染色体显性遗传病）；早发型，多关节病

临床表现（*Rheum Dis Clin NA*，2014，40：207）
- 软骨钙沉积症：软骨、纤维软骨或半月板的 CPPD 沉积所致的软骨钙化 发病率与年龄相关；20% 的 60 岁以上患者尸检有膝软骨炎
- 假性痛风：CPPD 晶体诱导的急性单关节或非对称性少数关节炎，可通过滑液检查与痛风鉴别
  部位：膝、腕和掌指关节
  诱因：手术、创伤或重症
- 慢性形式："假性 RA" 和焦磷酸盐关节病（可累及中轴骨，类似于 OA）

诊断性检查
- 关节穿刺为金标准：菱形弱正性双折光结晶（轴线垂直方向呈黄色，平行方向呈蓝色；见上表）
- X 线：见上表

治疗（*NEJM*，2016，374：2575）

- 无症状软骨钙沉积症无须治疗
- 急性假性痛风治疗：无随机对照试验研究，仅是痛风治疗经验中的启发；与痛风治疗类似，但秋水仙碱效果较差
- 若伴有相关代谢疾病，潜在疾病的治疗可能会加重关节炎症状
- 每天服用小剂量秋水仙碱或 NSAID 可能对预防性或慢性期治疗有效

血清阴性脊柱关节病

分类（*NEJM*，2016，374：2563）

- 5 种类型：强直性脊柱炎（最常见）、反应性关节炎、银屑病性关节炎、炎性肠病相关性关节炎和未分化脊柱关节病
- 还可通过累及的关节分为中轴型和外周型
- 所有类型均有的临床表现：脊柱炎性疾病、外周关节炎、肌腱端炎和关节外表现（主要为眼及皮肤疾病）

流行病学与发病机制（*Nat Rev Rheumatol*，2015，10：110）

- HLA-B27 ⊕ 者患病率高；HLA-B27 约占已知遗传危险因素的 30%
- 环境因素可能为发病的重要因素，尤其是对于反应性关节炎（如感染）
- 世界范围内发病率 0.5% ~ 2%

脊柱关节病流行病学及主要临床特征

疾病	流行病学	其他
强直性脊柱炎	男：女 = 3：1 青春期或 20 ~ 30 岁发病（40 岁后少见）	进行性脊柱活动受限竹节样脊柱
银屑病性关节炎	男 = 女，45 ~ 54 岁高发；20% ~ 30% 银屑病患者	13% ~ 27% 患者关节炎早于银屑病数年，与银屑病活动无关而与 HIV 相关
反应性关节炎	男多于女，20 ~ 40 岁，常发生于胆道或泌尿系感染* 10 ~ 30d 后	最早定义为 Reiter 综合征：关节炎、尿道和结膜炎多数在 12 个月内缓解

续表

炎性肠病相关性关节炎	男＝女，20% 炎性肠病患者可出现克罗恩病患者多于溃疡性结肠炎患者	Ⅰ型＜5 个关节，与炎性肠病相关　Ⅱ型＞5 个关节或中轴疾病：与炎性肠病无关

* GU：衣原体，解脲支原体；GI：志贺菌，沙门菌，耶尔森菌，弯曲杆菌

主要临床表现 (*Lancet*, 2011, 377：2127)

- 炎性腰背痛：SI 关节（骶髂关节炎）、脊柱远端关节
  特征：IPAIN（隐匿起病、夜间痛、起病年龄＜40 岁、活动和热水浴后改善、休息后无改善）、晨僵、NSAID 治疗有效
- 外周关节炎：常为不对称性、少关节、大关节、下肢＞上肢
  但也可为对称性和多关节（类似于 RA），尤其是银屑病关节炎患者
- 附着点炎：肌腱或韧带附着于骨的部位出现炎症，特别是跟腱、髌前、肘内侧髁、足底筋膜
- 脊椎硬度：X 线示竹节样脊椎，脊椎椎间盘骨质增生引起强直
- 指/趾炎（"腊肠样"）：全指/趾炎症（关节和腱鞘炎症）
- 葡萄膜炎：前葡萄膜炎是最常见的关节外表现；表现为疼痛、红眼、视力模糊、畏光，单侧多发

特征鉴别

特征	中轴为主			外周为主
	强直性脊柱炎	银屑病性	反应性	肠病相关性
累及中轴骨	100%	20%～40%	40%～60%	5%～20%
关节炎	对称性	非对称性	非对称性	对称性
大关节受累	不常见（约 50%）	常见	常见	常见
大关节破坏	下肢＞上肢	上肢＞上肢	下肢＞上肢	下肢＞上肢
LA-B27	80%～90%	20%	50%～80%	5%～30%

附着点炎	常见	常见	常见	少见
结肠炎	不常见	常见	常见	不常见
目镜	葡萄膜炎见于25%～40%患者	结膜炎、葡萄膜炎、巩膜外层炎	结膜炎（非传染性）葡萄膜炎角膜炎	葡萄膜炎
皮肤	无	银屑病；指甲凹陷和甲剥离	旋涡龟头炎，脓溢性皮肤角化病	结节性红斑，坏疽性脓皮病
影像学	竹节状脊椎，	"戴帽铅笔"样畸形	非对称韧带骨赘	外周疾病腐烂性少见
其他	↑CAD；主动脉炎，AI，传导缺陷	↑CAD	尿道炎，AI，传导缺陷	结节性红斑，坏疽性脓皮病

皮肤表现

- 银屑病：具有明确界限的红色斑块，通常伴银色厚鳞屑
- 旋涡状龟头炎：龟头、阴茎和尿道口的无痛性浅表溃疡
- 溢脓性皮肤角化症：足底、阴囊、手掌、躯干及头皮部皮肤过度角质化
- 结节性红斑：由于脂囊炎引起的红色边界的结节，通常位于胫骨；鉴别诊断包含特发性、感染、结节病、药物、血管炎、炎症性肠病、淋巴瘤
- 坏疽性脓皮病：嗜中性粒细胞性皮肤病，即紫红色边界的痛性溃疡；鉴别诊断包括特发性、炎症性肠病、类风湿关节炎、髓系白血病

银屑病性关节炎亚型（*Lancet*，2011，377：2127）

- 单关节/小关节（如大关节、DIP、趾炎）：常见首发症状
- 多关节炎（手/足部小关节、腕、踝、膝、肘）：类似于RA，但常为非对称性
- 残毁性关节炎：伴骨质溶解的严重关节破坏，尤其是手部
- 中轴疾病：单侧/不对称性骶髂关节炎
- DIP"戴帽铅笔"样畸形：与顶针状凹陷和甲剥离关系密切

临床评估（*Nat Rev Rheumatol*，2012，8：253）

- 中轴疾病评估

  Nb：以下不是典型体征，但对于治疗期间疾病的监测有用

  改良 Schober 试验：评估腰椎屈曲畸形（在骶髂关节其下 5cm 和其上 10cm 做标记，从直立到最大限度前倾时，两标记间距离增加 <5cm 即为阳性）

  测量枕骨到墙壁距离：评估脊柱腰椎活动性（延伸）和脊柱后凸严重程度（尽管骨质疏松时枕墙距离也会增加）

- 血清阴性：需注意无类风湿因子或自身抗体；ESR/CRP 可正常或升高

- HLA-B27：非特异性，也可见于普通人群（6%~8%）；临床高度怀疑但影像学检查正常时十分有效；90% 强直性脊柱炎患者阳性，但其他血清阴性脊柱关节病患者阳性率仅 20%~80%

- 影像学

  MRI：可发现早期炎症（骶髂关节炎）

  平片：检测晚期结构变化（骨质破坏/硬化）

  棘韧带钙化伴桥状韧带骨赘（"竹节样脊柱"）

  椎体方形变、脱钙（"亮角"）

- 反应性关节炎的感染性评估（阴性不能排除诊断）

  尿常规、尿道和或生殖道拭子的衣原体 PCR 检查；尿道炎多由衣原体所致

  感染早于关节炎，也可见痢疾后的无菌性尿道炎

  便培养、难辨梭菌毒素试验。反应性或银屑病性关节炎患者考虑行 HIV 检查

治疗（*Ann Rheum Dis*，2012，71：319；*Arth Rheum*，2016，68：282）

- 不治疗可能导致不可逆的结构破坏和相关的功能降低

- 早期物理治疗有效

- 严格控制炎症可改善银屑病关节炎关节的预后（*Lancet*，2015，386：2489）

- NSAID：一线用药；快速改善僵硬和疼痛；长期持续给药可能改变疾病进展，但会增加肠道和心血管毒性（*Cochrane Database Syst Rev*，2015，17：CD010952）；可能加重炎症性肠病

- 关节内激素：单或寡关节炎；全身性作用有限

类固醇，尤其适用于中轴疾病

- 常规 DMARD（如 MTX、SAS、来氟米特）：对中轴病变或肌腱端炎无效，对外周关节炎、葡萄膜炎和关节外表现可能有效
- 抗 TNF 制剂：对中轴和外周表现均有效；改善功能（*AnnRheum Dis*，2006，65：423），并可能延缓结构破坏（*Curr Rheumatol Rep*，2012，14：422）；如果有炎性眼病首选阿达木单抗或英夫利昔单抗
- 阿普斯特（PO PDE－4 抑制剂）：已批准用于银屑病关节炎（*Ann Rheum Dis*，2014，73：1020）；有肠道副作用及显著的体重下降
- 尤特克单抗（SC IL－12/23 抑制剂）：已批准用于银屑病关节炎（*Ann Rheum Dis*，2014，73：990）
- 苏金单抗（IL－17A 抑制剂）：改善银屑病关节炎和强直性关节炎的症状和体征（*NEJM*，2015，373：1329，2534；*Lancet*，2015，386：1137）
- 其他：

  在反应性关节炎中如果有活动性感染的证据可使用抗生素；考虑长时间抗感染治疗所致的衣原体耐药（*Arthritis Rheum*，2010，62：1298）

  有炎性眼病的证据时需有眼科医生（类固醇滴眼液或玻璃体内类固醇注射液可能有效）

  适时处理潜在的炎症性肠病

感染性关节炎与滑囊炎

感染性关节炎的病因与诊断

病因（*Curr Rheumatol Rep*，2013，15：332）

- 细菌（非淋球菌性）：需早期诊断
- 淋球菌（淋病）：性活跃的年轻人多见
- 病毒：细小病毒、HCV、HBV、急性艾滋病；通常为多关节，可能类似于 RA
- 分枝杆菌：单关节或中轴（Pott 病）
- 真菌：假丝酵母（尤其是假体关节）、球孢子菌病（裂谷热）、组织胞浆菌病

- 其他：莱姆病、支原体、沙门菌（肿瘤坏死因子拮抗剂治疗后继发）、布鲁氏菌病（乳制品）

诊断（*JAMA*，2007，297：1478）

- 病史与体格检查对感染性关节炎的敏感性和特异性差，所以若怀疑该病，应在使用抗生素前尽早行关节穿刺术
- 注意穿刺时应避开感染区域，以免引起关节腔内感染
- 穿刺液查细胞计数、革兰氏染色、细胞培养、晶体
  WBC $>50\,000/mm^3$ 且以多核细胞为主则考虑细菌感染，存在晶体不能排除感染性关节炎

细菌性（非淋球菌性）关节炎

流行病学与危险因素

- 免疫低下宿主：糖尿病、酒精、HIV、年龄 >80 岁、SLE、癌症以及使用激素等
- 病变关节：RA、OA、痛风、创伤、近期手术/人工关节以及近期关节穿刺史（少见）
- 细菌播散：静脉注射毒品、心内膜炎或皮肤感染继发的菌血症，邻近感染灶直接蔓延或种植（如蜂窝组织炎、感染性滑囊炎、骨感染）

临床表现（*JAMA*，2007，297：1478；*Lancet*，2010，375：846）

- 急性发作的单关节炎（$>80\%$），常出现疼痛（灵敏度85%）、肿胀（灵敏度78%）、发热
- 部位：膝（最常见）、髋、腕、肩、踝。静脉吸毒者易累及其他中轴关节（如骶髂关节、耻骨联合、胸锁关节、胸骨柄关节）
- 全身症状：发烧（灵敏度57%）、寒战（灵敏度19%）、出汗（灵敏度27%）、乏力、肌痛、疼痛
- 感染可迁移形成瘘、脓肿或骨髓炎
- 感染性滑囊炎应与感染性关节积液鉴别

其他诊断方法（*JAMA*, 2007, 297: 1478）

- 滑液：通常 WBC >50 000/mm^3（灵敏度 62%，特异度 92%），但也可低于 10 000/mm^3，多核细胞 >90%

  75% 的葡萄球菌及 50% 的革兰氏阴性杆菌感染患者，革兰氏染色⊕
- 90% 以上的患者培养阳性。滑液检查最敏感
- 白细胞增多（灵敏度 90%，特异度 36%）；ESR/CRP 升高（灵敏度 >90%）
- 血培养：50% 以上患者为阳性；累及 1 个以上的关节时，80% 患者为阳性
- 常规应行 X 线检查，但感染超过 2 周后才出现骨质破坏、关节间隙变窄、骨髓炎、骨膜反应
- CT 和 MRI 适用于可疑髋关节感染或硬膜外脓肿患者

受累关节的治疗（*Curr Rheumatol Rep*, 2013, 15: 332）

- 手术引流后根据革兰氏染色结果经验性抗生素治疗。如果革兰氏染色阴性，经验性应用万古霉素治疗；老年人或免疫抑制者需联用抗假单胞制剂

常见病原体	感染人群		初始抗生素疗法（根据革兰氏染色、培养、临床疗程）
革兰氏阳性球菌	金黄色葡萄球菌（常见）	正常关节 人工关节 病变关节	万古霉素*
	表皮葡萄球菌	人工关节 关节后操作	万古霉素*
	链球菌	健康成人 脾功能不全	青霉素 G 或氨苄西林
革兰氏阴性球菌	双球菌 - 淋球菌	性活跃的青年人	头孢曲松或头孢噻肟
			哌拉西林/他唑巴坦或头孢吡肟
	杆菌、大肠杆菌、绿脓杆菌、沙雷菌	静脉吸毒 消化道感染 免疫功能低下	对静脉吸毒患者联合抗假单胞菌的氨基糖苷类 后期根据药敏结果选择抗生素

*以后可以根据药敏改变抗葡萄球菌青霉素

- Ⅳ型抗生素治疗 2 周后，可改为口服抗生素；根据病情进展和病原体调整
- 关节须反复引流；较大的关节通过关节镜引流，但初始治疗时也可通过关节穿刺来完成。持续关节液分析示：白细胞持续下降
- 预后：死亡率 10% ~ 50%，取决于微生物的毒力、时间、病程和宿主

人工关节感染（*Infect Dis Clin North Am*，2012，26：29；*CID*，2013，56：e1）

- 发病前 2 年风险高；总体发病率较低（0.5% ~ 2.4%）；危险因素包括肥胖、RA、免疫受损、激素及浅表手术部位
- 50% 以上为葡萄球菌（凝固酶阴性的金黄色葡萄球菌）；10% ~ 20% 为多种微生物
- 早期（手术后 3 个月内）或延迟（3 ~ 24 个月）多由植入所致；早期多为毒性较大的病原微生物（如 MRSA），延迟期多为毒性较小的病原微生物（如痤疮丙酸杆菌、凝固酶阴性葡萄球菌）且多为惰性表现
- 晚期（24 个月后）多与次级血行播散有关
- 确诊需行关节穿刺；ESR 及 CRP（CRP 灵敏度 73% ~ 91%，特异度 81% ~ 86%；*NEJM*，2009，361：787）也可协助诊断
- 治疗常需持续抗生素治疗和 2 期关节置换（保留关节有 40% 的失败率；*CID*，2013，56：182）或终身使用抑制性抗生素及骨科矫形术治疗

播散性淋球菌感染（DGI）

流行病学（*Infect Dis Clin North Am*，2005，19：853）

- 淋病奈瑟菌；性行为活跃的年轻人最常见的感染性关节炎
- 健康宿主及补体终末成分缺陷者均易感
- 女：男 = 4：1；月经期、妊娠期、产后及 SLE 患者均高发；男同性恋者高发，40 岁后少见

临床表现

- 前驱黏膜感染（如宫颈内口、尿道或咽部），通常无症状
- 表现为两种综合征，两者亦可同时出现：
  - 关节局限型：化脓性关节炎（40%），通常 1 ~ 2 关节（膝 > 腕 > 踝）

　　播散性淋球菌感染（DGI）：多关节炎、腱鞘炎、皮损三联征；化脓性关节炎少见

　　急性发作的腱鞘炎（60%）：腕、指、踝、趾

　　皮疹（> 50%）：红斑基础上的青铜色脓疱，见于四肢和躯干

- 罕见并发症：Fitz-Hugh-Curtis 综合征（肝周炎）、心包炎、脑膜炎、心肌炎、关节局部感染直接蔓延所致的骨髓炎

其他诊断方法

- 滑液：WBC > 50 000（但也可低于 10 000），多核细胞为主

　　25% 患者革兰氏染色阳性；若用 Thayer-Martin 培养基培养，阳性可达50%

- 血培养：DGI 中阳性率率更高；关节局限型阳性少见
- 皮损处革兰氏染色和培养偶见阳性
- 怀疑为衣原体感染，应在 Thayer-Martin 培养基上行宫颈、尿道、咽、直肠标本 PCR 或培养

治 疗

- 头孢曲松或头孢噻肟治疗 7d，对衣原体感染经验性联用多西环素（因耐药性而不推荐氟喹诺酮类）
- 化脓性关节炎患者可能需关节穿刺或关节镜/灌洗；很少 >1 次

鹰嘴和髌前滑囊炎

流行病学与危险因素（*Infect Dis North Am*，2005，19：991）

- 人体有 >150 个毛囊；次常见的感染部位为鹰嘴和髌前滑囊
- 最常（尤其是表面毛囊）因创伤、经皮种植或邻近感染灶蔓延（如蜂窝组织炎）所致
- 其他危险因素：反复非感染性炎症（如痛风、RA、CPPD）、糖尿病
- 金黄色葡萄球菌（80%）最常见，其次为链球菌

诊 断

- 查体：孤立的滑囊红肿，压痛以滑囊中心为主，无关节活动受限

- 考虑感染时行滑囊穿刺,滑囊液细胞计数、革兰氏染色、细菌培养、晶体 WBC > 20 000,以多核细胞为主提示细菌感染,但计数较低的常见(存在晶体不能排除感染性滑囊炎)
- 检查邻近关节的积液,也可能为感染性
- 注意穿刺应避免感染区域,以免引起滑囊感染

初始治疗

- 经验性治疗抗菌谱需覆盖葡萄球菌和链球菌:轻症患者可口服抗生素 有症状的患者需考虑使用万古霉素;根据其他危险因素扩大抗菌谱
- 根据革兰氏染色结果、培养结果和病情进展调整抗生素。疗程为 1 ~ 4 周,每 1 ~ 3 天行滑囊穿刺,直至滑囊液无菌或不再增多时停止穿刺
- 手术适用于无法穿刺引流、存在异物或坏死及伴可疑邻近结构感染的复发/难治性滑囊炎患者

结缔组织病

风湿病患者自身抗体情况

疾病	ANA	dsDNA	Sm	Ro/La	Scl – 70	RNA P III	Centr	Jo – 1	U1 – RNP	RF
SLE	≥95	75	20	25	–	–	–	–	45	35
干燥综合征	≥95	少见	–	45					罕见	>75
弥漫皮肤性 SSc	>90	–	–	罕见	40	20	罕见	–	罕见	30

局限皮肤性SSc	>90	–	–	罕见	10	罕见	60	–	罕见	30
IM	75~95	–	–		罕见	–	–	25	–	15
MCTD	≥95	–	–	罕见	–	–	–	–	常见	50
RA	40	–	–	–	–	–	–	–	–	70

Centr：着丝点；SLE：系统性红斑狼疮；IM：炎症性肌病；RF：类风湿因子；SSc，系统性硬化症；MCTD：混合性结缔组织病；RA：类风湿关节炎
(*Rheumatic Diseases Primer*, 12th ed, 2001; *Lancet*, 2013, 382：797)

- 仅靠自身抗体检查无法诊断 CTD 时，应结合临床症状
- 重叠综合征可以通过多重自体抗体反映出来
  关于以上疾病，请参阅"系统性红斑狼疮"和"类风湿关节炎"

系统性硬化症和硬皮病

定义与流行病学 (*Best Pract Res Clin Rheumatol*, 2010, 24：857)
- 硬皮病是指皮肤紧张、增厚
- 局限性硬皮病：硬斑病（斑片状皮肤纤维化）、带状硬皮病（纤维化条带）、"刀砍状硬皮病"（单侧头皮和前额部的带状硬皮病，酷似刀砍伤后疤痕）
- 系统性硬化（SSc）＝硬皮病＋器官受累
  局限皮肤型 SSc：CREST 综合征（见下文）
  弥漫皮肤型 SSc：快速进展，累及皮肤
  无硬皮病型 SSc（内脏受累而无皮肤受累，罕见）

- 30~50 岁高发；女 > 男（7:1）；美国非洲裔人 > 白人

- 美国年发病率为 1~2/100 000

- 发病机制：内皮细胞免疫性损伤和氧自由基的产生导致持续性氧化应激，进一步导致血管周围炎症，最终导致成纤维细胞活化和纤维化。细胞因子、生长因子、遗传、环境因素和自身抗体（抗 PDGF 受体、抗内皮细胞和抗成纤维细胞）均参与致病（*NEJM*，2009，360：1989）

ACR/EULARSSc 分类标准（*Ann Rheum Dis*，2013，72：1747）

- 主要标准：皮肤改变由近端发展至掌指或趾指关节

- 次要标准：雷诺病、SSc 相关自身抗体、PAH 和（或）ILD、指甲异常毛细血管、毛细血管扩张、指尖病变（溃疡、疤痕）、皮肤增厚限于手指（不超过 MCP）

- 排除皮肤增厚的其他原因：糖尿病（硬肿病 ≠ 硬皮病）、毒物、甲状腺功能减退、肾源性系统性纤维化、嗜酸粒细胞性筋膜炎、淀粉样变性、移植物抗宿主病

诊断方法（*Semin Arthritis Rheum*，2005，35：35）

- 自身抗体：95% 以上的患者存在自身抗体；一般相互排斥

  抗 Scl-70（抗拓扑异构酶 1 抗体）：与弥漫皮肤型 SSc 相关；肺纤维化风险增高

  抗败血症：与局限皮肤型 SSc 相关；严重下肢缺血和肺动脉高压的风险增加

  抗 RNA-Pol Ⅲ：与弥漫皮肤型 SSc 相关；发生肾危象的风险增加；与癌症相关

  ANA 阳性（>90%）、RF 阳性（30%）及抗 U1-RNP 阳性与重叠综合征相关

  其他：抗 Th/To（与局限皮肤型 SSc 相关）、U3-RNP（与 ILD 相关）、PmScl（多发性肌炎 - 系统性硬化症重叠）

- CXCl4 水平有助于诊断，并与肺或皮肤纤维化和疾病进展相关，但仍需验

证（*NEJM*，2014，370：433）

- 基础评估：存在蛋白尿时需测尿素氮/肌酐及尿酸，肺功能检查（肺活量、肺容量、DLCO），高分辨 CT（间质性疾病），超声心动图（用于肺动脉高压的门脉高压症），如果门脉高压升高或怀疑肺动脉高压行右心导管
- 每年行肺功能检查，每 1～2 年行超声心动图检查
- 无须常规行皮肤活检，但有助于排除其他造成皮肤增厚的原因
- 与一般人群相比，恶性肿瘤的风险增加，因此必须保持警惕
- 监测（如每天测量 1 次）血压，可监测硬皮病、肾脏危象的高血压征象

系统性硬化症的临床表现

皮肤	四肢、躯干、面部皮肤增厚发紧（活检非诊断必须）手肿胀、腕管综合征、硬指甲毛细血管扩张、缺失、僵硬、紧绷、鼠样面容、荷包样嘴、皮肤钙沉淀（皮下钙化）毛细血管扩张
动脉	雷诺现象（80%）指端或内脏缺血
肾脏	硬皮病性危象（SRC）＝骤发的严重高血压（患者血压相对于基线升高），微血管病性溶血性贫血，尿沉渣通常为清淡，毛细血管"洋葱皮样"肥大相关；5%～10% 患者受累；66% 患者 1 年内受累，泼尼松用量 >5mg/d 可增加发生风险预后不良，死亡率可高达 50%
消化道（80% 以上患者）	胃食管反流病、糜烂性食管炎 试管动力障碍→吞咽困难、吞咽痛、误吸 胃动力障碍→胃出口梗阻 小肠动力障碍→腹胀、腹泻、吸收不良
肌肉骨骼	关节痛、关节炎、肌炎、关节僵硬、肌腱摩擦音
心脏	心肌纤维化；心包积液；传导异常
肺	肺间质纤维化（常发生于起病 4 年内）；肺动脉高压（常发生于起病多年后）主要死因
内分泌	闭经、不孕常见，甲状腺纤维化样或不伴甲状腺功能减退

系统性硬化症亚型鉴别

	局限型	弥漫型
全身情况		乏力、消瘦
皮肤	增厚限于肘/膝的远端及颜面部	增厚累及四肢的远端和近端、面部和躯干
肺部	肺动脉高压（急进性）>肺纤维化	纤维化>肺动脉高压
消化道	原发性胆汁性肝硬化	
肾脏	晚期可有 SRC	早起即可出现 SRC 且更常见
心脏		限制性心肌病
其他	CREST 综合征： 　C 软组织钙化 　R 雷诺现象 　E 食管动力障碍 　S 硬指 　T 毛细血管扩张	雷诺现象
抗体	着丝粒（10%～40%）	抗 Scl-70 抗体，RNA-Pol Ⅲ（40%）
预后	十年存活率>70%	10 年存活率 40%～60%

治疗（*Ann Rheum Dis*，2009，68：620）

- 为减少肾危象尽量减少激素的使用
- 肺纤维化：环磷酰胺（*NEJM*，2006，354：2655；*Arth Rheum*，2006，54：3692）、吗替麦考酚酯仍在研究中；效果可能有限（*Rheum Dis Clin NA*，2015，41：237）

  肺动脉高压：肺血管扩张剂（见"肺动脉高压"部分），早期治疗可改善预后
- 肾危象：ACEI（不是 ARB）作为治疗，而非预防（*Semin Arthritis Rheum*，2015，44：687）
- 胃肠道：PPI 和（或）H2 受体阻滞剂治疗胃食管反流病；抗生素治疗吸收

不良

动力不足时应用甲氧氯普胺或红霉素；假性肠梗阻时保守治疗

- 心脏：NSAID 或糖皮质激素治疗心包炎
- 关节炎：对乙酰氨基酚、NSAID、羟氯喹、MTX
- 肌炎：MTX、AZA、糖皮质激素
- 皮肤：光化学疗法治疗硬斑病。瘙痒可采用润肤剂，局部外用或口服糖皮质激素（剂量减少）。MTX 或 MMF 对皮肤纤维化有效（*Ann Rheum Dis*，2011，70：1104）

炎性肌病

定义与流行病学（*JAMA*，2013，305：183；*NEJM*，2015，372：1734）

- 导致骨骼肌炎症和肌无力，常伴多种肌肉外表现
- 多发性肌炎（PM）：特发性弥漫性多发性肌炎，发病年龄常为 40~50 岁；女 > 男
- 皮肌炎（DM）：与 PM 类似；也可发生于儿童期，但与其他肌病不同的是伴有皮肤表现；PM（10%）和 DM（24%）与恶性肿瘤相关
- 坏死性自身免疫性肌炎（NM）：常为成人；病毒感染或服用他汀类药物后发病（抗 HMGCR 阳性）
- 包涵体肌炎（IBM）：50 岁后发病；男 > 女，常被误诊为多发性肌炎

临床表现（*NEJM*，2015，372：1734）

- 肌无力：除 NM 外为进展性（数周到数月）、进行性和无痛性

  DM/PM/NM：对称性近端肌无力；上楼梯、起立、梳头困难、精细运动技能丧失较晚（例如扣纽扣）

  IBM：可能为非对称远端肌无力
- 皮肤表现：可在肌炎症状出现的数月到数年前出现（屡见不鲜）

  日晒部位向阳疹（皮肤变紫）伴或不伴眶周水肿

  上眼睑向阳疹（皮肤变紫）伴或不伴眶周水肿

  Gottron 征（80% 以上患者出现，具特异性）：紫色鳞屑样皮疹，多对称分布在 PIP 和 MCP 关节背侧、肘、髌骨、内侧踝

甲周红斑:"技工手"(手指皮肤皲裂)、瘙痒

无肌病性皮肌炎:仅皮肤表现无肌肉受累,10%~20%

- 多发关节痛或多关节炎:常较早出现;非侵蚀性,小关节 > 大关节
- 雷诺现象(30%,皮肌炎及合并结缔组织病患者多见):甲床毛细血管扩张和缺失
- 内脏受累(*J Rheumatol*,2009,36:2711)

肺:急性肺泡炎;慢性间质性肺病;呼吸肌无力;吸入性

心脏(33%):常无症状;传导异常;心肌或心包炎;心力衰竭不常见;CK-MB/Tn 升高

消化道:吞咽困难、误吸

- 抗合成酶抗体综合征(PM > DM):发热、ILD、雷诺、技工手、关节炎
- 药物性肌病:药物诱导的肌病(他汀类、可卡因、类固醇、秋水仙碱);感染(HIV、EBV、CMV);代谢(甲状腺功能低下、低钾、低钙);神经肌肉疾病(如重症肌无力);糖原贮积病;线粒体肌病;肌营养不良症

诊 断

- 激酶(很少大于 100 000 U/L,但坏死性自身免疫性肌炎患者极高)、醛缩酶、SGOT、LDH 均升高;ESR 及 CRP 可正常或升高
- 自身抗体:ANA 阳性(>75%)(*Curr Rheumatol Rep*,2013,15:335)

抗Jo-1 抗体阳性(25%):最常见的特异性抗体;与抗磷脂抗体综合征相关

抗Mi-2 抗体阳性(DM > PM 15%~20%)与糖皮质激素治疗效果佳相关

抗SRP 抗体阳性与坏死性自身免疫性肌炎相关,治疗反应差;坏死性自身免疫性肌炎患者抗 HMGCR 抗体阳性与使用他汀类药物相关

- 考虑行肌电图(自发电位增加,幅度下降,多相电位时收缩)或 MRI(肌肉水肿、炎症、萎缩)进行评估;可指导活检
- 病理和肌肉活检:均为间质性单核细胞浸润、肌纤维坏死、变性和再生(明确诊断所必需)

PM:T 细胞介导的肌内膜炎症细胞包绕未坏死的肌纤维

DM:通过补体激活免疫复合物沉积在血管中;肌束膜、血管周围炎症(B细胞及 CD4 T 细胞)、血管内补体

NM:坏死纤维和巨噬细胞

IBM：T 细胞介导的肌肉损伤、液泡形成；与 PM 类似，有嗜酸性包涵体和镶边空泡（EM）

治疗（PM 与 DM，IBM 无有效治疗）（*Autoimmun Rev*，2011，11：6）

- 糖皮质激素（泼尼松 1 mg/kg）；若病情较重或激素治疗减药失败（2～3 个月）时加用 MTX 或 AZA
- 对于药物抵抗（30%～40%）或严重疾病：AZA/MTX 联合 IVIg（DM ± PM）、利妥昔单抗（*Arthritis Rheum*，2013，65：314）、MMF、环磷酰胺（尤其是间质性肺病或血管炎）
- IVIg 激素冲击治疗用于急性致命性的食管或呼吸肌受累
- 筛查潜在恶性肿瘤（尤其是当有 DM 时）；肺功能检查监测呼吸肌力量
- NM：如果服用，停用他汀类药物；必要时，激素联合 MTX 或 IVIG（*Muscle Nerve*，2010，41：185）

肌炎、肌病、肌痛

疾病	肌无力	肌痛	CK 升高	ESR 升高	活检
DM/PM/NM	+	−	+	+ −	如上
IBM	+	−	+	−	如上
甲状腺功能减退	+	+ −	+	−	轻度坏死、炎症、萎缩
糖皮质激素	+	−	−	−	萎缩
风湿性多肌病	−	+	−	+	正常
纤维肌痛	−	+	−	−	正常

干燥综合征

定义与流行病学

- 淋巴/浆细胞浸润引起的慢性外分泌腺（如唾液/泪腺）功能障碍。发病早

期腺外表现常见

- 可为原发性或继发性（与 RA、硬皮病、SLE、PM、甲状腺功能减退、HIV 相关）
- 女性比男性高发；40~60 岁高发

临床表现

- 眼干（干燥性角膜结膜炎）：泪液生成减少；灼烧、痒痛感
- 口干（口干燥症）：说话/吞咽困难；龋齿；气管干燥；鹅口疮
- 腮腺增大：间歇性、无痛性、典型表现为双侧性
- 阴道干燥和性交痛
- 复发性非过敏性鼻炎/鼻窦炎：上呼吸道受累所致
- 其他临床表现：关节炎；间质性肾炎（40%）；Ⅰ型肾小管酸中毒（20%）；血管炎（25%）；神经病变（10%）；外周或中枢神经系统疾病；间质性肺病；原发性胆汁性肝硬化
- 淋巴细胞增生性疾病风险增加（原发干燥综合征的淋巴瘤和巨球蛋白血症风险增加 50 倍以上）

诊　断

- 自身抗体：ANA ⊕（95%），RF ⊕（75%）
   原发性干燥综合征：抗 Ro ⊕（抗 SS-A，56%）和（或）抗 La 阳性（抗 SS-B，30%）
- Schirmer 试验：将滤纸置于睑裂中以评估泪液产生能力
- Rose-Bengal 染色：染色点提示角膜/结膜上皮损伤
- 眼睛着色评分：通过荧光素和丽丝胺绿来替代 Rose-Bengal 染色评定角膜结膜炎的程度
- 活检（小唾液腺、唇腺、泪腺或腮腺）：淋巴浆细胞浸润

分类标准（满足其中 2 条即确诊：灵敏度 93%，特异度 95%；*Arthritis Care Res*，2012，64：475）

- 抗 Ro 或抗 La 或 RF ⊕且 ANA > 1∶320
- 唇唾液腺病理活检示淋巴细胞性唾液腺炎，且病灶≥1/4mm^2
- 干燥性角膜结膜炎且 OSS 染色评分方法≥3

治疗（*Arth Rheum*，2005，52：27；*Arth Rheum*，2007，57：310；*Arth Res Ther*，2013，15：R172）

- 眼部：人工泪液、环孢素滴眼液、自体眼泪
- 口部：无糖口香糖、柠檬糖、人工唾液、饮水、毛果芸香碱、西维美林
- 系统性疾病：NSAID、激素、DMARD、利妥昔单抗（需随机对照试验进一步验证）

混合性结缔组织病（MCTD）

定义（*Best Pract Res Clin Rheumatol*，2012，26：61）

- SLE、系统性硬化症和（或）多发性肌炎临床特征，常进展为以 SLE 或系统性硬化症表现为主
- 与未分化结缔组织病（UCTD）相鉴别：不符合任何 CTD 的标准；30% 患者 3~5 年后进展为 CTD（通常为 SLE）

临床表现与实验室检查（临床病程多样）

- 雷诺现象：典型症状（75%~90%）；见下文
- 手水肿（"浮肿手"）、硬指、无骨质破坏的 RA 样关节炎、多关节痛
- 肺部受累（85%）：肺动脉高压、纤维化
- 心包炎为最常见的心血管表现；消化道动力障碍（70%）
- 膜性和膜增生性肾小球肾炎常见（25%）；肾性高血压危象或严重的肾小球肾炎风险低
- ANA 阳性（>95%）；RF 阳性（50%）；抗 U1-RNP 抗体均阳性，但不特异（见于 50% SLE）

治疗：参照上述各种风湿病治疗

雷诺现象

临床表现（*NEJM*，2016，375：556）

- 指/趾端阵发性可逆性缺血，寒冷或应激可诱发。典型表现：苍白（白色，缺血）→发绀（蓝色，缺氧）→潮红（红色，再灌注）；颜色变化常明显可辨；累及指、趾、耳、鼻

原发性与继发性雷诺现象

	原发性 （80%～90%）	继发性（10%～20%）
血管壁	功能受损	结构受损
病因	特发性，但可因并发症而加剧，包括高血压、动脉粥样硬化、冠心病、皮肌炎	SLE PM-DM，MCTD，干燥综合征，RA 动脉疾病（动脉粥样硬化，Buerger 试验）；创伤，血红素（冷球蛋白血症、Waldenstrom 巨球蛋白血症、抗磷脂综合征） 药物（麦角生物碱、雌激素、可卡因）
流行病学	20～40 岁，女＞男（5：1）	＞35 岁
临床表现	轻度、阵发性症状，无周围血管病证据、组织损伤或全身性症状	组织局部缺血与损伤（如指溃疡）可有全身性症状
自身抗体	—	取决于上述病因，常阳性
甲褶	正常	脱屑、扩张或循环受阻

治疗 (*Curr Opin Rheumatol*, 2011, 23: 555; *BMJ*, 2012, 344: e289)

- 所有患者: 避免感冒, 指(趾)和身体防寒保暖; 避免吸烟、药物、咖啡因和创伤
- 轻至中度: 长效钙离子通道阻断剂、外用硝酸盐、SSRI、ARB、α-受体拮抗剂、ASA/氯吡格雷
- 重度: PDE 抑制剂、抗 ET-1 受体(尤其是伴有高血压的溃疡)、指(趾)交感神经切除术
- 指(趾)坏死: 前列腺素Ⅳ、指(趾)交感神经切除术、±抗凝
- 其他: 鱼肝油(仅适用于原发性雷诺现象; *Am J Med*, 1989, 86: 158), 抗生素用于感染性溃疡

系统性红斑狼疮 (SLE)

与 ANA 产生相关且临床表现多样化的多系统受累的自身免疫性炎性疾病

流行病学 (*Lancet*, 2014, 384: 1878)

- 患病率 15~50/100 000; 20~40 岁女性多发
- 女:男 = 8:1; 美国黑人:白种人 = 4:1
- 遗传性, 部分与 HLA 相关; 少数为 C1q 和 C2 缺乏

SLICC 分类标准

临床标准	美国风湿病学会标准	其他临床表现
全身症状 (84%)		发热、不适、厌食、体重下降
皮肤/口腔/眼部	1. 性或亚急性皮肤改变 2. 慢性皮肤改变 3. 口腔或鼻咽部溃疡 4. 无瘢痕性脱发	颧部红斑(不累及鼻唇沟); 盘状红斑(丘疹伴角质型鳞屑和毛囊栓塞); 大疱性 SLE; 荨麻疹; 剥脱性表皮坏死松解症; 光过敏; 恶心呕吐、皮疹发热, 血管炎, 脂膜炎(深部狼疮)、雷诺现象、甲周毛细血管改变 干燥综合征 结膜炎、巩膜外层炎

续表

骨骼肌肉 (85% ~ 95%)	5. 关节疾病；滑膜炎或非侵蚀性和晨僵累及≥2 个关节	关节痛、肌痛、缺血性骨坏死
心肺 (33%)	6. 浆膜炎、胸膜炎 (37%) 或胸腔积液，心包炎 (29%) 或心包积液	肺炎，IDE，肺萎缩、肺动脉高压、DAH 心肌炎、冠状动脉性心脏病 Libman-Sacks 心内膜炎
肾 (77%)	7. 蛋白尿 > 0.5g/dL 或红细胞管型	肾病综合征 狼疮性肾炎
神经系统 (54%)	8. 无其他病因的癫痫或精神症状	认知障碍、卒中、脑神经或周围神经病 横贯性脊髓炎 多发单神经炎
胃肠道 (约 30%)		浆膜炎 (腹膜炎、腹水) 血管炎 (出血、穿孔) 肝炎、胰腺炎
血液系统	9. 溶血性贫血 10. 白细胞减少或淋巴细胞减少 11. 血小板减少	慢性贫血 抗磷脂综合征 (深静脉血栓伴 ACL 抗体、LAC、伴或不伴 B2GP 抗体) 脾大、淋巴结肿大
免疫系统	12. ANA 阳性 13. anti-ds-DNA 阳性 14. anti-Sm 阳性 15. APLA 阳性 16. 补体下降 17. Dire coombs (除外9) 阳性	ESR/CRP 升高，抗 Ro/La、抗 RNP、RF、抗 CCP 抗体阳性

专家建议，非 SLE 诊断标准：≥4/17 SLICC 标准，包括≥1 临床和≥1 免疫，或活检证实的 SLE 肾炎与或 ANA 或抗 ds-DNA 阳性 (*Arth Rheum*，2012，64：2677)

SLE 自身抗体

自身抗体	阳性率（近似值）	临床相关性	出现时间
ANA	活动期 （95%～99%） 缓解期90% 均质型或斑点型	任意一种或所有临床表现敏感但无特异性	可于发病后数年
抗 Ro 抗 La	15%～35% ANA 阴性或低滴度的阳性 SLE 可有抗 Ro 阳性	SLE 合并干燥综合征 新生儿狼疮	可于发病后数年
抗双链 DNA	70%～95% 特异性，效价与活动度并行，尤其是肾病	狼疮肾炎 血管炎	诊断时或数月之前出现，诊断后也可阳性
抗 Sm	30%；SLE 特异	狼疮肾炎	诊断时或数月之前出现，诊断后也可阳性
U1-RNP	40%	雷诺现象 患者常无肾炎	诊断时或数月之前出现，诊断后也可阳性
抗组蛋白	DLE90%；SLE60%～80%	轻度关节炎和浆膜炎	发病时

诊　断

- 自身抗体：若 ANA 阳性，则需检测抗 ds-DNA、抗 Sm、抗 Ro、抗 La、抗 U1-RNP
- 电解质、BUN、肌酐、尿常规、尿沉渣；定量测定：肌酐比值、24h 尿肌酐清除率、24h 尿蛋白
- CBC、APLA（20%～40% 阳性；ACL、B2GP1、狼疮抗凝物）、补体 C3 和 C4
- 若 GFR 下降，有活性沉积物、血尿或蛋白尿（>0.5g/dL），则需行肾活检指导治疗

SLE 的治疗

药物	指征	副作用
羟氯喹（HCQ）	红斑减少时用于所有患者，弹药治疗用于关节炎、浆膜炎、皮肤改变	视网膜损伤（<1%）Stevens-Johnson 综合征；肌病，没有免疫抑制
非甾体抗炎药（NSAIDS）	关节炎、肌痛、浆膜炎	胃炎、UGIB、肾功能衰竭
免疫抑制治疗		
糖皮质激素	小剂量（10~15mg）用于关节炎、浆膜炎，大剂量（1mg/KG）±冲击（1g×3d）用于重要脏器损害（如肾、中枢神经系统、血液）	糖尿病，肾上腺抑制，白内障，骨质疏松，骨缺血性坏死，肌病
霉酚酸酯（MMF）	肾炎（保守/维持）HCQ 非肾脏难治性	骨髓抑制、↑肝功能、腹泻、致畸
环磷酰胺（CYC）	肾炎 中枢疾病（诱导，小剂量维持）	骨髓抑制、不育、致畸、骨髓增生性疾病 出血性 膀胱炎、膀胱癌
硫唑嘌呤（AZA）	肾炎（维持）HCQ 非肾病难治性	骨髓抑制（√TPMT），肝毒性、致畸 淋巴增生性疾病
氨甲蝶呤（MTX）	关节炎（优于 MMF/AZA）皮肤病变和浆膜炎	骨髓抑制、肝毒性、肺炎、脱发、口腔炎、致畸
环孢素 A（CsA）	肾脏疾病	增生胶质、HTN 多毛、慢性肾病、贫血
贝利单抗	关节炎、浆膜炎、皮肤病（尤其是如果 ds-DNA 或↓C3/C4）	B 细胞消耗（<RTX，不同的机制）
利妥昔单抗（RTX）	难治性 SLE、ITP、AIHA	过敏性反应，血清病，PML

狼疮性肾炎

分类	表现	治疗（HCQ 治疗有效）
系膜轻度病变	尿常规和肌酐均正常	无特殊处理
系膜增殖性	血尿蛋白尿	无特殊处理 ± ACEI
局灶性节段性	血尿、蛋白尿和 HTN，肾小球滤过率下降，± 肾病	诱导：MMF 或 CYC + 激素 维持：MMF 效果可能优于 AZA
弥漫增殖性	血尿、蛋白尿和 HTN，肾小球滤过率下降，± 肾病	诱导：MMF 或 CYC + 激素 维持：MMF 效果可能优于 AZA
膜性	蛋白尿，肾病	ACEI 如果肾病范围内蛋白尿诱导：MMF + 类固醇 维持：MMF 优于 AZA
终末硬化	终末期肾病	肾脏替代疗法

（*Ann Rheum Dis*，2010，69：2083；*NEJM*，2004，350：971；*NEJM*，2005，353：2219；*NEJM*，2011，365：1886）

预后［*Arth Rheum*，2006，54：2550；*Rheum*（*Oxford*），2016，55：252］

- 5 年生存率90%以上，10 年生存率80%以上
- 致残和死亡的主要原因：感染、肾功能衰竭、神经系统和心血管事件；血栓并发症（*Medicine*，2003，82：299）

药物性狼疮（DLE）（*Drug Saf*，2011，34：357；*Curr Opin Rheumatol*，2012，24：182）

- 药物：普鲁卡因胺、肼屈嗪、青霉胺、米诺环素、异烟肼、甲基多巴、奎尼丁、氯丙嗪、地尔硫草、抗 TNF 制剂（尤其是英夫利昔单抗）、干扰素
- 特异性发作，病情较轻，伴发节炎、浆膜炎、皮肤病变
- 抗组蛋白抗体阳性（95%）（使用抗 TNF 制剂可能为阴性）；抗 ds-DNA 抗体阴性（即使无 DLE，在使用抗 TNF 制剂时通常也出现阳性）及抗 Sm 抗

体阳性；补体水平正常
- 通常停药 4 ~ 6 周后好转

血管炎

概　述

- 造成终末器官损伤的血管壁炎症，常与全身性症状相关；病因可为原发或继发（如感染、恶性肿瘤）
- 按受累的主要血管大小分类（*Arthritis Rheum*，2013，65：1）；合并各类血管的感染常见
- 临床表现因受累血管大小而不同；原发症状常见（低热；乏力；体重下降；肌痛；厌食）

血管炎亚型特征鉴别

	大血管		中血管	小血管	
	TAK	GCA	PAN	ANCA 相关性	IC
流行病学	青年，女 > 男	老年，女 > 男	中老年	多样	多样
肾脏	动脉	无	微动脉瘤	肾小球肾炎	肾小球肾炎
肺	少见	无	少见	常见	冷球蛋白血症 > 过敏性紫癜
周围神经病变	无	无	有	有	有
消化道	不常见	不常见	有	有	冷球蛋白血症 < 过敏性紫癜
皮肤	少	无	常见	常见	白血症
颗粒	有	有	无	有，MPA 除外	无

续表

其他	肠系膜动脉瘤 睾丸	GPA：上呼道吸 EGPA：哮喘	过敏性紫癜：IGA 沉积型 冷球蛋白血症；丙肝

TAK：大动脉炎；GCA：巨细胞动脉炎；PAN：结节性多动脉炎；ANCA 相关性包括 GPA、EGPA、MPA；IC：免疫复合物小血管血管炎（例如过敏性紫癜、冷球蛋白血症）；GN：肾小球肾炎

大血管炎

大动脉炎（"无脉症"）

- 主动脉及其分支的动脉炎→狭窄/动脉瘤→跛行；起病 < 50 岁
- 参与形式：主动脉及其分支；最常累及锁骨下动脉和无名动脉（> 90%），也可累及颈动脉、冠状动脉、肾动脉和肺动脉（约 50%）
- 流行病学：亚洲人最常见，女∶男 = 9∶1；年龄 < 50 岁
- 临床表现和体检（*Circ*，2015，132：1701）

　　全身性炎症包括发热、关节痛、体重下降

　　血管炎伴疼痛和压痛、脉搏和四肢血压下降及不对称、杂音、间歇性跛行、肾血管性高血压（> 50%）、神经源性晕厥；主动脉瘤伴或不伴主动脉瓣关闭不全

　　"炎症消退"或纤维化期（如血管狭窄）

- 诊断：ESR（75%）及 CRP 升高；动脉造影示闭塞、狭窄、不规则改变和动脉瘤；颈动脉超声；PET-CT；MRA；病理示局灶性全层动脉炎、细胞浸润、肉芽肿和巨细胞（诊断时，活检非必需）
- 治疗：糖皮质激素联合 MTX 或 AZA；抗 TNF 制剂（次选；*Autoimmun Rev*，2012，11：678）、ASA、手术/再血管化介入治疗（*Circ*，2008，69：70）
- 监测：MRA 或 PET-CT（*Arth Rheum*，2012，64：866）；ESR/CRP（*Ann Rheum Dis*，2009，68：318）

巨细胞动脉炎（GCA）（*JAMA*，2016，315：2442）

- 主动脉/分支的肉芽肿性动脉炎，累及颞动脉

- 参与形式：颈动脉颅外分支，尤其是颞动脉（因此也称为颞动脉炎）；10%～80% 累及主动脉和（或）其分支
- 90% 患者 60 岁以上，70～80 岁高发，50 岁以下罕见；女：男 = 3：1
- 临床表现（*NEJM*，2014，371：50）

  全身症状：发热、乏力、体重下降、风湿性多肌痛（见下文）

  颞动脉（TA）：头痛、颞动脉和头皮触痛；无颞动脉搏动

  眼动脉（20%）：视神经炎、复视、黑矇、失明

  面动脉：下颚运动障碍

  大血管炎：四肢间歇性跛行；胸主动脉瘤

  50% 的巨细胞动脉炎患者最终都会合并风湿性多肌痛

- 诊断：ESR 升高（灵敏度 84%，特异度 30%），CRP 升高（灵敏度 86%，特异度 30%），贫血（ESR 与血液中的纤维蛋白原和球蛋白有关。>100 考虑以下疾病：恶性肿瘤，尤其是多发性骨髓瘤、淋巴瘤；GCA 或其他血管炎；终末期肾病；心内膜炎、结核、骨髓炎）

  当怀疑 GCA 时，行颞动脉活检（灵敏度 ≤85%）；双边范围 1～2cm 以上时（误差 3%～7%）（*Ann Rheum Dis*，2009，68：318）考虑为血管炎和肉芽肿

  如果怀疑主动脉炎或球蛋白血管受累（血压变化或出现杂音），行 MRI/MRA 或 PET-CT 检查

- 风湿性多肌痛（*Lancet*，2013，381：63；*JAMA*，2016，315：2442）

  50% 的巨细胞动脉炎患者中可见；15% 风湿性多肌痛患者进展为巨细胞动脉炎

  年龄 ≥50 岁；ESR > 40mm/h［和（或）CRP 升高］；双侧疼痛和晨僵（>30min），涉及以下 3 个领域中的 2 个：颈部或躯干、肩膀或上肢躯干、髋部或下肢近端

  夜间疼痛，B 超可检出部分下三角肌下滑囊炎；排除其他原因（如 RA）；CK 正常

- 治疗：糖皮质激素（勿待活检/病理结果回报后才开始激素治疗，激素治疗至少 2 周后活检）

  GCA：40～60mg/d 并缓慢减量，每日 ASA 治疗；若有失明风险，考虑静脉治疗；妥珠单抗相比于激素可能更有效（*Lancet*，2016，387：1921），目前仍处于三期临床试验

  PMR：12.5～25 mg/d；如果临床症状改善，可缓慢减量。若没有改善，

增加剂量。如果激素副作用风险高，考虑 MTX 治疗（*Ann Rheum Dis*，2015，74：1799）

- 临床症状和 ESR/CRP 水平不同（*Ann Rheum Dis*，2009，68：318），1/3 患者于 2 年后复发（*J Rheum*，2015，42：1213）

中等血管炎

结节性多动脉炎（"典型"的 PAN）（*Arth Rheum*，2010，62：616）

- 中动脉和小动脉的坏死性血管炎（肌肉受累）不伴有肾小球性肾炎或毛细血管受累（即 DAH），与 ANCA 无关
- 流行病学：男 > 女；平均发病年龄为 50 岁；原发性或与 HBV 相关（约 10%）
- 临床表现

  全身表现（80%）：体重下降、发热、乏力

  神经（79%）：多发性单神经炎、周围神经病、卒中

  骨骼肌肉（64%）：肢体疼痛、肌痛、关节痛、关节炎

  肾脏（51%）：高血压、血尿、蛋白尿、肾衰竭、肾小球肾炎异常

  消化道（38%）：腹痛、消化道出血/梗阻、胆囊炎；胃溃疡（25%）；卵巢或睾丸疼痛

  皮肤（50%）：网状青斑、紫癜、结节、溃疡、雷诺现象

  眼（9%）：视网膜血管炎、视网膜渗出、结膜炎、葡萄膜炎

  心脏（22%）：冠状动脉炎、心肌病、心包炎

  若肺受累，应考虑其他血管炎

- 诊断：ESR/CRP 升高，ANCA 阴性；HBs Ag 阳性；若与 HBV 相关，则 C3/C4 下降

  血管造影（肠系膜或肾血管）示：微动脉瘤和血管节段性狭窄

  CTA 可诊断，但血管造影最为敏感

  活检（腓肠神经、皮肤或受累器官）示：伴无肉芽肿的纤维素样坏死的中小血管炎

- 治疗：单用糖皮质激素或联合 CYC（若较重或不能诱发缓解）；若与 HBV 相关，应抗病毒治疗

ANCA 相关性小血管炎

微血管炎（如毛细血管、后毛细血管小静脉和小动脉）

疾病	肉芽肿	肾	肺	哮喘	ANCA 类型[a]	ANCA ⊕
肉芽肿合并多血管炎[b]	⊕	80%	90%（+耳鼻喉）	–	抗 PR3（c-ANCA）	90%
显微镜下多血管炎	–	90%	50%	–	抗 MPO（p-ANCA）	70%
伴多血管炎的嗜酸性粒细胞性肉芽肿[b]	⊕	45%	70%	⊕	抗 MPO（p-ANCA）	50%

a：主要的 ANCA 类型；在所有 3 种疾病中均可见到 p/c-ANCA（*NEJM*，2012，367：214）

b：GPA 以前称为韦氏肉芽肿，EGPA 以前称为 Churg-Strauss 综合征

ANCA 的鉴别诊断（*Lancet*，2006，368：404）

- 抗 PR3（c-ANCA）：肉芽肿性多血管炎、嗜酸粒细胞肉芽肿性多血管炎、显微镜下多血管炎（罕见）
- 抗 MPO（p-ANCA）：显微镜下多血管炎、嗜酸性粒细胞肉芽肿性多血管炎、多发性血管炎、药物性血管炎、非血管性风湿病
- 非典型 ANCA 分布：药物性血管炎、非血管性风湿病、溃疡性结肠炎、原发性硬化性胆管炎、心内膜炎、囊性纤维化

肉芽肿性血管炎（GPA，曾称韦氏肉芽肿）

- 系统性坏死性肉芽肿性血管炎，常累及鼻窦和（或）上呼吸道、肾、肺等
- 流行病学：任何年龄均可发病，青、中年发病率高发；男性 = 女性
- 临床表现

  呼吸道（90%）：上呼吸道——鼻窦炎、鼻炎、口腔/鼻溃疡、鞍鼻畸形、耳炎、听力损失、声门下狭窄；下呼吸道——肺浸润、结节、肺出血、咯血、胸膜炎

肾脏（80%）：急进性肾小球肾炎（寡免疫复合物）、红细胞管型、异形红细胞、血尿

眼（50%）：巩膜外层炎、巩膜炎、葡萄膜炎、眶内肉芽肿致眼球突出、角膜溃疡

神经系统：脑神经和周围神经病变、多发性单神经炎

皮肤（50%）：可触及的紫癜、网状青斑

血液：活动期 DVT/PE 发病率升高（20 倍）　（*Ann Intern Med*，2005，142：620）

- 诊断：90% 患者 ANCA 阳性（80% PR3，20% MPO），在限制性上呼吸道疾病中，灵敏度下降

  CXR 或 CT 示：结节、浸润、空洞；鼻窦 CT 示：鼻窦炎伴或不伴骨质破坏

  尿素氮和肌酐升高、蛋白尿、血尿；尿沉渣红细胞管型、异形红细胞

  活检示：小动脉、毛细血管、静脉的坏死性肉芽肿性炎症

- 治疗：用 BVAS/WG 评分评估疾病严重程度（*Arth Rheum*，2001，44：912）

  轻度（无终末器官功能异常；BVAS 0～3）：MTX ＋糖皮质激素（*Arth Rheum*，2012，64：3472）

  严重（终末器官损伤包括肺出血，急进性肾小球肾炎等；BVAS ＞3）：

  诱导：［RTX 375mg/m^2 ×4 周或 CYC 2mg/(kg・d) ×3～6 个月或冲击 15mg/kg q2～3 周］联合糖皮质激素1g 静点×3d 过渡到1～2 mg/(kg・d)　（*NEJM*，2005，352：2010；*NEJM*，2005，363：211；*NEJM*，2013，369：417；*Annals*，2009，150：670；*Ann Rheum Dis*，2015，74：1178）

  若有急进性肾小球肾炎：血浆置换可能会使 ESRD 的风险降低（*Am J Kidney Dis*，2011，57：566）

  维持：RTX q6 个月优于 AZA 或单纯停药观察（*Arth Rheum*，2012，64：3760；*NEJM*，2014，371：1771）

  复发：轻度，糖皮质激素＋联合 MTX 或 AZA；严重，重新应用糖皮质激素联合 RTX 或 CYC

  ANCA 阳性而无临床疾病活动证据时，不应贸然改变治疗方案（*Annals*，2007，147：611）

显微镜下多血管炎（MPA）　（*Rheum Dis Clin North Am*，2010，36：545）

- 与 GPA 相似，但无耳鼻喉/气道受累和非肉芽肿性

- 流行病学：男 > 女；平均发病年龄 50 ~ 60 岁
- 临床表现：与 GPA 相似，无上呼吸道受累

  肾（80% ~ 100%）：肾小球肾炎

  肺（25% ~ 50%）：肺毛细血管肺泡炎/肺纤维化

  原发性和神经系统症状与 GPA 相似；30% ~ 60% 皮肤损伤（如可触及的紫癜）
- 诊断：70% ANCA 阳性（几乎所有患者具有抗 MPO 抗体）

  活检示：坏死、小血管的非肉芽肿性炎症、寡免疫复合物（补体或球蛋白的微量沉积；与 HSP、冷球蛋白血症等相反）

  尿沉渣和胸片检查结果与 GPA 患者相似
- 治疗：与 GPA 相同；与 GPA 相比复发率低

嗜酸性肉芽肿合并多血管炎（EGPA，曾称 Churg-Strauss 综合征）

- 与 GPA 相似，但心脏受累更多，与哮喘和嗜酸性粒细胞增多相关
- 流行病学：罕见；可以发生于任何年龄（通常 30 ~ 40 岁）；与 HLA-DRB4 相关
- 临床表现（*Curr Rheumatol Rep*，2011，13：489）

  起始症状：哮喘、鼻窦炎、过敏性鼻炎（成人新出现的哮喘应考虑本病）

  嗜酸性粒细胞浸润性疾病：短暂性肺浸润、胃肠炎或食管炎

  系统性小血管性血管炎：神经病变（多发性单神经炎）、肾脏（肾小球肾炎）、皮肤（可触及的紫癜、瘀点、结节）

  心脏：冠状动脉炎、心肌炎、慢性心力衰竭、瓣膜关闭不全（*Medicine*，2009，88：236）
- 诊断：50% 患者 ANCA 阳性（MPO > PR3）、嗜酸性粒细胞增多（5 ~ 10k/μL，80% ~ 100%）

  活检示：小动脉和小静脉的微小肉芽肿、纤维素样坏死和血栓形成及嗜酸性粒细胞浸润
- 治疗：高剂量糖皮质激素联合环磷酰胺（若病情严重）

肾局限性血管炎

- 小血管寡免疫复合物血管炎，可导致急进性肾小球肾炎，无其他器官受累
- 诊断：80% 患者 ANCA 阳性（MPO > PR3）；活检提示寡免疫复合物肾小球

肾炎 ± 肉芽肿
- 治疗与 GPA/MPA 相同

免疫复合物相关性小血管炎

过敏性紫癜（HSP）
- IgA 介导的血管炎，好发于皮肤、胃肠道和肾脏
- 流行病学：男 > 女，儿童 > 成人，冬季 > 夏季
- 可能于上呼吸道感染（尤其是链球菌感染）或用药后发病
- 临床表现

    伸肌表面和臀部可触及的紫癜（先为远端）

    多关节痛（非致畸性）尤其是涉及臀部、膝和踝

    腹部绞痛伴或不伴消化道出血或肠套叠

    肾炎：由微量血尿和蛋白尿进展为急进性肾小球肾炎
- 诊断

    皮肤活检和免疫荧光法示：白细胞破碎性血管炎伴血管壁 IgA 和 C3 沉积；肾活检示：系膜 IgA 沉积
- 治疗：通常 4 周后自愈；单用糖皮质激素或联合 DMARD（合并肾病或病情严重患者）

结缔组织病相关性血管炎
- 小血管炎，与 RA、SLE 或干燥综合征相关
- 临床表现

    远端动脉炎：指（趾）缺血、网状青斑、可触及的紫癜、皮肤溃疡

    内脏动脉炎：心包炎和肠系膜缺血

    周围神经病
- 诊断：皮肤和腓肠神经活检、血管造影、肌电图；SLE 患者补体下降，RA 患者 RF 或抗 CCP 抗体阳性
- 治疗：糖皮质激素、环磷酰胺、MTX（其他 DMARD）

皮肤白细胞破碎性血管炎
- 最常见的血管炎类型；由免疫复合物沉积于毛细血管、小静脉和小动脉所

致的异质性临床综合征；包括过敏性血管炎

- 病因

  药物：青霉素、ASA、安非他明、左旋咪唑、噻嗪类、化疗药、疫苗

  感染：链球菌、葡萄球菌、心内膜炎、结核、肝炎

  恶性肿瘤（副肿瘤）

- 临床表现：接触致病因素后突发的可触及的紫癜发作和短暂的关节痛；内脏受累罕见但会很严重

- 诊断：ESR 下降，补体水平下降，嗜酸粒细胞增多；尿常规；皮肤活检示皮肤中无 IgA 沉积（与 HSP 区分开）的白细胞破碎性血管炎；若病因不清，考虑检测 ANCA、冷球蛋白、肝炎血清学、ANA、RF

- 治疗：消除致病因素 ± 糖皮质激素冲击

白塞病 (*Curr Rheum Opin*，2010，12：429)

- 系统性血管炎，可累及所有类型血管，与口腔和（或）生殖器溃疡相关

- 流行病学：常为年轻人（25 ~ 35 岁）；与 HLA-B51 相关，在旧丝绸之路流行率最高（土耳其，中东等亚洲国家）

- 分类标准（第 1 项 + ≥2 项其他标准，灵敏度 91%，特异度 96%；*Lancet*，1990，335：1078）

  1. 反复口腔溃疡（1 内至少发作≥3 次，常为主要表现）

  2. 反复生殖器溃疡（女性阴唇、男性阴囊）

  3. 眼病变：葡萄膜炎、巩膜炎、视网膜血管炎、视神经炎（可能影响视力）

  4. 皮肤病变：脓疱、丘疹、毛囊炎、结节性红斑（瘢痕形成）

  5. 针刺试验阳性（无菌针刺入前臂出现脓疱）（白种人不敏感）

- 其他临床表现：大多数复发但不是慢性的

  关节炎：轻度、对称性、非破坏性、涉及膝和踝

  神经系统：常涉及中脑实质；周围神经病变罕见

  血管性：浅表或深静脉血栓形成（25%）；动脉狭窄，闭塞和动脉瘤也可发生；血栓栓塞发生率低

- 诊断：ESR/CRP 升高；溃疡部拭子检查排除 HSV；溃疡活检无特异性，若有症状予眼底镜检查

- 治疗 (*Rheumatology*，2007，46：736；*Ann Rheum Dis*，2008，67：1656；*Ann Rheum Dis*，2009，68：1528)

皮肤黏膜

轻度：局部糖皮质激素、秋水仙碱（尤其是红斑结节）、氨苯砜、去甲肾上腺素（PDE-4 抑制剂）用于口腔溃疡和生殖器溃疡（*NEJM*，2015，372：1510）

严重：口服糖皮质激素、激素类似剂

关节炎：NSAID、秋水仙碱、糖皮质激素、激素类似剂

眼睛：局部和或全身性糖皮质激素 ± 激素类似剂

激素类似剂：AZA、抗 TNF 制剂、CYC（大血管和 CNS 疾病）、CsA、MTX、IFNα-2A，

静脉血栓形成：糖皮质激素和抗凝剂（若存在动脉瘤需慎重）

IgG4 相关性疾病

定义与病因（*NEJM*，2012，366：539；*Ann Rev Pathol*，2014，9：315）

- 几乎可累及周围所有器官的肿瘤样炎性病变
- 病因不清：可能与自身免疫相关；IgG4 抗体致病机制不清；患者可能存在特异反应性病史

临床表现（*Lancet*，2015，385：1460；*Arth Rheum*，2015，67：2466）

- 胰腺炎、主动脉炎、胆管炎、唾液腺炎、甲状腺炎、眼眶肌炎伴或不伴假性肿瘤、腹膜后纤维化常见
- 多种病变可同时或分别存在

诊断（*Ann Rheum Dis*，2015，74：1，14）

- 活检特异性组织病理学和免疫组织化学示：淋巴浆细胞浸润伴有显著 IgG4＋浆细胞浸润、纤维化、闭塞性静脉炎
- 血清 IgG4 升高（灵敏度 90%，特异度 60%）；诊断 GPA 无特异性，支气管扩张（Ann Rheum Dis，2014，74：14）

治疗（*Arth Rheum*，2015，67：1688）

- 泼尼松与利妥昔单抗（*Ann Rheum Dis*，2015，74：1171）

冷球蛋白血症

定义和分型（*Lancet*，2012，379：348；*Oncology*，2013，37：1098）

- 慢性免疫刺激和（或）淋巴细胞增殖产生的蛋白质，寒冷时沉淀，复温后重新溶解，此特征取决于其组成结构
- 冷球蛋白，即冷却时从血清和血浆中沉淀的蛋白质
- 与冷纤维蛋白血症相鉴别：仅从血浆中沉淀的蛋白质（如纤维蛋白、纤维蛋白原）；见于自身免疫性疾病、恶性肿瘤、感染；临床意义尚不清

冷球蛋白血症的分型

类型	Ⅰ型（单克隆）	Ⅱ型（混合型）	Ⅲ型（多克隆）
发病率	10%～15%	50%～60%	25%～30%
冷球蛋白类型	单克隆（常为 IgM 或 IgG）	多克隆 IgM 多克隆 IgG，RF 常阳性	多克隆 IgM 和 IgG
常见病因	浆细胞异化	感染、恶性肿瘤、自身免疫综合征	自身免疫综合征、感染
原发病临床表现	血流高黏度 ± 血栓→栓塞	免疫复合物介导的血管炎，多器官受累，也可无症状	免疫复合物介导的血管炎，多器官受累，也可无症状

病　因

- 血液系统疾病

  Ⅰ型：多发性骨髓瘤、意义不明的单克隆丙球蛋白病（MGUS）、Waldenström 巨球蛋白病、慢性淋巴细胞性白血病

  Ⅱ型：B 细胞淋巴瘤、实体器官恶性肿瘤

- 感染（Ⅱ型和Ⅲ型）：病毒［HCV（80% 以上患者 RNA 阳性）、HBV、HIV、HAV、EBV、CMV］、细菌（心内膜炎、链球菌等）、真菌（球孢子菌病等）、寄生虫（疟疾、阿米巴病）

- 自身免疫综合征（Ⅲ型 > Ⅱ型）：干燥综合征、SLE、RA、PAN

- 肾移植受体（*Clin Nephrol*，2008，69：239）

- 10% 为原发性（特发性）

病理生理

- Ⅰ型：微循环冷沉淀导致高黏血症和血管闭塞
- Ⅱ型/Ⅲ型：免疫复合物（IC）清除不足导致 IC 介导的血管炎症伴补体活化，进一步导致血管炎

临床表现

- 循环性冷球蛋白阳性的患者多无症状
- Ⅰ型：高黏血症（寒冷使症状恶化）：头痛、视力障碍、青斑、指（趾）缺血
- Ⅱ型/Ⅲ型：血管炎（症状与寒冷无关）

    "Meltzer 三联症"（紫癜、关节痛、乏力）见于 25%～30% 患者

    一般表现：乏力、低热

    皮肤（54%～80%）：下肢紫癜、网状青斑、腿部溃疡

    关节（44%～70%）：中小关节对称性、游走性关节痛

    肾（50%）：肾小球肾炎（蛋白尿、血尿、急性肾衰、高血压、水肿）

    神经系统（17%～60%）：周围神经病变（多发性神经病＞多发性单神经炎）

    血液系统：贫血、血小板减少症、B 细胞淋巴瘤的风险增加

    消化道（5%）：腹痛、肝脾肿大、肝功能异常

诊断方法

- √冷球蛋白阳性；送检时血液标本需全程 37℃ 恒温；过早冷却会导致冷球蛋白检测假阴性，RF 减少和补体下降
- Cryocrit 是冷球蛋白的定量检测，并不一定与疾病活动度平行一致
- 冷沉淀作用可导致自动全血细胞分析中的白细胞或血小板计数假性增高
- Ⅰ型：若血清黏度≥4.0 CPS，则有症状；补体水平正常
- Ⅱ型：C4 水平下降，C3 水平多样，ESR 升高，类风湿因子（RF）阳性

    所有混合型冷球蛋白血症患者，均应行 HCV、HBV 和 HIV 血清学检查

    受累组织活检：透明血栓；小血管血管炎与混合性炎症浸润；在紫癜性病变中白细胞破碎性血管炎

治疗（*Blood*，2012，119：5996；*Medicine*，2013，92：61）

- 治疗原发病：

    淋巴增生性疾病：化疗和（或）放疗

　　HCV：严重患者需抗病毒治疗或联合免疫抑制剂治疗（*NEJM*，2013，
　　369：1035）

　　结缔组织相关疾病：DMARD/糖皮质激素治疗或联合利妥昔单抗

- Ⅰ型：高黏血症时血浆交换；糖皮质激素、烷化剂、利妥昔单抗、化疗
- Ⅱ型：NSAID 用于控制肾功能正常的轻症患者

　　利妥昔单抗或环磷酰胺用于重要脏器受累患者。对于混合性冷球蛋白血症
　　患者，仅在病情严重、威胁生命时才应用血浆置换

淀粉样变性

正常器官组织中错误折叠的不溶性纤维蛋白

淀粉样变性的分类

类型	前体	病因	主要受累器官
AL（原发）最常见每年约 2000 例	单克隆 Ig 轻链	多发性骨髓瘤 轻链疾病（λ > κ）MGUS，WM	肾、心脏、消化道、神经、皮肤、肝、肺
AA（继发）	血清淀粉样蛋白 A	炎症：　RA、IBD、FMF 慢性感染：骨感染，结核	肾、消化道、肝、神经、皮肤
遗传性	甲状腺转运蛋白等	突变蛋白	神经、心脏
老年性	TTR 正常	正常蛋白；继发性老化	心脏、主动脉、消化道
Aβ$_2$M	β$_2$ 微球蛋白	透析相关性的 β$_2$（常由肾脏排泄）	骨骼肌肉
	β 淀粉样蛋白肽类激素	局部合成和转化	神经，内分泌

TTR：运送甲状腺素蛋白（前白蛋白）；摘自：*NEJM*，1997，337：898；*NEJM*，2003，349：583；*NEJM*，2007，356：2361

淀粉样变性的临床表现

受累系统	临床表现	淀粉样变性物质
肾脏	蛋白尿或肾病综合征 心肌病（限制性与扩张性）	AL、AA
心脏	直立性低血压，QRS 波幅降低，传导异常，房颤	AL、遗传性、老年性、器官特异性
胃肠	腹泻，吸收不良、蛋白丢失、溃疡、出血、梗阻，巨舌→发音、吞咽困难	累及全身淀粉样变的所有物质
神经系统	周围神经痛觉异常， 自主神经反应：阳痿、胃肠动力异常、血压下降、腕管综合征	AL、遗传性、器官特异性、$A\beta_2 M$
皮肤	蜡样丘疹、无瘙痒感、眶周瘀斑、挤压性紫癜（即微小创伤所致的皮肤出血）	AL
肝脏	肝大（常不伴功能异常） 脾大（常不伴白细胞减少或贫血）	累及全身淀粉样变的所有物质
内分泌系统	淀粉样物质沉积所致的激素分泌不足	器官特异性
骨骼肌肉	关节痛或关节炎（尤其是肩部）	AL、$A\beta_2 M$
肺	气道梗阻；胸腔积液	AL、AA
血液系统	X 因子缺乏	AL

诊　断

- 活检（腹部皮下脂肪垫、直肠或受累组织）：刚果红染色示苹果绿双折射；脂肪垫活检灵敏度 60% ~85%，特异度 90% ~100%

- 若怀疑 AL，需行血清免疫电泳法、尿免疫电泳法（与血清蛋白电泳法及尿蛋白电泳法相比灵敏度更高）和自由轻链检查，骨髓活检亦可检查

- 若怀疑肾脏受累，需行尿蛋白检测

- 若怀疑心脏受累，需行心电图（低电压、传导异常）、心脏超声（双心室增厚伴颗粒状强光点；心室壁增厚而不伴电压升高，灵敏度 75%，特异度

95%)、MRI

- 遗传性分型需行基因序列检查

淀粉样变性的治疗

AL	限制性参与：高剂量美法仑→auto HSCT（*NEJM*，2007，357：1083） 非HSCT候选（低剂量美法仑 + 地塞米松）或（环磷酰胺 + 硼替佐米 + 地塞米松）（*Blood*，2015，126：612） 复发：雷利度胺、沙利度胺或硼替佐米（*Blood*，2010，116：1990；*Blood*，2014，124：2498）
AA	原发性疾病治疗。秋水仙碱用于 FMF，特别是预防肾脏疾病 伊罗地塞用于肾脏疾病（*NEJM*，2007，356：2349） 生物制剂（阿那白滞素，妥珠单抗）用于免疫相关性疾病可能有效（*Arth Rheum*，2003，48：2019；*Clin Exp Rheumatol*，2015，33：46）
AT-TR	肝移植用于预防远蛋白质沉积（*Muscle Nerve*，2013，47：157） 小干扰 RNA 处于研究阶段（*NEJM*，2013，369：819；*JACC*，2015，66：2451）

- 目前研究认为：抗体通过抑制血清淀粉样蛋白 P 来清除淀粉样蛋白（*NEJM*，2015，373：1106）
- 心脏受累：利尿剂、止吐、CCB 和血管扩张剂；ICD 可能会起到预防作用
- 疾病晚期，可考虑心脏、肾脏和肝脏移植
- 中位生存期：AL 为 12~18 个月（心脏为约 6 个月）；AA 为 11 个月；其他疾病不定

9 神经内科

精神状态改变

意识/唤醒（定期唤醒并评估患者意识状态是很有必要的）

- 使用清醒/警觉→嗜睡→昏睡→昏迷等这些术语来简单描述患者对外部刺激（例如声音→强刺激）的反应是很有用的

- 昏迷：指对外部刺激没有反应，可根据格拉斯哥昏迷量表来评估程度。由上位脑干（如网状激活系统，丘脑）的局灶性病变或双侧大脑半球弥漫性功能障碍引起。例如：闭锁综合征，紧张症

- 注：意识水平未发生下降时也能出现思维内容的障碍（例如定向力障碍）

- 谵妄/急性意识模糊状态：注意力改变和意识模糊状态可以在几个小时到几天内进展，呈波动性并伴随认知功能改变（定向力障碍，记忆力衰退，知觉障碍）；有时还存在睡眠–觉醒周期混乱、自主神经功能紊乱、情感障碍

- 痴呆：认知功能障碍经过数月或数年时间逐渐加重，常常累及记忆力、语言和执行能力

导致反应低下的病因

原发性神经系统疾病（通常伴有局灶性体征）	全身性病因（尤其是高龄或既往有中枢神经系统损伤）
血管源性：缺血性脑卒中、颅内出血、静脉栓塞	心脏：心肌缺血、充血性心力衰竭、高血压脑病
癫痫发作：发作后状态，持续状态，非惊厥性	肺：↓PaO_2，↑$PaCO_2$
感染：脑膜炎、脑炎、脑脓肿	消化道：肝衰竭，↑NH_3
创伤性颅脑损伤/脑震荡颅内压增加：占位（血肿），脑积水，脑疝	肾：尿毒症，透析，Na^+↓或Na^+↑
	内分泌：血糖↓，糖尿病酮症酸中毒/非酮症性高血糖高渗性综合征，甲状腺功能减退，原发性肾上腺皮质功能减退

续表

暂时性全面性遗忘症	感染：肺炎，泌尿系感染，脓毒症
自身免疫性/副肿瘤性脑炎	高热和低热
神经元变性：晚期（如阿尔茨海默病）；或者快速进展性［如克－雅脑病（CJD）］痴呆	中毒或戒断反应：酒精、镇静剂、鸦片类、一氧化碳、抗胆碱能药
	精神病：紧张症

初始评估

- 病史（目击者提供发病情况和发病背景很重要）：暂时的前驱症状（如局灶性神经功能缺失，头痛，感染，疼痛，摔伤），内科疾病（如痴呆，癫痫，肿瘤，心脏情况，精神紧张，感染/免疫状态），是否有头部外伤史，正在服用的药物（如镇静剂，阿片类药物，抗凝剂，抗惊厥药，免疫抑制剂），以及药物或酒精的使用

- 全身查体：生命体征，颈强直（可见于脑膜炎或蛛网膜下腔出血，但在怀疑存在外伤或颈椎骨折时应避免颈部检查），呼吸模式（如陈－施呼吸），瘀斑，皮疹，头部创伤的体征（如乳突瘀斑，熊猫眼征，鼓室积血，脑脊液耳漏），扑翼样震颤，肝病体征，栓塞/心内膜炎，服用药物的迹象

- 神经系统查体（详见下表）：尽可能在未使用镇静药物/肌松药物的情况下进行，查找（神经功能缺失的）器质性原因（如卒中，脑疝），颅内压↑的症状和体征（如头痛，呕吐，视盘水肿，外展神经麻痹，单侧瞳孔散大，血压↑/心率↓，向下凝视）

反应性降低患者的神经系统查体

精神状态	唤醒（对不同程度刺激的行为反应，格拉斯哥昏迷评分）
脑神经	瞳孔：针尖样→阿片类中毒，桥脑损伤；居中及固定→中脑损伤；固定及散大→严重缺氧性脑病、脑疝，抗胆碱药物 眼外肌运动/前庭眼反射试验： 　　正常的眼头反射（"玩偶眼"）：正常情况下，眼球运动与头部运动反向（如果怀疑存在颈椎创伤时应避免做该项检查） 　　前庭冷热刺激（"冷水试验"）：在昏迷时，正常情况下为眼球缓慢移向灌水侧耳，然后迅速反向运动 　　角膜反射，对搔抓鼻部的面部运动反应 　　咽反射及咳嗽反射（必要时于气管插管下操作）
运动系统	肌肉张力，自主运动，上肢/下肢的屈曲/伸展，肌肉强度
感觉系统	对疼痛刺激的反应：有目的的运动 *vs.* 姿势反射
反射	深肌腱反射，巴宾斯基征，"三重"屈曲（疼痛刺激时出现踝、膝、髋屈曲→提示皮层功能缺失）

格拉斯哥昏迷评分（将上述3项分值相加计算评分）

睁眼反应	语言反应	肢体运动	分值
		可依指令动作	6
	说话有条理	对疼痛刺激定位反应	5
自然睁眼	言语错乱	对疼痛刺激屈曲反应	4
呼唤会睁眼	只能说出不适当的单字	去皮层强直	3
疼痛刺激睁眼	只能发出声音	去大脑强直	2
无任何反应	无任何反应 （插管=1T）	无任何反应	1

初始治疗

- 怀疑有颈部外伤时需要先行颈椎固定
- 予维生素 B_1 （100mg IV）→葡萄糖（50g IVP）（目的是防治韦尼克脑病）
- 怀疑阿片类中毒时：予纳洛酮 0.01mg/kg；支持治疗在几乎所有的中毒病例中都很重要
- 怀疑有颅内压↑±脑疝时：提高床头；渗透疗法可给予甘露醇或高渗盐脱水；↑过度通气；地塞米松减轻肿瘤水肿；考虑神经外科手术（减压？）

诊断性检查（*Continuum*，2011，17：967）

- 所有患者：全血细胞计数，电解质，BUN/Cr，毒物筛查，尿常规
- 基于临床怀疑：

    实验室检查：NH_3，TSH，皮质醇，B_{12}，动脉血气分析，ESR，抗核抗体，甲状腺过氧化物酶，甲状腺球蛋白，血培养

    影像学检查：头颅 CT，头颅 MRI；X 线片可排除颈椎骨折

    腰椎穿刺术：可排除外脑膜炎、蛛网膜下腔出血或非感染性炎症（例如，自身免疫性疾病）

    脑电图：可排除外非惊厥性癫痫发作、中毒性/代谢性脑病

谵妄的治疗（*Annals*，2011，154：746）

- 治疗潜在的急性疾病，消除诱发因素，提供支持性治疗
- 处理感觉和认知障碍（频繁重新定向检查等）
- 尽可能减少或预防感染/约束，去除非必要的静脉线路/导管
- 提升睡眠质量：减少噪音、夜间干扰；必要时使用镇静药

    药物：考虑抗精神病药；除非酒精戒断或癫痫发作，应避免使用苯二氮䓬类药物

缺氧性脑损伤（脑缺氧≥5min 即有脑损伤风险）

初始评估（*Circulation*，2010：S768）

- 神经系统查体：唤醒/言语，眼及其他脑神经，动作对疼痛刺激的反应
- 影像学检查：CT 在心搏骤停第 1 天内通常无改变，但若患者处于摔倒状态

或发生了头部创伤，则应在低温治疗前行影像学检查

低温诱导 (*Circulation*, 2015, 132: 2448)

- **适应证**：心搏骤停（非单纯呼吸停止）后昏迷（例如，对语言刺激无有意义的反应）<6h。低温诱导仅在室速/室颤中得到充分证实，但对于心脏停搏或无脉性电活动后也可以考虑低温诱导，或心搏骤停后6~12h也可考虑
- **禁忌证**：怀孕，使用升压药/支持治疗后循环系统仍然不稳定，其他原因造成的昏迷，持续性血氧↓
- **相对禁忌证**：严重头部外伤，凝血功能异常/活动性出血，近期大手术<14d，全身性感染/脓毒症
- **目标温度**：≥24h×32℃~36℃。早期研究显示目标温度32℃~34℃可获益，但近来研究结果显示36℃ *vs.* 33℃无差异（*NEJM*, 2013, 369: 2197）。目前仍然将目标温度设置为32℃~34℃，而对于存在积极降温适应证的患者可设置目标温度为36℃
- **方法**：输注冷盐水；冰袋冷敷头、颈部及躯干；冰毯；若条件允许可使用降温背心或血管内导管。达到目标体温<6h（但院前降温不能获益；*JAMA*, 2014, 311: 45）。自降温24h后开始复温（复温速度≤0.5℃/h）
- **并发症**

　　心律失常（心动过缓最常见）：严重心律失常或血流动力学不稳定时，复温

　　凝血功能异常（可予纤溶药物，GPⅡb/Ⅲa拮抗剂等）：√监测PT和PTT

　　感染：√降温过程中监测血培养

　　降温过程中警惕高血糖，复温过程中警惕低血糖：当血糖<200mg/dL时停用胰岛素

　　降温过程中警惕低血钾，复温过程中警惕高血钾：维持血钾在4~5mEq/L

后续评估

- **神经系统查体**：每日重点行昏迷查体。在缺氧性脑损伤<24h内和接受镇静治疗时，检查结果不可靠。患者需要脱离镇静剂足够的时间后再完成评估（根据使用剂量、治疗时间和患者的个体化代谢过程）
- **实验室检查**：每日检查全血细胞计数、PT/PTT，电解质。第1~3天查血清

NSE（神经元特异性烯醇酶）

- 影像学检查：心搏骤停 24h 后行 CT 平扫，若无异常可于第 3~5 天行 MRI
- 脑电图（EEG）：所有患者都应考虑以排除癫痫；复温过程中最大的风险
- 体感诱发电位（SSEP）：双侧皮层反应消失有助于提示预后不良；应在心脏停搏至少 48h 后（低体温者 72h 后）进行该项检查

预后（*Nat Rev Neuro*，2014，10：190）

- 对于心搏骤停的患者，存活率约 20%，存活患者中约 70% 有较好的长期预后
- 在低温治疗时代以前，总体预后不良的提示是仅在 72h 后患者出现无瞳孔和角膜反射且对疼痛刺激无反应时做出评估；或者 48h 后 SSEP 消失时做评估。在有低温治疗后，就无法确定之前那些评估是否还可靠
- 除此之外，预后需要综合判断，通过神经系统查体、年龄、并发症、辅助检查结果（血清 NSE、EEG、SSEP；影像学对预后判断作用不大）
- 当无法做出判断时，不妨等待更多时间（尤其对于年轻患者或者诱导低温治疗的患者）

癫痫发作

定义（*Epilepsia*，2014，55：475）

- 癫痫发作：由于神经元同步过度放电引起的一种短暂神经症状；可能是由可逆因素引起阈值降低从而导致癫痫发作，也或者是毫无原因
- 癫痫：非诱发性发作 ≥2 次，且间隔 >24h，或非诱发性发作 1 次后在接下来的 10 年内再次发作的概率 ≥60%
- 全面性发作（广泛累及全脑）

    强直 - 阵挛（大发作）：强直期（10~20s）为肌肉收缩（导致呼气呻吟、发绀、分泌旺盛、舌咬伤）→阵挛期（约 30s）为肌肉舒张和收缩交替

    失神（小发作）：暂时性意识丧失但能保持姿势性张力，通常是小孩

    肌阵挛（婴儿痉挛及青年肌阵挛性癫痫）：突然、短暂的肌肉收缩

- 局灶性发作（累及独立的脑区，提示局灶结构性损伤）

    无意识障碍：局灶运动性/自主神经性症状（以前称为"单纯性局灶性发作"），或者局灶性感觉性/精神症状（例如先兆）

伴有意识障碍：认知功能障碍（以前称为"复杂性局灶性发作"）

继发双侧性抽搐发作（以前称为"部分性继发全面性发作"）

- 癫痫持续状态：持续惊厥性癫痫发作≥5min，或者 >2 次癫痫发作间歇期脑病无好转；危及生命
- 非惊厥性癫痫持续状态：意识水平改变（从意识模糊到昏迷不等）而不伴有运动系统症状；诊断需依靠 EEG

鉴别诊断

晕厥（*Lancet Neurol*, 2006, 5：171）

特点	癫痫发作	晕厥
先兆	行为异常/自动症	出汗、恶心、隧道视觉
惊厥	持续时间不等	通常 <10s
发作后状态	存在；可以≥30min	无或者很短
其他征象	舌咬伤，失禁	皮肤苍白、湿冷

- 非癫痫性发作（即"精神性"）：可见头向一侧偏转，非对称性大幅度肢体运动，不伴意识障碍的全身抖动，以及非合适场合大喊或说话
- 其他：代谢性疾病（如酒精性黑矇，低血糖），偏头痛，短暂性脑缺血发作，暂时性全面性遗忘症，发作性睡病（猝倒），非癫痫性肌阵挛，抽搐，扑翼样震颤

癫痫发作的病因（因年龄而异）

- 不伴局灶性损伤：癫痫发作或癫痫综合征有遗传倾向；酒精戒断，毒品；药物（如 β-内酰胺类，安非他酮，曲马朵，甲硝唑，哌替啶，环孢素 A，抗抑郁药）

电解质（低钠血症）及其他代谢性疾病（如尿毒症，肝衰竭，低血糖）；

自身免疫性脑炎，特发性（约60%）

- 伴有局灶性损伤：肿瘤、创伤、卒中、硬膜下血肿、可逆性脑病综合征、颞叶内侧硬化症、局灶性皮层发育不良

临床表现

- 先兆（数秒至数分钟）：感觉异常、局灶性运动收缩、嗅/味觉异常、惊恐、人格解体、自主神经改变、自动症

- 发作期（数秒至数分钟）：头、眼、躯干或四肢强直和（或）痉挛性运动
- 发作后期（数分钟至数小时）：恢复过程缓慢，伴意识模糊、定向力障碍、困倦。可能合并局灶性神经功能缺失（Todd 麻痹）

临床评估

- 获取病史的关键在于区分癫痫发作与其他原因引起的暂时性意识丧失
    必须询问目击者。询问发作前的前驱症状，行为异常的类型及方式，包括头及目光偏移（凝视方向通常为病灶对侧），对外界刺激无应答
- 近期情况：疾病/发热，脑外伤，睡眠剥夺
- 个人病史：既往癫痫发作史或有家族病史，脑膜炎/脑炎，卒中史或脑外伤史
- 药物（新的或不合规定的）、酒精、毒品
- 全身体格检查：包括皮肤检查以明确有无导致癫痫的神经外胚层疾病（如神经纤维瘤病，结节性硬化）
- 神经系统查体：寻找局灶性定位体征→揭示基础结构异常

诊断性检查（*Neurology*，2007，69：1996）

- 实验室检查：全套电解质、BUN、Cr、血糖、肝功能检查、毒物筛查、血药浓度（如果使用丙戊酸，苯妥英钠；其他抗癫痫药物的话可能需要几天；左乙拉西坦很少做血药浓度测定，除非不符合规定使用?）
- 常规 EEG（约 30min）：有助于指导第一次非诱发性发作的治疗，因为可以确定再发的风险。注意：50% 癫痫患者发作期的 EEG 结果为正常，而且发作期癫痫样电活动（如棘波或尖波）也见于 2% 正常人群；睡眠剥夺和反复检查可以提高 EEG 的诊断效率
- 长程脑电图监测（数小时至数日）：有助于鉴别非惊厥性癫痫发作；视频脑电有助于非惊厥性癫痫发作的诊断
- MRI 可以排除结构异常；额叶及颞叶冠状位薄扫可提高敏感性
- 腰椎穿刺术（影像学已除外占位性病变）：怀疑脑膜炎（如发热，WBC↑，颈强直）或脑炎，以及所有 HIV 阳性的患者

治疗（*Neurology*，2015，84：1705；*Lancet*，2015，385：884）

- 治疗任何潜在的诱发因素，包括中枢神经系统感染、中毒、戒断等
- 抗癫痫药物（AED）：通常用于≥2 次非诱发性发作的患者，以及单次癫痫

发作后但有较高再发率的患者（详见下表），或者有基础结构异常的癫痫。一般通过去除引起癫痫发作的根本原因达到治疗目的；以下情况也考虑使用 AED：此次发作为癫痫持续状态，有神经系统定位体征，发作后出现 Todd 麻痹

- 第一次非诱发性发作后，评估再发风险和 AED 的风险。EEG、MRI 异常或者夜间癫痫发作会 ↑ 再发的风险。如果 EEG 及 MRI 正常→65% 患者 5 年内不会再次发作（*Lancet Neurol*, 2006, 5：317）
- 第一次非诱发性发作后立即应用 AED 治疗可以 ↓ 2 年内的再次发作风险，但并不能改善长期预后
- 如果选择 AED 治疗，则需要考虑发作类型、副作用、花费、药物清除途径（如果存在肝、肾功能不全）、致畸作用和药物相互作用
- 逐渐给药，密切监测
- 无癫痫发作（通常至少 1 年）且 EEG 正常者可考虑停药
- 美国各州法律对于持续多长时间无癫痫发作方可驾驶有相应规定

抗癫痫药物及其副作用

药名	平均每日剂量（mg）	常见副作用	
		全身性	神经系统（所有都有药物均有镇静作用）
卡马西平	400～1600	再生障碍性贫血、WBC ↓、皮疹、肝毒性、Na^+↓	复视、意识模糊、共济失调
乙琥胺	500～1500	皮疹、骨髓抑制	行为异常
加巴喷丁	900～3600	胃肠道不适、体重增加	眼震、共济失调
拉科酰胺	200～400	延长 PR 间期	头晕、复视
拉莫三嗪	100～300	皮疹（Stevens-Johnson 综合征）	震颤、头痛、视力模糊、失眠
左乙拉西坦	1000～3000	胃肠道不适（少见）	情绪不稳
奥卡西平	600～2400	Na^+↓，皮疹	复视、头晕
苯巴比妥	50～200	皮疹	认知迟缓
苯妥英钠	200～400	牙龈增生	头晕、共济失调

续表

托吡酯	100~400	体重↓、少汗、肾结石、青光眼、代谢性酸中毒	认知迟缓
丙戊酸	500~2500	肝毒性、NH_3↑、体重↑、脱发	震颤
唑尼沙胺	200~600	体重↓、少汗、肾结石	认知缓慢、疲乏

(*NEJM*, 2008, 359: 166; *Lancet Neurol*, 2011, 10: 446)

癫痫持续状态 (*Neurocrit Care*, 2012, 17: 3)

- ABC: 生命体征, 建立经口气道或气管插管。将患者置于半俯卧位以减少误吸风险。建立静脉通路, 予维生素 B_1、葡萄糖, 输注生理盐水
- 血糖、生化检查、血细胞分析、毒物筛查、乳酸、AED 血药浓度、头部 CT、腰椎穿刺术
- AED 常规剂量治疗前需要负荷剂量

癫痫持续状态的治疗

时间 (min)	抗癫痫药物	剂量方案	典型成人剂量
<5	劳拉西泮	0.1mg/kg IV	以2~4mg IV 连续推注, 最多可以 10mg IM
	或咪达唑仑	0.2mg/kg IM	
	或地西泮*	0.2mg/kg PR	
<10	苯妥英钠	20mg/kg	1~1.5g IV 超过 20min
	或磷苯妥英	20mg PE/kg	1~1.5g PE IV 超过 5~10min
	或丙戊酸	20~30mg/kg	5~10min
	或左乙拉西坦	1000mg	1~1.5g IV 超过 5~10min IV 超过 10~15min
<30~60	以下步骤需要气管插管、EEG 监测以及转入 ICU		
	全身麻醉: 持续予咪达唑仑、戊巴比妥或丙泊酚		

PE: 苯妥英钠等量单位。*: 当没有静脉通路以及肌注咪达唑仑存在禁忌时考虑地西泮灌肠

酒精戒断反应

病理生理

- 酒精（EtOH）是中枢系统抑制剂
- 慢性酒精摄入→对抑制性神经递质 GABA 不敏感
- 急性酒精戒断→中枢神经系统过度激活

临床表现

- 轻度戒断症状（末次饮酒 6～48h 后）：轻度焦虑、震颤、头痛
- 戒断性癫痫发作：通常于末次饮酒 48h 内发生；若未治疗，1/3→出现震颤性谵妄
- 酒精中毒性幻觉症：末次饮酒 12～48h 内出现单纯性幻觉（通常为幻视）
- 震颤性谵妄（DT）：定向力障碍、躁动不安、幻觉、HRR 及 BP↑、发热、出汗；末次饮酒 48～96h 内发生，持续 5～7d
- 仍需考虑其他诊断：中枢神经系统的感染或者出血、癫痫、药物过量、急性肝衰竭、消化道出血

酒精戒断状态评定量表（CIWA-Ar）

- 分别为以下 10 项打分，相加计算总分；每项具有 0～7 连续分值（除定向力仅 0～4 分）

CIWA-Ar 量表

分值	焦虑	躁动不安	震颤	头痛	定向力
0	无	无	无	无	良好
1		有些	看不见，但手指能感觉到	非常轻	不能做连续加法
2				轻度	时间定向力障碍≤2d
3				中度	时间定向力障碍>2d

续表

4	警戒	坐立不安	中度，伴手臂伸展	中重度	对人和地点定向力障碍
5				严重	n/a
6				非常严重	n/a
7	恐慌	踱来踱去或翻来覆去	重度	极其严重	n/a

分值	恶心呕吐	出汗	幻听	幻视	感觉障碍
0	无	无	无	无	无
1		手掌湿润	非常轻	非常轻的光过敏	非常轻的感觉异常
2			轻度	轻度光过敏	轻度感觉异常
3			中度	中度光过敏	中度感觉异常
4	间断伴干呕	汗滴形成	中重度	中重度幻视	中重度幻觉
5			严重	严重	严重
6			非常严重	非常严重	非常严重
7	持续	全身湿透	持续	持续	持续

分值：<8 分为无或有轻微戒断反应；8 ~ 15 分为轻度；16 ~ 20 分为中度；>20 分为重度

治疗（*NEJM*，2003，348：1786）

- 苯二氮䓬类（BDZ）
    药物：地西泮（代谢产物有活性，故为长效；戒断症状反复风险↓），劳拉西泮（半衰期短），氯氮卓，奥沙西泮（代谢产物无活性；肝硬化者适用）
    途径：静脉开始，过渡到口服
    剂量：起始剂量通常为地西泮 10 ~ 15mg IV q10 ~ 15min（或劳拉西泮 2 ~

4mg IV q15~20min）直至达合适的镇静，根据 CIWA-Ar 量表调整剂量，q1h 评估至分值 <8×8h，随后 q2h 评估 ×8h，若稳定则随后 q4h 评估（*JAMA*，1994，272：519）

- 若 BDZ 按需给药无效，考虑 BDZ 持续静滴，苯巴比妥或丙泊酚（气管插管）
- 避免使用 β 受体拮抗剂（可掩盖症状）
- 必要时采取机械束缚，直至达到药物镇静
- 必要时进行液体复苏；先予维生素 B_1 再输注葡萄糖，以防韦尼克脑病（共济失调、眼肌麻痹、短期记忆丧失）；补充 K^+、Mg^{2+}、PO_4^{3-}
- 预防：若无症状或仅有轻微症状（即 CIWA 评分 <8）但有长期大量饮酒史、戒断性癫痫发作史或 DT 史→氯氮卓 25~100mg（根据饮酒严重程度）q6h×24h，随后 25~50mg q6h×2d

卒 中

缺血性脑卒中

病 因

- 栓塞（约 70%）：动脉→动脉、心源性、反常性、隐源性（约 12% 合并房颤）
- 血栓（约 25%）：大血管（动脉粥样硬化）和小血管（"腔隙性梗死"，小动脉脂质透明变形，经常与 HTN、高脂血症及糖尿病相关）
- 其他：夹层、血管炎、血管痉挛、血栓前状态、低灌注、遗传性

临床表现

- 发病时间：栓塞→迅速起病；血栓→病程可有断续

血管源性卒中

动脉	功能缺失
ICA→眼动脉	黑矇（短暂性单眼失明）
ACA	偏瘫（下肢＞上肢）、意志缺失、尿失禁、原始反射
MCA	偏瘫（上肢及面部＞下肢）；同向偏盲；失语见于优势半球受损：上支→表达性；下支→感觉性 失用、偏侧忽略见于非优势半球受损
PCA	同向偏盲伴黄斑回避；失语但不伴书写困难；丘脑综合征，包括对侧偏身感觉障碍
椎动脉，PICA	Wallenberg 综合征＝同侧面部和对侧肢体麻痹、复视、构音障碍、同侧霍纳综合征、呃逆
基底动脉	瞳孔改变（中脑＝散大，脑桥＝针尖样）、长束征（四肢瘫痪和感觉缺失）、脑神经异常、小脑功能障碍。基底动脉尖→闭锁综合征
小脑动脉	眩晕、恶心/呕吐、复视、眼震、同侧肢体共济失调
腔隙性脑梗（小动脉）	5 个主要综合征：单纯偏瘫、单纯偏身感觉障碍、共济失调性偏瘫、构音障碍＋手笨拙、混合性运动感觉障碍

短暂性脑缺血发作（TIA）

- 脑缺血导致突然发生的局灶性神经功能障碍；影像学无梗死征象；症状持续＜24h（通常＜1h）
- 鉴别诊断：癫痫发作、偏头疼、低血糖、淀粉样变性、短暂性全面遗忘症、焦虑
- 是卒中的前兆，约 2% 在 1 周内发生（*NEJM*, 2016, 374：1533）。根据 ABCD^2 分层：年龄≥60 岁（+1）；BP≥140/90mmHg（+1）；单侧肢体无力（+2），不伴肢体无力的言语障碍（+1）；持续时间≥60min（+2）或 10～59min（+1）；糖尿病（+1）

查 体

- 全身查体：包括杂音、颈动脉及锁骨下动脉杂音、外周血管栓塞、心内膜

炎后遗症

- 神经系统查体：NIH 卒中量表（NIHSS）

急检项目

- 电解质、肌酐（相关对比）；血糖、CBC、凝血相关检查（排除溶栓适应证）
- 心肌标志物，12 导联 ECG，毒物筛查
- 急诊 CT：在溶栓治疗前除外脑出血（敏感性与 MRI 相当，但更快，而且更为广泛应用）

    早期征象：血管高密度影、灰白质分界缺失、水肿、岛带征

    症状开始的第 1h 内 CT 结果可以未见异常，对较小的卒中及脑干卒中敏感性差

    如果考虑血管内介入治疗时，可以行头部及颈部的 CT 血管造影

缺血性卒中的治疗（*JAMA*，2015，313：1451；*JAMA*，2015，314：1832）

- 溶栓治疗（IV）：tPA 0.9mg/kg（最大 90mg），其中 10% 于 1min 内推注，余量 1h 内输入
- 发作时间 4.5h 以内，无脑出血、无溶栓禁忌证（包括近期有或之前有脑出血；颅脑外伤或 3 个月内的脑卒中；颅内肿瘤，动静脉畸形或动脉瘤；近期颅脑/脊柱手术；活动性出血；不可压迫部位的动脉穿刺；↑BP；多叶梗死；PLT < 10 万，INR > 1.7，正在使用 Xa 拮抗剂，PTT > 40，血糖 < 50）时，考虑溶栓

    0 ~3h：功能恢复良好（很少残疾或没有残疾）的比例可达 12%，颅内出血比例约 5.8%，死亡率↓4%

    3 ~4.5h：功能恢复良好的比例可达 7.4%，颅内出血比例约 1.8%，无死亡率相关数据（注：试验研究排除了有卒中史和糖尿病的患者）

    0.6mg/kg（在亚洲人群中？首次试验）:？有效性略下降，但有 1/2 脑出血发生率（*NEJM*，2016，374：2313）

- BP：降到 < 185/110mmHg 时考虑溶栓；如果行溶栓治疗，需要控制 BP < 180/105mmHg×24h（考虑拉贝洛尔或者尼卡地平），否则保持 HTN，除非 > 220/120mmHg 或者出现症状；如果出现低血压症状，考虑用升压药
- 初始 24 ~48h 内开始抗血小板治疗；溶栓 24h 内避免抗凝；长期治疗详见

如下

- 脑水肿→脑疝：通常在大面积 MCA 后 1~5d 或小脑卒中时出现，年轻人的风险↑。缓解方法：床头抬高 >30°；甘露醇 ±23% 氯化钠。颅骨减压可使病死率↓（*Lancet Neurol*，2007，6：215）。向神经外科会诊咨询选择性的 MCA 和所有小脑卒中

- 血管内取栓术（*JACC Intv*，2016，9：307）：如果是前循环近端闭塞（大多数 MCA）和发病 6h 以内的，在 IV tPA 基础上额外行取栓术可使功能性独立↑71%，而且不增加脑出血风险和病死率（*NEJM*，2015，372：11，1009，2285，2296；*Lancet*，2016，387：1723）

查找病因/危险因素的检查

- 心脏：Holter 监测评估房颤（约 12% 存在；*NEJM*，2014，370：2467，2478；*NEJM*，2014，374：2065）；如果怀疑栓塞，超声心动图排除心脏血栓和瓣膜赘生物，发泡造影超声排除卵圆孔未闭/房间隔动脉瘤

- 血管成像：颈动脉多普勒超声（如果在急性评价未取得血管成像）

- 实验室检查：血脂、HbA1c、TSH、同型半胱氨酸、Lp（a）、高凝状态检查（如果 >65 岁或者不明原因的脑卒中；在抗凝前完善检查），ESR/CRP，如果存在全身性感染的征象时留取血培养

- 以下情况可行 MRI 检查：当卒中诊断不明确时（如后循环卒中），或判断卒中亚型、年龄、范围时

  DWI/ADC 成像 = 可发现早期缺血灶（数分钟到几天）

  T2 -FLAIR：数小时内呈现高信号，可持续数周；PWI 可区别不可逆的梗死区 *vs.* 缺血半暗带；如果解剖可疑，可行 T1 脂肪抑制成像（颈部血管）

卒中二级预防（*NEJM*，2012，366：1914）

- 抗血小板治疗：不同的药物都有相似的作用

  阿司匹林（ASA）↓病死率及卒中复发风险；对非栓塞性卒中与华法林相当（*NEJM*，2001，345：1444）

  氯吡格雷：勉强优于 ASA，轻度↑脑出血风险（*Lancet*，1996，；348：1329）

  替卡格雷：和 ASA 相比，缺血性脑卒中↓13%（*NEJM*，2016，375：35）

  氯吡格雷 + ASA（*vs.* 单独使用 ASA）：×90d 在小卒中/TIA 中→卒中风

险↓32%，不增加脑出血风险（*NEJM*，2013，369：11）；延长治疗不能增强效果及脑出血↑（*Lancet*，2004，364：331）

- 抗凝（AC）：以下情况考虑抗凝，如房颤（qv）、心肌梗死/反常性栓塞（除外细菌性心内膜炎），长节段的硬脑膜外夹层，高凝状态，伴随 TIA 的症状性颈动脉狭窄行颈动脉内膜剥脱术的围手术期

- 介于大面积卒中存在出血转化的风险先不采取抗凝，直到 2～4 周后再行抗凝治疗

- 长期收缩压目标控制在 120～139mmHg（*JAMA*，2011，306：2137）

- 他汀类：80mg 阿托伐他汀控制 LDL < 70 可以↓再发卒中风险（*NEJM*，2006，355：549）

- 氟西汀：? 应用 3 个月后可促进运动恢复（*Lancet Neurol*，2011，10：123）

- 吡格列酮：在卒中/TIA + 胰岛素抵抗的患者中，↓24% 卒中风险（*NEJM*，2016，374：1321）

- 颈动脉血管重建（*NEJM*，2013，369：1143）

    颈动脉内膜剥脱术（CEA）（如果手术并发症及死亡率≤6%）指征：

    有症状，狭窄 70%～99%（男性、年龄 > 75 岁、新发卒中≤2 周可↑获益）→↓65% 再发卒中，狭窄 50%～69% 可轻微获益（*NEJM*，1991，325：445；*Lancet*，2004，363：915）

    无症状，狭窄 70%～90%，年龄 < 79 岁：↓50% 再发卒中（*Lancet*，2004，363：1491；*Lancet*，2010，376：1074）

    颈动脉支架：和 CEA 相比，围手术期卒中风险↑（尤其老年人）及心肌梗死↓（但很多是无症状性），而后期卒中发生率相似（*NEJM*，2016，374：1011，1021；*Lancet*，2016，387：1305）

卵圆孔未闭（PFO；见于 27% 人群）（*NEJM*，2005，353：2361）

- ↑卒中风险：缺损≥4mm，静息状态下右→左分流，房间隔活动度↑，房间隔动脉瘤

- 当发生 PFO、卒中或 TIA 时：华法林并不优于 ASA（*Circ*，2002，105：2625），但存在高风险或有 DVT/PE 者可考虑使用。至今尚未有研究证实卵圆孔封闭是否可获益，小样本量显示有获益趋势

脑出血 （ICH）

根据出血部位分类

- 出血性卒中：脑实质出血（IPH），蛛网膜下腔出血（SAH）
- 其他脑出血：硬膜外血肿（EDH），硬膜下血肿（SDH）

病　因

- 动静脉畸形、动脉瘤、颅内静脉窦血栓→IPH 或者 SAH
- 高血压（基底节、小脑、脑干）、淀粉样血管病（脑叶）、肿瘤（尤其是合并黑色素瘤、肾细胞肿瘤、绒毛膜癌、甲状腺癌）→IPH
- 外伤→所有部位（注：严格来说外伤引起的 IPH 或 SAH 不属于卒中范畴）

临床表现（*Lancet Neurol*，2005，4：662；*BMJ*，2010，341：c5204）

- ↓意识水平，恶心/呕吐，进行性局灶神经功能障碍
- SAH：剧烈头痛，活动后发病；颈部疼痛/颈强直；意识丧失。EDH：中间清醒期

检查（*Acad Emerg Med*，2016．DOI：10.1111/acem.12984）

- 急诊头部 CT，如果怀疑血管来源时行血管造影（CT-A 或传统方法）
- ？如果 CT 无出血征象或者怀疑 SAH 时，行腰椎穿刺术（尽管腰穿阴性率 0.01）观察脑脊液是否为黄色
- 凝血功能（PT、PTT、INR）

治　疗

- 纠正凝血障碍（qv），目标 INR < 1.4，目标血小板 > 10 万。在抗血小板治疗的同时输注血小板不能获益（*Lancet*，2016，387：2605），？但如果存在脑出血范围扩大时可以考虑使用；尿崩症时使用醋酸去氨加压素（DDAVP）
- 用外周有创动脉监测严格控制血压，可滴注尼卡地平或拉贝洛尔。收缩压目标 160mmHg（*NEJM*，2013；368：2355&ATACH-2；*NEJM*，2016．DOI：

10. 1056/*NEJM*oa1603460）

- SAH：对于动脉瘤/动静脉畸形来说，血管栓塞术 *vs.* 血管夹闭术（取决于部位、并发症；*Lancet*，2015，385：691）；尼莫地平↓血管痉挛风险（监测 TCD），预防癫痫

- 外科手术：EDH；如果 SDH 的血肿 >1cm 或者迅速↑；对于 IPH 患者，无明显获益（*Lancet*，2013，382：397）

- 静脉窦血栓：开始抗凝治疗，必要时予控制颅内压↑及预防癫痫

肌无力和神经肌肉接头病

特征	上运动神经元	下运动神经元	神经肌肉接头	肌病
肌无力分布	上肢伸展肌，下肢收缩肌，髋外展肌肉	远端，节段性	眼睛，延髓，肢体近端	近端，对称性
萎缩	无	严重	无	轻度
肌束震颤	无	常见	无	无
肌张力	↑	↓	正常	正常或↓
深反射	↑	↓	正常	正常或↓
巴宾斯基征	阳性	阴性	阴性	阴性

肌无力和神经肌肉功能障碍

外周神经疾病

以表现为基础的病因

- 单神经病（1 根神经受损）：急性→外伤，慢性→卡压、压迫、DM、莱姆病。常见：正中神经（腕管综合征）；尺神经（在肘或腕）；腓总神经（习惯性跷二郎腿的膝部）；下肢股外侧皮神经（在腹股沟）

- 多发性单神经病（多个分离、非连续的神经轴索损伤）：血管炎综合征（如结节性多动脉炎，变态性肉芽肿性血管炎，韦氏肉芽肿，冷球蛋白血

症，SLE，RA，干燥综合征），DM，莱姆病，麻风病，HIV，遗传性压力易感性周围神经病；结节病，淋巴瘤，白血病

- 多发性神经病（多个对称的神经受损，通常为长度依赖型）。50% 为特发性

  自主神经症状：DM、乙醇、副肿瘤性、B_{12} 缺乏、淀粉样变、化疗、原发性自主神经功能异常

  疼痛（小纤维神经病变）：DM、乙醇、淀粉样变、化疗、重金属、卟啉症

  脱髓鞘性。急性：急性炎性脱髓鞘性多神经病（AIDP）= 吉兰 - 巴雷综合征（GBS）

  亚急性：药物（紫杉醇）、副肿瘤性

  慢性：特发性、DM、CIDP、甲状腺功能减退、中毒、副蛋白血症、遗传性

  轴索性。急性：急性运动轴索神经病（AMAN）、卟啉症、血管炎、尿毒症

  亚急性：DM、药物（顺铂、紫杉醇、长春新碱、INH、ddI）、乙醇、脓毒症、副肿瘤性

  慢性：DM、尿毒症、铅、砷、HIV、副蛋白血症、B_{12} 缺乏

临床表现

- 肌无力、肌束震颤、麻木、感觉异常（烧灼/麻木感）、异常性疼痛
- ± 自主神经功能障碍（直立性低血压、二便潴留/失禁、阳痿）
- 深肌腱反射减弱或消失（仅小纤维神经病变时可正常）

诊断性检查

- 远端对称性多发性神经病：CBC、电解质、BUN/Cr、Hb_{A1c}、B_{12}、TSH、ESR、SPEP + IF
- EMG&NCS（前 10 ~ 14d 或仅有小纤维神经病变时通常无变化）
- 根据病史和体格检查：肝功能、抗核抗体、抗 Ro/La、HIV、Cu、lyme 滴度、RPR、UA、UPEP + IF、ACE、ANCA、基因检测、重金属筛查、LP（AIDP，CIDP）、cryo、副肿瘤性面板
- 自主神经检查/皮肤活检（小纤维性），神经活检（多发性单神经病）
- 有神经根/丛病变可能时可查 MRI

神经性疼痛的药物治疗（*Lancet Neurol*，2015，14：162）

- 普瑞巴林，加巴喷丁，TCA（去甲替林、阿米替林），SNRI（度洛西汀、

文拉法辛）

- 二线用药：曲马朵，局部（利多卡因、辣椒素）；三线用药：阿片类，肉毒毒素 A

吉兰 – 巴雷综合征（GBS）

定义及流行病学（*Nat Rev Neurol*，2014，10：469）

- 急性炎性脱髓鞘性多神经根神经病（AIDP）（60%～80%）；急性运动轴索神经病（AMAN，7%～30%；不伴有感觉缺失；与抗 GM1、GD1a 抗体有关）；米 – 费综合征（眼肌麻痹、共济失调；与抗 GQ1b 抗体有关）
- 发病率（1～2）/10 万，最常见的急性/亚急性瘫痪
- 诱因（60%）：病毒感染（CMV、EBV、HIV）、上呼吸道感染（支原体）、胃肠炎（弯曲杆菌）、莱姆病、疫苗（目前尚未证实有风险）、手术

临床表现（*Lancet*，2016，388：717）

- 疼痛（55%～90%），末梢感觉迟钝、麻木通常为首发症状，常见后背疼
- 数小时至数日内进展的对称性四肢瘫痪，1～4 周后稳定
- 反射减弱继而消失。<10% 有反射表现，但所有都会在病程中进展为反射减弱或消失。少数 AMAN 可以始终保持反射
- 25% 出现呼吸衰竭需要机械通气；60% 出现自主神经功能障碍、心律失常

诊断性检查（最初数日内的结果可能为正常）

- 腰椎穿刺术：64% 的患者可见蛋白 – 细胞分离 = 蛋白↑而无细胞增多（<10WBC）。1/2 的患者在症状出现第 1 周内蛋白↑，3/4 的患者第 3 周时出现。如果 WBC >50 则不考虑 GBS
- EMG 和 NCS：神经传导速度↓及传导阻滞；前 2 周可以为正常
- FVC 和 NIF：评估呼吸衰竭风险（不能依靠 PaO_2 或 SaO_2）

治疗

- 血浆置换或等同效果的 IVIg（*Neuro*，2012，78：1009）；类固醇并无益
- 如果进展迅速或呼吸衰竭时，予支持治疗并进入 ICU 监测
- 注意自主神经功能障碍：血压不稳定、心律失常（心电监护）
- 多数在 1 年内恢复至基线水平；死亡率 3%～5%。后遗症：疼痛、疲劳

重症肌无力（MG）

定义及流行病学（*Lancet Neurol*，2015，14：1023）

- 一种自身免疫性疾病，产生的自身抗体拮抗乙酰胆碱受体（AChR，80%）、肌肉特异性激酶（MusK，4%）、脂蛋白相关蛋白 4（LRP4，2%），或者其他神经肌肉接头蛋白
- 患病率：1/7500；各年龄均可患病，高峰为 20～30 岁（女性），60～70 岁（男性）
- 15% 的 AchR MG 与胸腺瘤有关；30% 的胸腺瘤患者合并 AchR 型 MG

临床表现

- 肌无力伴易疲劳（反复用力加重，休息缓解）
- 早期是颅部肌肉受累→60% 最初表现为眼外肌受累（眼睑下垂，复视）；20% 仅有眼外肌受累症状；15% 出现延髓性麻痹（咀嚼困难，构音障碍，吞咽困难）；晚期常进展为全身肌肉无力
- 肢体无力近端＞远端；深反射正常；轻微/无肌肉萎缩
- MusK 型 MG（女性＞＞男性）：大多数为颅部肌肉/延髓、颈部、呼吸肌无力
- LRP4 型 MG：大多数为动眼神经及四肢肌无力，极少发生呼吸衰竭
- 应激可诱发加重，如 URI、手术、怀孕或产后、药物（如氨基糖苷类、大环内酯类、氟喹诺酮类、普鲁卡因胺、D - 青霉胺）。泼尼松可导致急性加重
- 肌无力危象 = 疾病加重→需要呼吸机辅助通气治疗
- 胆碱能危象 = 由抗 AChE 药物过度治疗导致的肌无力；可有唾液分泌过多、腹绞痛和腹泻；正常剂量很少引起

诊断性检查

- 床旁：眼睑下垂或向上凝视＞45s；冰袋敷眼 2～5min 后眼睑下垂改善，灵敏度 77%，特异度 98%
- 新斯的明试验：肌力暂时↑；可有假阳性或假阴性；试验前先予阿托品
- EMG：重复神经电刺激波幅↓（*vs.* 波幅↑见于兰伯特 - 伊顿综合征）

- 抗 AchR 抗体：灵敏度 80%，眼肌型仅 50%；特异度 >90%；肌肉特异性受体酪氨酸激酶（MuSK）抗体，AchR 调节抗体
- 胸部 CT 或 MRI 可以评估胸腺（65% 胸腺增生，10% 胸腺瘤）

治 疗

- 有胸腺瘤者切除胸腺；胸腺瘤术后多达 85% 可改善
- 胆碱酯酶抑制剂（如溴吡斯的明）大多数可快速起效（30~60min 起效）对 MusK 型 MG 效果差；副作用：胆碱酯酶刺激症状（心动过缓，腹泻，流涎）
- 免疫抑制剂：泼尼松（数周起效）+硫唑嘌呤（6~15 个月起效）如果没有反应：麦考酚酯，利妥昔单抗，MTZ，环孢素 A
- 肌无力危象：治疗诱因；若怀疑胆碱能危象，考虑停用抗 AChE 药物。IVIg 或血浆置换；如果没有反应，可使用大剂量糖皮质激素（但警惕用药初期加重）。进展迅速或者严重时进入 ICU（监测 FVC、NIF）

肌肉疾病

病 因

- 遗传性：Duchenne 型肌营养不良、Becker 型肌营养不良、肢带型、肌阵挛性、代谢性、线粒体肌病
- 内分泌：甲状腺功能亢进或减退、库欣综合征
- 中毒：他汀类、贝特类、糖皮质激素（危重病肌病）、齐多夫定、酒精、可卡因、抗疟药、秋水仙碱、青霉胺
- 感染：HIV、HTLV-1、旋毛虫、弓形虫
- 炎症（见风湿病章节）：多肌炎、皮肌炎、包涵体肌炎

临床症状

- 进行性或发作性肌无力（非疲劳）
- 常为对称性无力，近端 >远端（上下楼梯、从坐位到站立）
- ±肌肉疼痛（但并不显著或频繁），痉挛，肌强直（松弛功能受损）
- 可发生假性肥大（肌营养不良）或轻度肌萎缩
- 相关器官功能障碍：心脏（心律不齐，CHF），肺（ILD），特征变形

诊断性检查

- CK、醛缩酶、LDH、电解质、ALT/AST、PTH、TSH、ESR、HIV
- 自身抗体（抗 Jo1、抗合成酶、抗 Mi‐2、抗 SRP、ANA、RF）
- EMG/NCS：波幅低、多相波增多伴早募集、± 束颤电位
- 肌肉活检、分子基因检测（有指征时）

头 痛

原发性头痛综合征（国际头痛协会分类）

- 紧张型头痛：双侧、轻中度的压力样疼痛，非搏动样或体力活动后加重。有畏光或畏声，无恶心/呕吐。与颈部/头部肌筋膜敏感性有关。诱因：应激、睡眠剥夺、脱水、饥饿。治疗：发作时，NSAID、对乙酰氨基酚（药物治疗头痛滥用的风险）；慢性时，三环类抗抑郁药（TCA）
- 丛集性头痛和其他三叉神经痛（TAC）(*Continuum*，2015，21：1041)

    特征是单侧流涕、流泪/结膜充血、缩瞳/上眼睑下垂、眼睑水肿、发汗、眼眶周围短暂头痛、按持续时间不同区分

    丛集性头痛：男 > 女，单侧眼眶周围疼痛、躁动、发作持续 15min 至 3h，酒精可加重

    预防：CCB（维拉帕米）。治疗：通过非再吸入性面罩高流量 O_2 吸入，5‐羟色胺受体激动药 IN/SC

    阵发性偏头痛：与丛集性头痛相似，但女 > 男，发作 2～30min。治疗：吲哚美辛

    偏头痛持续状态：女 > 男，冰镐般的疼痛持续 > 3 个月。治疗：吲哚美辛

    短暂性单侧神经痛性头痛（SUNA/SUNCT）：男 > 女，刺痛、电流样疼痛，5s 至 4min，可多达每天 200 次以上。治疗：拉莫三嗪，加巴喷丁，托吡酯

    偏头痛：详见下表

继发性头痛的原因

- 创伤：撞击后、SAH、SDH、颅脑术后
- ↑ICP：占位（肿瘤、脓肿、血管畸形、ICH）、脑积水、特发性颅内高压（假性脑瘤）、高原相关性脑水肿
- ↓ICP：腰椎穿刺术后头痛（尤其后循环）、脑脊液漏/硬脑膜撕裂，过度

引流

- 血管原因：卒中（尤其后循环）、夹层、血管炎（包括颞动脉炎）、可逆性脑血管收缩综合征（RCVS）、ICH、静脉窦血栓
- 脑膜刺激：脑膜炎、SAH
- 颅外原因：鼻窦炎、颞下颌关节综合征、青光眼
- 全身性原因：缺氧、高碳酸血症、透析性头痛、高血压、低血糖、↓TSH
- 药物过量使用（镇痛药）、停药（咖啡因，阿片类，雌激素）

临床评估（*JAMA*，2006，296：1274；*JAMA*，2013，310：1248）

- 病史：发病（突然 *vs.* 逐渐加重）、性质、程度、部位、持续时间、诱因、缓解因素、定位体征、生理激素（月经）、创伤史，伴随症状（视觉改变，飞蚊症，恶心/呕吐，畏光，神经系统定位症状）
- 药物（镇痛药），药物滥用（阿片类、咖啡因）
- 全身查体和神经系统查体（眼底检查，视野检查）
- 警示征象（提示应行神经影像学检查）

  突然爆发（血管性）；"所经历过最疼的"（SAH，RCVS）；脑膜炎（SAH，感染性）

  体位：平躺 > 站立（↑ICP）；恶心/呕吐（↑ICP；偏头痛）

  视力症状：复视、模糊、视敏度↓（巨细胞动脉炎，青光眼，↑ICP）；眼痛（青光眼，三叉神经痛）

  异常神经检查（偏头痛的病变结构、部位）；意识↓（±发热）：感染、ICH、年龄 > 50 岁；免疫抑制（CNS 感染、PRES）

- 如果？SAH 要行腰椎穿刺术（√黄色脑脊液），特发性颅内高压（√开放性压力）；首选影像学检查

偏头痛

流行病学

见于 15% 女性和 6% 男性；通常 30 岁前发病

定义及临床表现

- 无先兆的偏头痛（最常见）：≥5 次发作持续 4 ~ 72h，同时合并（a）恶心/呕吐或畏光、畏声，以及（b）以下 ≥2 条：单侧、搏动性头痛、中重

度强度、常规活动可加重

- 有先兆的偏头痛：≥2 次发作合并。①先兆定义为≥1 次完全可逆性症状：视觉改变（闪烁点、视力丧失）、感觉症状（感觉异常、麻木）、言语障碍；②单侧症状加重≥5min 但≤60min；③先兆发生 60min 内的头痛
- 先兆发生可能不合并头痛（"非头痛性偏头痛"），必须除外 TIA/卒中（尤其是突然迅速发作的）
- 如果运动无力，需考虑"散发性偏瘫性偏头痛"：先兆为完全可逆性运动无力长达 24h，同样合并视觉和感觉先兆 + 典型的偏头痛性头痛
- 诱因：应激、饥饿、食物（奶酪、巧克力）、食品添加剂（味精）、疲劳、酒精、月经、运动

治疗（*Cephalalgia*，2015，35：271）

- 急性发作期治疗：在偏头痛发作早期，给予 5-HT$_1$ 激动剂（"曲坦"）有效果。禁忌是有运动先兆、冠心病（CAD）、既往卒中。也可以考虑使用对乙酰氨基酚、咖啡因、NSAID、类固醇

  静脉选择包括 Mg、甲氧氯普胺、丙氯拉嗪、丙戊酸盐、双氢麦角碱（如果 CAD、近期使用曲坦时慎用）。避免丁巴比妥、阿片类
- 预防：丙戊酸钠、托吡酯、β 受体阻滞剂、TCA、蜂斗菜素、NSAID、Mg、核黄素（*Neurology*，2012，78：1337，1346）

背部与脊髓疾病

腰背痛的鉴别诊断

- 肌肉骨骼：包括脊柱（椎体、小关节）、椎旁肌肉及韧带、骶髂关节、髋关节。脊柱滑脱、椎体骨折、OA、炎性脊柱关节炎（RA，强直性脊柱炎，反应性关节炎，银屑病关节炎）、肌肉韧带"劳损"、肌筋膜痛综合征、大粗隆滑囊炎
- 脊髓（脊髓病）/神经根（神经根病）

  退行性/外伤性：椎间盘突出、椎间孔及椎管狭窄、脊柱滑脱

  肿瘤性：肺、乳腺、前列腺、RCC、甲状腺、结肠、多发性骨髓瘤、淋巴瘤

  感染性（见"感染内科"章节）：骨髓炎、硬膜外脓肿、带状疱疹、莱

姆病、CMV、HIV

- 内脏疾病牵涉痛：

  GI：PUD、胆石症、胰腺炎、胰腺癌

  GU：肾盂肾炎、肾结石、膀胱或卵巢肿瘤、输卵管炎

  血管：主动脉夹层、主动脉瘤渗漏

初始评估

- 病史：部位、放射、外伤史、体重下降、肿瘤史、发热、免疫抑制、神经系统症状、鞍状阻滞麻醉、失禁、尿潴留、静脉药物使用
- 全身查体：局部压痛、活动度、感染或肿瘤体征、椎旁压痛或肌肉骨骼肌痉挛
- 神经根病体征（沿肢体放射性尖锐/刀割样疼痛）

  Spurling 征（颈神经根病）：头后仰，转向患侧，下压头部，产生根性疼痛；灵敏度 30%，特异度 93%

  直腿抬高试验（坐骨神经痛或腰骶神经根病）：抬高 30°～70°时产生根性疼痛；患侧：灵敏度 92%，特异度 28%；交叉（对侧腿抬起）：灵敏度 28%，特异度 90%

  Patrick/FABER 试验（骶髂关节综合征）：髋关节外转时剧烈疼痛；灵敏度 70%，特异度 100%

  腰椎间盘狭窄导致神经源性跛行（详见下表）

- 神经系统查体：完整的运动（包括括约肌张力）、感觉（包括会阴区）、反射包括球海绵体、肛门（S4）和提睾肌（L2）检查
- 警告：上运动神经元体征（反射亢进，巴宾斯基征阳性），马尾或脊髓圆锥综合征（鞍状阻滞麻醉、直肠或膀胱功能障碍、肠鸣音减少、骶神经反射丧失）
- 实验室检查（根据所考虑的诊断）：CBC、ESR、Ca^{2+}、PO_4^{3+}、CSF
- 神经影像学：对非放射痛患者价值较低，假阳性率高（可有偶然发现的椎关节病变）
- 根据所考虑的诊断：X 线片、CT 或 CT 脊髓造影、MRI、骨扫描
- EMG/NCS：可能对于鉴别神经根/丛病和外周神经病有价值

脊髓压迫

临床表现

- 急性：软瘫和反射消失（"脊髓休克"）
- 亚急性－慢性：痉挛性截瘫和反射亢进
- 下肢后柱功能障碍（振动觉和本体感觉丧失）
- 损伤平面以下感觉丧失
- 巴宾斯基征阳性 ± 踝阵挛

评估和治疗

- 对所有外伤患者予脊柱固定（颈托，脊柱板）
- 急诊 MRI（临床判断脊髓损伤平面及以上，平扫及增强）或 CT 脊髓造影
- 立即神经外科和（或）神经科会诊
- 肿瘤转移所致者行急诊放疗 ± 手术减压
- 根据病因考虑使用大剂量类固醇
- 肿瘤：地塞米松 16mg/d IV（通常 4mg，每 6h 一次），经过数周逐渐减量
- 外伤：甲泼尼龙 15min 内 30mg/kg IV，随后 5.4mg/(kg·h) ×24h（如果在受伤 3h 内开始），或者 ×48h（如果在受伤 3 ~ 8h 内开始）（*Cochrane*，2012：CD001046）

神经根压迫

临床表现

- 神经根性疼痛，活动后加重（尤其是弯腰，腰部用力，咳嗽），平躺可缓解
- 坐骨神经痛 = 根性疼痛从臀部放射至小腿外侧，常至膝盖或腓肠区外侧 ± 向足外侧放射的麻木及感觉异常。因神经根、神经丛或坐骨神经压迫导致

椎间盘突出：神经根型颈椎病和腰椎病

椎间盘	神经根	疼痛/感觉异常	感觉减退	肌力减退	腱反射减退
$C_4 \sim C_5$	C_5	颈、肩、上臂上部	肩、上臂外侧	三角肌、肱二头肌、冈下肌	肱二头肌
$C_5 \sim C_6$	C_6	颈、肩、上臂外侧、前臂桡侧、大拇指、示指	上臂桡侧、大拇指、示指	肱二头肌、肱桡肌	肱二头肌、肱桡肌、旋后肌
$C_6 \sim C_7$	C_7	颈、上臂外侧、无名指、示指	示指、中指	肱三头肌、尺侧腕伸肌	肱三头肌、旋后肌
$C_7 \sim T_1$	C_8	前臂尺侧、手	无名指尺侧、小指	手固有肌群、指伸屈肌	屈指
$L_3 \sim L_4$	L_4	股前侧、胫内侧	小腿前内侧、足内侧	股四头肌	膝反射
$L_4 \sim L_5$	L_5	股及腓肠区外侧、足背侧、大脚趾	腓肠区、大脚趾外侧	足背屈、内外翻肌群	内侧腘绳肌
$L_5 \sim S_1$	S_1	股后侧、腓肠区后外侧、足外侧	足外侧、脚趾、足底	腓肠肌	跟腱反射

注：腰椎间盘突出通常会压迫其从椎体下发出的神经根

神经源性跛行 *vs.* 血管源性跛行

特征	神经源性跛行	血管源性跛行
原因	腰椎管狭窄（伴神经根受压）	外周血管疾病（伴肢体缺血）
疼痛	腰背/臀部神经根性疼痛，沿小腿向下放射	小腿绞痛，腓肠区最常见；沿小腿向上放射
加重因素	步行或站立、过伸或俯卧位	步行，骑车

续表

缓解因素	向前弯腰、坐位	休息（站立或坐位）
其他症状	麻木/感觉异常	肢体苍白、发凉
查体	±局灶肌力减退、↓腱反射、↓腰椎后伸度、可触及脉搏	脉搏减弱/消失（足背动脉/胫后动脉）、苍白
诊断性检查	腰椎 MRI、CT 脊髓造影（如果没有 MRI）、EMG/NCS	动脉多普勒超声、踝肱指数（ABI）、动脉造影
治疗	理疗（屈曲运动锻炼）、NSAID、激素注射（ESI）、手术（其他治疗无效时）	改善血管危险因素、康复训练、抗血小板治疗、血管重建

注：二者症状有重叠，也可能同时存在，因此诊断有时很困难（*NEJM*，2007，356：1241；*NEJM*，2008，358：818）

神经根压迫的治疗（*NEJM*，2016，374：1763）

- 保守：避免弯腰/举重物；软颈托（神经根型颈椎病）；NSAID；肌松药；神经性疼痛治疗（详见"外周神经病"）；理疗
- 脊椎硬膜外激素注射（ESI）：对于顽固的根性疼痛，可短期、有限程度地减轻（*Pain*，2013，154：2249）
- 手术：脊髓压迫或马尾综合征；运动障碍进行性加重；二便功能障碍；保守治疗 3 个月后仍然无效（*NEJM*，2007，356：2245）

10 会 诊

外科问题

腹痛
内脏痛

解剖分区	脏器	疼痛相关区域
前段	食管、十二指肠	上腹部
中段	空肠至横结肠	中腹部
后段	横结肠至直肠	下腹部

胰腺炎及肾结石产生的疼痛通常放射至后背

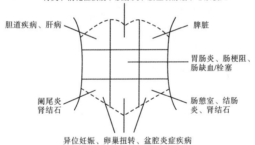

图 10-1 基于腹痛部位的病因

初始评估

- 病史：疼痛发作特点、部位、加重或缓解因素
- 相关症状：发热/寒战、恶心/呕吐、排便习惯改变（腹泻/便秘、粪便形状或颜色、便血、黑便）、黄疸、尿色改变、体重改变、女性月经史
- 既往病史：先前切口或腹部手术史；产科/妇科病史
- 查体：生命体征；体位；完整的腹部查体以发现腹膜炎体征，包括压痛、反跳痛及肌紧张，叩诊/触诊引起疼痛；疝的体征；直肠/骨盆

598

- 实验室检查：全血细胞计数、电解质、肝功能检查、淀粉酶/脂肪酶、妊娠试验
- 影像学检查：根据怀疑的病因选择检查项目，包括右上象限部位行超声检查胆囊/肝脏疾病，KUB（腹部立位平片）检查肠梗阻、CT检查胰腺炎或肠道疾病。但对于重症患者，不能因为等待影像学检查而推迟复苏治疗及外科会诊

急腹症

定　义
- 急性发作的腹痛，需要外科急诊手术治疗

病　因
- 穿孔粘连→腹膜炎（溃疡穿孔，复杂憩室炎，外伤）
- 腹腔内出血
- 肠梗阻（既往手术部位粘连，恶性肿瘤，疝）
- 鉴别诊断：严重胰腺炎可能类似于腹膜炎；肾绞痛可引起严重腹痛但无腹壁紧张

初始评估
- 上述的病史和查体
- 上述的实验室检查，加上PT/INR、PTT、类型、筛查
- 影像学检查：KUB（上行），或者稳定时行腹部CT/骨盆静脉造影（如果怀疑梗阻IV/PO）

初始处理
- 针对怀疑的急腹症立即请外科会诊
- 禁食水，开始静脉输液（NS或LR）
- 如果怀疑穿孔使用广谱抗生素

急 症

急性肢体缺血（详见"外周动脉性疾病"）

- 定义：突然灌注↓导致肢体缺血坏死风险
- 评估：血管详细检查；CT造影或动脉造影
- 初始处理：针对栓塞或血栓形成行抗凝治疗；立即请外科会诊

骨筋膜室综合征（*Clin Orthop Relat Res*，2010，468：940）

- 定义：室内间隔压力↑伴小血管压迫闭塞→静水压↑导致室内间隔压力进一步升高
- 病因：骨科（骨折）、血管（缺血再灌注损伤）、医源性（例如抗凝患者的血管损伤）、软组织损伤（例如长时间肢体受压）
- 临床表现：疼痛，尤其在被动运动时；室间隔肿胀，感觉异常，皮肤苍白，脉搏消失，麻痹（晚期）
- 评估：外科评估室间隔内压力；室间隔内压力 >30 或舒张时和室间隔内压力相差 >10~30 即可被诊断
- 治疗：筋膜切开术

外科置管、引流、伤口

气管切开（*Otolaryngol Head Neck Surg*，2013，148：6）

- 通常是套管，其形成紧密密封以保证通气
- 说话瓣膜（例如Passy-Muir）：单向阀允许气流通过导管进入，但通过声带周围的导管呼出（注：气囊不能充气）
- 首次常规套管应在术后经皮置管约10d后更换；外科手术放置的导管可以术后 >5d 再更换。第一次更换套管应该在有经验的医师监督下完成
- 意外脱出：从上方插管（如果气道/机械通气气道，解剖上允许）
- 在7d内置入：紧急请外科会诊
- 置入 >7d：用相似尺寸或更小的导管替换

胸腔引流管（*Eur J Cardiothorac Surg*，2011，40：291）

- 置入引流管的目的为治疗气胸、胸部外伤或胸腔术后排空胸腔气体/液体范

围可从小（8～10Fr用于自发性气胸）到大（28～32Fr用于肺切除术后）

- 连接 3 室胸腔引流系统：

　　第一：收集胸腔积液

　　第二：水封室用于允许空气在呼气时从胸膜腔内出去，并防止空气进入

　　第三：抽引调节室，可以调节吸入至胸膜腔的抽吸力

- 监测引流及气体溢出情况（在水封室中冒泡）

- 移除引流装置取决于每日引流量及气体溢出情况

- 如果引流管意外脱出，则应完全移除引流管并立即敷料闭合包扎（例如用 4cm×4cm 透明伤口敷料或丝带覆盖）。急诊胸部 X 线检查；如果仍有气胸则需要重新置管

胃造瘘/空肠造瘘管（*Paediatr Child Health*，2011，16：281）

- 因鼻饲饮食、补液及给药置入

- 需在皮肤上固定好以防止意外脱出

- 为了建立健全的胃肠道功能，至少≥6～8 周不能拔除

- 管堵塞后可用冲洗剂清洗，例如碳酸水、肉嫩化剂和胰酶；每次给药前后冲洗、持续鼻饲喂食期间每 4～6h 进行一次冲洗可以减少堵塞

- 意外脱出：立即置入相似型号或略小的 Foley 导管，以防止造瘘口闭塞。替换导管后可以通过 X 线透视确定

缝合线/皮钉的拆除

- 应该由外科会诊来操作；拆除时间取决于切口的部位

- 如果在拆线过程中发现切口裂开，则不应将其拆除

- 拆除后，应使用 Steri-Strips（免缝胶布）以帮助切口对合

溃疡性褥疮（*J Wound Ostomy Continence Nurs*，2012，39：3）

- 褥疮发生在反复暴露于受压的依赖区（通常是骶骨、脚后跟）

- 危险因素：静止不活动、营养状态差

- Ⅰ期（指压不变白的红肿）；Ⅱ期（部分增厚）；Ⅲ期（全层皮肤缺损）；Ⅳ期（全层组织缺损）

- 治疗：避免受压，气垫床，用枕头和（或）支撑物

- 对破溃处坏死或感染组织行清创术需要请外科会诊，一旦对严重破溃处清创，可能还需要进行整形重建手术

● 采用切口真空（负压真空敷料）治疗可加速愈合

最大限度利用外科会诊

● 对于重病患，尽早请外科会诊，而不要等待实验室或影像学检查结果
● 如果有手术可能，先让患者禁食水，开始予静脉输液、√凝血功能、血型和筛查
● 相应级别的医师了解和查看患者后请会诊

产科/妇科问题

阴道流血

外阴、阴道、子宫颈或上生殖道（子宫）异常出血

病　因
● 绝经前
　　未怀孕：月经、功能性子宫出血（月经过多）、平滑肌瘤、息肉、创伤、宫颈发育不良/宫颈癌（罕见）、子宫内膜增生/子宫内膜癌（罕见）
　　怀孕：妊娠早期表现为先兆流产、自发性流产（稽留流产、部分或完全流产）、异位妊娠、葡萄胎妊娠（部分或完全性葡萄胎）；妊娠中、晚期表现为早产、前置胎盘、胎盘早剥
● 绝经后
　　萎缩、息肉、平滑肌瘤、子宫内膜增厚/子宫内膜癌、宫颈发育不良/宫颈癌

病史和查体
● 年龄、月经情况、怀孕的胎龄；出血量和持续时间
● 如果未绝经：月经史包括初潮年龄、月经间期和持续时间，其他相关症状和末次月经，评估月经周期

- 既往产科/妇科病史（任何结构性异常、STD、避孕）
- 健康保健（宫颈刮片，HPV 筛查）；家庭暴力；抗凝或抗血小板药物
- 一般查体和腹部查体（包括压痛、包块）
- 盆腔查体：外部（外阴出血量，任何病变、创伤）；在产科/妇科医师的帮助下，利用内窥镜检查（观察出血量、宫颈口开放或闭合；如果开放，是否扩张；息肉）和双合诊（子宫大小和压痛、附属肿块和触痛）

实验室检查和影像学检查

- 尿液（快速检测）和血清妊娠试验（β-hCG）；Hct／血红蛋白
- 盆腔彩超：可视化宫内怀孕情况以排除异位妊娠；如果怀孕，子宫内未见，β-hCG > 阈值→异位妊娠？；如果 β-HCG < 阈值→监测 β-HCG；胎盘位置正常可以排除前置胎盘以及严重的胎盘早剥
- 异位妊娠是致死性的诊断，∴ 必须排除患者处于怀孕（*JAMA*，2013，309：1722）

阴道分泌物
来自阴道、子宫颈或子宫的液体或黏液

病　因

- 感染：细菌性阴道炎、念珠菌外阴阴道炎、毛滴虫病
- 非感染性：生理性（怀孕或非怀孕），胎膜破裂，异物反应

初始评估

- 月经、末次月经、怀孕胎龄或者月经情况
- 排出量、颜色、均匀性、气味、相关症状〔瘙痒、红肿和（或）盆腔疼痛〕
- 既往妇科病史包括 STD 和避孕用法（避孕套↓STD 风险）
- 棉塞或避孕套作为有危险因素的体内异物留置
- 盆腔检查：外部（外阴分泌物情况和任何病变；内镜（分泌物、宫颈外观），双合诊（宫颈触痛）
- 实验室检查：分泌物 pH；显微镜（盐水和 KOH 湿载片）；尿液妊娠试验

治　疗

- 细菌性阴道炎：口服或阴道给予甲硝唑或克林霉素
- 念珠菌外阴阴道炎：口服或局部应用抗真菌药物
- 滴虫病：口服甲硝唑

附件肿物（非孕妇）

起源于卵巢、输卵管或周围结缔组织区的肿物

病　因

- 卵巢：功能性（滤泡和肉芽肿）或者出血性囊肿、子宫内膜异位症、卵巢扭转、输卵管 – 卵巢脓肿、良性或恶性卵巢肿瘤
- 输卵管：输卵管囊肿、水肿、卵巢扭转、输卵管 – 卵巢脓肿

初始评估

- 末次月经/月经情况；腹部/盆腔疼痛相关症状，妇科肿瘤的家族史
- 腹部查体（腹胀、压痛、肿物）；双手合诊（子宫或附件肿物）
- 绝经前行妊娠试验（如果阳性，那么肿物很有可能是妊娠）；如果绝经期后查 CA125
- 盆腔超声（尽管肿物首选 CT，但超声仍是最好的方式）；肿物的超声表现可以作为评估恶性的重要因素

眼科疾病

初始评估

- 眼部症状：发病（突然或逐渐进展）和症状持续过程；单侧 vs. 双侧；疼痛；畏光；分泌物；近处视力调节（例如阅读书）或远处视力调节（例如穿过房间看电视）
- 先前存在的眼部情况，眼部药物（包括所有影响眼睛的有关药物，近期眼部手术史、外伤）
- 眼部检查：每一只眼睛的视力［√经过矫正（眼镜/隐形眼镜）；瞳孔检

查；眼外肌运动；视野对抗检测（当怀疑 CNS 疾病时很重要）
- 总体：生命体征、免疫组化学、感染的症状和体征、恶性肿瘤病史、CNS 疾病、用药变化、全血细胞学检查、凝血功能

常见视力症状

- 视力下降（即模糊）：药物引起的屈光不正（如全身性类固醇和化疗药物）、高血糖、干眼症（常见）。视野缺损可能表现为"视力模糊"。双侧：青光眼（常见）、同侧支配。CNS 损伤；颞叶：垂体、中毒/营养。单侧：同侧眼眶、视网膜或视神经损伤
- 红眼：

  双侧：病毒性结膜炎（起始于一只眼；也可以合并眼睑肿胀、异常分泌物）；慢性炎症反应（干眼症、玫瑰痤疮、自身免疫性疾病）

  单侧：结膜下出血、感染或者炎症反应（例如巩膜外层炎、虹膜炎、葡萄膜炎、巩膜炎）；急性闭角型青光眼（qv）。巩膜炎 & 急性闭角型青光眼可以表现为剧烈疼痛、头疼、恶心
- 复视：眼肌偏瘫或脑神经麻痹（Ⅲ、Ⅳ、Ⅵ）可导致固定的复视。疲劳或镇静可引起暂时性复视
- 闪光/漂浮物：玻璃体分离（常见，良性）；视网膜剥脱（单侧视野缺损；紧急请眼科会诊）；出血；眼部淋巴瘤

急性视力变化

急性视力丧失的病因（斜体表示和疼痛相关）

	单侧	双侧
短暂性（＜24h，通常＜1h）	视网膜动脉栓塞，即将发生的视网膜动脉或静脉闭塞（一过性黑矇），血管痉挛，颈动脉疾病	眼表面疾病（干眼症），双眼颈动脉疾病，TIA，偏头痛，高颅内压（视盘水肿）

续表

持续性（>24h）	视网膜动脉/血管闭塞，视网膜剥脱，视网膜/玻璃体积血，视网膜炎，前循环视神经病变/角膜溃疡，巨细胞动脉炎，急性闭角型青光眼	视皮层卒中，后循环缺血性神经病变（手术期间严重低血压），后循环可逆性脑病综合征，巨细胞动脉炎

常见的眼睛情况（从前到后）

眼眶：眼眶蜂窝组织炎（发热，突出，眼外肌运动↓；急诊抗生素，转诊）

眼睑：睑腺炎或睑板腺囊肿（睑腺炎）；蜂窝织炎前期；上睑下垂［年龄；霍纳综合征；第Ⅲ对脑神经麻痹：眼外肌在各个方向活动受限尤其是横向（眼睛是"向外和向下"），和上睑下垂及瞳孔散大，见于颞叶钩回疝，后循环动脉瘤，巨细胞动脉炎，高血压，糖尿病］；眼睑闭合不全（第Ⅶ对脑神经麻痹）

结膜：结膜炎（红眼）；结膜下出血（高血压，血液稀释）；眼表疾病（干眼症）；巩膜外层炎/巩膜炎（巩膜深部血管）

角膜：隐形眼镜相关溃疡；疱疹性角膜炎/瘢痕/神经营养性溃疡（第Ⅴ对脑神经麻疹）；翼状胬肉；圆锥形角膜；角膜营养不良症

前房：虹膜炎（炎症细胞）；前房积血（血，创伤后）；前房积脓（感染/炎症）

瞳孔：瞳孔不等大（生理性）；霍纳综合征，第Ⅲ对脑神经

晶体：白内障（年龄、创伤、药物、辐射、先天性）；白内障手术后感染

玻璃体/视网膜/黄斑：糖尿病性视网膜病变；黄斑变性；视网膜脱离；视网膜±玻璃体积血；视网膜炎（感染性）

视神经（第Ⅱ对脑神经）：缺血性神经病表现为急性单侧视力丧失，垂直范围活动障碍；与巨细胞动脉炎有关；与高血压相关的非动脉炎，高脂血症，糖尿病，血栓形成。视神经炎：通常表现为单侧中央暗点，疼痛伴有眼外肌活动障碍，视力丧失↑数天；与脱髓鞘疾病有关（例如多发性硬化），也可见于合并结节病和结缔组织病。视神经病（青光眼常见）

眼科急症

- 化学飞溅：碱性液体比酸性液体严重；立即冲洗眼睛；pH 7.3～7.4 正常
- 急性闭角型青光眼：适当缩瞳，角膜水肿，高眼压（通常＞50；正常 8～21）。局部滴眼液治疗；可能需要虹膜切除术/激光虹膜打孔术
- 渗透性眼睛损伤：保护眼睛（无修补），静脉给予抗生素，禁食水，术前准备

附　录

高级生命支持

ACLS 心动速流程

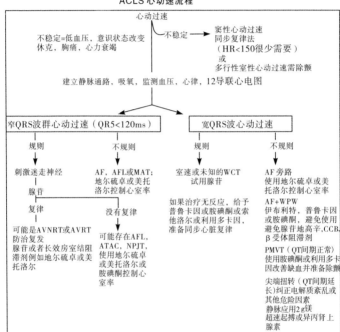

心动过速

不稳定=低血压，意识状态改变，休克，胸痛，心力衰竭

→ 不稳定 → 窦性心动过速
同步复律法
（HR<150很少需要）
或
多行性室性心动过速需除颤

建立静脉通路，吸氧，监测血压，心律，12导联心电图

窄QRS波群心动过速（QR5<120ms）

规则

刺激迷走神经

腺苷

复律

可能是AVNRT或AVRT
防治复发
腺苷或者长效房室结阻滞剂例如地尔硫卓或美托洛尔

不规则

AF，AFL或MAT；
地尔硫卓或美托洛尔控制心室率

没有复律

可能存在AFL，ATAC，NPJT，使用地尔硫卓或美托洛尔或胺碘酮控制心室率

宽QRS波心动过速

规则

室速或未知的WCT
试用腺苷

如果治疗无反应，给予普鲁卡因或胺碘酮或索他洛尔或利用多卡因，准备同步心脏复律

不规则

AF 旁路
使用地尔硫卓或美托洛尔控制心室率

AF+WPW
伊布利特，普鲁卡因或胺碘酮，避免使用避免腺苷地高辛，CCB，β 受体阻滞剂

PMVT（QT间期正常）
使用胺碘酮或利用多卡因改善缺血并准备除颤

尖端扭转（QT间期延长)纠正电解质紊乱或其他危险因素
静脉应用2g镁
超速起搏或异丙肾上腺素

心脏电复律	药物
辅助设备 血氧饱和度检测仪 负压吸引装置 **建立静脉通路** 插管前 呼叫麻醉科 咪达唑仑1~5mg 芬太尼100~300pg 同步电复律 双相50~200J 单相100~200J	**腺苷**：6mg快速静推，之后20mL生理盐水冲管；若需要可予12mg静推，q2min×2次 **胺碘酮**：150mg，静脉注射超过10min **地尔硫卓**：15~20mg，静脉注射超过20min，若需要15min后在予20~25mg/h泵入 **伊布利特**：1mg超过10min，若需要可重复1次 **利多卡因**：1~1.5mg/kg经脉推注，5~10min后重复美托洛尔50mg IV q5min×3 **普鲁卡因**：17mg/kg以不超过20~50mg/min泵入（避免用于EF下降者） **维拉帕米**：2.5~5mg IV超过2min,若需要可予15~30min后再予5~10mg

心动过缓流程

心动过缓(HR<50可以出现临床症状)

开放气道，建立静脉通路，氧气，检测血压和心律，12导联心电图

（例如,低血压,ΔMS,s/s休克,　　　不稳定?━━▶否━━▶观察
胸痛,心力衰竭）

如果二度Ⅱ型AVB或三度AVB　　是
尽快进行皮起搏

阿托品0.5mg，静脉注射3~5min，最大3mg

经皮起搏，或多巴胺2~10μg/（kg·min），　　在等待起搏器或
或肾上腺素2~10μg/min，或异丙肾上腺　　起搏器无效时
素2~10μg/min

经静脉起搏

VF/无脉性VT,心跳停止和PEA流程

1.心肺复苏
· 按压
用力按（2~2.4in）并快速按压（100~120/min）
尽量减少干扰；定速心肺复苏机每2min
· 气道：开放的气道（例如，仰头抬颌）
· 呼吸：10~12/min；每20次按压2次呼吸
可以面罩吸氧；补充氧气

尽快连接监护仪/除颤器

2.心肺节律（每2分钟1次）
· VT/VF→除颤（双相120~200J，单相360J）
· 心脏停搏→按压
心跳停止→在≥1个倒联确认停搏（r/0细VF）

3.药物治疗
4.高级气道支持
5.纠正可逆病因

持续CPR 2 min

3.药物治疗
· 建立静脉/IO通路
· 肾上腺素1mg静脉注射，每3~5min一次（或通过ETT2 mg）（请勿中断CPR）
· 胺碘酮300mg IVB ± 3~5min后150mg IVB
? 利多卡因1~1.5mg/kg IVB(约100 mg),然后0.5~0.7mg, q5~10min,
最大3mg/kg
TdP使用1~2g镁

4.考虑高级气道支持
· 气管插管或声门上插管
· 临床评估：两侧胸部扩张和呼吸音
· 设备–气管放置的位置
连续二氧化碳图波形（约100%灵敏度和特异度）
比呼出的二氧化碳检测（≈临床评估），错误/无效心肺复苏，
PE, 肺水肿等
· 每分钟10次呼吸，持续按压

5.治疗可逆原因
· 低血容量：补充容量   · 张力气胸：引流
· 低氧：吸氧   · 心包填塞：心包穿刺
· H离子（酸中毒）:NaHCO3   · 中毒：特定性治疗
· 低/高K: KCI/Ca等   · 血栓（PE）:溶栓，取栓
· 低体温：保暖   · 血栓（ACS）: PCI或溶栓

[改编自ACLS2015Guidelines&Cirl 2015;132(Suppl 2):S444]

ICU 常用药物

药物	分类	剂量	
		每公斤体重	平均用量
升压药、变力药及变时药			
去氧肾上腺素	α_1	$10 \sim 300\mu g/min$	
去甲肾上腺素	$\alpha_1 > \beta_1$	$1 \sim 40\mu g/min$	
血管升压素	V_1	$0.01 \sim 0.1U/min$（通常 $<0.04/min$）	
肾上腺素	α_1，α_2，β_1，β_2	$2 \sim 20\mu g/min$	
异丙肾上腺素	β_1，β_2	$0.1 \sim 10\mu g/min$	
多巴胺	D	$0.5 \sim 2\mu g/(kg \cdot min)$	$50 \sim 200\mu g/min$
	β，D	$2 \sim 10\mu g/(kg \cdot min)$	$200 \sim 500\mu g/min$
	α，β，D	$>10\mu g/(kg \cdot min)$	$500 \sim 1000\mu g/min$
多巴酚丁胺	$\beta_1 > \beta_2$	$2 \sim 20\mu g/(kg \cdot min)$	$50 \sim 1000\mu g/min$
米力农	PDE	负荷剂量 $\pm 50\mu g/kg$ 超过 10min 缓慢静注，继之以 $0.25 \sim 0.75\mu g/(kg \cdot min)$	$3 \sim 4mg$ 超过 10min 缓慢静注，继之以 $20 \sim 50\mu g/min$

续表

		血管扩张药物	
硝酸甘油	NO	10 ~ 1000μg/min	
硝普钠	NO	0.25 ~ 10μg/(kg·min)	10 ~ 800μg/min
拉贝洛尔	α₁，β₁ 和 β₂ 阻滞剂	20 ~ 80 mg q10min 或 10 ~ 120mg/h	
非诺多泮	D	0.1 ~ 1.6μg/(kg·min)	10 ~ 120μg/min
氯维地平	CCB	1 ~ 16mg/h	
依前列醇	血管扩张剂	2 ~ 20ng/(kg·min)	
		抗心律失常药	
胺碘酮	K 通道等（Ⅲ类）	负荷量 150mg 超过 10min，缓慢静脉注射继之以 1 mg/min×6h，然后 0.5mg/min×18h	
利多卡因	Na 通道（IB 类）	1 ~ 1.5mg/kg，然后 1 ~ 4mg/min	100mg，然后 1 ~ 4mg/min
普鲁卡因胺	Na 通道（IA 类）	负荷量 17mg/kg，超过 60min 缓慢静注，然后 1 ~ 4mg/min	1g 超过 60min，然后 1 ~ 4mg/min
伊布利特	K 通道（Ⅲ类）	1mg 超过 10min 缓慢静注，可重复 1 次	
普萘洛尔	β 受体阻滞剂	0.5 ~ 1mg q5min，然后以 1 ~ 10mg/h	
艾司洛尔	β₁ > β₂ 受体阻滞剂	500μg/kg 继之以 50 ~ 200μg/(kg·min)	20 ~ 40mg 超过 1min 缓慢静注，继之以 2 ~ 20mg/min
维拉帕米	CCB	在 1 ~ 2min 内负荷量 2.5 ~ 5mg，15 ~ 30min 后若需要可重复给予 5 ~ 10mg，5 ~ 20mg/h	
地尔硫䓬	CCB	0.25mg/kg 超过 2min 若需要可再负荷 1 次 0.35mg/kg，之后 5 ~ 15mg/h	20mg 超过 2min，若需要可再负荷 1 次 25mg，之后 5 ~ 15mg/h
腺苷	嘌呤	6mg 快速经脉注射；如果无反应 12mg→12 ~ 18mg	

		镇静药	
吗啡	阿片类	1~30mg/h（理论无上限）	
芬太尼	阿片类	50~100μg，继之以 50~800μg/h（？至无上限）	
丙泊酚	麻醉	1~3mg/kg 经脉注射，继之以 0.3~5mg/（kg·h）泵入	50~200 mg 经脉注射，继之以 20~400mg/h 泵入
右美托咪定	α2 肾上腺受体激动剂	1μg/kg 缓慢静注超过 10min→0.2~0.7μg/（kg·h）	
地西泮	BDZ	1~5mg q1~2h，q6h 必要时	
咪达唑仑	BDZ	0.5~2mg q5min 必要时；0.02~0.1mg/（kg·h）或 1~10mg/h	
劳拉西泮	BDZ	0.01~0.1mg/（kg·h）	
纳洛酮	阿片类受体拮抗剂	0.4~2mg q2~3min 至总量达 10mg	
氟马西尼	BDZ 受体拮抗剂	0.2mg 超过 30s，若清醒程度未达到要求继续予以 0.3mg 超过 30s，可重复予 0.5mg 超过 30s 至总量达 3mg	
		其他药物	
氨茶碱	PDE	5.5mg/kg 超过 20min 然后以 0.5~1mg/（kg·h）	250~500mg 然后以 10~80mg/h
奥曲肽	生长抑素类似物	50μg，然后 50μg/h	
胰高血糖素	激素	3~10mg 经脉注射 3~5min，然后 3~5mg/h	
甘露醇	渗透型	1.5~2g/kg 超过 30~60min 内输注，q6~12h 重复以维持渗透压 310~320	

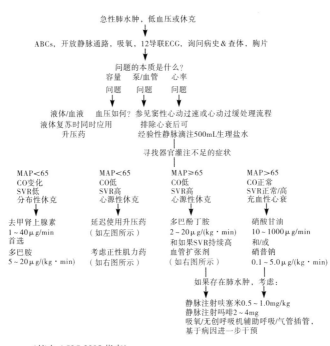

（摘自 ACLS 2005 指南）

图 11-1　急性肺水肿、低血压的高级生命支持或休克的处理流程

抗生素

　　下表所示为不同抗生素的抗菌谱的一般原则，应根据您所在医疗机构的药敏数据来指导治疗。

青霉素

分类	特性	抗菌谱
天然 （如青霉素）	一些 GPC，GPR，GNC，大多数厌氧菌（拟杆菌属除外）	A 组链球菌 肠球菌属，李斯特菌属，巴斯德氏菌属，放线菌属，梅毒

抗葡萄球菌 (如萘夫西林)	对产青霉素酶金葡菌有效 对 G⁻ 菌效果有限	金葡菌（MRSA 除外） 链球菌
氨基 (如氨苄西林)	穿透 G⁻ 菌的阴离子通道 对青霉素酶不稳定	大肠杆菌，变形杆菌，流感嗜血杆菌，沙门氏菌，志贺氏菌，肠球菌，李斯特菌
扩增 (如哌拉西林)	穿透 G⁻ 菌的阴离子通道 对青霉素酶更稳定	大多数 GNR 包括肠细菌 假单胞菌，沙雷氏菌
碳青霉烯 (如亚胺培南)	耐大多数 β-内酰胺酶	大多数 G⁺ 菌，G⁻ 菌，包括厌氧菌，但不包括 MRSA 或 VRE
单环 β-内酰胺类（氨曲南）	对 G⁻ 菌有效，但对 G⁺ 菌无效	G⁻ 菌感染的青霉素 或头孢菌素过敏患者
β-内酰胺酶抑制剂（如舒巴坦）	抑制血浆介导的 β-内酰胺酶	增加葡萄球菌，脆弱杆菌和一些 GNR（流感嗜血杆菌，卡他莫拉菌，某些克雷白杆菌）；内源性不动杆菌活性（仅舒巴坦）

头孢菌素

分代	抗菌谱	适应证
第 1 代 (如头孢唑林)	大多数 GPC（包括葡萄球菌和链球菌，非 MRSA）；某些 GNR（包括大肠杆菌，变形杆菌，克雷伯菌）	适用于预防外科手术感染和皮肤感染
第 2 代 (如头孢呋辛，头孢替坦)	↓活性与 GPC，↑与对 GNR。2 个亚组：呼吸道：流感嗜血杆菌和黏膜炎莫拉氏菌；GI／GU：↑脆弱拟杆菌活性	肺炎/COPD 急性加重 腹腔感染

续表

第3代 （如头孢曲松）	对 GNR 和某些厌氧菌具有广谱活性；头孢他啶对假单胞菌有效	肺炎，脓毒症，脑膜炎
第4代 （如头孢吡肟）	↑β-内酰胺酶（包括葡萄球菌）	和第三代类似，但药物治疗非局限性中性粒细胞减少性发热
第5代 （如头孢洛林）	仅对 MRSA 活性有效的头部菌素，对假单胞菌活性无影响	MRSA，不是 MRSA 脓毒症的一线药物

其他抗生素

抗生素	抗菌谱
万古霉素	G⁺菌细菌包括 MRSA，产青霉素酶的肺炎球菌和肠球菌（VRE 除外）
利奈唑胺	GPC 包括 MRSA 和 VRE（核对 VRE 的药敏）
达托霉素	
奎奴普丁/达福普汀	
喹诺酮类	肠道 GNR 和非典型病原体。第3代和第4代↑G⁺菌活性
氨基糖苷类	GNR，与作用于 GPC 细胞壁的抗生素（β-内酰胺类，万古霉素）具有协同作用。在低 pH 环境（如脓肿）中的活性↓。对厌氧菌无效
大环内酯类	GPC，某些呼吸道 G⁻菌，非典型病原体
TMP/SMX	某些肠道 GNR，PCP，诺卡氏菌，弓形体，大多数为社区获得性 MRSA
克林霉素	大多数 G⁺菌（肠球菌除外）和厌氧菌（包括脆弱杆菌）
甲硝唑	几乎所有厌氧 G⁺菌，大多数厌氧 G⁺菌
多西环素	立克次体，埃里希氏体，无形体属，衣原体，支原体，诺卡氏菌，Lyme 病（伯氏疏螺旋体）

续表

替加环素	许多 GPC 包括 MRSA 和 VRE；某些 GNR 包括 ESBL，但不覆盖假单胞菌属或变形杆菌属，批准用于腹部或皮肤/软组织感染，若分离出病原体应参照药敏结果

公式和快速参考

心脏病学

血流动力学参数	正常值
平均动脉压（MAP）$=\dfrac{SBP+(DBP\times2)}{3}$	$70\sim100$mmHg
心率（HR）	$60\sim100$ 次/分
右心房压（RA）	$\leqslant6$mmHg
右室压（RV）	收缩压 $15\sim30$mmHg 舒张压 $1\sim8$mmHg
肺动脉压（PA）	收缩压 $15\sim30$mmHg 平均压 $9\sim18$mmHg 舒张压 $6\sim12$mmHg
肺毛细血管楔压（PCWP）	$\leqslant12$mmHg
心输出量（CO）	$4\sim8$L/min
心脏指数（CI）$=\dfrac{CO}{BSA}$	$2.6\sim4.2$L/(min·m²)
心输出量（SV）$=\dfrac{CO}{HR}$	每搏 $60\sim120$mL
每搏输出指数（SVI）$=\dfrac{CI}{HR}$	每搏 $40\sim50$mL/m²

续表

| 全身血管阻力（SVR）$= \dfrac{MAP - 平均 RA}{CO} \times 80$ | $800 \sim 1200$ dynes $\times$ s/cm^5 |
| 肺血管阻力（PVR）$= \dfrac{平均 PA - 平均 PCWP}{CO} \times 80$ | $120 \sim 250$ dynes $\times$ s/cm^5 |

肺动脉导管的"6s 规则"：RA$\leq$6，RV$\leq$30/6，PA$\leq$30/12，WP$\leq$12。1mmHg = 1.36cm 水或血液

Fick 心输出量

氧耗（I/min）= CO（L/min）$\times$ 动静脉（AV）氧含量差

CO = 氧耗/AV 氧含量差

氧耗必须测定（可估算为 125mL/min · m^2，但不精确）

AV 氧含量差 = Hb（g/dL）$\times$ 10（dL/L）$\times$ 1.36（mL O$_2$/每克 Hb）$\times$（SaO$_2$ – SvO$_2$）

SaO$_2$ 可由任何动脉血气标本测定（常为 93% $\sim$ 98%）

SvO$_2$（混合静脉 O$_2$）由 RA、RV 或 PA（假定无右向左分流）血气标本测定（正常值约 75%）

$$心输出量（L/min）= \dfrac{氧耗}{Hb（g/dL）\times 13.6 \times（SaO_2 - SvO_2）}$$

分　流

$$Q_p = \dfrac{氧耗}{肺静脉 O_2 饱和度 - 肺动脉 O_2 饱和度}$$（若无右向左分流，PV O$_2$ 饱和度 $\approx$ SaO$_2$）

$$Q_s = \dfrac{氧耗}{SaO_2 - 混合静脉 O_2 饱和度}$$（MV O$_2$ 接近电位 L→R 分流）

$$\dfrac{Q_p}{Q_s} = \dfrac{SaO_2 - MV O_2 饱和度}{PV O_2 饱和度 - PA O_2 饱和度} \approx \dfrac{SaO_2 - MV O_2 饱和度}{SaO_2 - PA O_2 饱和度}$$（若仅存在 L→R 分流，而无 R→L 分流）

瓣膜公式

简化 Bernoulli 公式：压力梯度（ΔP）= 4 $\times$ v^2（此处 v = 峰流速）

连续方程（流量守恒）：面积（A）$_1$ $\times$ 流速（V）$_1$ = A$_2$ $\times$ V$_2$（此处 1&2 是不同点）

或 AVA（未知）= ALV 流出道 $\times$（$\dfrac{V_{LVOT}}{V_{AoV}}$）（全部参数均可通过 Echo 测量）

Gorlin 方程：瓣膜面积 = $\dfrac{CO/（DEP 或 SEP）\times HR}{44.3 \times 常数 \times \sqrt{\Delta P}}$ ［常数 = 1（AS），0.85（MS）］

Hakki 方程：瓣膜面积 $\approx \dfrac{CO}{\sqrt{\Delta P}}$

肺 脏

胸部影像学 （CXR&CT）

征象	病理生理	鉴别诊断
实变	含气囊腔及间质中不透射线物质，明显气道→"支气管气相"	急性：水（肺水肿），脓（肺炎），血慢性：肿瘤（BAC，淋巴瘤），误吸，炎症（BOOP，嗜酸性粒细胞性肺炎），PAP，肉芽肿（结核/真菌，肺泡结节病）
磨玻璃影（CT 较胸片出现早）	间质增厚或肺泡部分填充（但血管影可见）	急性：肺水肿，感染（肺炎球菌肺炎，病毒性，恢复期细菌性肺炎）慢性：ILD 不伴有纤维化：急性过敏性反应肺炎，DIP/RB，PAP 伴有纤维化：IPF
间隔线 Kerley A 线和 B 线	间隔中不透射线物质	心源性肺水肿，间质肺炎（病毒，支原体），淋巴管肿瘤播散
网格影	花边网（ILD）	ILD（特别是 IPF，CVD，博来霉素，石棉沉滞症）
结节影	肿瘤 肉芽肿 脓肿	空洞性：原发性或转移性癌，结核病（反应性或粟粒性），真菌，韦格纳肉芽肿，RA，感染性栓塞，肺炎非空洞性：任何上述＋结节病过敏性肺炎，HIV，卡波西肉瘤
楔形影	周围性栓塞	PE，可卡因，血管侵袭性曲霉菌病，韦格纳氏肉芽肿
树芽征（CT 显示最好）	小气道炎症	支气管肺炎，支气管内膜 TB/MAI，病毒性肺炎，误吸，ABPA，CF，哮喘，BOOP
肺门增宽	↑LN 或脉动脉	肿瘤（肺，转移，淋巴瘤）感染（ARDS）肉芽肿瘤（结节病/TB/真菌）肺动脉高压

续表

上叶	n/a	TB，真菌，结节病，过敏性肺炎，气胸，CF，XRT
下叶	n/a	误吸，支气管扩张，IPF，RA，SLE，石棉沉滞症
周围	n/a	BOOP，IPF&DIP，嗜酸性粒细胞性肺炎，石棉沉滞症

心衰的胸片表现

- 心影增大（在收缩性心衰，而不是在舒张性心衰）
- 肺静脉高压：血管影集中（上叶血管直径 > 支气管），周围支气管袖套征（支气管末端液体包围→小环状影），Kerley B 线（肺底 1~2cm 的水平线），血管蒂根部变宽，血管锐利边缘损失，胸腔积液（约75% 双侧）
- 肺水肿：范围从磨玻璃影到实变；经常位于中心重力依赖区和肺门中央，肺外 1/3 较轻（"蝙蝠翼状"）

无效腔 = 通气但未灌注的肺单位

肺内分流 = 灌注但未通气的肺单位

肺泡气体方程：$P_AO_2 = [F_1O_2 \times (760 - 47)] - \dfrac{P_aCO_2}{R}$（此处 R ≈ 0.8）

$$P_AO_2 = 150 - \dfrac{P_aCO_2}{0.8} \text{（room air）}$$

A-a 梯度 = $P_AO_2 - PaO_2$ ［正常 A - a 梯度 ≈ 4 + （年龄/4）］

分钟通气量（V_E）= 潮气量（V_T）×通气频率（RR）（正常 4~6L/min）

潮气量（VT）= 肺泡空间（VA）+ 死区（VD）

无效腔占潮气量百分比（$\dfrac{V_D}{V_T}$）= $\dfrac{P_aCO_2 - P_{expired}CO_2}{P_aCO_2}$

$P_aCO_2 = k = \dfrac{CO_2 \text{ 生成量}}{\text{肺泡通气量}} = k \times \dfrac{V_{CO_2}}{RR \times V_T \times (1 - \dfrac{V_D}{V_T})}$

肾内科

阴离子间隙（AG）= Na - （Cl + HCO$_3$）一般为 12 ± 2 mEq

（ΔΔ）= ［ΔAG（即计算的 AG - 预计值）/ΔHCO$_3$（即 14 - 测定 HCO$_3$）］

尿阴离子间隙（UAG）= （$U_{Na} + U_K$）- U_{Cl}

计算渗透压 = （2×Na）+ （$\dfrac{glc}{18}$）+ （$\dfrac{BUN}{2.8}$）+ （$\dfrac{EtOH}{4.6}$）

渗透压间隙（OG）= 测定渗透压 – 计算渗透压（正常 < 10）

$$估测肌酐清除率 = \frac{[140 - 年龄（岁）] \times 体重（kg）}{血清\ Cr\ (mg/dL) \times 72}（女性 \times 0.85）$$

$$Na\ 排泄分数（FENa,\%）= \left[\frac{\dfrac{U_{Na}\ (mEq/L)}{P_{Na}\ (mEq/L)} \times 100\%}{\dfrac{U_{Cr}\ (mg/mL)}{P_{Cr}\ (mg/dL)} \times 100\ (mL/dl)}\right] = \frac{U_{Na}}{P_{Na}} \Big/ \frac{U_{Cr}}{P_{Cr}}$$

高血糖时纠正血钠

估计所有患者中：纠正血 Na = 测定血 $Na + \left[2.4 \times \dfrac{（测定血糖 - 100）}{100}\right]$

但是，Na 的 Δ 取决于血糖

血糖 100 ~ 440 之间，每升高 100mg/dL，Δ 为 1.6mEq

血糖超过 440，每升高 100mg/dL，Δ 为 4mEq

体内总水量（TBW）= $0.6 \times IBW$（若女性或老年，则 $\times 0.85$）

自由水缺乏量 = $TBW \times (\dfrac{[Na]_{血清} - 140}{140}) \approx (\dfrac{[Na]_{血清} - 140}{3})$（体重 70 kg）

透管小管钾梯度（TTKG）= $\dfrac{U_K}{P_K} \Big/ \dfrac{U_{Osm}}{P_{Osm}}$

血液科

外周血图片所见（也可参见照片插页）

特征	异常及诊断
大小	正常细胞 *vs.* 小细胞 *vs.* 大细胞→见下
形状	红细胞大小不等→RBC 大小不等；异形红细胞→RBC 异形
	棘红细胞 = 有不规则突起的 RBC→肝病
	bite cell（巨噬细胞清除 Heinz 小体后的 RBC）→G6PD 缺乏
	棘红细胞 = 棘骨细胞（平的、规则的突起）→尿毒症，假体
	铅笔形细胞→细长、低色素→晚期缺铁性贫血中很常见
	缗钱状排列→高球蛋白血症（如多发性骨髓瘤）
	裂细胞，盔形红细胞→MAHA（如 DIC，TTP/HUS），机械瓣
	球形红细胞 = HS，AIHA；镰形红细胞→镰状细胞贫血
	口形红细胞→中央苍白区像弯缝→肝病，乙醇
	靶形红细胞 = 肝病，血红蛋白病，脾切除术
	泪滴状红细胞 = 泪滴形红细胞→骨髓纤维化，骨髓痨贫血，巨幼红细胞性贫血，地中海贫血

续表

RBC 所见	嗜碱点彩（核糖体）→异常 Hb，铁粒幼细胞贫血，巨幼细胞贫血 Heinz 小体（变性 Hb）→G6PD 缺乏，地中海贫血 Howell-Jolly 小体（核片段）→脾切除术或无功能性脾脏（如晚期镰状细胞贫血） 有核 RBC→溶血，髓外造血
WBC 所见	幼稚细胞白血病，淋巴瘤；Auer 小体→急性髓系白血病 多分叶（>5 叶）PMN：巨幼细胞贫血（B$_{12}$ 或叶酸缺乏） 假性 Pelger-Huët 畸形（双叶核，"夹鼻眼镜"）→MDS 中毒颗粒（粗大，深蓝色）和 Döhle 小体（扩张内质网上的蓝斑）→（脓毒症，严重炎症）
血小板	聚集→假体，重复血小板计数 数量：外周血血小板计数，若高倍镜视野（×100）下，每个血小板对应约 10 000 外周血血小板计数 大小→MPV（平均血小板容积）在 ITP 中增加

（*NEJM*，2005，353：498）

血栓栓塞性疾病的肝素用量
80U/kg 静脉注射
18U/（kg·h）

PTT	调整
<40	静脉注射 5000U，↑泵速 300U/h
40～49	静脉注射 3000U，↑泵速 200U/h
50～59	↑泵速 150U/h
60～85	不需调整
86～95	↓泵速 100U/h
96～120	暂停 30min，↓泵速 100U/h
>120	暂停 60min，↓泵速 150U/h

（引自 *Chest*，2008，133：141S）

√每次更改后，查 PPT q6h（肝素半衰期为 90min），一旦 APTT 达到治疗，查 PPT qd

√CBC qd（以确保 Hct 和 plt 计数稳定）

ACS 的肝素用量

60U/kg 静脉注射（最大 4000U）

12U/(kg·h)（最大 1 000U/h）

APTT	调整
<40	静脉注射 3000U，↑泵速 100U/h
40～49	↑泵速 100U/h
50～75	不需调整
76～85	↓泵速 100U/h
86～100	暂停 30min，↓泵速 100U/h
>100	暂停 60min，↓泵速 200U/h

（引自 *Circ*，2007，116：e148；*chest*，2008，133：670）

华法林负荷表

天数（d）	INR				
	<1.5	1.5～1.9	2～2.5	2.6～3	>3
1～3	5mg（若>80kg 则 7.5mg）		2.5～5mg	0～2.5mg	0mg
4～5	10mg	5～10mg		0～5mg	0～2.5mg
6	剂量基于前 5d 处方				

（引自 *Annals*，1997，126：133；*Archives*，1999，159：46，或访问 www. warfarindosing. org）

华法林 - 肝素重叠治疗

- 适应证：当抗凝治疗失败时会增加致残率或死亡率（如 DVT／PE，心腔内血栓）
- 原理：(1) Ⅶ因子半衰期（3～6h）短于因子Ⅱ半衰期（60～72h）；
  ∴华法林可在未达到真正抗凝状态前，提高 PT
  (2) 蛋白 C 半衰期也短于Ⅱ因子半衰期；
  ∴在抗凝状态前理论上存在高凝状态
- 方法：(1) 使用肝素实现治疗性 PTT
  (2) 开始华法林治疗
  (3) 肝素持续应用直到 INR 达标≥2d 且华法林应用≥4～5d（约相当于Ⅱ因子半衰期的 2 倍或活性下降约 25%）

常见华法林－药物相互作用

延长 PT 的药物	缩短 PT 的药物
胺碘酮	抗生素：利福平
抗生素：红霉素,? 克利红霉素,	CNS：巴比妥类，卡马西平
环丙沙星，MNZ，磺胺类	苯妥英（暂时延长 PT）
抗真菌剂：唑类药物	考来烯胺
对乙酰氨基酚，西咪替丁，左甲状腺素	

其 他

理想体重（IBW）＝［50 kg（男）或 45.5 kg（女）］＋2.3 kg/inch，超过
5feet（1 inch＝2.54cm，1feet＝30.48cm）

体表面积（BSA，m^2）$= \sqrt{\dfrac{身高（cm）×体重（kg）}{3600}}$

疾 病

实验		病例组	对照组
	阳性	a （真阳性）	b （假阳性）
	阴性	c （假阴性）	d （真阴性）

$$敏感性 = 正样本预测结构数\frac{真阳性}{所有病例} = \frac{a}{a+c}$$

$$特异性 = \frac{真阴性}{所有健康} = \frac{d}{b+d}$$

$$阳性预测值 = \frac{真阳性}{所有阳性} = \frac{a}{a+b}$$

$$阴性预测值 = \frac{真阴性}{所有阴性} = \frac{d}{c+d}$$

缩略语

5′ – NT   5′ – nucleotidase   5 – 核苷酸酶

6 – MP   6 – mercaptopurine   6 – 巯基嘌呤

a/w   associated with   关联

AAA   abdominal aortic aneurysm   腹主动脉瘤

AAD   antiarrhythmic drug   抗心律失常药

Ab   antibody   抗体

ABE   acute bacterial endocarditis   急性细菌性心内膜炎

ABG   arterial blood gas abnl abnormal   动脉血气异常

ABPA   allergic bronchopulmonary aspergillosis   过敏性支气管肺曲霉菌病

Abx   antibiotics   抗生素

AC   assist control   辅助控制

ACE   angiotensin-converting enzyme   血管紧张素转化酶

ACEI   ACE inhibitor   血管紧张素转化酶抑制剂

ACI   anemia of chronic inflammation   慢性炎症性贫血

ACL   anticardiolipin antibody   抗心磷脂抗体

ACLS   advanced cardiac life support   高级心脏生命支持

ACS   acute coronary syndrome   急性冠脉综合征

ACTH   adrenocorticotrophic hormone   促肾上腺皮质激素

ACV   acyclovir   阿昔洛韦

ADA   adenosine deaminase   腺苷脱氨酶

ADH   antidiuretic hormone   抗利尿激素

ADL   activities of daily living   日常生活活动

AF   atrial fibrillation   房颤

AFB   acid-fast bacilli   抗酸杆菌

AFL   atrial flutter   心房扑动

AFP   α-fetoprotein   甲胎蛋白

AFTP   ascites fluid total protein   腹水总蛋白

AG   aminoglycoside   氨基糖苷类

　　　anion gap   阴离子间隙

Ag   antigen   抗原

AGN   acute glomerulonephritis   急性肾小球肾炎

AI   aortic insufficiency   主动脉瓣关闭不全

　　　aromatase inhibitor   芳香酶抑制剂

AIDS   acquired immunodefic. synd   获得性免疫缺陷综合征

AIH   autoimmune hepatitis   自身免疫性肝炎

AIHA   autoimmune hemolytic anemia   自身免疫性溶血性贫血

AIN   acute interstitial nephritis   急性间质性肾炎

AIP   acute interstitial pneumonia   急性间质性肺炎

AKI   acute kidney injury   急性肾损伤

ALF   acute liver failure   急性肝衰竭

ALL   acute lymphoblastic leukemia   急性淋巴细胞白血病

ALS   amyotrophic lateral sclerosis   肌萎缩性侧索硬化

ALT   alanine aminotransferase   丙氨酸转移酶

AMA   anti-mitochondrial antibody   抗线粒体抗体

AMI   anterior myocardial infarction   急性心肌梗死

AML   acute myelogenous leukemia   急性髓细胞性白血病

　　　amy   amylase   淀粉酶

ANA   antinuclear antibody   抗核抗体

ANCA   antineutrophilic cytoplasmic Ab   抗中性粒细胞胞质抗体

AoD   aortic dissection   主动脉夹层

AoV   aortic valve   主动脉瓣

APAP   acetyl-para-aminophenol   乙酰基-对氨基苯酚

APC   activated protein C   活化蛋白 C

APL   acute promyelocytic leukemia   急性早幼粒细胞白血病

APLA   antiphospholipid Ab   抗磷脂抗体

APS   antiphospholipid Ab synd   抗磷脂综合征

ARB   angiotensin receptor blocker   血管紧张素受体阻滞剂

ARDS   acute resp distress synd   急性呼吸窘迫综合征

ARV   antiretroviral   抗反转录病毒

ARVC   arrhythmogenic RV CMP   致心律失常性右心室心肌病

AS   aortic stenosis   主动脉瓣狭窄

ASA   aspirin   阿司匹林

ASD   atrial septal defect   房间隔缺损

AST   aspartate aminotransferase   天冬氨酸转氨酶

asx   asymptomatic   无症状

AT   atrial tachycardia   房性心动过速

ATII   angiotensin II   血管紧张素 II

ATIII   antithrombin III   血管紧张素 III

ATN   acute tubular necrosis   急性肾小管坏死

ATRA   all-trans-retinoic acid   全反式维 A 酸

AV   atrioventricular   房室

AVA   aortic valve area   主动脉瓣区

AVB   atrioventricular block   房室传导阻滞

AVNRT   AV nodal reentrant tachycardia   房室结折返性心动过速

AVR   aortic valve replacement   主动脉瓣置换术

AVRT   AV reciprocating tachycardia   房室折返性心动过速

AZA   azathioprine   硫唑嘌呤

Ae   alkaline phosphatase   碱性磷酸酶

bB   beta-blocker   β 受体阻滞剂

b/c   because   因为

BAL   bronchoalveolar lavage   支气管肺泡灌洗

BBB   bundle branch block   束支传导阻滞

BCx   blood culture   血培养

BD   bile duct   胆管

BDZ   benzodiazepines   苯二氮䓬类

bili.   Bilirubin   胆红素

BiPAP   bilevel positive airway pressure   双水平气道正压通气

BiV   biventricular   双心室

BM   bone marrow   骨髓

        bowel movement   肠运动

BMD   bone mineral density   骨密度

BMI   body mass index   体重指数

BMS   bare metal stent   金属裸支架

BNP   B-type natriuretic peptide   B 型钠尿肽

BOOP bronchiolitis obliterans with organizing pneumonia 闭塞性细支气管炎伴机化性肺炎

BP blood pressure 血压

BPH benign prostatic hypertrophy 良性前列腺增生

BRBPR bright red blood per rectum 从直肠排出鲜血（便血）

BS breath sounds 呼吸音

BT bleeding time 出血时间

BUN blood urea nitrogen 血尿素氮

Bx biopsy 活检

BYCE buffered charcoal yeast extract 活性炭酵母琼脂培养基

C′ complement 补体

c/s consult 咨询

c/w compared with 与……相比较

consistent with 一致

CABG coronary artery bypass grafting 冠状动脉旁路移植术

CAD coronary artery disease 冠状动脉疾病

CAH congenital adrenal hyperplasia 先天性肾上腺皮质增生症

CALLA common ALL antigen 共同 ALL 抗原

CAPD chronic ambulatory peritoneal dialysis 慢性腹膜透析

CBC complete blood count 全血细胞计数

CBD common bile duct 胆总管

CCB calcium channel blocker 钙通道阻滞剂

CCl4 carbon tetrachloride 四氯化碳

CCP cyclic citrullinated peptide 环瓜氨酸肽

CCS Canadian Cardiovascular Society 加拿大心血管学会

CCY cholecystectomy 胆囊切除术

CD Crohn's disease 克罗恩病

CEA carcinoembryonic antigen 癌胚抗原

carotid endarterectomy 颈动脉内膜切除术

ceph. Cephalosporin 头孢菌素

CF cystic fibrosis 囊性纤维化

Cftx ceftriaxone 头孢曲松

CFU colony forming units 菌落形成单位

CHB　complete heart block　完全心脏传导阻滞

CHD　congenital heart disease　先天性心脏病

CHF　congestive heart failure　充血性心力衰竭

CI　cardiac index　心脏指数

CIAKI　contrast-induced AKI　造影剂导致急性肾损伤

CIDP　chronic inflammatory demyelinating polyneuropathy　慢性炎性脱髓鞘性多发性神经病

CJD　Creutzfeldt-Jakob disease　克罗伊茨费尔特－雅各布病

CK　creatine kinase　肌酸激酶

CKD　chronic kidney disease　慢性肾脏病

CLL　chronic lymphocytic leukemia　慢性淋巴细胞白血病

CMC　carpometacarpal (joint)　腕掌关节

CML　chronic myelogenous leukemia　慢性髓细胞性白血病

CMML　chronic myelomonocytic leukemia　慢性骨髓单核细胞白血病

CMP　cardiomyopathy　心肌病

CMV　cytomegalovirus　巨细胞病毒

CN　cranial nerve　脑神经

CNI　calcineurin inhibitor　钙调磷酸酶抑制药

CO　carbon monoxide　一氧化碳

　　　cardiac output　心输出量

COP　cryptogenic organizing PNA　隐源性机化性肺炎

COPD　chronic obstructive pulm dis.　慢性阻塞性肺疾病

COX　cyclo-oxygenase　环加氧酶

CP　chest pain　胸痛

CPAP　continuous positive airway pressure　持续气道正压通气

CPP　cerebral perfusion pressure　脑灌注

CPPD　calcium pyrophosphate dihydrate　焦磷酸钙二水合物

Cr　creatinine　肌酐

CrAg　cryptococcal antigen　隐球菌抗原

CRC　colorectal cancer　结肠直肠癌

CrCl　creatinine clearance　肌酐清除率

CRP　C-reactive protein　C反应蛋白

CRT　cardiac resynchronization therapy　心脏再同步治疗

CsA　cyclosporine A　环孢素 A

CSF　cerebrospinal fluid　脑脊液

CSM　carotid sinus massage　颈动脉窦按摩

CT　computed tomogram　计算机断层扫描

CTA　CT angiogram　CT 血管造影

CTD　connective tissue disease　结缔组织病

CV　cardiovascular　心血管

CVA　cerebrovascular accident　脑血管意外

CVD　cerebrovascular disease　脑血管疾病

　　　collagen vascular disease　胶原血管疾病

CVID　common variable immunodefic.　常见变异型免疫缺陷病

CVP　central venous pressure　中心静脉压

CVVH　continuous veno-venous hemofiltration　连续性静脉 – 静脉血液滤过

CW　chest wall　胸壁

cx　culture　文化

CXR　chest radiograph　胸片

CYC　cyclophosphamide　环磷酰胺

d　day　天

D　death　死亡

DMS　change in mental status　心理状态的变化

DA　dopamine　多巴胺

DAD　diffuse alveolar damage　弥漫性肺泡损伤

DAH　diffuse alveolar hemorrhage　弥漫性肺泡出血

DAT　direct antiglobulin test　直接抗球蛋白试验

DBP　diastolic blood pressure　舒张压

d/c　discharge discontinue　放电中断

DCCV　direct current cardioversion　直流电复律

DCIS　ductal carcinoma in situ　原位管癌

DCMP　dilated cardiomyopathy　扩张型心肌病

Ddx　differential diagnosis　鉴别诊断

DES　drug-eluting stent　药物洗脱支架

DFA　direct fluorescent antigen detection　直接荧光抗原检测

DI　diabetes insipidus　尿崩症

DIC   disseminated intravascular coagulation   弥漫性血管内凝血

diff.   Differential   差异

DIP   desquamative interstitial pneumonitis   脱屑性间质性肺炎

　　　distal interphalangeal（joint）   远端指间（关节）

DKA   diabetic ketoacidosis   糖尿病酮症酸中毒

DLCO   diffusion capacity of the lung   肺扩散能力

DLE   drug-induced lupus   药物诱发的狼疮

DM   dermatomyositis   皮肌炎

　　　diabetes mellitus   糖尿病

DMARD   disease-modifying antirheumatic drug   缓解病情抗风湿药物

DOE   dyspnea on exertion   呼吸困难

DRE   digital rectal exam   数字直肠检查

DRESS   drug reaction w/eosinophilia & systemic symptoms   药物反应伴嗜酸粒
　　　细胞增多和系统症状

DSE   dobutamine stress echo   多巴酚丁胺应激反应

DST   dexamethasone suppression test   地塞米松抑制测试

DTRs   deep tendon reflexes   深腱反射

DU   duodenal ulcer   十二指肠溃疡

DVT   deep vein thrombosis   深静脉血栓形成

dx diagnosis   诊断

EAD   extreme axis deviation   电轴极度偏移

EAV   effective arterial volume   有效动脉容量

EBV   Epstein-Barr virus   EB 病毒

ECG   electrocardiogram   心电图

ECMO   extracorporeal membrane oxygenation   体外膜肺氧合

ED   emergency department   急诊科

EDP   end-diastolic pressure   舒张末期压力

EDV   end-diastolic volume   舒张末容积

EEG   electroencephalogram   脑电图

EF   ejection fraction   射血分数

EGD   esophagogastroduodenoscopy   食管胃十二指肠镜检查（上消化道内镜检查）

EGFR   epidermal growth factor receptor   表皮生长因子受体

EGPA   eosinophilic granulomatosis with polyangiitis   嗜酸性肉芽肿血管炎

EI　entry inhibitor　融入抑制剂

EIA　enzyme-linked immunoassay　酶联免疫测定

ELISA　enzyme-linked immunosorbent assay　酶联免疫吸附试验

EM　electron microscopy　电子显微镜

EMB　ethambutol　乙胺丁醇

ENT　ears, nose, & throat　耳朵，鼻子和喉咙

EOM　extraocular movement/muscles　外眼运动/眼外肌

EP　electrophysiology　电生理学

Epo　erythropoietin　促红细胞生成素

EPS　electrophysiology study　电生理研究

ERCP　endoscopic retrograde cholangiopancreatography　内镜逆行胰胆管造影

ERV　expiratory reserve volume　补呼气量

ESP　end-systolic pressure　收缩末压

ESR　erythrocyte sedimentation rate　红细胞沉降率

ESRD　end-stage renal disease　终末期肾病

ESV　end-systolic volume　收缩末期容积

ET　endotracheal tube　气管导管

　　　essential thrombocythemia　原发性血小板增多症

EtOH　alcohol　乙醇

ETT　endotracheal tube　气管内导管

　　　exercise tolerance test　运动耐量

EUS　endoscopic ultrasound　内镜超声

EVAR　endovascular aneurysm repair　血管内动脉瘤修复术

FDP　fibrin degradation product　纤维蛋白降解产物

FEV_1　forced expir. vol in 1 sec　第一秒用力呼气量

FFP　fresh frozen plasma　新鲜冷冻血浆

FHx　family history　家族史

FI　fusion inhibitor　融合抑制剂

FMD　fibromuscular dysplasia　纤维肌发育不良

FMF　familial Mediterranean fever　家族性地中海热

FNA　fine-needle aspiration　细针抽吸活检

FOB　fecal occult blood　大便隐血

FOBT　fecal occult blood testing　大便隐血检查

FQ   fluoroquinolone   氟喹诺酮

FRC   functional residual capacity   功能残气量

FSGS   focal segmental glomerulosclerosis   局灶性节段性肾小球硬化症

FSH   follicle stimulating hormone   促卵泡激素

FTI   free thyroxine index   游离甲状腺素指数

FUO   fever of unknown origin   不明原因发热

f/up   follow-up   随访

FVC   forced vital capacity   用力肺活量

G6PD   glc-6-phosphate dehydrogenase   葡萄糖-6-磷酸脱氢酶

GB   gallbladder   胆囊

GBM   glomerular basement   肾小球基底膜

GBS   Guillain-Barré syndrome   吉兰-巴雷综合征

GCA   giant cell arteritis   巨细胞性动脉炎

GCS   Glasgow coma scale   格拉斯哥昏迷量表

G-CSF   granulocyte colony stimulating   粒细胞集落刺激因子

GE   gastroesophageal   胃食管

gen.   Generation   生殖

GERD   gastroesophageal reflux disease   胃食管反流

GFR   glomerular filtration rate   肾小球滤过率

GGT   γ-glutamyl transpeptidase   γ-谷氨酰转肽酶

GH   growth hormone   生长激素

GIB   gastrointestinal bleed   胃肠出血

GIST   gastrointestinal stromal tumor   胃肠道间质瘤

Glc   glucose   葡萄糖

GMCSF   granulocyte-macrophage   粒细胞-巨噬细胞

GN   glomerulonephritis   肾小球肾炎

GNR   gram-negative rods   革兰氏阴性杆菌

GnRH   gonadotropin-releasing   促性腺激素释放激素

GPA   granulomatosis w/ polyangiitis   肉芽肿/多血管炎

GPC   gram-positive cocci   革兰氏阳性球菌

GPI   glycoprotein Ⅱb/Ⅲa inhibitor   糖蛋白Ⅱb/Ⅲa抑制剂

GRA   glucocorticoid-remediable aldosteronism   糖皮质激素可治疗性醛固酮增多症

GU   gastric ulcer   胃溃疡

GVHD graft-versus-host disease 移植物抗宿主病

h hour 小时

H2RA H2-receptor antagonist H_2-受体拮抗剂

HA headache 头痛

HACA human antichimeric antibody 人源抗 D2 聚体抗体

HAV hepatitis A virus 甲型肝炎病毒

Hb hemoglobin 血红蛋白

HBIG hepatitis B immunoglobulin 乙型肝炎免疫球蛋白

HBV hepatitis B virus 乙型肝炎病毒

HCC hepatocellular carcinoma 肝细胞癌

HCMP hypertrophic cardiomyopathy 肥厚型心肌病

Hct hematocrit 血细胞比容

HCV hepatitis C virus 丙型肝炎病毒

HCW health care worker 卫生保健工作者

HD hemodialysis 血液透析

HDL high-density lipoprotein 高密度脂蛋白

HDV hepatitis D virus D 型肝炎病毒

HELLP hemolysis, abnl LFTs, low plts HELLP 综合征：溶血，肝酶升高，血小板减少

HEV hepatitis E virus 戊型肝炎病毒

HF heart failure 心力衰竭

HGPRT hypoxanthine-guaninephosphoribosyl transferase 次黄嘌呤鸟嘌呤磷酸核糖基转移酶

HHS hyperosmolar hyperglycemic state 高渗性高血糖状态

HIT heparin-inducedthrombocytopenia 肝素诱导血小板减少症

HK hypokinesis 低动力

HL Hodgkin lymphoma 霍奇金淋巴瘤

h/o history of 病史

HOB head of bed 床头

HoTN hypotension 低血压

Hpf high-power field 高倍视野

HPT hyperparathyroidism 甲状旁腺功能亢进

HR heart rate 心率

HRT　hormone replacement therapy　激素替代治疗

HS　hereditary spherocytosis　遗传性球形红细胞增多症

HSCT　hematopoietic stem celltransplantation　造血干细胞移植

HSM　hepatosplenomegaly　肝脾大

HSP　Henoch-Schönlein purpura　Henoch-Schönlein 紫癜

HSV　herpes simplex virus　单纯疱疹病毒

HTN　hypertension　高血压

HUS　hemolytic uremic syndrome　溶血性尿毒症综合征

hx　history　病史

I&D　incision & drainage　切口和引流

IABP　intra-aortic balloon pump　主动脉内球囊泵

IBD　inflammatory bowel disease　炎性肠病

IBS　irritable bowel syndrome　肠易激综合征

IC　inspiratory capacity　吸气能力

ICa　ionized calcium　游离钙离子

ICD　implantable cardiac defibrillator　植入式心脏除颤器

ICH　intracranial hemorrhage　颅内出血

ICP　intracranial pressure　颅内压

ICU　intensive care unit　重症监护病房

IE　infective endocarditis　感染性心内膜炎

IGF　insulin-like growth factor　胰岛素生长因子

IGRA　interferon-γ release assay　干扰素-γ 释放测定

II　integrase inhibitor　整合酶抑制剂

IIP　idiopathic interstitial PNA　特发性间质肺炎

ILD　interstitial lung disease　间质性肺病

IMI　inferior myocardial infarction　下壁心肌梗死

Infxn　infection　感染

Inh　inhaled　吸入

INH　isoniazid　异烟肼

INR　international normalized ratio　国际标准化比率

IPAA　ileal pouch-anal anastomosis　回肠 - 直肠吻合术

IPF　idiopathic pulmonary fibrosis　特发性肺纤维化

ITP　idiopathic thrombocytopenic purpura　特发性血小板减少性紫癜

IVB　intravenous bolus　静脉推注

IVC　inferior vena cava　下腔静脉

IVDU　intravenous drug use（r）　静脉药物使用

IVF　intravenous fluids　静脉注射液

IVIg　intravenous immunoglobulin　静脉注射免疫球蛋白

JVD　jugular venous distention　颈静脉扩张

JVP　jugular venous pulse　颈静脉搏动

KS　Kaposi's sarcoma　卡波西肉瘤

KUB　kidney-ureter-bladder（radiography）　肾输尿管膀胱（放射线照相）

LA　left atrium　左心房

　　　long-acting lupus anticoagulant　长效狼疮抗凝血剂

LABA　long-acting β_2-agonist　长效 β_2 激动剂

LAD　left anterior descending　coronary artery　冠状动脉左前降支

left axis deviation　电轴左偏

LAE　left atrial enlargement　左心房扩大

LAN　lymphadenopathy　淋巴结病

LAP　left atrial pressure　左心房压力

　　　leukocyte alkaline phosphatase　白细胞碱性磷酸酶

LBBB　left bundle branch block　左束支传导阻滞

LCA　left coronary artery　左冠状动脉

LCIS　lobular carcinoma in situ　小叶原位癌

LCx　left circumflex cor. Art.　冠状动脉左旋支

LDH　lactate dehydrogenase　乳酸脱氢酶

LDL　low-density lipoprotein　低密度脂蛋白

LE　lower extremity　下肢

LES　lower esophageal sphincter　食管下端括约肌

LFTs　liver function tests　肝功能检查

LGIB　lower gastrointestinal bleed　下消化道出血

LH　luteinizing hormone　黄体生成素

LLQ　left lower quadrant　左下腹

LM　left main coronary artery　左冠状动脉主干

LMWH　low-molecular-weight heparin　低分子量肝素

LN　lymph node　淋巴结

LOC　loss of consciousness　意识丧失

LOS　length of stay　住院时间

LP　lumbar puncture　腰椎穿刺

Lpf　low-power field　低倍视野

LQTS　long QT syndrome　长 QT 间期综合征

LR　lactated Ringer's　乳酸盐林格液

LUSB　left upper sternal border　左胸骨上边界

LV　left ventricle　左心室

LVAD　LV assist device　左心室辅助装置

LVEDP　LV end-diastolic pressure　左心室舒张末压

LVEDV　LV end-diastolic volume　左心室舒张末容积

LVH　left ventricular hypertrophy　左心室肥大

LVOT　left ventricular outflow tract　左心室流出道

LVSD　LV systolic dimension　左心室收缩末经

mAb　monoclonal antibody　单克隆抗体

MAC　mitral annular calcification　二尖瓣环钙化

MPA　microscopic polyangiitis　显微镜下多血管炎

MPGN　membranoproliferative glomerulonephritis　膜增生性肾小球肾炎

MPN　myeloproliferative neoplasm　骨髓增殖性肿瘤

MR　magnetic resonance　磁共振

　　　mitral regurgitation　二尖瓣反流

MRA　magnetic resonance angiography　磁共振血管成像

MRCP MR　cholangiopancreatographyMR　MR 胰胆管造影

MRI　magnetic resonance imaging　磁共振成像

MRSA　methicillin-resistant S. Aureus　耐甲氧西林金黄色葡萄球菌

MS　mitral stenosis　二尖瓣狭窄

MSA　multisystem atrophy　多系统萎缩

MTb　Mycobacterium tuberculosis　结核分枝杆菌

mTOR　mechanistic target of rapamycin　西罗莫司靶蛋白

MTP　metatarsal phalangeal (joint)　跖趾关节

MTX　methotrexate　氨甲蝶呤

MV　mitral valve　二尖瓣

MVA　mitral valve area　二尖瓣面积

MVP   mitral valve prolapse   二尖瓣脱垂

MVR   mitral valve replacement   二尖瓣置换术

Mφ   macrophage   巨噬细胞

NAC   N-acetylcysteine   N-乙酰半胱氨酸

NAFLD   non-alcoholic fatty liver disease   非酒精性脂肪性肝病

NASH   non-alcoholic steatohepatitis   非酒精性脂肪性肝炎

NG   nasogastric   鼻饲

NGT   nasogastric tube   鼻胃管

NHL   non-Hodgkin lymphoma   非霍奇金淋巴瘤

NIDCM   non-ischemic dilated CMP   非缺血性扩张 CMP

NIF   negative inspiratory force   负压吸引

NJ   nasojejunal   鼻空肠

nl   normal   正常

NM   neuromuscular   神经肌肉

NMJ   neuromuscular junction   神经肌肉接头

NNRTI   non-nucleoside reverse transcriptase inhibitor   非核苷逆转转录酶抑制剂

NNT   number needed to treat   需要治疗病人人数

NO   nitric oxide   一氧化氮

NPJT   nonparoxysmal junctional tachycardia   非阵发性交界区性心动过速

NPO   nothing by mouth   禁食

NPPV   noninvasive positive pressure ventilation   无创正压通气

NPV   negative predictive value   阴性预测值

NRTI   nucleoside reverse transcriptase inhibitor   核苷逆转录酶抑制剂

NS   normal saline   生理盐水

NSAID   nonsteroidal anti-inflam. Drug   非甾体抗炎药

NSCLC   non-small cell lung cancer   非小细胞肺癌

NSF   nephrogenic systemic fibrosis   肾源性系统性纤维化

NTG   nitroglycerin   硝酸甘油

N/V   nausea and/or vomiting   恶心、呕吐

NVE   native valve endocarditis   自体瓣膜心内膜炎

NYHA   New York Heart Association   纽约心脏学会

NO/D   overdose   过量

o/w   otherwise   其他

O&P ova & parasites 寄生虫

OA osteoarthritis 骨关节炎

OCP oral contraceptive pill 口服避孕药

OG osmolal gap 渗透压差

OGT orogastric tube 鼻胃管

OGTT oral glucose tolerance test 口服葡萄糖耐量试验

OI opportunistic infection 机会性感染

OM obtuse marginal cor. Art. 冠状动脉钝缘支

OSA obstructive sleep apnea 阻塞性睡眠呼吸暂停

OTC over-the-counter 非处方药

p/w present（s）with 存在

PA pulmonary artery 肺动脉

PAC pulmonary artery catheter 肺动脉导管

PAD peripheral artery disease 外周动脉疾病

PAN polyarteritis nodosa 结节性多动脉类

PASP PA systolic pressure PA 收缩压

PAV percutaneous aortic valvuloplasty 经皮主动脉瓣膜成形术

pb problem 问题

PBC primary biliary cholangitis 原发性胆汁性胆管炎

PCI percutaneous coronary intervention 经皮冠状动脉介入治疗

PCN penicillin 青霉素

PCP pneumocystis jiroveci pneumonia 肺囊虫肺炎

PCR polymerase chain reaction 聚合酶链反应

PCT porphyria cutanea tarda 迟发性皮肤卟啉病

PCWP pulmonary capillary wedge pressure 肺毛细血管楔压

PD Parkinson's disease 帕金森病

 peritoneal dialysis 腹膜透析

PDA patent ductus arteriosus 动脉导管未闭

 posterior descending cor. Art. 后降主动脉瓣

PE pulmonary embolism 肺栓塞

PEA pulseless electrical activity 无脉动电活动

PEEP positive end-expiratory pressure 呼气末正压

PEF peak expiratory flow 呼气流量峰值

PET   positron emission tomography   正电子放射断层扫描

PEx   physical examination   体检

PFO   patent foramen ovale   卵圆孔未闭

PFT   pulmonary function test   肺功能检查

PGA   polyglandular autoimmune syndrome   自身免疫性多内分泌腺综合征

PHT   pulmonary hypertension   肺动脉高压

PI   protease inhibitor   蛋白酶抑制剂

PID   pelvic inflammatory disease   盆腔炎

PIF   prolactin inhibitory factor   催乳素释放抑制因子

PIP   peak inspiratory pressure   吸气峰压

       proximal interphalangeal（joint）   近指间（关节）

PKD   polycystic kidney disease   多囊肾病

PM   polymyositis   多发性肌炎

PMF   primary myelofibrosis   原发性骨髓纤维化

PMHx   past medical history   既往病史

PMI   point of maximal impulse   心尖搏动最强点

PML   progressive multifocal leukoencephalopathy   进行性多灶性白质脑病

PMN   polymorphonuclear leukocyte   多形核白细胞

PMR   polymyalgia rheumatica   风湿性多肌痛

PMV   percutaneous mitral valvuloplast   经皮二尖瓣瓣膜成形术

PMVT   polymorphic ventricular tachycardia   多形性心室心动过速

PNA   pneumonia   肺炎

PND   paroxysmal nocturnal dyspnea   夜间阵发性呼吸困难

PNH   paroxysmal nocturnal hemoglobinuria   阵发性睡眠性血红蛋白尿症

PNS   peripheral nervous system   周围神经系统

PO   oral intake   口服

POTS   postural orthostatic tachycardia syndrome   姿势直立性心动过速综合征

PPD   purified protein derivative   纯化蛋白衍生物

PPH   primary pulmonary HTN   原发性肺动脉高压

PPI   proton pump inhibitors   质子泵抑制剂

Pplat   plateau pressure   平台压

PPM   permanent pacemaker   永久起搏器

PPV   positive predictive value   阳性预测值

Ppx   prophylaxis   预防

PR   PR segment on ECG   心电图 PR 间期

　　　pulmonary regurgitation   肺动脉瓣反流

PRBCs   packed red blood cells   浓缩红细胞

PRL   prolactin   催乳素

PRPP   phosphoribosyl-Ipyrophosphate   磷酸核糖基 - 焦磷酸

PRWP   poor R wave progression   R 波递增不良

PS   pressure support   压力支持

　　　pulmonic stenosis   肺动脉狭窄

PSA   prostate specific antigen   前列腺特异性抗原

PsA   Pseudomonas aeruginosa   铜绿假单胞菌

PSC   primary sclerosing cholangitis   原发性硬化性胆管炎

PSGN   post streptococcal glomerulonephritis   链球菌感染后肾小球肾炎

PSHx   past surgical history   既往手术史

PSV   pressure support ventilation   压力支持通气

Pt   patient   患者

PT   prothrombin time   凝血酶原时间

PTA   percutaneous transluminal   angioplasty 经皮腔内血管成形术

PTH   parathyroid hormone   甲状旁腺激素

PTH-rP PTH-related peptide   甲状旁腺相关肽

PTT   partial thromboplastin time   部分凝血活酶时间

PTU   propylthiouracil   丙硫氧嘧啶

PTX   pneumothorax   气胸

PUD   peptic ulcer disease   消化性溃疡病

PUVA   psoralen + ultraviolet A   补骨脂素联合使用 A 波段紫外线暴露疗法

PV   polycythemia vera   真性红细胞增多症

portal vein   门静脉

PVD   peripheral vascular disease   周围血管疾病

PVE   prosthetic valve endocarditis   人工瓣膜心内膜炎

PVR   pulmonary vascular resistance   肺血管阻力

PZA   pyrazinamide   吡嗪酰胺

qac before every meal   每餐

qhs every bedtime   每个睡前

QoL quality of life 生活质量

Qw Q wave Q 波

r/i rule in 规则

r/o rule out 排除

RA refractory anemia 难治性贫血

　　rheumatoid arthritis 类风湿关节炎

　　right atrium 右心房

RAA renin-angiotensin-aldosterone 肾素－血管紧张素－醛固酮系统

RAD right axis deviation 电轴右偏

RAE right atrial enlargement 右心房扩大

RAI radioactive iodine 放射性碘

RAIU radioactive iodine uptake 放射性碘摄取

RAS renal artery stenosis 肾动脉狭窄

RAST radioallergosorbent test 放射变应原吸取试验

RBBB right bundle branch block 右束支传导阻滞

RBC red blood cell 红细胞

RBF renal blood flow 肾血流量

RBV ribavirin 利巴韦林

RCA right coronary artery 右冠状动脉

RCMP restrictive cardiomyopathy 限制型心肌病

RCT randomized controlled trial 随机对照试验

RDW red cell distribution width 红细胞分布宽度

RE reticuloendothelial 网状内皮

RF rheumatoid factor risk factor 类风湿因子

RHD rheumatic heart disease 风湿性心脏病

RI reticulocyte index 网织红细胞指数

RIBA recombinant immunoblot assay 重组免疫印迹测定

RMSF Rocky Mountain spotted fever 落基山斑点热

ROS review of systems 系统审查

RPGN rapidly progressive glomerulonephritis 急进性肾小球肾炎

RR respiratory rate 呼吸频率

RRT renal replacement therapy 肾脏替代治疗

RT radiation therapy 放射治疗

RTA renal tubular acidosis 肾小管性酸中毒

RTX rituximab 利妥昔单抗

RUQ right upper quadrant 右上腹

RUSB right upper sternal border 右胸骨上边界

RV residual volume 残气量

   right ventricle 右心室

RVAD RV assist device 右室辅助装置

RVH right ventricular hypertrophy 右心室肥大

RVOT RV outflow tract 右心室流出道

RVSP RV systolic pressure 右心室收缩压

Rx therapy 治疗

RYGB roux-en-Y gastric bypass 胃旁路术

SA sinoatrial 窦房

SAAG serum-ascites albumin gradient 血清 - 腹水白蛋白梯度

SAH subarachnoid hemorrhage 蛛网膜下腔出血

SAS sulfasalazine 柳氮磺吡啶

SBE subacute bacterial endocarditis 亚急性细菌性心内膜炎

SBO small bowel obstruction 小肠阻塞

SBP spontaneous bacterial peritonitis 自发性细菌性腹膜炎

   systolic blood pressure 收缩压

SBT spontaneous breathing trial 自主呼吸试验

SC subcutaneous 皮下

SCD sudden cardiac death 心源性猝死

SCID severe combined immunodefic. 重症联合免疫缺陷

SCLC small-cell lung cancer 小细胞肺癌

s/e side effect 副作用

Se sensitivity 敏感度

s second 秒

SERM selective estrogen receptor 选择性雌激素受体

sev. Severe 严重

SHBG steroid hormone binding 类固醇激素结合球蛋白

SIADH synd. of inappropriate ADH 抗利尿激素分泌失调综合征

SIBO small intestine bacterial over growth 小肠细菌过度生长

SIEP   serum immunoelectrophoresis   血清免疫电泳

SIMV   synchronized intermittent mandatory ventilation   同步间歇指令通气

SIRS   systemic inflammatory response syndrome   全身炎症反应综合征

SJS   Stevens-Johnson syndrome   史－约综合征

SLE   systemic lupus erythematosus   系统性红斑狼疮

SMA   superior mesenteric artery   肠系膜上动脉

SMV   superior mesenteric vein   肠系膜上静脉

SMX   sulfamethoxazole   磺胺甲噁唑

SOS   sinusoidal obstructive synd.   阻塞性综合征

s/p   status post   状态

Sp   specificity   特异性

SPEP   serum protein electrophoresis   血清蛋白电泳

SR   sinus rhythm   窦性心律

s/s   signs and symptoms   体征和症状

SSCY   Salmonella, Shigella, Campylobacter, Yersinia   沙门氏菌，志贺氏菌，弯曲菌属，耶尔森氏菌属

SSRI   selective serotonin reuptake inhibitor   选择性 5-羟色胺再摄取抑制剂

SSS   sick sinus syndrome   病态窦房结综合征

ST   sinus tachycardia   窦性心动过速

STD   sexually transmitted disease   性传播疾病

ST-segment depression   ST 段压低

STE   ST-segment elevation   ST 段抬高

SV   stroke volume   每搏量

SVC   superior vena cava   上腔静脉

SVR   systemic vascular resistance   全身血管阻力

SVT   supraventricular tachycardia   室上性心动过速

SX   symptom (s) or symptomatic   症状或症状

T1D   type 1 diabetes mellitus   1 型糖尿病

T2D   type 2 diabetes mellitus   2 型糖尿病

T3RU   T3 resin uptake   T3 再摄取

TAA   thoracic aortic aneurysm   胸主动脉瘤

TB   tuberculosis   结核病

TBG   thyroid binding globulin   甲状腺结合球蛋白

TCA tricyclic antidepressant 三环类抗抑郁药

TCD transcranial Doppler 经颅多普勒超生

TCN tetracycline 四环素

Tdap tetanus, diphtheria, pertussis 破伤风，白喉，百日咳

TdP torsades de pointes 尖端扭转型室速

TdT terminal deoxynucleotidyl transferase 末端脱氧核苷酸转移酶

TEE transesophageal echo 经食管超声

tfn transfusion 输血

TFTs thyroid function tests 甲状腺功能检查

TG triglycerides 甘油三酯

TGA transposition of the great Arteries 大动脉转位

TIA transient ischemic attack 短暂性脑缺血发作

TIBC total iron binding capacity 总铁结合力

TINU tubulointerstitial nephritis and Uveitis 肾小管间质性肾炎葡萄膜炎综合征

TIPS transjugular intrahepatic portosystemic shunt 经颈静脉肝内门体分流

TKI tyrosine kinase inhibitor 酪氨酸激酶抑制剂

TLC total lung capacity 肺总量

TMP trimethoprim 甲氧苄氨嘧啶

Tn troponin 肌钙蛋白

TP total protein 总蛋白

TPMT thiopurine methyltransferase 硫嘌呤甲基转移酶

TPN total parenteral nutrition 全肠外营养

Tpo thrombopoietin 血小板生成素

TPO thyroid peroxidase 甲状腺过氧化物酶

TR tricuspid regurgitation 三尖瓣反流

TRALI transfusion-related acute lung injury 输血相关性急性肺损伤

TRH thyrotropin-releasing hormone 促甲状腺激素释放激素

TRS TIMI risk score TIMI 风险评分

TRUS transrectal ultrasound 经直肠超声

TS tricuspid stenosis 三尖瓣狭窄

TSH thyroid-stimulating hormone 促甲状腺激素

TSI thyroid-stimulating Immunoglobulin 甲状腺刺激免疫球蛋白

TSS　toxic shock　中毒性休克综合征

syndrome transsphenoidal surgery　经蝶腔手术

TTE　transthoracic echo　经胸腔心脏彩超

TTKG　transtubular potassium gradient　经肾小管尿钾浓度梯度

TTP　thrombotic thrombocytopenic purpura　血栓性血小板减少性紫癜

TV　tricuspid valve　三尖瓣

Tw　T wave　T 波

TWF　T-wave flattening　T 波平坦

TWI　T-wave inversion　T 波倒置

Tx　transplant　移植

TZD　thiazolidinediones　噻唑烷二酮类

U/A　urinalysis　尿液分析

UA　unstable angina uric acid　不稳定型心绞痛

UAG　urine anion gap　尿阴离子隙

UC　ulcerative colitis　溃疡性结肠炎

UCx　urine culture　尿培养

UES　upper esophageal sphincter　食管上括约肌

UFH　unfractionated heparin　普通肝素

UGIB　upper gastrointestinal bleed　上消化道出血

UIP　usual interstitial pneumonitis　常见间质性肺炎

ULN　upper limit of normal　正常上限

UOP　urine output　尿量

UPEP　urine protein electrophoresis　尿蛋白电泳

UR　urgent revascularization　紧急血运重建

URI　upper resp. tract infxn　上呼吸道感染

U/S　ultrasound　超声

UTI　urinary tract infection　尿路感染

V/Q　ventilation-perfusion　通气/血流

VAD　ventricular assist device　心室辅助装置

VAP　ventilator-associated PNA　呼吸机相关性肺炎

VATS　video-assisted thoracoscopic surgery　电视胸腔镜手术

VBI　vertebrobasilar insufficiency　椎基底动脉供血不足

VC　vital capacity　肺活量

VD　vessel disease　血管疾病

VDRL　venereal disease research laboratory（test for syphilis）　性病研究实验室（梅毒检测）

VEGF　vascular endothelial growth factor　血管内皮生长因子

VF　ventricular fibrillation　心室颤动（室颤）

VLDL　very-low-density lipoproteins　极低密度脂蛋白

VOD　veno-occlusive disease　静脉闭塞性疾病

VS　vital signs　生命体征

VSD　ventricular septal defect　室间隔缺损

Vt　tidal volume　潮气量

VT　ventricular tachycardia　室性心动过速

VTE　venous thromboembolus　静脉血栓栓塞

vWD　von Willebrand's disease　血管性血友病

vWF　von Willebrand's factor　血管性血友病因子

VZV　varicella zoster virus　水痘带状疱疹病毒

w/　with　伴随

WBC　white blood cell（count）　白细胞（计数）

WCT　wide-complex tachycardia　宽复杂性心动过速

WHO　World Health Organization　世界卫生组织

WM　Waldenström's macroglobulinemia　Waldenström 巨球蛋白血症

WMA　wall motion abnormality　壁运动异常

w/o　without　无

WPW　Wolff-Parkinson-White syndrome　沃-帕-怀综合征

w/u workup　后处理

XRT　radiation therapy　放射治疗

放射影像学

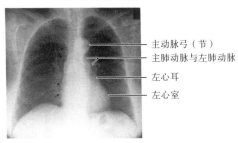

主动脉弓（节）
主肺动脉与左肺动脉
左心耳
左心室

1. 正常后前位胸部 X 线片。凸起的心脏右界由右心房构成（直箭头），弯曲箭头指示着上腔静脉的位置。心脏与大血管左界有 4 个突起，从头侧到足侧分别为主动脉弓、主肺动脉与左肺动脉、左心耳与左心室（*Radiology 101.* 3rd ed, 2009.）

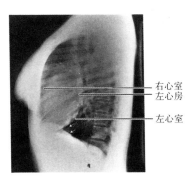

右心室
左心房
左心室

2. 正常侧位胸部 X 线片（*Radiology 101.* 3rd ed, 2009.）

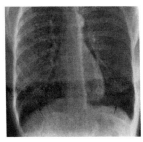

3. 慢性阻塞性肺疾病（COPD）：可见透光度增加的、过度充气的肺部与平坦的膈肌（*Radiology 101.* 3rd ed, 2009.）

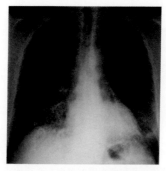

4.间质性肺水肿:可见 kerleyA、B、C 线与肺纹理向肺门集中(*Fund. Diag. Radiology.* 3rd ed, 2006.)

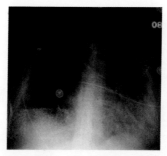

5.肺泡性肺水肿(*Fund. Diag. Radiology.* 3rd ed, 2006.)

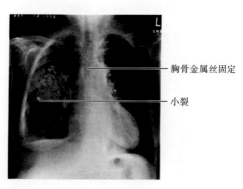

胸骨金属丝固定

小裂

6.右上肺肺炎(*Radiology 101.* 3rd ed, 2009.)

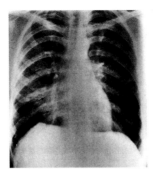

7. 右中叶肺炎（*Radiology 101*. 3rd ed. 2009.）

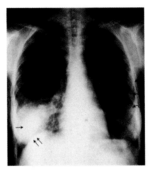

8. 右下叶肺炎（后前位）（*Radiology 101*. 3rd ed. 2009.）

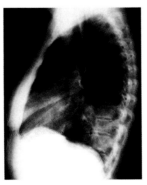

9. 右下叶肺炎（侧位）（*Radiology 101*. 3rd ed. 2009.）

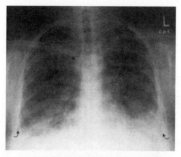

10. 双侧胸膜腔积液（弯曲箭头）与扩张的奇静脉（直箭头）（后前位）（*Radiology 101*. 3rd ed. 2009.）

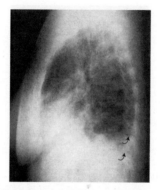

11. 双侧胸膜腔积液（弯曲箭头）（侧位）（*Radiology 101*. 3rd ed. 2009.）

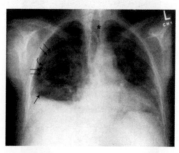

12. 气胸（*Radiology 101*. 3rd ed. 2009.）

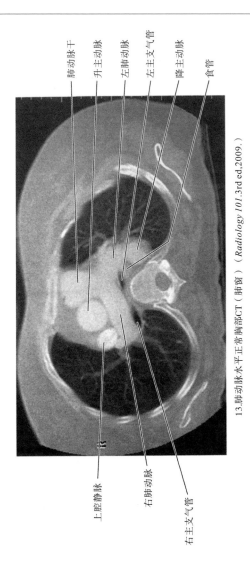

肺动脉干
升主动脉
左肺动脉
左主支气管
降主动脉
食管

上腔静脉
右肺动脉
右主支气管

13.肺动脉水平正常胸部CT（肺窗）（*Radiology 101.*3rd ed.2009.）

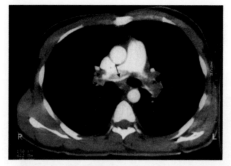

14. 双侧肺栓塞(纵隔窗)(*Radiology 101*. 3rd ed. 2009.)

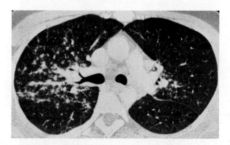

15. 结节病:可见淋巴管周结节(*Fund. Diag. Radiology*. 3rd ed. 2006.)

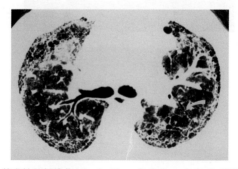

16. 特发性肺纤维化(*Fund. Diag. Radiology*. 3rd ed. 2006.)

17.正常腹部CT在肝脾水平（*Radiology 101.*3rd ed,2009.）

胃中气体
肝左叶
肝右叶
胃中钡餐
腹腔干动脉
下腔静脉
主动脉
右侧与左侧肾上腺
脾脏
左肾
右肾

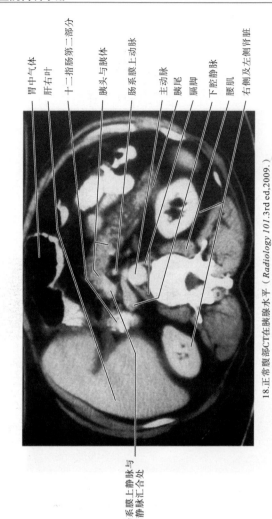

18.正常腹部CT在胰腺水平（*Radiology 101.3rd ed.2009.*）

胃中气体
肝右叶
十二指肠第二部分
胰头与胰体
肠系膜上动脉
主动脉
胰尾
膈脚
下腔静脉
腰肌
右侧及左侧肾脏

肠系膜上静脉与门静脉汇合处

超声心动图

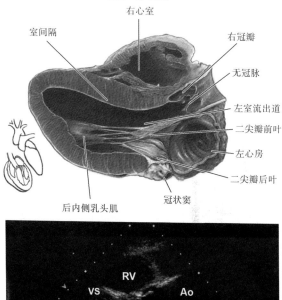

右心室

室间隔

右冠瓣

无冠脉

左室流出道

二尖瓣前叶

左心房

二尖瓣后叶

后内侧乳头肌

冠状窦

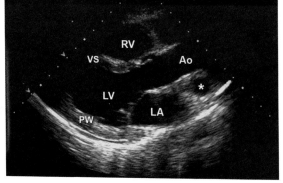

1. 胸骨旁长轴观可以看到右心室(RV)室间隔(VS)、后壁(PW)、主动脉瓣叶、左心室(LV)、二尖瓣、左心房(LA)与胸部升主动脉(Ao)。＊肺动脉(上图引自 Tajik AJ, Seward JB, Hagler DJ, et al. Two-dimensional real-time ultrasonic imaging of theheart and great vessels：Technique, image orientation, structure identification, and validation. Mayo ClinicProceedings, 1978, 53：271 – 303. 下图引自 Oh JK, Seward JB, Tajik AJ. The Echo Manual. 3rd ed. Philadelphia：Lippincott Williams & Wilkins, 2006. 版权归梅奥医学教育与研究基金会所有,经允许使用)

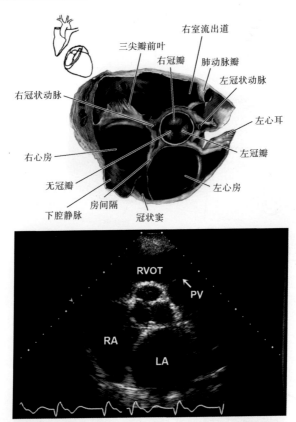

2. 主动脉水平的胸骨旁短轴冠可以看到左心房（LA）、肺动脉瓣（PV）、右心房（RA）、右室流出道（RVOT）（上图引自 Tajik AJ, Seward JB, Hagler DJ, et al. Two-dimensional real-time ultrasonic imaging of theheart and great vessels: Technique, image orientation, structure identification, and validation. Mayo ClinicProceedings, 1978, 53: 271 – 303. 下图引自 Oh JK, Seward JB, Tajik AJ. The Echo Manual, 3rd ed. Philadelphia: Lippincott Williams & Wilkins, 2006. 版权归梅奥医学教育与研究基金会所有，经允许使用）

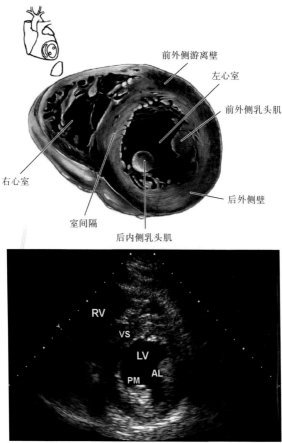

前外侧游离壁

左心室

前外侧乳头肌

右心室

后外侧壁

室间隔

后内侧乳头肌

3. 乳头肌水平的胸骨旁短轴观可以看到前外侧乳头肌(AL)、后内侧乳头肌(PM)、右心室(RV)、室间隔(VS)、左心室(LV)(上图引自 Tajik AJ, Seward JB, Hagler DJ, et al. Two-dimensional real-time ultrasonic imaging of theheart and great vessels: Technique, image orientation, structure identification, and validation. Mayo ClinicProceedings, 1978,53:271 – 303. 下图引自 Oh JK, Seward JB, Tajik AJ. The Echo Manual. 3rd ed. Philadelphia: Lippincott Williams & Wilkins, 2006. 版权归梅奥医学教育与研究基金会所有,经允许使用)

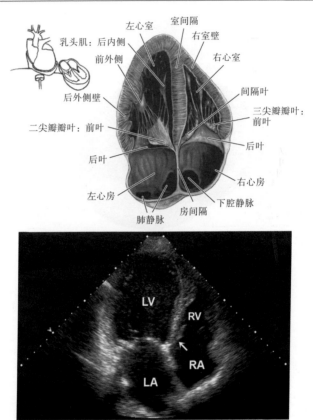

4. 心尖部四腔心观可见到（有时左右相反）左心房（LA）、左心室（LV）、右心房（RA）、右心室（RV）（上图引自 Tajik AJ, Seward JB, Hagler DJ, et al. Two-dimensional real-time ultrasonic imaging of theheart and great vessels：Technique, image orientation, structure identification, and validation. Mayo ClinicProceedings, 1978, 53：271－303. 下图引自 Oh JK, Seward JB, Tajik AJ. The Echo Manual. 3rd ed. Philadelphia：Lippincott Williams & Wilkins, 2006. 版权归梅奥医学教育与研究基金会所有，经允许使用）

冠状动脉造影

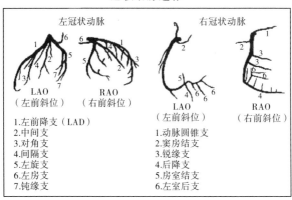

左冠状动脉　　　　　右冠状动脉

LAO（左前斜位）　　　RAO（右前斜位）　　　LAO（左前斜位）　　　RAO（右前斜位）

1. 左前降支（LAD）
2. 中间支
3. 对角支
4. 间隔支
5. 左旋支
6. 左房支
7. 钝缘支

1. 动脉圆锥支
2. 窦房结支
3. 锐缘支
4. 后降支
5. 房室结支
6. 左室后支

冠状动脉(引自 Grossman WG. Cardiac Catheterization and Angiography. 4th ed. Philadelphia：Lea & Febiger, 1991.)

外周血涂片

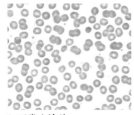

1. 正常血涂片

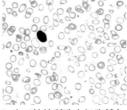

2. 由于缺铁所致小细胞低色素性贫血

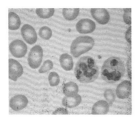

3. 由于恶性贫血所致大细胞性贫血,注意巨型卵圆形细胞以及多分叶嗜中性粒细胞

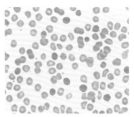

4. 自身免疫性溶血性贫血

13

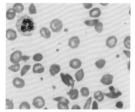

5. 镰状细胞性贫血

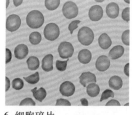

6. 细胞碎片

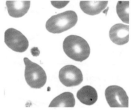

7. 泪滴红细胞

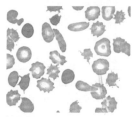

8. 棘细胞

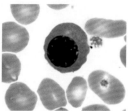

9. 有核红细胞

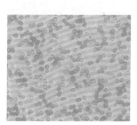

10. 红细胞缗钱

白血病

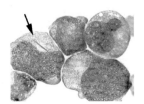

1. 急性髓系白血病的 Auer 小体

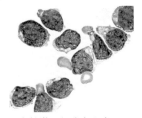

2. 急性淋巴细胞白血病

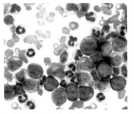

3. 慢性髓系白血病

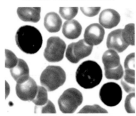

4. 慢性淋巴细胞白血病

除图 4 外均引自 Wintrobe's Clin. Hematol. 12th ed. 2009. 图 4 引自 Devita, Hellman, and Rosenberg's Cancer：Princip. & Prac. of Oncol. 8th ed, 2008.

尿液分析

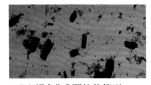

1. "土褐色"或颗粒状管型
（courtesy Nicholas Zwang，MD）

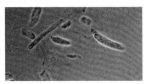

2. 透明管型（courtesy Nicholas Zwang，MD）

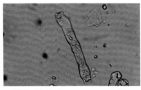

3. 蜡样管型（courtesy Nicholas Zwang，MD）

4. 肾小管上皮细胞（courtesy Nicholas Zwang，MD）

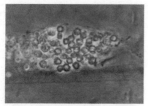

5. 红细胞管型(*Dis. of Kidney & Urinary Tract*. 8th ed, 2006.)

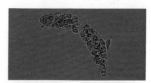

6. 白细胞管型(*Clin. Lab. Medicine*. 2nd ed, 2002.)

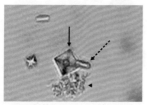

7. 草酸钙结晶(courtesy Mallika Mendu, MD)。一水草酸钙(长箭头),二水草酸钙(虚线箭头),无定形钙晶体(箭头)

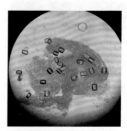

8. 磷酸镁铵结晶(courtesy Brett Carroll, MD)

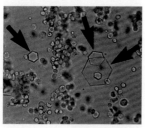

9. 胱氨酸结晶(*Clin. Lab. Medicine*, 1994.)

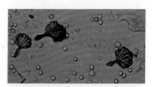

10. 磺胺嘧啶"shocks of wheat"结晶(courtesy Nicholas Zwang, MD)